天麻药理学

主　编　徐天瑞

科学出版社
北　京

内 容 简 介

本书围绕天麻的植物学分类、形态特点、各亚种的道地产区、人工种植和保护概况，天麻在我国传统医学中的地位和用药历史，天麻主要活性成分的物理化学特性、提取鉴定工艺、纯化方法和质量控制，以及在心脑血管疾病、神经系统疾病及肿瘤等常见疾病治疗中的应用及其药理机制进行阐述，并对天麻未来的研究与开发提出了独到的见解。

本书可供中药研究者、天麻相关产业开发者及医药院校学生参考阅读。

图书在版编目（CIP）数据

天麻药理学 / 徐天瑞主编 . —北京：科学出版社，2024.3

ISBN 978-7-03-076586-4

Ⅰ . ①天… Ⅱ . ①徐… Ⅲ . ①天麻－药理学 Ⅳ . ① R282.71

中国国家版本馆 CIP 数据核字（2023）第 190612 号

责任编辑：马晓伟 刘天然 / 责任校对：张小霞

责任印制：肖 兴 / 封面设计：吴朝洪

科学出版社 出版

北京东黄城根北街 16 号

邮政编码：100717

http://www.sciencep.com

北京中石油彩色印刷有限责任公司印刷

科学出版社发行 各地新华书店经销

*

2024 年 3 月第 一 版 开本：720 × 1000 1/16

2024 年 3 月第一次印刷 印张：11 1/2

字数：200 000

定价：88.00 元

（如有印装质量问题，我社负责调换）

《天麻药理学》编写人员

主　编　徐天瑞

副主编　郭晓汐　向　诚

编　者　（按姓氏笔画排序）

马兆斌　王　辰　王　敏　乔莉莉

刘怡红　刘雅婷　苏慧玲　陈　曦

罗冠聪　秦书华　高红蕾

前　言

从神农尝百草的神话传说到张仲景撰写《伤寒杂病论》，从首创“麻醉外科手术”的神医华佗到集大成者“药王”孙思邈，从宋代设翰林医学院到明代李时珍编撰《本草纲目》，中华民族传统医学承载着我国古代人民同疾病作斗争的经验和理论知识，是在古代朴素的唯物论和自发的辩证法思想指导下，通过长期医疗实践逐步发展成的医学理论体系。虽然这套理论体系与以分子生物学为基础的现代医学在疾病成因的阐述和治疗思路等方面存在显著差别，但两者“殊途同归”。现代医学越来越关注生命体的整体性，并不断尝试从多种生命体共存、多诱因倡导的角度系统地探索人类疾病的发生和发展规律，努力寻找多组分联合用药的综合治疗方案。在此趋势下，中医药学里一些经典的思想和理论正日益受到国内外学者的重视。越来越多的现代药理学研究者和药物研发人员把中药作为新药开发与利用的重要资源库，认为以中药为代表的天然来源化合物具有相对较少的副作用，尤其是中药里那些数千年来已被广泛用于临床治疗的经典药方中的关键成分，是非常理想的药物或可被人工修饰改造成药物先导化合物。但要真正使中药复方里的有效成分成为符合现代医学发展要求的新药，还需要确定其作用靶点，并通过分子生物学与药理学研究方法，在现代医学的科学范式下，阐明这些成分的起效机制，这是摆在中医药研究与开发人员面前最紧迫的难题。

天麻作为中药的典型代表，其用药史基本与中医的历史一样长，几乎在每一部重要的中医著作中都被推崇为“上品”。天麻的有效成分并不复杂，主治与功效非常明确，是中药现代化研究与利用的理想对象。目前虽然已攻克了天麻育种、大面积种植与病虫害防治等多项难题，但在天麻本身的科学利用和产业化开发领域，尤其是天麻现代化、国际化的成药研究方面，还留有较大空白，面临诸多挑战。

我国幅员辽阔，中药资源丰富，天麻产地遍及东北、华南、西南和台湾等地区，在四川、云南、陕西等地形成了特色天麻品种的道地产区。全世界的天麻品种共有20多个，以天麻为代表的道地中药材成为生物医药健康产业开发的重点和热点。

近一百多年来，分子药理学的兴起与迅速发展促使药理学研究和天然药物的开发利用基本确立了从“活性单体”到“对应靶点”及“对应信号转导通路”再到“药理学机制”的研究范式。而传统中医理论立足于将人与环境视为复杂的系统，认为疾病发生是该系统失衡、紊乱导致的，所以中医用药的目的在于调节失衡的人体系统，而非针对少数“靶点”，中药以复方为主，很难明确其中各药物成分的具体作用机制，这也成为阻碍中药国际化的关键因素。另外，现代药理学的发展也证明，对于很多常见的重大疾病、慢性病，如癌症、糖尿病、高血压、帕金森病等，联合用药、多药物协同作用的疗效更好，副作用更小，这与中医系统研究、整体调节的思路有了某种互通。由此，一些药理学研究者开始重新审视中医的研究思路，从传统中药里分离鉴定主要的活性单体化合物，尝试用现代分子药理学原理解释和阐明复方中药的起效机制。

现已知天麻含有天麻素、巴利森苷、天麻多糖、维生素A样物质、琥珀酸等。现代相关文献记述的天麻药用功效十分广泛，能益气、定惊、养肝、止晕、祛风湿、强筋骨，主治高血压、风湿腰痛、眼歪斜、四肢痉挛、肢体麻木、眩晕头痛、小儿惊厥等。药理研究表明天麻能提高机体免疫功能，改善心肌和脑的营养血量，提高两者的耐缺氧力，具有改善记忆、镇静、降血压、抗炎等作用。这为天麻“久服益气、轻身长年”，治疗眩晕、头晕、头痛及阿尔茨海默病等提供了科学依据。天麻一直以来都是中药研究的热点，相关研究涉及生物学、药物化学、药理学和临床医学等方面。

本书编者从事天麻药理学分子机制研究多年，在天麻主要活性成分的分离提取和鉴定方面积累了丰富的实践经验。21世纪，以天麻为代表的传统中药研究和应用面临新的挑战与机遇，以下几个关键的学术和技术难题迫切需要解决：①主要活性成分分子靶点和相关起效机制的阐明；②多成分、复方中成药对不同疾病起效的网络药理学分析，确定主要靶点和通路；③对传统中药成分的人工改良和发展。

本书详细介绍了天麻的植物学分类、形态特点、各亚种的道地产区、人工种植和保护概况，论述了天麻作为一种历史悠久的中药组分在中医药典籍中的地位和前人对它的评价，总结了近年来天麻药理学研究方面的进展；以现代分子药理学、制药工程的理论为基础，结合最新研究方法，对天麻中最重要的几种活性成分（如天麻素、巴利森苷等）的物理化学特性、提取鉴定工艺、纯化方法和质量控制等做了详细介绍。在此基础上总结和讨论了天麻对人体重要组织器官的调节和保护作用，以及天麻在心脑血管疾病、神经系统疾病及肿瘤等治疗中发挥的作用，阐述了天麻不同活性成分在不同病理、生理条件下起效的分子机制。最后两章还详细介绍和探讨了天麻活性成分的药代动力学研究成果及其成药的安全性和毒性。

中医药是世界医药学研究的重要参考和宝贵资源，随着现代药理学研究的不断发展，越来越多的新药研究聚焦于传统中药及其相关天然产物。但中医以综合调理为主，无法阐明单一药物在具体疾病中的详细起效机制。此外，中药多是复方，具有多成分、多靶点的特点，而西医药物研究要求药物的成分和靶点明确。目前传统中药研究和利用面临的最大问题是通过现代药理学理论及方法，系统阐明其主要活性成分的药效分子机制，这也是中医药成药研究和国际化推广亟待解决的关键难题。本书正是以这样的视角，针对天麻不同活性成分在不同人体器官或疾病中的应用和药理研究成果，详细介绍和探讨天麻成药的科学性、需要解决的难题，以期为从事天麻相关中药研究的工作者提供参考，为天麻的深度开发与现代化利用提供新的思路。

本书的编撰、出版得到国家自然科学基金项目（项目编号：81960659）和云南省应用基础研究重点项目（项目编号：202001AS070024）的支持，在此表示感谢。

编　者

2023年8月

目　录

第一章

天麻概述

第一节　天麻的用药历史

一、天麻的植物学分类和形态特征

天麻是我国的名贵中药材之一，又名赤箭、赤箭芝、定风草、离母、合离草，为兰科植物天麻*Gastrodia elata* Blume的干燥块茎。天麻在植物分类学上属兰科天麻属多年生腐生草本植物，生于湿润的林下及肥沃的土壤中，无绿叶；地下具肥厚的根状茎，根状茎通常肉质，平卧，偶有直立者，不延长，具节，节上轮生膜质鳞片，节间特短，呈褐色至肉黄色，有时为绿色或红色，中部以下具数节，节上生有筒状抱茎的鞘状花序；总状花序疏生数朵至多朵花；花苞片宿存，膜质；花梗有时在花后继续伸长；萼片与花瓣合生成花被筒，花被筒圆筒状至罐状，顶端5裂，前方（即两枚侧萼片合生处）具深浅程度不同的裂口；3枚萼片残片相似或中央1枚较小；花瓣裂片一般较小，位于两萼片之间凹缺的内侧；唇瓣连生于蕊柱足上，通常不裂，略短于花被筒，上面常有2枚胼胝体；蕊柱较长或极罕变短，基部具短的、明显的蕊柱足，两侧具狭翅，翅连接于药床，在顶端前方呈耳状伸出；花药内倾；柱头位于蕊柱前方基部，线形以至椭圆形；蕊喙小；花粉块粒粉质，较大，有裂隙。蒴果直立，倒卵形至椭圆状纺锤形，含1万～5万粒种子（图1-1）。种子呈梭形或新月形，成熟胚仅由60余个细胞组成。

二、中医文献对天麻的记载和评价

中医学认为天麻味甘、性平，具有息风定惊、镇静安眠之功效，主要用于治疗头晕目眩、头风头痛、肢体麻木、失眠、惊风、癫痫等症。

在中医文献中，天麻最早载于我国先秦时期的医学名著《黄帝内经·素问》，其对天麻的功效做了简明扼要的阐述，如“诸风掉眩，皆属于木。故天麻入厥

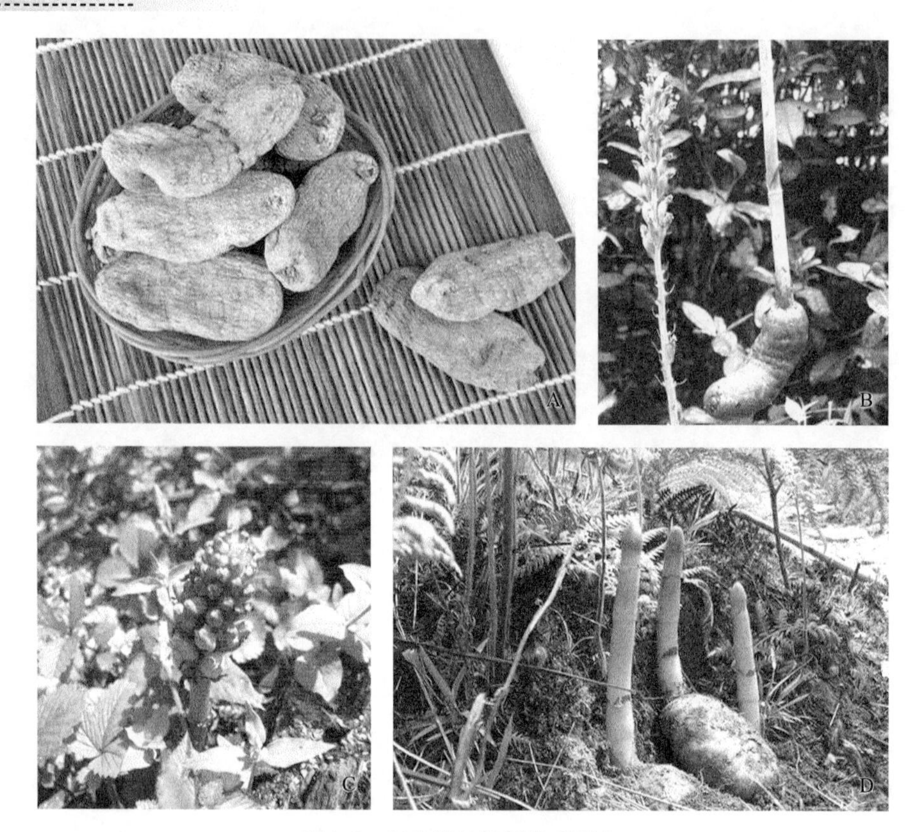

图1-1 天麻的植株及块茎形态

A. 经晾晒后的天麻块茎；B. 野生天麻植株及其块茎；C. 天麻花序；D. 野生天麻块茎及其生存环境

阴之经而治诸病”。汉代中医四大经典著作之一的《神农本草经》将天麻列为上品，并言其“久服益气力，长阴，肥健，轻身增年”。同为汉代成书的《名医别录》记载，天麻能“消痈肿，下支满，寒疝下血”。汉代以后的中医论著里天麻也得到了重视，如唐代的《日华子本草》记载，天麻能“助阳气补五劳七伤，通血脉，开窍”；宋代的《开宝本草》记载，天麻能“主诸风湿痹，四肢拘挛，小儿风痫、惊悸发搐，利腰膝，强筋骨”；北宋寇宗奭所著《本草衍义》中记载，“天麻，用根，须别药相佐使，然后见其功。仍须加而用之。人或蜜渍为果，或蒸煮食，用天麻者，深思之则得矣”。金朝张元素所著《珍珠囊》中评价天麻能“治风虚眩晕头痛”，故名“定风草”，具有息风止痉、平肝潜阳、祛风湿、止痹痛等功效，善治肝风内动、惊痫抽搐、肝阳上亢、眩晕、头痛、风湿痹痛、肢体麻木、手足不遂等症。明代李时珍所著《本草纲目》将天麻视为药中珍品，评价“天麻，乃肝经气分之药”。明代薛己所著《药性本草》里记载，天麻能治“语多恍惚，善惊失志”。

《小儿药证直诀》《圣济总录》《普济方》《外科正宗》《兰台轨范》等记载，天麻配伍相关药物，分别可治疗急惊风发热、痉挛抽搐、偏正头痛、筋骨疼痛、风湿脚气、早衰白发、眩晕、肢体麻木、手足不遂、肝虚头痛、中风偏瘫、破伤风等症。无病服用也可增强体质。

《本草纲目》对历代书籍中关于天麻功效的论述做了总结归纳：久服益气、肥健、增年、消臃肿、下肢满、寒疝下血；主治偏头痛、中风手足不遂、筋骨疼痛、行步艰难、腰膝沉重、妇人风痹、皮肤不仁、小儿风痰搐搦、急慢惊风等。清代名医张志聪称赞"天麻功同五芝，力倍五参，为仙家服食上品"（五芝指赤芝、紫芝、黑芝、黄芝、青芝；五参指人参、党参、沙参、玄参、紫参）。这些都代表古代医家对天麻延年益寿功效的充分肯定。

第二节　天麻资源分布、道地产区和人工栽培情况

一、野生天麻的分类和资源分布情况

天麻属（*Gastrodia* R. Br.）在兰科中隶属树兰亚科（Epidendroidae）、天麻族（Gastrodieae）、天麻亚族（Gastrodinae）。全世界有20多种天麻，分布于热带、亚热带、温带甚至寒温带山地。从马达加斯加经斯里兰卡、印度、喜马拉雅山南麓，东南亚诸国以至巴布亚新几内亚、澳大利亚、新西兰、新喀里多尼亚、小笠原群岛、日本、朝鲜、中国及俄罗斯远东地区。本属已发表可以确认的种，在我国大陆地区仅有1个种及1个变种，即天麻*G. elata* Bl.及绿天麻*G. elata* Bl. *f. viridis* Makino，台湾地区记录了6个种和1个变种。下文对各个野生天麻亚种的分布做简要介绍。

（1）红天麻（赤箭）：该亚种在我国境内分布最广泛，遍及吉林、辽宁、河北、山东、河南、山西、陕西、甘肃、湖北、湖南、安徽、江西、四川、贵州、云南、广西、西藏和台湾地区；生于阔叶林、针阔混交林的林隙或林边，海拔3200～4000米，该亚种也分布于印度、不丹、尼泊尔、朝鲜、日本及俄罗斯远东地区。其最早的相关记载见于距今2000多年的《神农本草经》。红天麻最显著的特征是花茎呈青赤色，根据球茎形态的差异、花茎和花颜色的不同，又分为数个变种：球茎有毛的称为毛天麻；球茎无毛的根据花茎颜色又分为绿天麻和乌天麻，绿天麻植株较小，花茎为蓝绿色，乌天麻植株较大，可达2米，花茎呈灰乌

色；花色灰黄白，球茎梭形的为松天麻；花色黄绿、花茎黄色，球茎椭圆或扁圆柱形的为黄天麻。

（2）细天麻（细赤箭）：该亚种主要分布于我国台湾北部的新竹等地海拔600米左右的山地，也分布于日本。特点是球茎呈圆柱形，肉质棕褐色。

（3）南天麻（爪哇赤箭）：分布于我国台湾兰屿等地、琉球群岛及菲律宾，印尼和马来西亚也有少量分布。

（4）原天麻：该亚种于19世纪在我国云南发现，应为当地特有种。与其他天麻亚种的主要区别在于花柱头狭窄，呈线形，花苞片明显短于子房，球茎为椭圆状或倒卵形，肉质灰白色。

（5）疣天麻：主要产于云南中部（昆明市禄劝县和富民县，以及楚雄州武定县），生长于海拔2000～2300米的竹林边或林下。其主要特点是球茎较小，一般仅3厘米粗，长3～6厘米，有疣状突起，节上被小鳞片（故得名疣天麻）。

二、天麻道地产区

2000多年以来，野生天麻种群的分布逐渐由黄河流域中上游逐步向下游集中，并由黄河流域下游逐步南扩和西迁到汉水和长江中下游地区，最后从长江中下游西迁到长江上游的金沙江流域。宋代以前，天麻产地主要分布于山东泰山、河南嵩山、陕西宝鸡和陕西、甘肃、宁夏交界地区，并向东部黄河下游集中；自宋代开始，天麻产地逐步集中到山东东平、郓城，同时向南扩展至四川广元、湖南衡山、安徽等地，山东东平和郓城为道地产区；明代在山东东平和郓城道地产区基础上，增加了山东济宁和湖南邵阳、新化道地产区；清代开始出现云南昭通彝良产地；民国时期，四川、云南和陕西汉中成为天麻道地产区；中华人民共和国成立初期，道地产区发展为云南昭通，四川乐山、宜宾及贵州赫章、织金、贵定等地，且以云南昭通所产天麻最佳。目前公认贵州大方、云南昭通和陕西汉中为天麻道地产区。

1959年出版的《中药志》记载，天麻主产于云南昭通，四川乐山、宜宾，贵州织金、纳雍、贵定等地；此外，陕西、湖北及东北各省亦产。以云南昭通产者最佳，销往全国并有出口。1989年出版的《中国道地药材》记载，天麻主产于我国西南诸省，东北、华北亦有分布，云南昭通产者最为驰名。近代野生天麻的道地产区在西南，贵州天麻最为驰名。1995年出版的《中药材商品规格质量鉴别》记载，野生天麻为四川、云南两省有名的道地药材，主产于云南昭通市，如彝良县、镇雄县、永善县、鲁甸县，四川荥经、古蔺、叙永等县及宜宾市等地。

贵州毕节、遵义产量也多，但质量不及四川、云南。此外，陕西汉中、安康，河南商丘，甘肃甘南、陇南，河南西峡、卢氏，湖北孝感，吉林浑江、通化等地亦有产。以云南昭通彝良、四川荥经所产最有名。1996年出版的《全国中草药汇编》记载，天麻主产于四川、云南、贵州、西藏等省区，此外陕西、河北、安徽、江西、湖北及东北各地也有产。1999年出版的《中华本草》记载，天麻以贵州产质量较好，销全国，并出口。据1999年出版的《药材资料汇编》记载，云南昭通的鲁甸、海螺坝、永善、镇雄、彝良小草坝、绥江、盐津（老雅滩）为天麻主产地区。四川宜宾、叙永县、雷波县、雅安、洪雅县、乐山、峨眉高庙一带，以及巴中、万县附近地区，亦多见产天麻，统称川天麻。贵州兴仁、毕节、瓮安、贵定、都匀所产天麻称贵天麻（亦称川天麻）。此外，湖北咸丰、鹤峰、巴东所产天麻称什路天麻。河南南阳专区，陕西汉中的西乡、宁强、镇巴、佛坪，以及陕西石泉、甘肃文县等地，都有野生，称西天麻（亦称汉中天麻）。以云南昭通海螺坝、彝良小草坝及四川荥经所产为上品，尚有云南永善、绥江、镇雄、盐津及四川雷波、马边、叙永等地所产，其品质佳者居多，统称川天麻。2006年出版的《中药大辞典》记载，天麻主产于贵州、陕西、四川、云南、湖北等地。2010年出版的《金世元中药材传统鉴别经验》记载，野生天麻主产于云南昭通的镇雄、彝良、永善、巧家、鲁甸等县，贵州的毕节（如赫章、纳雍、织金县）、黔西，四川的宜宾、叙永、雷波、泸州、乐山、凉山等地。上述品种在新中国成立前多集中于重庆输出，统称川天麻，产量大，质量好，尤以云南彝良小草坝的产品最佳，称道地药材。此外，湖北、陕西等省亦有部分出产，品质略差。

随着交通和信息的日益发达，社会经济稳步提升，野生天麻产地在全国逐步扩展。新中国成立初期以云南昭通和四川为天麻道地产区，20世纪80年代则以贵州、云南、四川为道地产区，品质最佳。至此，天麻道地产区由我国东部的山东泰安、济宁和南部湖南邵阳、新化变迁为西南部云南、贵州、四川交界的云南昭通、贵州毕节及四川宜宾、泸州和凉山地区。新中国成立后，野生天麻的新产地不断被发现，但由于天麻用量的大幅度增加及野生天麻自然更新缓慢，人为大量采挖，导致天麻野生资源破坏严重，从20世纪70年代开始野生天麻资源逐步衰竭、濒危，野生天麻已分别被《中国珍稀濒危植物名录》《国家重点保护野生植物名录（第二批）》和《中国植物红皮书》列为国家二级保护品种。目前我国野生天麻已经不能形成商品，商品药材基本靠栽培药材供应。

三、天麻栽培历史及主要栽培区

（一）天麻栽培历史

天麻在我国虽然有2000多年的应用历史，但因对天麻植物学特征和生长发育习性不清楚，古代和近代一直未实现天麻人工栽培，仅靠采挖野生资源供药用。1911年，日本学者草野俊助发现了天麻和蜜环菌的相互共生关系。1958年，我国学者开始报道天麻栽培方法。此后，四川、北京、云南等地学者先后开展天麻人工栽培技术攻关，其中，中国医学科学院徐锦堂和中国科学院昆明植物研究所周铉是攻克天麻人工栽培技术的关键学者。

徐锦堂于1959年开始在湖北利川开展天麻人工栽培研究工作。1963～1965年他先后在湖北利川和恩施、四川古蔺和峨眉山、重庆石柱县等天麻产区，对野生天麻生长的生态条件、繁殖方法、生长规律及其与蜜环菌的关系进行调查研究，分离得到蜜环菌菌种。1965年他利用野生蜜环菌菌材伴栽天麻获得成功，首创了利用蜜环菌侵染过的野生树根作菌种培养菌材的方法，结束了我国天麻不能人工栽培的历史。1972年，徐锦堂同他人协作发明了天麻无性繁殖固定菌床栽培法，取得了高产稳产的效果，并在全国进行了大规模推广。1980年，徐锦堂发明的天麻有性繁殖树叶菌床法获得了国家技术发明奖二等奖。1980～1981年，我国学者进一步从天麻种子发芽的原球茎中分离、筛选出12种天麻种子共生萌发菌，不仅从理论上阐明了天麻种子发芽与真菌的营养关系，同时将该种方法应用于生产，使天麻种子发芽率提高到30%左右。1993年，徐锦堂和冉砚珠合作编著出版了《中国天麻栽培学》，第一次系统介绍了天麻人工栽培相关理论和技术。

周铉于1966～1979年在云南昭通彝良县小草坝下放驻点工作，从此在小草坝朝天马林场开始了长达13年的天麻无性、有性繁殖方法研究与实践。他发明了“带菌须根苗床法”，首次实现了天麻种子有性播种繁殖。1974年和1981年，他分别发表了关于天麻有性繁殖和天麻生活史的论文，介绍了利用天麻种子成功进行有性繁殖和生产商品天麻的方法。1987年，他出版的专著《天麻形态学》详细介绍了天麻形态解剖学工作和天麻栽培研究情况。1988年，周铉主持完成的“中国天麻属植物的综合研究”获云南省科技进步三等奖。

20世纪90年代以后，科研人员在前人研究成果的基础上，进一步开展了天麻两菌优良菌株筛选和生产技术、杂交育种技术、有性高效繁育技术、规范化栽培技术、产地加工技术和质量控制技术研究，取得了一大批先进实用的科研成果，并在陕西、湖北、云南、贵州、安徽、四川等省份进行推广，缓解了天麻药材原料需求，取得了显著的经济效益和社会效益。

（二）天麻主要栽培产区

从20世纪70年代开始，我国学者先后在云南昭通、湖北利川、陕西汉中等地开展天麻的人工栽培获得成功，并在全国进行推广，发展形成我国天麻的新产区。《中药材商品规格质量鉴别》记载，天麻以陕西汉中地区的城固、宁强，湖南怀化市的通道，湖北的利川等地栽培较多，湖南怀化所产质量较好。当前主产区主要为云南昭通的彝良、镇雄、大关、永善县，丽江的永胜、古城、宁蒗，贵州大方、德江、施秉，湖北宜昌、恩施、房县、罗田、英山，安徽岳西、金寨、霍山，陕西汉中的宁强、略阳、勉县，四川广元、南充、荥经，重庆万州、云阳，河南商城、西峡。另外，在浙江丽水、甘肃文县和天水、西藏林芝、湖南怀化、吉林抚松和长白山、北京怀柔等地区也有少量引种栽培。当前天麻栽培产地与历史上提及产地基本一致。

第三节 天麻药理学概述及研究进展

分子生物学的兴起与不断发展已使天然药物的药理学研究深入到分子水平，在该研究领域形成了从“活性单体”到对应“靶点”和“信号转导通路”，再到“药理学机制”的研究范式。而传统中医理论将人与生活环境（包括饮食、行为习惯等因素）视为一个统一的复杂的系统，认为疾病的发生和发展是该系统失衡、紊乱的结果，所以中医用药目的在于调节失衡的人体系统，而非针对少数“靶点”，中药以复方为主，很难解释其中各药物成分的具体作用机制，这成为阻碍中药国际化的关键因素。不过，从另一个角度来看，现代药理学的发展也证明，对于很多常见的重大疾病、慢性病，如癌症、糖尿病、高血压、帕金森病等，联合用药、多药物协同作用的疗效更好，副作用更小，这与中医的系统研究、整体调节的思路有了某种互通。由此一些药理学研究者开始重新重视中医的研究思路，从传统中药分离鉴定主要活性单体化合物，尝试用现代分子药理学原理解释和阐明复方中药的起效机制。

现已知天麻含有天麻素、巴利森苷、天麻多糖、维生素A样物质、琥珀酸等。现代有关文献记述的天麻药用功效更为广泛，能益气、定惊、养肝、止晕、祛风湿、强筋骨；主治高血压、风湿腰痛、眼歪斜、四肢痉挛、肢体麻木、眩晕头痛、小儿惊厥等。药理研究表明天麻能提高机体免疫功能，改善心肌和脑的营养血量，提高耐缺氧力，有改善记忆、镇静、降血压、抗炎等作用，为天麻“久服益气、轻身长年”，能延年益寿，治疗眩晕、头晕头痛及阿尔茨海默病提供了科学依据。天麻一直以来都是中药研究的热点，相关研究涉及生物学、化学成分、药理作用和临床应用等方面。

一、天麻的镇静安神作用

游金辉等为实验猴静脉注射天麻素50mg/kg，2分钟后，受试动物即出现安静、无紧张样，持续时间达2小时。给实验小鼠皮下注射天麻素，结果显示天麻素与戊巴比妥钠、水合氯醛及硫喷妥钠等有较明显的协同作用。天麻素能对抗咖啡因所导致的中枢兴奋作用且明显延长小鼠戊巴比妥钠在催眠剂量下的睡眠时间。恒河猴、兔及鸽子静脉注射天麻素后均产生镇静作用。天麻素可透过血脑屏障，在脑组织中以较高速度被降解为天麻苷元，天麻苷元为脑细胞膜苯二氮䓬受体的配基，因此天麻苷元可作用于氨基丁酸/苯二氮䓬受体，从而发挥镇静、抗惊厥的中枢抑制效应。

二、天麻的抗惊厥、抗焦虑作用

代声龙等的研究表明，不同剂型的天麻提取物对戊四唑所致强直性惊厥均有保护作用，至少有一种抗惊厥有效成分是水溶性的。连亚军等研究发现，托吡酯（TPM）组和天麻素组大鼠无一例达到点燃标准，脑电图上癫痫样放电明显被抑制，海马结构内生长相关蛋白（GAP-43）免疫反应产物的密度增加，表明天麻素具有抗癫痫形成的作用，并可抑制海马结构内GAP-43的过度表达，TPM与天麻素具有同等的抗惊厥作用。大鼠高架十字迷宫试验显示，与对照组相比，天麻水提物（如酚类、对羟基苯甲醇、对羟基苯甲醛等）均可显著增加大鼠进入两臂的总次数和在两臂停留的总时间，并且在自发活动和肌肉松弛作用方面无明显差异，表明天麻是有效的抗焦虑药，其成分对羟基苯甲醇和对羟基苯甲醛分别通过作用于5-羟色胺和γ-氨基丁酸（GABA）能神经系统而发挥抗焦虑作用。

三、天麻的神经保护作用

研究结果表明，天麻甲醇提取物的乙醚萃取部分可以抑制红藻氨酸所致的小鼠神经细胞损伤，减轻惊厥程度。天麻对红藻氨酸所致神经细胞损伤的保护作用可能是因为抑制了细胞中一氧化氮合酶的活性并减少了凋亡细胞数量。香草醛和对羟基苯甲醛可以显著抑制谷氨酸引起的IMR-32人神经母细胞瘤细胞的凋亡和胞内Ca^{2+}的升高。在β-淀粉样肽诱导的阿尔茨海默病动物模型实验中，天麻对β-淀粉样肽引起的IMR-32人神经母细胞瘤细胞的死亡具有保护作用，并且天麻提取物中乙醚萃取成分的保护作用最好。天麻甲醇提取物的乙醚萃取成分可以缓解沙鼠短暂局部缺血引起的海马神经细胞损伤。天麻和对羟基苯甲醇的神经保护作用可能与增加病灶性脑缺血后的基因编码抗氧化蛋白PD1和1-CyxPrx的表达有关。Huang NK等通过Mirr法和Hoechst染色发现天麻甲醇提取物可以抑制血清缺失情况下大鼠嗜铬细胞瘤细胞PCI2的凋亡，其机制与活化丝氨酸/苏氨酸激酶依赖的通路和抑制c-Jun氨基端激酶（JNK）活性有关。最近Zeng等发现天麻素可以显著减小短暂大脑中动脉闭塞的大鼠的脑梗死体积和水肿体积，改善神经学功能；显著抑制缺氧缺糖和谷氨酸引起的神经细胞死亡，降低缺氧缺糖后的胞外谷氨酸水平，并显著抑制缺氧缺糖引起的Ca^{2+}和NO增加。该研究团队还通过大鼠海马区的脑缺血再灌注模型发现天麻素可显著抑制缺血期谷氨酸（Glu）的升高，加速再灌注期的胞外神经递质GABA的增加，从而降低缺血再灌注期间的Glu/GABA水平。

四、天麻的镇痛作用

郑卫红等采用热板法和扭体法测定小鼠热板致痛的痛阈值，结果发现，天麻可显著提高小鼠的痛阈值、延长扭体反应的潜伏期，该作用呈剂量依赖性增强。通过观察疼痛模型大鼠痛阈、皮温、踝关节肿胀度及疼痛级别的变化来研究天麻素提高慢性疼痛痛阈的作用。结果显示，天麻素可较快提高疼痛模型大鼠的基础痛阈、降低炎症局部皮温、减轻踝关节的肿胀程度、降低疼痛级别。其机制可能与减少疼痛物质的传递、减少神经冲动传入、激活镇痛系统释放镇痛物质及抑制疼痛基因表达有关。

五、天麻对循环系统的调节

（一）天麻活性成分对外周血管阻力、血压和动脉血管顺应性的影响

王正荣等采用改良风箱模型计算动脉血管的顺应性和血流惯性，在静脉注射天麻素前后，记录和计算实验犬的血压、心输出量、外周血管阻力、血流惯性，以及中央和外周动脉血管的顺应性。结果表明，天麻素能明显增加实验犬的动脉

血管顺应性，降低外周血管阻力和血压。另有研究表明，静脉给药后收缩压和舒张压均开始显著下降，当天麻素剂量达到0.96mg/kg时，家兔血压降幅最大，收缩压最多可降低14.3mmHg，舒张压降低11.3mmHg。

（二）增加心脑血管血流量的作用

任世兰等采用Langendorff法对离体豚鼠心脏灌流天麻液（1∶200）可使冠状动脉血流量先减少后增加，最高血流量增加到181%。静脉注射天麻注射液10～20g/kg，以同位素铷-86测定小鼠心肌血流量的结果是小鼠心肌血流量显著增加。常压缺氧条件下，天麻素能提高小鼠对缺氧的耐受能力，明显延长死亡时间，降低小鼠在低压缺氧时的死亡率。

（三）对心肌细胞的保护作用

罗红琳等给家兔静脉注射天麻液，观察家兔急性心肌梗死范围及脂质过氧化的影响，结果显示，天麻注射液能减少冠状动脉左室支结扎后心前区心电图标测的病理性Q波数目，降低丙二醛水平，减小心肌梗死面积。另有研究者观察到，人工合成天麻素可使丝裂霉素所致心肌细胞变性症状减轻，坏死减少。对体外培养乳鼠心脏搏动及心肌组织化学的研究表明，合成天麻素可使心率加快，心肌收缩力加强，而且心肌细胞内糖原、核糖核酸、脱氧核糖核酸、三磷酸腺苷、琥珀酸脱氢酶和乳酸脱氢酶显著增加，表明天麻素可能具有促进细胞能量代谢的作用。

（四）抑制炎症早期的渗出和阻止血栓形成的作用

天麻能抑制乙酸所致小鼠腹腔毛细血管通透性增加，抑制5-羟色胺（5-HT）和前列腺素（PG）所导致的大鼠皮肤毛细血管通透性增加，说明天麻对炎症早期的渗出有抑制作用，并能明显抑制多种炎症的肿胀。天麻提取液能拮抗大鼠肾上腺素引起的血管收缩效应，这提示天麻对微循环障碍有预防作用，可以阻止血栓形成。用比浊法测定血小板的聚集率，结果表明，在家兔体外、大鼠半离体和小鼠体内血小板聚集试验中，天麻提取物能抑制腺苷二磷酸（ADP）诱导的血小板聚集；在非活细胞试验中，天麻提取物还能抑制由血小板活化因子（PAF）诱导的血小板聚集。

六、增强免疫和抗衰老作用

研究表明，天麻素注射液能显著增强小鼠巨噬细胞吞噬功能和血清溶菌酶活力，显著增强小鼠的非特异性免疫作用和T细胞的免疫应答，促进特异性抗体形成。黄秀兰等观察到，低浓度的天麻素注射液（腹腔注射2.5 ～ 20mg/kg，细胞实验0.1 ～ 100μg/ml）具有提高小鼠脾淋巴细胞转化的功能，但中等浓度的天麻素注射液（腹腔注射40mg/kg，细胞实验200 ～ 400μg/ml）对小鼠脾淋巴细胞转化无明显作用，高浓度的天麻素注射液（800μg/ml）则有抑制小鼠脾淋巴细胞转化的作用。这些实验结果说明，天麻素注射液对小鼠脾淋巴细胞转化有显著调节作用。天麻素注射液可使大鼠血、肝、肾、海马、皮质多种组织中的超氧化物歧化酶（SOD）、谷胱甘肽过氧化物酶（GSH-Px）含量显著升高，过氧化物的积累是人体细胞衰老、死亡的主要因素之一，上述研究结果说明天麻素可能通过提高SOD和GSH-Px含量来清除过氧化物、延缓细胞死亡，从而发挥抗衰老作用。

参考文献

代声龙，于榕，2002. 天麻对小鼠戊四唑惊厥的保护作用. 中国新药与临床杂志，(11)：641-644.

冯耀南，1995. 中药材商品规格质量鉴别. 广州：暨南大学出版社.

国家中医药管理局《中华本草》编委会，1998. 中华本草. 上海：上海科学技术出版社.

胡胜傅，白凰，1958. 四川古苓的天麻栽培方法. 中药通报，4(1)：22.

胡世林，1989. 中国道地药材. 哈尔滨：黑龙江科学技术出版社.

黄丽亚，2006. 天麻注射液上调抗氧化酶表达作用的实验研究. 陕西中医，27(2)：242，243.

金世元，2010. 金世元中药材传统鉴别经验. 北京：中国中医药出版社.

连亚军，孙圣刚，方树友，等，2005. 托吡酯及天麻素对戊四氮点燃大鼠的行为、脑电图和海马生长相关蛋白-43表达的影响. 中华神经科杂志，(11)：710-712.

刘大会，龚文玲，詹志来，等，2017. 天麻道地产区的形成与变迁. 中国中药杂志，42(18)：3639-3644.

罗红琳，王玲，薛振南，等，1992. 天麻注射液对家兔急性心肌梗塞范围及脂质过氧化的影响. 华西医科大学学报，(1)：53-56.

毛跟年，张嫱，王锐，等，2003. 天麻制剂对家兔血压的影响. 陕西科技大学学报，21(4)：50-53.

南京中医药大学，2006. 中药大辞典. 上海：上海科学技术出版社.

《全国中草药汇编》编写组，1996. 全国中草药汇编（上册）. 2版. 北京：人民卫生出版社.

任世兰，于龙顺，赵国举，1992. 天麻对血管阻力和耐缺血缺氧能力的影响. 中草药，23(6)：302-304.

王正荣，罗红淋，薛振南，等，1994. 天麻素对动脉血管顺应性以及血流动力学的影响. 生物医学工程学杂志，11(3)：197-201.

徐锦堂，1993. 中国天麻栽培学. 北京：北京医科大学，中国协和医科大学联合出版社.

徐锦堂，2005. 天麻种子与真菌共生萌发及生长机理和纯菌种伴播技术研究与应用. 北京：中国医学科学院&中国协和医科大学药用植物研究所.
徐锦堂，2013. 我国天麻栽培50年研究历史的回顾. 食药用菌，21（1）：58-63.
《药材资料汇编》编审委员会，1999. 药材资料汇编. 北京：中国商业出版社.
游金辉，谭天秩，匡安仁，等，1994. ^{3}H-天麻甙元和^{3}H-天麻素在小鼠体内的分布和代谢. 华西医科大学学报，(3)：325-328.
郑卫红，钱京萍，2005. 乌红天麻种麻对小鼠镇痛作用的实验研究. 湖北民族学院学报（医学版），22（4）：9，10.
中国医学科学院药物研究所，1959. 中药志. 北京：人民卫生出版社.
周铉，1974. 天麻的有性繁殖. Journal of Integrative Plant Biology，(3)：288-290.
周铉，1981. 天麻生活史. 云南植物研究，3（2）：197-202.
周铉，陈心启，1983. 国产天麻属植物的整理. 云南植物研究，5（4）：361-368.
周铉，杨兴华，梁汉兴，等，1987. 天麻形态学. 北京：科学出版社.
Hsieh CL，Chen CL，Chiang SY，et al，2005. Gastrodia elata BL mediates the suppression of nNOS and microglia activation to protect against neuronal damage in kainic acid-treated rats. Am J Chin Med，33（4）：599-611.
Huang NK，Lin YL，Lai WL，et al，2004. Gastrodia elata prevents rat pheochromocytoma cells from serum-deprived apoptosis：the role of the MAPK family. Life Sci，75（13）：1649-1657.
Jung JW，Yoon BH，Oh HR，et al，2006. Anxiolytic-like effects of Gastrodia elata and its phenolic constituents in mice. Biol Pharm Bull，29（2）：261-265.
Kim HJ，Lee SR，Moon KD，et al，2003. Ether fraction of methanol extracts of Gastrodia elata，medicinal herb protects against neuronal cell damage after transient global ischemia in gerbils. Phytother Res，17（8）：909-912.
Kim HJ，Moon KD，Lee SH，et al，2003. Ethyl ether fraction of Gastrodia elata Blume protects amyloid beta peptide-induced cell death. J Ethnopharmacol，84（1）：95-98.
Kim HJ，Moon KD，Oh SY，et al，2001. Ether fraction of methanol extracts of Gastrodia elata，a traditional medicinal herb，protects against kainic acid-induced neuronal damage in the mouse hippocampus. Neurosci Lett，314（1-2）：65-68.
Lee YS，Ha JH，Kang YS，et al，1999. Inhibitory effects of constituents of Gastrodia elata Bl. on glutamate-induced apoptosis in IMR-32 human neuroblastoma cells. Arch Pharm Res，22（4）：404-409.
Yu SJ，Kim JR，Kim HS，et al，2005. Gastrodia elata blume and an active component，p-hydroxybenzyl alcohol reduce focal ischemic brain injury through antioxidant related gene expressions. Biol Pharm Bull，28（6）：1016-1020.
Zeng X，Zhang S，Zheng X，et al，2006. A study of the neuroprotective effect of the phenolic glucoside gastrodin during cerebral ischemia in vivo and in vitro. Planta Med，72（15）：1359-1365.
Zeng X，Zhang Y，Zheng X，et al，2007. A microdialysis study of effects of gastrodin on neurochemical changes in the ischemic/reperfused rat cerebral hippocampus. Biol Pharm Bull，30（4）：801-804.

第二章

天麻的活性成分和质量控制

天麻化学成分的研究始于20世纪30年代，Mar等测得天麻中含有微量元素及维生素A样物质。1958年后，陆续有研究者从天麻中分离得到多种酚类及其苷类化合物。不同产地天麻的化学成分基本一致，而不同种天麻的活性成分却有一些差别。

天麻中主要活性成分可分为三类：酚类、有机酸和天麻多糖，另外还含有一些微量元素。本章对天麻所含活性物质及其理化特性做一概述，并简要介绍天麻活性成分的提取方法和质量控制的相关标准。

第一节　天麻的化学成分及分类

一、酚类化合物及其苷类

（一）含一个苯环的酚类化合物

从天麻中分离得到的酚类化合物有30多种，其中含一个苯环的酚类化合物见表2-1。

表2-1　天麻中含一个苯环的酚类化合物

序号	化合物	参考文献
1	香荚兰醇（vanillyl alcohol）*	刘星堦，等，1958
2	香荚兰醛（vanilline）	刘星堦，等，1958
3	对羟基苯甲醇（*p*-hydroxybenzyl alcohol）	周俊，等，1979
4	对羟基苯甲醛（*p*-hydroxyben zaldehyde）	周俊，等，1979
5	3,4-二羟基苯甲醛（3,4-dihydroxy benzaldehyde）	李志峰，等，2014
6	对羟苄基乙醚（*p*-hydroxybenzyl ethylether）	李志峰，等，2014
7	对羟苄基甲醚（*p*-hydroxybenzyl methylether）	Ye X，et al，2019

续表

序号	化合物	参考文献
8	邻苯二甲酸二甲酯（dimethylphthalate）	李志峰，等，2014；王亚威，等，2013
9	苯甲醇（benzyl alcohol）	Lee JY，et al，2006
10	香荚兰酸（vanillic acid）	Lee JY，et al，2006
11	1-呋喃-2基-2-（4-羟苯基）-乙酮［1-furan-2-yl-2-（4-hydroxyphenyl）-ethanone］	Lee YK，et al，2007
12	5-（4-羟基苄氧基甲基）-2-呋喃甲醛［5-（4-hydroxylbenzyloxymethyl）-furan-2-car-baldehyde］	Yang XD，et al，2007
13	天麻素A（gastrodin A）	张伟，等，2010
14	对甲氧基苄基乙醚（*p*-methoxybenylethyl ether）	冯孝章，等，1979
15	对羟基苯甲醇-*β*-*D*-吡喃葡萄糖苷**	冯孝章，等，1979
16	对甲基苯基-1-*O*-*β*-*D*-吡喃葡萄糖苷（*p*-methylphenyl-1-*O*-*D*-glucopyranoside）	王亚威，等，2013
17	3,5-二甲氧基苯甲酸-4-*O*-*β*-*D*-吡喃葡萄糖苷（3,5-dimethoxybenzoic acid-4-*O*-*β*-*D*-glucopyranoside）	王亚威，等，2013
18	4-羟基苄基-*β*-*D*-吡喃葡萄糖苷（4-hydroxybenzyl-*β*-*D*-glucopyranoside）	王莉，等，2003
19	对乙氧基甲基苯基-1-*O*-*β*-*D*-吡喃葡萄糖苷（*p*-ethoxymethylphenyl-1-*O*-*β*-*D*-glucopyranoside）	Huang ZB，et al，2006
20	1-异阿魏酸-*β*-*D*-吡喃葡萄糖苷（1-isoferuloyl-*β*-*D*-glucopyranoside）	王莉，等，2009

*青草醇。

**天麻素，由冯孝章等发现。

（二）含两个及以上苯环的酚类化合物

天麻中含两个及以上苯环的酚类化合物见表2-2。

表2-2 天麻中含两个及以上苯环的酚类化合物

序号	化合物	参考文献
21	4,4′-二羟基二苄甲烷（4,4′-dihydroxydibenzyl methane）	周俊，等，1979
22	4,4′-二羟基二苄基醚（4,4′-dihydroxydibenzyl ether）	周俊，等，1979
23	4-（4′-羟基苄氧基）苄基甲基醚［4-（4′-hydroxybenzyl-oxy）benzylmethyl ether］	Hayashi J，et al，2002
24	天麻醚苷（gastrodeoside）*	Hayashi J，et al，2002

续表

序号	化合物	参考文献
25	2,2′-亚甲基-二（6-叔丁基-4-甲基苯酚）[2,2′methylene-bis（6-tert-butyl-4-methylphenl）]	Hayashi J，et al，2002
26	2,2′-亚甲基-二（6-叔-4-甲基）苯酚甾醇[2,2′-metylene-di-(6-tret-4-metyl）phenol gastrol]	Hayashi J，et al，2002
27	对羟基苯甲氧基苯甲醇（p-hydroxybenyl oxybenzl alcohol）	Hayashi J，et al，2002
28	3,5-二甲氧基苯甲酸-4-*O*-*β*-*D*-吡喃葡萄糖苷（3,5-dimethoxybenzoicacid-4-*O*-*β*-*D*-glucopyranoside）	Hayashi J，et al，2002
29	4,4′-二羟基二苄基亚砜（4,4′-dihydroxybenzyl sulfoxide）	Hayashi J，et al，2002
30	4-[4′-（4″-hydroxybenzyloxy）benzyloxy] benzylmethyl ether	Hayashi J，et al，2002
31	天麻胺（gastrodamine）	Hayashi J，et al，2002
32	4′-羟基苄基-4-羟基-3-（4″-羟基苄基）苄基醚[4′-hydroxybenzyl-4-hydroxy-3-（4″-hydroxybenzyl）benzyl ether]	Hayashi J，et al，2002
33	2,4-双（4-羟基苄基）苯酚[2,4-bis（4-hydroxybenzyl）phenol]	Hayashi J，et al，2002
34	4-羟基-3-（4′-羟基苄基）苄醇[4-hydroxy-3-（4′-hydroxybenzyl）benzyl alcohol]	Hayashi J，et al，2002
35	双（4-羟基苄基）硫醚[bis-（4-hydroxybenzyl）sulfide]	Hayashi J，et al，2002
36	4,4′-二羟基二苄基砜（4,4′-dihydroxybenzylsulfone）	Pyo MK，et al，2004
37	4-羟基苄基香草醇醚（4-hydroxybenzyl vanillyl ether）	Pyo MK，et al，2004
38	4-[[4-[4-（甲氧基甲基）苯氧基]苄基]氧基]苄甲基甲基醚{4-[[4-[4-（methoxymethyl）phenoxy] benzyl] oxy] benzyl methy lether}	Li N，et al，2007

*赤箭苷。

二、有机酸及其酯类

从天麻中分离得到的有机酸及其酯类化合物见表2-3。

表2-3　天麻中的有机酸及其酯类化合物

序号	化合物	参考文献
39	棕榈酸（palmitic acid）	冯孝章，等，1979
40	柠檬酸（citric acid）	王亚威，等，2013；王莉，等，2003
41	琥珀酸	王亚威，等，2013；王莉，等，2003
42	反式-3-苯基丙烯酸（trans-3-phenylacrylic acid）	郝小燕，等，2000

续表

序号	化合物	参考文献
43	单硬脂酸甘油酯（6-methyl-citrate）	郝小燕，等，2000
44	柠檬酸单甲酯（citric acid monomdtyl ester）	郝小燕，等，2000
45	柠檬酸双甲酯（1,5-dimethyl citrate ester）	郝小燕，等，2000
46	丙三醇-1-棕榈酸酯（propanetriol-1-palmicacid ester）	Lin JH，et al，1996
47	巴利森苷A（parishin A）	Lin JH，et al，1996
48	巴利森苷B{1,2-bis［4-（*β-D*-glucopyranosyloxy）benzyl］citrate}	Lin JH，et al，1996
49	巴利森苷C{1,3-bis［4-（*β-D*-glucopyranosyloxy）benzyl］citrate}	Lin JH，et al，1996
50	ri-甲基柠檬酰-*β-D*-吡喃半乳糖苷（ri-methylcitryl-*β-D*-galactopyranoside）	Lin JH，et al，1996
51	2-［4-（*β-D*-吡喃葡萄糖氧基）苄基］柠檬酸{2-［4-（*β-D*-glucopyranosyloxy）benzyl］citrate}	Wang L，et al，2007
52	1-［4-（*β-D*-吡喃葡萄糖氧基）苄基］柠檬酸{1-［4-（*β-D*-glucopyranosyloxy）benzyl］citrate}	Wang L，et al，2007
53	巴利森苷D	Wang L，et al，2007
54	巴利森苷E	Wang L，et al，2007
55	间羟基苯甲酸	Wang L，et al，2007
56	丁香酸	Wang L，et al，2007
57	原儿茶酸	Wang L，et al，2007

三、甾体及其苷类

截至2014年底，已从天麻中分离鉴定了5个甾体类化合物，分别为*β*-胡萝卜苷（*β*-daucosterol）、豆甾醇、4-羟苄基-*β*-谷甾醇（4-hydroxybenzyl-*β*-sitosterol）、3*β*,5*α*,6*β*-三羟基豆甾烷（stigmastane-3*β*,5*α*,6*β*-triol）和*β*-谷甾醇（*β*-sitosterol）。

四、其他

除酚类、有机酸和甾体外，天麻中尚含有其他化合物，包括多糖、呋喃醛类、腺苷类、氨基酸及多肽等。

（一）多糖

周俊等在天麻正丁醇萃取部位分离得到蔗糖，冯孝章等也有此报道。天麻中含有天麻多糖，实验证明其为葡聚糖。胡梅清等报道天麻中含有均一多糖，是一种由葡萄糖分子组成的匀多糖。此后，宋振玉报道了3种杂多糖GE-Ⅰ、GE-Ⅱ、

GE-Ⅲ，均为白色粉末，且均有细胞免疫活性。王莉等还分离得到肿根糖A（dactylose A）。

（二）呋喃醛类

Yun-Choi等报道分离得到蓟醛（cirsiumaldehyde）。张伟等报道分离得到5-羟甲基-2-呋喃甲醛（5-hydroxymethyl-2-furancar-boxldehyde）。

（三）腺苷类

黄占波等报道分离了腺苷（adenosine）。黄占波等还分离了*N*6-（4-羟基苄基）-腺苷［*N*6-（4-hydroxyzenzyl）adenosine］。王莉等分离得到腺苷葡糖苷（adenosineglucoside）和天麻核苷［即*N*2-（对羟苄基）-鸟苷（p-hydroxybenzyl-guanosine）］。

（四）二酮

张伟等在天麻正丁醇萃取物中分离得到7,8二甲苯基蝶啶-2,4（1*H*，3*H*）-二酮［7,8-dimethylbenzopteridine-2,4-（1*H*,3*H*）-dione］。李志锋等在天麻50%乙醇提取物中分离得到1-furan-2-yl-2-（4-hydroxy-phenyl）-ethane-1,2-dione，命名为天麻呋喃二酮。

（五）氨基酸及多肽

天麻中所含氨基酸及多肽包括硫-(4-羟苄基)-谷胱甘肽［*S*-(4-hydroxybenzyl)-glutathione］、*L*-焦谷氨酸（*L*-pyroglutamicacid）、赛比诺啶-A（cymbinodin A）和*α*-乙酰氨基-苯丙基-*α*-苯甲酰胺基-苯丙酸酯（*α*-acetylamino-phenylpropyl-*α*-benzoylamino-phenylpr-opionate）。胡忠等从天麻的顶生块茎中分离并纯化得到了一种抗真菌蛋白（GAFP），通过实验证明该蛋白为碱性蛋白，有强抗木霉菌丝生长的活性，并测得该蛋白为多肽单链。

（六）微量元素

分析表明，天麻中K元素和N元素含量高，且相对稳定；其中P、B、N、K、Cu、Mn、Fe、Mg八种元素是天麻的特征元素。此外，有研究者从天麻球茎中分离得到几丁质酶、*β*-1,3葡聚糖酶。还有研究者从天麻地上部分分离得到了5个长链脂肪酸（酯），包括安息香酸、正十八酸、三十一酸、三十二酸和二十二烷酸环氧乙烷甲酯。对天麻的已知挥发性成分进行分析可知，其中共有8种成分，分别是苯乙烯、苯甲醛、2-戊基呋喃、柠檬烯、苯乙醛、1-甲乙醚十六烷酸、2,4,5,6-四甲基吡嗪和亚油酸乙酯。

第二节 天麻主要活性成分的结构特点及性质

一、天麻素

天麻素化学名为4-羟甲基苯基-*β-D*-吡喃葡萄糖苷（4-hydroxymethylphenyl-*β-D*-glucopyranoside），白色棱柱状晶体，无臭，味苦，微有引湿性，分子式$C_{13}H_{18}O_7$，分子量286.28，化学结构如图2-1所示，能溶于水、甲醇、乙醇、丙酮和热乙酸乙酯，不溶于氯仿，难溶于乙醚。熔点153～156℃，比旋度为−68°～−72°。天麻素用苦杏仁酶水解，可得到对羟甲基苯醇苷元。

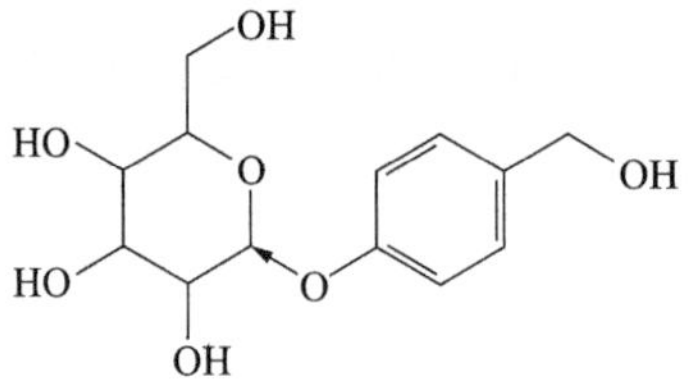

图2-1 天麻素化学结构式

天麻素是天麻的主要活性成分，是于1979年由天麻中提取分离出的新酚苷，当时含量测定仅为0.025%。随着对天麻研究的深入，有文献报道其含量为0.33%～0.67%，而洪燕龙等在优化天麻提取工艺时测得天麻素的含量高达8.45%。目前获得天麻素的方法主要有化学合成、植物提取和微生物转化3种。

二、天麻苷元

天麻苷元是天麻素的代谢产物，中文化学名为对羟基苯甲醇，分子式为$C_7H_8O_2$，分子量为124.14。天麻苷元具有较强的水溶性，呈脂水两亲性，也具有良好的透皮特征，且对皮肤无刺激性，很有可能成为一种理想的候选药物。另外，还有试验证实天麻苷元在体外可抑制脂多糖刺激的BV-2小胶质细胞炎症反应。

三、天麻多糖

王兴文等从天麻中分离出3种具有细胞免疫活性的杂多糖——GE-Ⅰ、GE-Ⅱ、GE-Ⅲ。金文姗等发现天麻中还含天麻多糖，研究证明其为葡聚糖。刘明学等利用红外光谱和^{1}H-NMR分析得到天麻多糖为*α*-吡喃己糖，由葡萄糖残基单糖组成，采用^{3}C-NMR分析表明天麻多糖为带1→6键接支链的*α*-（1→4）-*D*-葡聚糖。明建等以云南野生天麻为研究对象，从中提取出了水溶性天麻多糖WPGB，呈白色粉末状，易溶于水，不溶于乙醇、丙酮等有机溶液，为非淀粉类多糖，无还原性。朱晓霞等从川产天麻中分离提取出的天麻多糖GPSa为白色粉末状固体，无异味，溶于水，不溶于乙醇、乙醚等有机溶剂。刘玉潭从安徽天麻中分离出天麻多糖TM1，其理化性质表现为非淀粉类多糖，呈白色粉末状，易溶于热水，不溶于高浓度的丙酮、乙醇等有机物，无还原性；张梦娟等从陕西天麻中分离出GeB 40-1和GeB 80-42等多种多糖，它们都为非淀粉类多糖。

综上所述，从理化性质上看，天麻多糖为水溶性多糖，结晶呈粉末状，为非淀粉类多糖，无还原性；从化学组成上看，天麻多糖大多含有3种以上的单组分糖，单组分糖主要包括鼠李糖、葡萄糖、盐藻糖、半乳糖、木糖及甘露糖等成分，尽管多糖结构极其复杂，结构式还未完全确定，但这些单组分糖的发现为天麻多糖结构式的确定奠定了基础，也将促进对天麻多糖结构的进一步研究。

四、巴利森苷

（一）巴利森苷类化合物结构及其分类

截至目前，共从天麻中分离鉴定出33种巴利森苷类化合物。1981年，Taguchi等第一次从天麻中发现巴利森苷类化合物，并且证实巴利森苷由3分子的4-（*β*-*D*-吡喃葡萄糖氧基）苄醇和1分子的柠檬酸通过脱3分子H_2O缩合形成，命名为tris［（4-*β*-*D*-glucopyranosyloxy）benzyl］citrate。1996年，Lin等从天麻的根茎中分离出2个新化合物——巴利森苷B和巴利森苷C，分别命名为1,2-bis［4-（*β*-*D*-glucopyranosyloxy）benzyl］citrate和1,3-bis［4-（*β*-*D*-glucopyranosyloxy）benzyl］citrate。Yang等于2007年首次从天麻中分离出巴利森苷D和巴利森苷E，分别命名为1,3-bis（4-hydroxybenzyl）citrate和1-（4-*β*-*D*-glucopy-ranosyloxy benzyl）citrate。Wang等于2012年从天麻中分离出新化合物巴利森苷F和巴利森苷G，并将巴利森苷F命名为1,3-di-［4-*O*-（*β*-*D*-glucopyranosyl）benzyl］-2-［4-*O*-

［β-D-glucopyranosyl-（1→6）-β-D-glucopyranosyl］benzyl citrate，将巴利森苷G命名为2-［4-O-（β-D-glucopyranosyl）benzyl］citrate。2015年，Li等建立了用超高效液相色谱-电喷雾-质谱联用技术（UPLC-Q-TOF-MS）追踪和鉴定天麻提取物中新化合物的方法，并且使用此方法表征了天麻中64种化合物，其中包括16种新的潜在酚类物质——巴利森苷H～巴利森苷W。为了验证此方法的可靠性，Li等从天麻中分离纯化了巴利森苷J和巴利森苷K，使用核磁共振（NMR）分析方法确定了这2种化合物的结构，分别命名为2-［4-O-（β-D-glucopyranosyl）benzyl］-3-methyl-citrate和1,2-di-［4-O-（β-D-glucopyranosyl）benzyl］-3-methyl-citrate。Wang等利用超高效液相-紫外-质谱联用技术（UPLC-UV-MS）方法测定天麻中酚类和核苷类衍生物，共鉴定了21种化学成分，确定了5种新的巴利森苷类化合物，并分别命名为monosubstituted parishin-H_2O、disubstituted parishin、disubstituted parishin glucoside、disubstituted parishin glucoside isomer和methyl disubstituted parishin。Chen等基于UPLC结合ESI-三重四极杆离子MS及ESI-线性离子阱高分辨率MS的方法定量和定性测定天麻中的酚类化合物，共分离鉴定出23种化合物，其中有5种为巴利森苷类新化合物，分别命名为mono-substituted parishin glucoside、methoxy mono-substituted parishin、methyl parishin、p-hydroxybenzyl di-substituted parishin和p-hydroxybenzyl parishin。巴利森苷类化合物都具有由3分子天麻素和1分子柠檬酸缩合而成的酯类结构，由于酯类结构上取代基的变换，又衍生出不同的巴利森苷衍生物。巴利森苷类化合物共有结构及其常见的几种取代官能团结构见图2-2、表2-4。

（二）巴利森苷类化合物的特性

巴利森苷及其衍生物主要是由3分子天麻素和1分子柠檬酸缩合而成，巴利森苷类成分的这种结构使巴利森苷类化合物具有热不稳定性，容易产生降解作用。在蒸煮加热炮制过程中，巴利森苷中的酯键容易断裂，发生降解反应，因此炮制后天麻中天麻素的含量显著增加。巴利森苷的降解符合一级降解动力学特征，其降解速率易受pH和温度的影响。巴利森苷稳定性有关研究表明，此类化合物应于低温下保存，并且在一定条件下，巴利森苷类化合物之间、巴利森苷类化合物与天麻素之间存在相互转化的关系。所以，鲜天麻中天麻素的含量往往低于经过炮制加工后天麻饮片中天麻素的含量，这提示在天麻生产过程中，要控制好加工炮制的条件，才能获得优质的商品天麻。

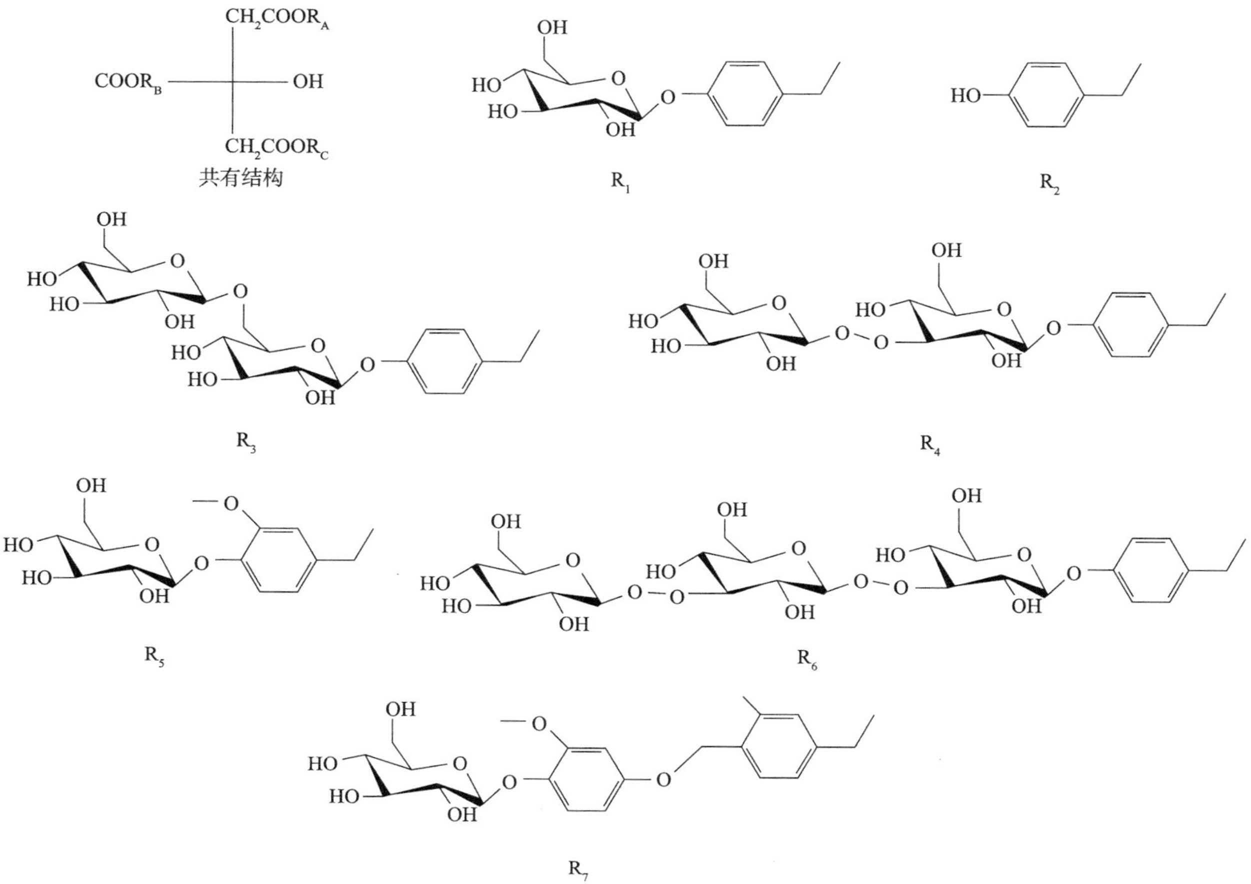

CH_2COOR_A

$COOR_B$ —— OH

CH_2COOR_C

共有结构

R_1　R_2　R_3　R_4　R_5　R_6　R_7

图2-2　巴利森苷类化合物共有结构及常见的取代官能团结构

表2-4　巴利森苷类化合物结构

名称	取代官能团
巴利森苷	$R_A=R_B=R_C=R_1$
巴利森苷B	$R_A=R_B=R_1$，$R_C=H$
巴利森苷C	$R_A=R_C=R_1$，$R_B=H$
巴利森苷D	$R_A=R_B=R_2$，$R_B=H$
巴利森苷E	$R_A=R_1$，$R_B=R_C=H$
巴利森苷F	$R_A=R_C=R_1$，$R_B=R_3$
巴利森苷G	$R_A=R_C=H$，$R_B=R_1$
巴利森苷H	$R_A=R_1$，$R_B=R_5$，$R_C=H$
巴利森苷I	$R_A=R_4$，$R_B=R_1$，$R_C=H$
巴利森苷J	$R_A=H$，$R_B=R_1$，$R_C=CH_3$
巴利森苷K	$R_A=R_B=R_1$，$R_C=CH_3$
巴利森苷L	$R_A=R_5$，$R_C=R_B=R_1$
巴利森苷M	$R_A=R_1$，$R_B=H$，$R_C=R_5$
巴利森苷N	$R_A=R_1$，$R_C=R_B=H$
巴利森苷O	$R_A=R_C=CH_3$，$R_B=R_1$
巴利森苷P	$R_A=R_6$，$R_B=R_C=CH_3$
巴利森苷Q	$R_A=R_C=CH_3$，$R_B=R_6$
巴利森苷R	$R_A=R_B=R_1$，$R_C=R_7$
巴利森苷S	$R_A=R_C=R_1$，$R_B=R_7$
巴利森苷T	$R_A=R_C=R_1$，$R_B=R_2$
巴利森苷U	$R_A=R_B=R_1$，$R_C=R_2$
巴利森苷V	$R_A=R_1$，$R_B=R_4$，$R_C=H$
巴利森苷W	$R_A=H$，$R_B=R_1$，$R_C=R$

五、香草醇

香草醇是天麻的有效成分之一，但自20世纪50年代从天麻块茎中分离鉴定针状结晶为香荚兰醇后，目前尚无文献报道从天麻中分离鉴定出该化合物。而周俊等在天麻化学成分研究过程中没有得到香草醇，分析可能是因为香草醇的熔点、颜色反应等性质与对羟基苯甲醇相似，前人可能将这两种成分混淆。香草醇有抑制血管新生和抗炎的作用。

六、香草醛

香草醛为天麻的有效成分，但其报道多来自其他植物如定心藤、大叶青、红车轴草等植物。香草醛在轻工业中应用广泛，是常见的定香和调香剂，而在医药化工合成中是重要的原料和中间体，因其应用广泛，已有较成熟的生产工艺路线，其中有两条主要途径：一是以愈创木酚为原料进行全合成；一是从造纸废液中进行提取，即木质素法。香草醛对一些神经退行性疾病如阿尔茨海默病有一定的缓解作用，对CCl_4诱导的肝损伤有保护作用。

天麻主要活性成分的结构特点和功效见表2-5。

表2-5　天麻主要活性成分的结构特点和功效汇总

名称	结构式（结构特点）	分子量	主要功效
天麻素	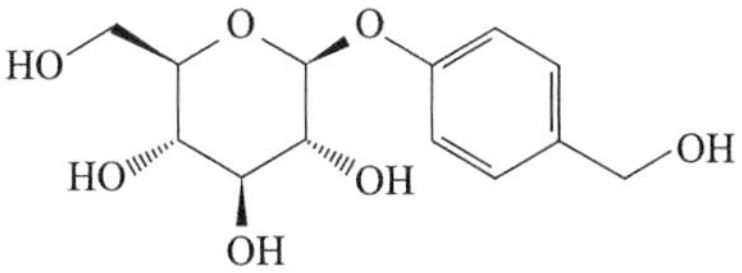	286.28	催眠镇静、抗惊厥、抗眩晕、镇痛、保护心肌细胞、降血压、对神经细胞有保护作用
天麻苷元	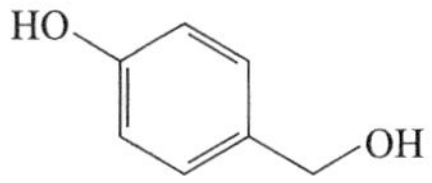	124.14	减少神经元损伤，降低脑梗死面积，改善脑缺血后的行为，治疗癌症、癫痫，有抗血小板聚集活性，抑制实验性脑血栓形成，有抗炎作用
天麻多糖	长度不一的糖苷链	不均一	清除自由基 抑制肿瘤、促进缺血性脑组织修复，有抑菌活性，可调节机体免疫力，还具有抗辐射、延缓衰老、抗炎及降低血压的作用

第三节　天麻主要活性成分的提取、分离及纯化

一、传统提取技术

（一）浸渍法

对于有效成分遇热易挥发和易破坏的中草药，提取一般采用浸渍法。将中草药粉或碎片放入适当的容器中，加入适宜的溶剂，浸渍药材，使其中的有效成分

溶出。此法简单易行，但提出率较低，最好浸渍2次或3次，以减少药渣吸附导致的损失，可以提高提取率。

（二）渗漉法

把中药粗粉装入渗漏筒，从渗漏筒的下口收集提取液。此法提取效率较高，浸出液澄清，但溶剂消耗量大，费时长，操作烦琐。

（三）煎煮法

我国最早使用的传统浸出方法是煎煮法。本法能煎出大部分有效成分，简单易行，但煎出液中杂质比较多，易损失一些不耐热挥发性成分。所用容器一般为砂罐或铜罐、陶瓷或搪瓷器皿，不宜用铁锅，以免药液变色。药材以煎两次为宜，加热时最好时常搅拌，避免局部药材受热温度太高而焦糊。

（四）回流提取法

使用有机溶剂加热提取时，必须采用回流加热装置，以免溶剂挥发损失并减少有毒溶剂对实验操作者的毒害。此法提取效率较渗漉法高，受热易破坏的成分不宜用此法，溶剂消耗量大，操作烦琐。

（五）连续提取法

实验室做中药有效成分分析时常采用连续提取法，是有机溶剂提取中常使用的方法。本法需用溶剂量较少，提取成分也少，一般需数小时才能完成，所以遇热不稳定易变化的中药成分不宜采用此法。使用挥发性有机溶剂提取中草药有效成分时，采用此法较好。

二、新提取技术

（一）流体萃取技术

超临界流体萃取是近几十年在国际上兴起的一种分离技术。近年来在日本、德国、英国等发达国家，超临界流体萃取技术的发展极为迅速，已应用于食品、医药、石油化工和煤化工领域。超临界流体萃取是以超临界流体代替常规有机溶剂对中药有效成分进行萃取和分离的一种新型技术。超临界流体是一种性质介于气体和液体之间的流体，具有很高的溶解能力及好的流动性和传递性能，可代替传统的有毒、易燃、易挥发的有机溶剂。目前超临界CO_2萃取已广泛应用于多种单味中药（如砂仁、桑白皮、厚朴、灵芝、姜黄、丹参、金银花、红豆杉、薄荷油、穿心莲、青蒿素、薯蓣皂苷等）的提取分离或二次开发及新药研究，并在中药复方制剂的工艺改革中有所运用。此技术不但可提高提取效率，还可以大量保存热不稳定和易氧化成分，可以提取含量低的成分，以及选择性地提取目标产品。

（二）超声波提取

超声波提取是利用超声波的空化作用加速植物有效成分的浸出而提取；超声波的次级效应，如机械振动、扩散、乳化、击碎、化学效应等可以加速有效成分的扩散释放并与溶剂充分混合，有利于提取。超声波的机械粉碎作用、热效应及空化作用是其在中药提取应用中的三大理论依据。其提取速率快、时间短、得率高，能避免高温对提取成分的影响。在实验室中该法已被成功应用于皂苷类、生物碱类、黄酮类、蒽酮类、有机酸类及多糖类等成分的提取。

（三）微波辅助萃取

微波辅助萃取技术是指利用波长在1mm至1m、频率为3×10^6～3×10^9Hz的电磁波对目标物进行提取，其原理普遍认为是在微波场中，具有一定介电常数的离解物质受到微波场作用形成离子电流，并在流动过程中与周围的分子或离子发生高速摩擦和碰撞，使微波能转化为热能，由于离解物质介电常数不同，可利用物质吸收微波能力的不同而选择性地将目标物加热，从而使目标物从基体或体系中分离，进入对微波吸收较弱的溶剂中。也有人提出微波作用于细胞结构的相关机制。

微波辅助萃取技术原理：微波能加热与样品相接触的溶剂，使所需化合物从样品基体中分离并进入溶剂。其利用磁控管所产生的每秒24.5亿次超高频率的快速震动，使药材内分子间相互碰撞、挤压，有利于有效成分的浸出。此项技术已广泛应用于食品、生物样品及环境样品的分析与提取。1986年，Ganzler等首先报道了微波用于天然产物成分的提取。研究表明，微波辅助萃取技术具有选择性高、消耗溶剂少、效率高、有效成分收率高的特点，已被成功应用于中药活性成分的提取。采用微波辅助萃取技术时，药材不凝聚、不糊化，克服了热水提取易凝聚、易糊化的缺点。

（四）酶法提取

酶法提取是利用酶的高选择性和高活性特点，在提取过程中加入合适的酶，较温和地选择性分解提取物中的无效成分，保留有效成分，提高反应速率、产品回收率和纯度。植物细胞由细胞壁和原生质体组成。植物细胞壁是由纤维素、半纤维素、木质素、果胶质等物质构成的致密结构。有效成分往往包裹在细胞壁里面。提取中药有效成分时必须克服细胞壁及细胞间质的传质阻力，有效成分才能向提取溶媒扩散。选择合适的酶作用于中药材，如水解果胶质的果胶酶和水解纤维素的纤维素酶，它们可以破坏细胞壁的致密结构，减少细胞壁和细胞基质等形成的传质阻力，有利于有效成分的溶出。合适的酶有利于药材中有效成分的溶出，控制非目标有效成分的溶出。因此，酶法提取的实质是通过酶解反应来强化提取传质的过程。酶法提取具有提取条件温和、可减少热敏性组分分解、节约能量、提取速度较快、节约提取溶剂、提取率高、可提高提取物质量等优点。20世纪90年代，酶法提取就已经用于中药有效成分的提取。酶法提取目前多是针对单味中药某一成分的提取，可以提取的化学成分包括多糖、苷类、黄酮类、生物碱等；所使用的酶类包括果胶酶、纤维素酶、木瓜蛋白酶、复合酶等。酶法提取的影响因素有药材种类及粒度、酶的种类、pH、温度、有效成分性质、底物浓度、溶剂特性、酶解时效、酶抑制剂和激活剂的特性及浓度等。

（五）半仿生提取技术

半仿生提取技术是将整体药物研究法与分子药物研究法相结合，从生物药剂学角度模拟口服给药及药物经胃肠道转运的原理，为经消化道给药的中药制剂设计的一种新的提取方法。张学兰等以小檗碱、总生物碱、干浸膏量为指标，对黄柏的半仿生提取法和水提取法进行了比较，结果表明，半仿生提取法可以增加有效成分的提取率、提高某些药效学指标，是值得在中药提取分离中推广的一种好方法。

三、天麻素的提取、分离及纯化

（一）天麻素的提取方法

天麻素的提取方法包括溶剂回流提取法（溶剂有水、乙醇、甲醇）、酶解提取法、超声波提取法、微波萃取法等。这些方法各有优缺点，溶剂回流提取法中水提法加热时间长、耗能多、容易糊化，天麻水提液黏稠，后续过滤浓缩操作比较困难。有机溶剂提取法溶剂用量大，导致生产成本高、周期长、提取率低、有机溶剂残留和环境污染等。用超声波提取法提取前要对材料进行浸泡处理。用酶解提取法提取天麻中的天麻素提取率相对较高，但耗时较长。

1.不同溶剂提取法

（1）水提法：天麻苷属于一种酚苷，分子量较小，极性较大，易溶于水，水为极性最大的溶剂，根据相似相溶原理可以采用水提法，同时水提法秉承传统汤剂用药原则，以水为溶媒，天麻经提取，获得水溶性成分，然后浓缩成浸膏、干燥。张赫名采用水提法提取了天麻素。何文江等考察液料比、提取时间、提取次数对天麻的干膏收率及天麻素质量分数的影响，优化天麻水提取工艺如下：液料比12∶1，提取1.5小时，提取3次。徐顶巧等利用水提法全面研究了各种提取因素对天麻素提取的影响，利用水热回流提取法，并采用HPLC进行检测，在单因素实验的基础上，利用响应面分析法确定了天麻素最佳提取条件：以纯净水为溶剂，在沸水浴条件下，料液比1∶37，提取2次，每次126分钟，天麻素的含量达0.377%。此结果比2010年版《中华人民共和国药典》（简称《中国药典》）天麻素提取方法所得天麻素含量提高了2.12倍，并且发现90～100℃是天麻素溶出的最佳温度。有研究者认为水质的不同对天麻素的提取有很大的影响，贠亚波等分别采用自来水、蒸馏水及乙醇3种溶剂提取天麻素，结果表明自来水提取的天麻素量最高。水提法溶剂成本低，但是水提法中的淀粉容易糊化，天麻水提液黏稠，过滤操作较困难，在浓缩过程中，药液随着浓缩变得更黏稠，易黏结容器壁，操作困难，而且可能给后续的纯化精制研究带来很大困难。

（2）乙醇提取法：乙醇价格低廉，无毒，穿透力强，适合大量生产中对物质进行提取，在化学实验、化工提纯、化学制药和中药剂型的制取等方面广泛应用。乙醇是天麻提取中应用最多的提取溶剂之一，提取中一般采用的是体积分数70%～75%的乙醇，少数研究者采用60%、55%的乙醇进行提取。金虹等用8倍量70%的乙醇，提取3次，每次1小时，所提取天麻素的平均含量为0.336%。谭沙等也进行了乙醇提取天麻素研究，得到如下最佳工艺：提取温度62℃，提取时间37分钟，乙醇体积分数55%，固液体积比约为1∶18，在最佳提取工艺条件下，天麻中天麻素提取量为6.0548mg/g。

（3）甲醇提取法：甲醇也可以作为天麻素的提取溶剂，甲醇极性较乙醇强，提取率较乙醇高，但是和乙醇相比，其价格高、提取成本高，同时甲醇具有毒性，其溶剂残留使产品作为食药用存在安全隐忧。余兰等采用甲醇提取天麻素，分别用体积分数50%、60%、70%、80%、90%的甲醇和纯甲醇溶液提取，结果表明甲醇体积分数在70%以下时，随着甲醇浓度的增加，天麻素的提取率逐渐增加，而甲醇体积分数超过80%时，天麻素的提取率下降。谭沙等也采用甲醇提取天麻素，发现75%甲醇提取的天麻素量稍高于75%乙醇提取的天麻素，但考虑到甲醇的毒性，所以选择乙醇对天麻中的天麻素进行提取。

2.酶解提取法

酶工程技术是近年来用于天然植物有效成分提取的一项生物工程技术。中药制剂的杂质大多为淀粉、果胶、蛋白质等，针对杂质可选用合适的酶予以分解去除。酶反应能较温和地将植物组织分解，可以较大幅度提高收率。酶解提取法通常采用一定量酶与热水浸提法或稀酸碱提取法相结合进行，具有条件温和、杂质易除、得率高等优点，包括单一酶法、复合酶法和单一酶分别降解法等。由于天麻中的淀粉含量高，降低糊化淀粉的黏度有利于天麻素溶出，从而提高提取率。胡爱军等采用耐高温α-淀粉酶提取天麻素，确定的最佳提取工艺如下：酶用量50U/g，液料比25∶1（每克原料浸泡于15ml 70%乙醇水溶液中），提取时间3小时，提取温度100℃，在此工艺条件下，天麻素提取量为7.80mg/g。陈卫锋等报道用复合酶提取了天麻素，复合酶的配制方法是植物细胞破壁酶4份（纤维素酶、木聚糖酶和β-葡聚糖酶）、淀粉酶3份、果胶酶3份、蛋白酶1份，混合。将复合酶按照天麻质量的5%～7%加入，充分搅拌，50℃酶解2小时，然后进行过滤等处理，与传统热回流提取和超声提取相比，提取率提高了0.05%～0.13%。酶解提取天麻素，作用条件温和，提取条件更简便，设备更简化，既降低能耗又节约成本，对环境的污染小，并可使一些热挥发性小分子药效成分得以保留，这样所得天麻素的药效更齐全。

3.超声波提取法

超声波提取技术用于天麻素提取，具有操作简单、提取效率高、提取时间短等优点。张颖研究了利用超声波辅助提取天麻素的工艺条件，并探讨了超声波频率、溶剂浓度、提取时间、提取温度和料液比对提取效果的影响。研究确定了影响天麻素提取效果的最主要因素是料液比，并得出天麻素提取的最佳工艺条件：超声波频率为低频（25.5kHz），提取溶剂为体积分数70%的乙醇水溶液，提取时间60分钟，提取温度65℃，液料比15ml/g，此试验条件下天麻素提取率为2.87%。余兰等通过正交试验得到的优化工艺条件如下：体积分数70%的甲醇溶液，溶剂体积50ml，超声功率300W，超声时间30分钟，超声提取温度55℃，提取3次。

4.微波萃取法

微波萃取技术特点：选择性高（基于离解物质的介电常数不同）；受热均匀，质量稳定（内加热型）；溶剂消耗量少，省时节能，不产生噪声，污染少；设备简单，操作方便，适合工业化生产。党蓓蕾等探索了微波提取天麻中天麻素的最佳工艺，采用正交试验设计方法，考察药材粒径、微波功率、温度、时间、溶剂（乙醇水溶液）组成和液固比等因素对天麻素提取率的影响，并对正交试验结果进行分析。优化工艺如下：药材粒径60～80目，微波功率300W，温度40℃，时间2分钟，乙醇体积分数30%，液固比15ml/g，天麻素的平均得率为0.689%。余兰等也进行了微波提取天麻素的最佳提取工艺研究，微波法提取的最佳工艺条件如下：体积分数70%的甲醇溶液，温度60℃，固液比1∶20，提取时间9分钟，功率400W。结果与传统乙醇加热回流提取法相比，微波提取能大大节省提取时间，降低提取成本，并有很好的天麻素提取率。

5.复合提取法

天麻素的复合提取法就是将上述提取方法结合使用，以期获得天麻素的最佳提取率，如醇提法＋超声波、醇提法＋微波等提取技术。

（二）天麻素的常用分离方法

1.大孔吸附树脂分离

大孔吸附树脂是一种不含交换基团、具有大孔结构的高分子吸附剂，不溶于酸、碱及有机溶剂，不受无机酯类存在的影响。一般为白色颗粒状，粒度多为20～60目。通常可分为非极性、弱极性、极性三类，在水溶液中吸附力较强且有良好的吸附选择性。大孔吸附树脂是一种吸附性和筛选性原理相结合的分离材料，它既不同于离子交换树脂，也不同于凝胶分子筛。人孔吸附树脂的吸附性是范德瓦耳斯力或产生氢键吸附的结果，它的多孔性网状结构决定了筛选性分离。根据分子体积的大小及吸附力的强弱，在一定规格的大孔吸附树脂上用适当的洗脱剂洗脱，可以将欲分离的天然产物成分分开。

大孔吸附树脂分离性能的影响因素主要有以下三个方面。

（1）分子极性：分离效果的直接影响因素是分子极性的大小。极性较小的化合物适合在非极性或者弱极性的树脂上分离，而极性较大的化合物适合在极性树脂上分离。被分离化合物分子上能形成氢键的基团越多，极性树脂对其的吸附力越强。

（2）分子体积：分子体积的大小是选择树脂型号的主要依据之一，分子体积较大的化合物选择较大孔径的树脂。在一定条件下，对非极性大孔吸附树脂而言，化合物体积越大，吸附力越强，这与大体积分子的疏水性增强有关。

（3）pH：一般情况下，化合物在与本身酸碱性相同的溶液中吸附较好。灵活控制溶液的pH，可以提高纯化效果。大孔吸附树脂分离技术目前已比较广泛地应用于中药新药的开发和中成药的生产中，主要用于分离和纯化苷类、黄酮类、生物碱及大规模生产。唐睿等研究了大孔吸附树脂对天麻素的分离纯化效果。

2.硅胶层析柱分离

硅胶是一种高活性吸附材料，为非晶态物质，不溶于水和任何溶剂，化学性质稳定，无毒无味，除强碱、氢氟酸外不与任何其他物质发生反应。因制造方法不同，各种型号的硅胶形成不同的微孔结构。根据孔径大小可将硅胶分为大孔硅胶、粗孔硅胶、细孔硅胶、B型硅胶。

选取优质硅胶为原料加工制成柱层析硅胶。在色谱硅胶用于物质分离的过程中，因表面自由力场的存在，作为固定相的硅胶在与流动相之间的相对运动中，溶质分子与胶体粒子表面相互作用，由于溶质中不同成分的分子在结构、性质方面的差别，它们与硅胶基本粒子表面产生的作用力强弱也不相同。相互作用力强的物质与硅胶内部表面的作用力强，因此保留时间较长，而作用力弱的物质组分则保留时间短，通过柱体的时间短。这种对溶质不同组分表现出的因吸附力强弱而产生不同保留时间的作用称为硅胶吸附过程中的选择性。保留时间短的物质组分先流出，保留时间长的后流出，从而使溶质中的不同组分得到分离，通过分离达到提纯目的。

（三）天麻素的纯化方法

天麻的烯醇提取液含有较高含量的多糖及鞣质，极性较大，同时天麻素等效应成分的极性亦较大，用大孔树脂吸附法进行纯化的效果不理想，所以天麻素的分离纯化难度较大，开展的研究相对较少。洪燕龙等采用醇沉-调pH沉淀法，乙醇提取物加40% NaOH溶液调至pH 8.0，静置24小时，出膏率约为5.38%，天麻素含量为8.45%，天麻素富集了近14倍。

近年来有学者采用大孔树脂吸附-醇沉法纯化天麻素，选择非极性至极性共计6种不同极性的树脂：HPD-400，HPD-500，HPD-600，AB-8，D101，DM130。采用静态吸附法以天麻素的比吸附量和解吸附率为指标，优选出AB-8吸附树脂，上柱药液生药浓度为1ml（含0.5g生药），上样量为2g/g（干树脂：药材），以1～2BV/h的流速上柱循环吸附1小时，径高比1∶7，分别用2BV蒸馏水，6BV

的5%乙醇以3～4BV/h的流速洗脱，弃去水洗液，收集5%乙醇洗脱液，按照此工艺，天麻提取物经大孔吸附树脂纯化后，出膏率亦从20.72%降至5.87%。经过测定天麻素的含量发现，单独使用大孔树脂的天麻素的含量为11.21%。经3批验证，此工艺可以稳定地将提取物中天麻素含量纯化至11.00%以上，纯度不高。然后结合醇溶液调pH沉淀法对天麻大孔树脂纯化物进一步去杂质，加95%乙醇至醇体积分数80%，静置24小时，滤过，用40% NaOH溶液调至pH 8.0，静置24小时，滤过，收集滤液，减压浓缩，天麻提取物的出膏率为2.33%，其中天麻素的含量为23.50%，天麻总苷含量为33.52%，该工艺较传统醇沉工艺大大提高了提取物天麻素的含量，且工艺稳定、可靠。

刘东锋等发明了一种采用十八烷基硅烷键合硅胶（ODS）反相硅胶法精制天麻素的方法，具体的方法是采用体积分数70%的乙醇水溶液回流提取4次，每次提取3小时，提取液回收溶剂至无醇味，用聚酰胺树脂纯化，分别用体积分数20%、40%、60%的乙醇水溶液梯度洗脱，收集40%和60%洗脱液合并、浓缩。ODS硅胶装柱，另取ODS硅胶与浓缩液拌样，换干溶剂，上柱，用体积分数55%的乙腈水溶液洗脱，收集洗脱液，浓缩干燥即得产品，从1kg天麻粉中得到纯品10.1g，纯度为99.3%。

四、天麻多糖的提取、分离和纯化

（一）天麻多糖的提取方法

目前，国内外多糖提取的方法主要有常规溶剂提取法、酸碱提取法、超声波提取法、微波提取法、酶解法和超临界流体萃取法。同大多数药材一样，天麻粉末一般需要先使用石油醚（60～90℃）、乙醚、乙醇（80%）等有机溶剂除去脂溶性杂质，然后根据不同溶解度选择溶剂进行提取，值得注意的是，多糖提取时尽量避免长时间在酸性或碱性条件下提取，因为酸或碱容易破坏天麻多糖的糖苷键。在天麻多糖提取方面，现在主要采用传统水提法、超声波提取法、微波辅助提取法、酶提取法及碱提取法。

1. 传统水提法

传统水提法设备简单，生产成本较低。水的极性强，而且廉价易得、安全性强，对植物细胞具有很强的穿透力。按照一定的料液比，在合适的温度范围内用磁力搅拌器恒温水提固定的时间，离心后对滤渣再进行多次提取，合并上清液，用无水乙醇醇沉多糖，干燥后得到粗多糖。这种提取方法中影响多糖得率的因素较多，需要进行单因素验证和正交分析研究得到最佳提取工艺条件。在已有文献报道中，提取天麻粗多糖使用最多的方法是热水浸提法，主要采用热水浸提天麻粉样，对其浸提液进行浓缩，醇沉干燥，最终得到天麻粗多糖。在此工艺流程中，对天麻多糖得率有影响的主要因素为提取温度、提取时间、料液比等。此方法提取天麻多糖简单易行。一般提取时间为0.5～4小时，提取温度50～120℃，料液比为1∶（35～40）。多年来，学者们不断对热水浸提法提取多糖的流程进行优化，以得到最佳提取工艺，提高天麻多糖得率。张梦娟等利用二次回归正交实验设计水提取天麻多糖并结合响应面法分析其结果，表明在保证天麻多糖活性的前提下，热水浸提法提取天麻多糖的最佳工艺条件为提取温度58℃，提取时间36分钟，料液比为1∶37，在此条件下天麻多糖得率为9.25%。朱洁平等利用正交实验法确定了此法的最佳提取工艺参数：提取温度70℃，提取时间2.5小时，提取次数为3次，在此条件下天麻多糖得率为13.15%。

2.超声波提取法

超声波能增大颗粒在溶剂分子中的运动速度及穿透力，加快提取效率，缩短提取时间，进而有效提高多糖的提取率。这种提取方法耗时短。利用超声波和微波辅助提取植物中的有效物质的方法目前越来越受人们的关注。

3.微波辅助提取法

当提取物接受辐射后，植物细胞壁内温度增加，压力增强，使细胞壁破裂，细胞内的有效活性成分被释放出来，溶于溶剂中，可缩短多糖提取的时间。超声波在溶液中引起的空化作用可促进天麻中多种物质的水解，其中包括天麻多糖。微波能促使介质分子的剧烈振动，从而使反应体系在极短的时间内达到所需要的温度。上述两种方法辅助提取天麻多糖，能极大加快提取速度，提高天麻多糖得率。张梦娟等采用响应面法研究超声波辅助提取法提取天麻多糖的最佳提取工艺，结果表明在提取温度66℃，提取时间34分钟，料液比1∶45时天麻多糖得率为32.78%。刘明庆等在超声波辅助提取天麻多糖时发现提取温度60℃，料液比1∶40，提取时间0.5小时，超声波回流提取3次能使天麻多糖得率提高到46.2%。杨天友等在以德江天麻为研究对象进行超声波辅助提取天麻多糖的工艺中发现，料液比1∶25，超声温度40℃，超声时间35分钟，原料为60目天麻粉末时天麻多糖得率提高了33.4%。李志英等运用正交实验法优化微波辅助提取天麻多糖的工艺研究，确定最佳微波提取工艺如下：功率500W，温度70℃，料液比1∶40，加热时间120秒，天麻多糖得率为6.86%。采用超声波、微波辅助提取法提取天麻多糖，方法简单可行，与热水浸提法相比大大节约了提取时间。

4. 酶提取法

酶提取法在天麻多糖提取领域是一大创新，酶提取法克服了热水浸提法时间较长、多糖得率较低及酸碱提取易损坏天麻多糖的立体结构乃至活性等问题。该方法采用纤维素酶、果胶酶或者中性蛋白酶等破坏天麻细胞壁，降低多糖游离出细胞的阻力。此方法具有反应条件温和、提取时间缩短、多糖产物性质稳定、杂质易除等优点，并且能显著提高天麻多糖提取率。王勋等采用单因素实验和正交实验设计研究复合酶提取天麻多糖的最佳工艺，在酶用量20mg，温度50℃，加热时间60分钟，pH 4的条件下，天麻多糖得率为2.48%。叶文斌在此基础上利用效应面法进一步优化了酶解法以提取天麻多糖，最佳提取条件如下：酶解温度54.36℃，酶浓度0.09g/ml，pH 4.73，天麻多糖最高得率38.34%。此法以水为溶剂，所用酶量少，材料易得，成本较低，多糖提取率高。

5. 碱提取法

用弱碱性的溶剂进行提取，要适当用酸液进行中和，但是多糖不耐碱，容易降解，从而增加了多糖分离纯化的操作成本。

（二）天麻多糖的分离方法

1. 脱蛋白质

多糖粗提物中含有大分子蛋白质，脱蛋白质是分离多糖的重要步骤。目前脱蛋白质的方法有很多，应根据每种方法的优缺点和实验的要求进行选择，常用方法有以下几种。

（1）Sevage法：根据蛋白质在氯仿等有机溶剂中变性的特点，将氯仿按多糖水溶液体积的1/5加入，再加入氯仿体积1/5的正丁醇，将混合物剧烈振摇20～30分钟，蛋白质与氯仿-正丁醇生成凝胶物而分离，离心将水层和溶剂层交界处的变性蛋白质分去。该方法可以避免多糖降解，但效率比较低，如果配合加入一些蛋白质水解酶，再用Sevage法效果会更好。

（2）三氟三氯乙烷法：将多糖溶液与三氟三氯乙烷等体积混合，低温下搅拌10分钟左右，离心得到上层水层，水层继续用上述方法处理几次，可以得到无蛋白质的多糖溶液，本法效率高，但三氟三氯乙烷沸点较低，易挥发，不宜大量使用。

（3）三氯乙酸法：在多糖水溶液中滴加5%～30%三氯乙酸，直至溶液不混浊为止，在5～10℃放置过夜，离心除去沉淀，得到无蛋白质的多糖溶液。应用本法会引起某些多糖的降解。

（4）蛋白酶法：将蛋白质进行水解后去除，是目前认为较好的脱蛋白质的方法。

2. 脱色素

多糖中常含有一些色素，根据不同性质采取不同的脱色方法。目前采用的脱色素方法有以下4种。

（1）醇洗：先将提取得到的多糖用水溶解，然后再醇沉，直至使沉淀物达到要求的色泽程度。该法操作比较简单，但需要多次操作。

（2）活性炭吸附脱色：脱色效果较好，操作比较简单，弊端是脱色后溶液中存在的炭残渣难以完全去除。

（3）色谱柱吸附脱色：得到的多糖提取液经过不同的树脂吸附和洗脱液洗脱，可除去部分色素。

（4）强氧化剂氧化脱色：研究表明，采用过氧化氢可以将色素氧化去除，此法脱色效果好，操作简单，但需要注意氧化剂的选择和用量，避免使多糖提取物失去生理活性。

3. 除盐及小分子物质

（1）透析法：是最常用的除去小分子物质的方法。此法利用小分子物质在溶液中可以通过半透膜而大分子物质不能通过半透膜的性质，达到分离的目的。使用透析法须选择一种规格适宜的透析膜，以免样品损失。

（2）离子交换法：一般用空隙小的凝胶分离除去无机盐和小分子化合物，如Sephadex G-25、Sephadex G-50等。此法比较简单，但是增大了溶液的体积，影响多糖的沉淀结果。

（3）超滤法：利用孔径1～100nm的超滤膜通过筛分作用可选择性透过溶剂和某些小分子溶质的性质，对料液侧施加压力，使大分子溶质或细微粒子从溶液中分离出来。此法浓缩速度快、温和，对多糖活性影响小。但这种方法与离子交换法相比，达到的分辨率可能要小得多。超滤法已广泛应用于某些含有小分子量溶质的物质、高分子物质、胶体物质的浓缩、分离、提纯和净化。

（三）天麻多糖的纯化方法

多糖混合物经除去蛋白、脱色和除去小分子杂质后是多分散性的，其不均一性表现为化学组成、聚合度、分子构型等物理化学性质的差异，需要进一步纯化，才能得到单一的多糖组分，常用多糖分离纯化方法有以下几种。

1. 分级沉淀法

分级沉淀法通过在多糖溶液中加入能与该溶液互溶的溶剂，通过改变溶剂的组成、浓度、温度等改变多糖溶液中某些成分的溶解度，使其从溶液中析出或者溶解，利用多糖分子大小和溶解度的不同来达到分离的目的。分级沉淀中最常用的是有机溶剂沉淀法，不同性质、不同分子量的多糖沉淀所需有机溶剂的浓度不同，要根据具体情况选用不同浓度的有机溶剂，常用的有机溶剂有乙醇、甲醇和丙酮等。

2. 季铵盐沉淀法

常用季铵盐沉淀法分离酸性和中性多糖，季铵盐能与酸性多糖形成不溶物而不影响中性多糖的溶解性，一般酸性强或分子量大的酸性多糖首先沉淀出来。常用的季铵盐有十六烷基甲基溴化物及其碱和十六烷基吡啶等。但用此法纯化多糖必须严格控制多糖混合液的pH小于9.0且无硼砂存在，否则中性多糖也会被沉淀下来。

3. 盐析法

根据各种多糖在不同浓度的不同盐中具有不同溶解度的性质，加入氯化钠、氯化钾、硫酸铵等盐析剂，使多糖逐步析出。

4. 纤维素阴离子交换柱层析法

常用的交换介质有以二乙胺乙基（DEAE）为支持物的各种树脂，如DEAE-纤维素、DEAE-葡萄糖、DEAE-琼脂糖等。此法适于分离各种中性或酸性多糖。在pH 6.0时，酸性活性多糖能吸附于交换介质上，中性活性多糖不能吸附，然后用pH相同但离子强度不同的缓冲溶液将酸性强弱不同的酸性活性多糖分别洗脱下来，如果pH为碱性，也能吸附中性活性多糖。中性活性多糖不能与硼砂形成络合物，需将柱子处理成硼砂型的，然后用不同浓度的硼砂溶液将不同的中性活性多糖洗脱下来进行分离。

5. 凝胶柱层析法

凝胶柱层析法是根据活性多糖分子的大小和形状对活性多糖进行分离纯化的方法。活性多糖的纯化过程中，一般都先用阴离子纤维素柱层析纯化，再用凝胶柱层析进一步纯化。常用的凝胶介质有葡聚糖凝胶、琼脂糖凝胶，以及性能更好的由葡聚糖与甲叉双丙烯酰胺交联而成的新型葡聚糖凝胶等。各种浓度的盐溶液及缓冲液作为洗脱液，其离子强度不应低于0.02mol/L。

6. 其他方法

多糖的纯化方法还有制备性电泳法、超滤法、亲和层析法、制备性高效液相层析法。

五、天麻活性成分联合提取新技术

（一）超声辅助酶法

宁娜等将超声辅助酶法应用于天麻的提取中，以天麻素得率为考察指标，通过单因素试验考察了酶解温度、酶解时间、酶解pH、酶用量对天麻素得率的影响。在此基础上，通过响应面分析得到最佳酶解预处理天麻药材的工艺条件：酶解温度95℃，酶解时间58分钟，酶解pH 6.0，酶用量112U/g，在此条件下天麻素平均得率为8.33mg/g，与模型预测值吻合，为天麻的综合开发利用提供了参考。

（二）效应面法与酶法联用

叶文斌通过联用酶法和效应面法，同时对天麻素和天麻多糖两种主要活性成分进行提取工艺优化研究，两者的效应面分析结果确定了天麻多糖和天麻素的提取最优工艺参数：酶解温度54.36℃，酶浓度0.09g/ml和pH 4.73，在此条件下，天麻酶解后天麻素的最高含量为7.2816mg/g，天麻多糖的最高含量为38.3361%。

第四节　天麻的质量控制

一、天麻药材的质量控制

（一）天麻各组分的高效液相色谱特征峰测定

分析天麻成分时，不同组分的特征图谱一般依照高效液相色谱法（《中国药典》2020年版　通则0512）测定。

1. 色谱条件与系统适用性试验

以十八烷基硅烷键合硅胶为填充剂，以乙腈为流动相A，以0.1%磷酸溶液为流动相B，按表2-6中的规定进行梯度洗脱；流速为每分钟0.8ml，柱温为30℃，检测波长为220nm。理论板数按天麻素峰计算应不低于5000（表2-6）。

表2-6　液相色谱分离天麻主要成分的时段设置和梯度洗脱时盐浓度变化

时间（分钟）	流动相A（%）	流动相B（%）
0～10	3→10	97→90
10～15	10→12	90→88
15～25	12→18	88→82
25～40	18	82
40～42	18→95	82→5

2.参照物溶液的制备

取天麻对照药材约0.5g，置具塞锥形瓶中，加入50%甲醇25ml，超声处理（功率500W，频率40kHz）30分钟，放冷，摇匀，滤过，取续滤液，作为对照药材参照物溶液。另取【含量测定】项下的对照品溶液，作为对照品参照物溶液。

3.供试品溶液的制备

取天麻粉末（过四号筛）约0.5g，按对照药材参照物溶液制备方法制成供试品溶液。

4.测定方法

分别精密吸取参照物溶液与供试品溶液各3μl，注入液相色谱仪，测定，记录色谱图，即得。供试品色谱中应呈现6个特征峰（图2-3），并应与对照药材参照物色谱中的6个特征峰相对应，其中峰1、峰2应与天麻素对照品和对羟基苯甲

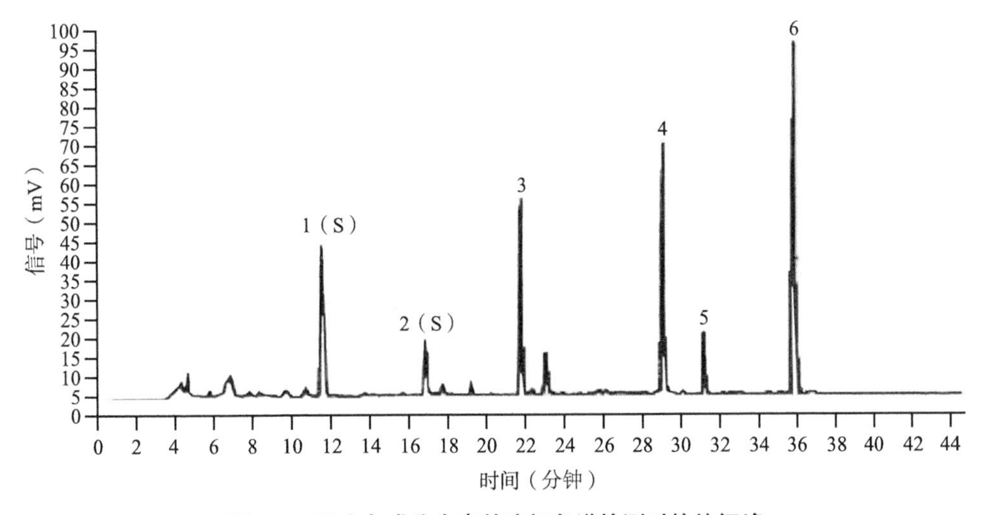

图2-3　天麻各成分在高效液相色谱检测时的特征峰

对照特征图谱解析各种组分的特征峰：峰1（S），天麻素；峰2（S），对羟基苯甲醇；峰3，巴利森苷E；峰4，巴利森苷B；峰5，巴利森苷C；峰6，巴利森苷

醇对照品参照物峰保留时间相一致。

（二）天麻各组分含量的测定

含量测定依照高效液相色谱法（《中国药典》2020年版　通则0512）测定。

1.色谱条件与系统适用性试验

以十八烷基硅烷键合硅胶为填充剂，以乙腈-0.05%磷酸溶液（3∶97）为流动相，检测波长为220nm。理论板数按天麻素峰计算应不低于5000。

2.对照品溶液的制备

取天麻素对照品、对羟基苯甲醇对照品适量，精密称定，加乙腈-水（3∶97）混合溶液制成每1ml含天麻素50μg、对羟基苯甲醇25μg的混合溶液，即得。

3.供试品溶液的制备

取本品粉末（过三号筛）约2g，精密称定，置具塞锥形瓶中，精密加入稀乙醇50ml，称定重量，超声处理（功率120W，频率40kHz）30分钟，放冷，再称定重量，用稀乙醇补足减失的重量，滤过，精密量取续滤液10ml，浓缩至近干无醇味，残渣加乙腈-水（3∶97）混合溶液溶解，转移至25ml量瓶中，用乙腈-水（3∶97）混合溶液稀释至刻度，摇匀，滤过，取续滤液，即得。

4.有效成分含量测定

分别精密吸取对照品溶液与供试品溶液各5μl，注入液相色谱仪，测定，即得。按干燥品计算，含天麻素（$C_{13}H_{18}O_7$）和对羟基苯甲醇（$C_7H_8O_2$）的总量不得少于0.25%。

二、天麻成药的质量控制

（一）天麻生粉的质量控制

本品有效成分含量依照高效液相色谱法（《中国药典》2020年版　通则0512）测定，方法如下。

1.色谱条件与系统适用性试验

以十八烷基硅烷键合硅胶为填充剂，以0.1%磷酸甲醇溶液为流动相A，以0.1%磷酸溶液为流动相B，按表2-7中的规定进行梯度洗脱；检测波长为220nm。理论板数按天麻素峰计算应不低于2000。

表2-7　液相色谱分离天麻生粉主要成分的时段设置和梯度洗脱时的盐浓度变化

时间（分钟）	流动相A（%）	流动相B（%）
0～15	3→6	97→94
15～45	6→50	94→50
45～46	50→3	50→97
46～56	3	97

2. 对照品溶液的制备

取天麻素对照品适量，精密称定，加50%甲醇制成每1ml含0.2mg的溶液，精密量取1ml，置10ml量瓶中，加乙腈-0.05%磷酸溶液（2∶98）至刻度，摇匀，即得（每1ml含天麻素20μg）。

3. 供试品溶液的制备

取装量差异项下的本品内容物，研细，取约1.6g或约0.8g（无蔗糖），精密称定，精密加入稀乙醇25ml，称定重量，浸渍24小时，加热回流1小时，放冷，再称定重量，用稀乙醇补足减失的重量，摇匀，滤过，精密量取续滤液5ml，蒸干，残渣加乙腈-0.05%磷酸溶液（2∶98）溶解并转移至10ml量瓶中，加乙腈-0.05%磷酸溶液（2∶98）稀释至刻度，摇匀，滤过，取续滤液，即得。

4. 含量测定

精密吸取对照品溶液与供试品溶液各10μl，注入液相色谱仪，测定，即得。本品每袋含天麻以天麻素（$C_{13}H_{18}O_7$）计，不得少于1.5mg。

（二）天麻丸的质量控制

天麻丸（处方见表2-8）的制法：以上十味药，粉碎成细粉，过筛，混匀。每100g粉末用炼蜜40～50g加适量的水泛丸，干燥，制成水蜜丸；或加炼蜜90～110g制成小蜜丸或大蜜丸。有祛风除湿，通络止痛，补益肝肾的功效。用于风湿瘀阻、肝肾不足所致的痹病，症见肢体拘挛、手足麻木、腰腿酸痛。含量依照高效液相色谱法（《中国药典》2020年版　通则0512）测定，方法如下。

表2-8　天麻丸处方

天麻60g	羌活100g
独活50g	盐杜仲70g
牛膝60g	粉萆薢60g
附子（黑顺片）10g	当归100g
地黄160g	玄参60g

1. 色谱条件与系统适用性试验

以十八烷基硅烷键合硅胶为填充剂，以乙腈-1%磷酸溶液（58∶42）为流动相；检测波长为320nm；柱温为45℃。理论板数按异欧前胡素峰计算应不低于20 000。

2. 对照品溶液的制备

取异欧前胡素对照品和蛇床子素对照品适量，精密称定，加甲醇制成每1ml各含10μg的混合溶液，即得。

3. 供试品溶液的制备

取本品水蜜丸适量，研碎，混匀，取1g，精密称定；或取重量差异项下的小蜜丸或大蜜丸，剪碎，混匀，取5g，精密称定，精密加入硅藻土5g，研匀，取4g，精密称定，置具塞锥形瓶中，精密加入甲醇25ml，密塞，称定重量，浸泡过夜，超声处理（功率250W，频率40kHz）30分钟，放冷，再称定重量，用甲醇补足减失的重量，摇匀滤过，取续滤液，即得。

4. 有效成分含量测定

分别精密吸取对照品溶液与供试品溶液各10μl，注入液相色谱仪，测定，即得。含羌活和独活以异欧前胡素（$C_{16}H_{14}O_4$）和蛇床子素（$C_{15}H_{16}O_3$）的总量计，水蜜丸每1g不得少于0.2mg，小蜜丸每1g不得少于0.13mg，大蜜丸每丸不得少于1.2mg。

（三）天麻头痛片的质量控制

天麻头痛片（处方见表2-9）的制法：以上六味，天麻、部分白芷及乳香（醋制）粉碎成细粉，备用，川芎、荆芥、剩余白芷、当归粉碎成粗粉，用85%乙醇作溶剂进行渗漉，漉液回收乙醇，浓缩至适量，干燥，与上述细粉及淀粉适量，混匀，制粒，于60℃以下干燥，制成500片〔规格（2）〕，或1000片〔规格（1）、规格（3）〕，包糖衣或薄膜衣，即得。具有养血祛风，散寒止痛的功效。用于外感风寒、瘀血阻滞或血虚失养所致的偏正头痛、恶寒、鼻塞。

表2-9 天麻头痛片的处方

天麻94g	白芷188g
川芎188g	荆芥125g
当归188g	乳香（醋制）42g

本品有效成分含量依照高效液相色谱法（《中国药典》2020年版 通则0512）测定，方法如下。

1.色谱条件与系统适用性试验

以十八烷基硅烷键合硅胶为填充剂，以乙腈-水（1∶100）为流动相；检测波长为220nm。理论板数按天麻素峰计应不低于4000。

2.对照品溶液的制备

取天麻素对照品适量，精密称定，加流动相制成每1ml含天麻素25μg的溶液，即得。

3.供试品溶液的制备

取本品20片，除去包衣，精密称定，研细，取约2.5g，精密称定，精密加入甲醇50ml，密塞，称定重量，超声处理（功率250W，频率40kHz）30分钟，静置24小时，振摇后超声处理30分钟，再称定重量，用甲醇补足减失的重量，摇匀，滤过，精密吸取续滤液20ml，回收溶剂至干，残渣精密加水50ml，称定重量，超声处理30分钟，再称定重量，用水补足减失重量，摇匀，滤过，精密吸取续滤液25ml，用乙酸乙酯振摇提取5次（20ml、20ml、10ml、10ml、10ml），合并乙酸乙酯液，用水10ml振摇提取1次，合并水液，蒸干，残渣加水少量使之溶解，转移至10ml量瓶中，加流动相稀释至刻度，摇匀滤过，取续滤液，即得。

4.含量测定

分别精密吸取对照品溶液和待测品溶液各10μl，注入液相色谱仪，测定含量。本品每片含天麻以天麻素（$C_{13}H_{18}O_7$）计，规格（1）、规格（3）不得少于0.09mg，规格（2）不得少于0.18mg。

（四）天麻钩藤颗粒的质量控制

天麻钩藤颗粒（处方见表2-10）的制法：以上十一味，天麻粉碎成细粉，备用；其余钩藤等十味加水煎煮二次，合并煎液，滤过，滤液浓缩至适量，加蔗糖、糊精适量与上述细粉混匀，制成颗粒，干燥，制成1000g；或取滤液浓缩至适量，取糊精适量与上述天麻细粉混匀，加浓缩液，喷雾干燥，制成500g（无蔗糖），即得。具有平肝息风，清热安神的功效。用于肝阳上亢所引起的头痛、眩晕、耳鸣、眼花、震颤、失眠，以及高血压见上述证候者。

表2-10 天麻钩藤颗粒处方

天麻80.5g	钩藤268g
石决明214.5g	栀子80.5g
黄芩80.5g	牛膝80.5g
盐杜仲107g	益母草107g
桑寄生214.5g	首乌藤134g
茯苓134g	

本品有效成分含量依照高效液相色谱法（《中国药典》2020年版 通则0512）测定，方法如下。

1.色谱条件与系统适用性试验

以十八烷基硅烷键合硅胶为填充剂，以乙腈－水－磷酸（20∶80∶0.1）为流动相；检测波长为280nm。理论板数按黄芩苷峰计算应不低于2000。

2.对照品溶液的制备

取黄芩苷对照品适量，精密称定，加70%乙醇制成每1ml含黄芩苷50μg的溶液，即得。

3.供试品溶液的制备

取装量差异项下的本品内容物，研细，取约0.8g或0.4g(无蔗糖)，精密称定，置于25ml量瓶中，加70%乙醇20ml，超声处理（功率250W，频率60kHz）15分钟，放冷，加70%乙醇稀释至刻度，摇匀，滤过，取续滤液，即得。

4.含量测定

精密吸取对照品溶液与供试品溶液各10μl，注入液相色谱仪，测定，即得。本品每袋含黄芩以黄芩苷（$C_{21}H_{18}O_{11}$）计，不得少于15.0mg。

（五）天麻首乌片的质量控制

天麻首乌片（处方见表2-11）的制法：以上十四味，天麻、川芎、制何首乌粉碎成细粉，过筛，混匀；白芷、当归提取挥发油，备用；药渣与其余熟地黄等九味加水煎煮2次，每次2小时，合并煎液，滤过，滤液浓缩成相对密度为1.28～1.30（热测）的清膏，加入上述药粉，混匀，干燥，粉碎，过筛，制成颗粒，喷入上述白芷、当归挥发油，密闭，压制成1000片，包糖衣或薄膜衣，即得。具有滋阴补肾、养血息风的功效。用于肝肾阴虚所致头晕目眩、头痛耳鸣、口苦咽干、腰膝酸软、脱发、白发；脑动脉硬化、早期高血压、血管神经性头痛、脂溢性脱发见上述证候者。

表2-11　天麻首乌片的处方

天麻33.75g	白芷26.25g
制何首乌56.25g	熟地黄56.25g
丹参56.25g	川芎22.5g
当归75g	炒蒺藜37.5g
桑叶37.5g	墨旱莲75g
酒女贞子75g	白芍75g
黄精（蒸）75g	甘草25g

本品有效成分含量依照高效液相色谱法（《中国药典》2020年版　通则0512）测定，方法如下。

1.色谱条件与系统适用性试验

以十八烷基硅烷键合硅胶为填充剂，以乙腈－水（22∶78）为流动相；检测波长为320nm。理论板数按2,3,5,4′-四羟基二苯乙烯-2-*O*-*β*-*D*-葡萄糖苷峰计算应不低于2000。

2.对照品溶液的制备

精密称取2,3,5,4′-四羟基二苯乙烯-2-*O*-*β*-*D*-葡萄糖苷对照品适量，加甲醇制成每1ml含2,3,5,4′-四羟基二苯乙烯-2-*O*-*β*-*D*-葡萄糖苷40μg的溶液，即得。

3.供试品溶液的制备

取本品10片，除去包衣，精密称定，研细，取适量（约相当于本品2片），精密称定，精密加入甲醇25ml，称定重量，加热回流30分钟，放冷，再称定重量，用甲醇补足减失的重量，摇匀，滤过，取续滤液，即得。

4.含量测定

分别精密吸取对照品溶液与供试品溶液各5～10μl，注入液相色谱仪，测定，即得。本品每片含何首乌以2,3,5,4′-四羟基二苯乙烯-2-*O*-*β*-*D*-葡萄糖苷（$C_{20}H_{22}O_9$）计，不得少于0.20mg。

（六）天麻祛风补片的质量控制

天麻祛风补片（处方见表2-12）的制法：以上十一味，天麻（姜汁制）、盐杜仲、茯苓粉碎成粗粉；肉桂粉碎成细粉，过筛；当归、独活、羌活提取挥发油，药渣与药液加入酒川牛膝、附片（黑顺片）（砂炒）、地黄、玄参，加水煎煮三次，第一次3小时，第二、三次各2小时，合并煎液，滤过，滤液浓缩成稠膏，与上述粗粉混匀，干燥，粉碎成细粉，加入肉桂细粉，混匀，制成颗粒，干燥，喷入含当归挥发油，混匀，压制成1000片，包糖衣，即得。具有温肾养肝，祛风止痛的功效。用于肝肾亏损、风湿入络所致痹病，症见头晕耳鸣、关节疼痛、腰膝酸软、畏寒肢冷、手足麻木。

表2-12　天麻祛风补片的处方

地黄160g	当归160g
羌活80g	独活50g
附片（黑顺片）（砂炒）60g	肉桂60g
天麻（姜汁制）60g	盐杜仲70g
酒川牛膝60g	玄参60g
茯苓60g	

本品有效成分含量依照高效液相色谱法（《中国药典》2020年版　通则0512）测定，方法如下。

1. 色谱条件与系统适用性试验

以十八烷基硅烷键合硅胶为填充剂，以甲醇-水（1∶24）为流动相；检测波长为220nm。理论板数按天麻素峰计算应不低于2000。

2. 对照品溶液的制备

取天麻素对照品适量，精密称定，加甲醇制成每1ml含天麻素50μg的溶液，即得。

3. 供试品溶液的制备

取本品30片，除去包衣，精密称定，研细，取约2g，精密称定，置具塞锥形瓶中，精密加入80%甲醇25ml，称定重量，超声处理（功率160W，频率50kHz）30分钟，放冷，再称定重量，用80%甲醇补足减失的重量，摇匀，静置，取上清液，滤过，取续滤液，即得。

4. 含量测定

分别精密吸取对照品溶液与供试品溶液各5μl，注入液相色谱仪，测定，即得。本品每片含天麻以天麻素（$C_{13}H_{16}O_7$）计，不得少于0.10mg。

（七）天麻醒脑胶囊的质量控制

天麻醒脑胶囊（处方见表2-13）的制法：以上六味，天麻粉碎成细粉，过筛，备用；石菖蒲、远志、熟地黄、肉苁蓉加水煎煮二次，第一次1.5小时，第二次1小时，分次滤过，合并滤液，浓缩为相对密度1.10～1.15（90℃）的清膏，冷却，加乙醇使含醇量达60%，静置48小时，滤过，滤液备用；地龙用60%乙醇冷浸72小时，滤过，滤液与上述滤液合并，回收乙醇，加入天麻细粉，充分混匀后制成颗粒，80℃以下烘干，装入胶囊，制成1000粒，即得。具有滋补肝肾，平肝息风，通络止痛的功能。用于肝肾不足，肝风上扰所致头痛、头晕、记忆力减退、失眠、反应迟钝、耳鸣、腰酸。

表2-13　天麻醒脑胶囊的处方

天麻300g	地龙200g
石菖蒲300g	远志200g
熟地黄100g	肉苁蓉100g

本品有效成分含量依照高效液相色谱法（《中国药典》2020年版　通则0512）测定，方法如下。

1.色谱条件与系统适用性试验

以十八烷基硅烷键合硅胶为填充剂，以乙腈-0.1%磷酸溶液（2∶98）为流动相；检测波长为220nm。理论板数按天麻素峰计算应不低于4000。

2.对照品溶液的制备

取天麻素对照品适量，精密称定，加乙腈-水（2∶98）混合溶液制成每1ml含天麻素50μg的溶液，即得。

3.供试品溶液的制备

取装量差异项下的本品内容物，混匀，取约1g，精密称定，置具塞锥形瓶中，精密加入乙腈-水（2∶98）混合溶液50ml，密塞，称定重量，充分摇散后超声处理（功率250W，频率50kHz）30分钟，放冷，再称定重量，用乙腈-水（2∶98）混合溶液补足减失的重量，摇匀，倾出溶液适量置离心管中，密塞，离心（转速为4000转/分）10分钟，取上清液滤过，取续滤液，即得。

4.含量测定

分别精密吸取对照品溶液10μl与供试品溶液5～10μl，注入液相色谱仪，测定，即得。本品每粒含天麻以天麻素（$C_{13}H_{18}O_7$）计，不得少于0.60mg。

（八）全天麻胶囊的质量控制

全天麻胶囊的制法：取天麻，粉碎成细粉，过筛，混匀或制成颗粒，按每粒500g装入胶囊，制成胶囊1000粒，即得。具有平肝，息风，止痉的功能。用于肝风上扰所致的眩晕、头痛、肢体麻木、癫痫抽搐。本品有效成分含量依照高效液相色谱法（《中国药典》2020年版　通则0512）测定，方法如下。

1.色谱条件与系统适用性试验

以十八烷基硅烷键合硅胶为填充剂，以乙腈-0.05%磷酸溶液（3∶97）为流动相；检测波长为220nm；理论板数按天麻素峰计算应不低于5000。

2.对照品溶液的制备

取天麻素对照品适量，精密称定，加流动相制成每1ml含50μg的溶液，即得。

3.供试品溶液的制备

取装量差异项下的本品内容物2g，精密称定，置具塞锥形瓶中，精密加入稀乙醇50ml，称定重量，加热回流3小时，放冷，再称定重量，用稀乙醇补足减失的重量，滤过，取续滤液10ml，浓缩至近干，残渣加乙腈-水（3∶97）混合溶液使之溶解，转移至25ml量瓶中，并用乙腈-水（3∶97）混合溶液稀释至刻度，摇匀，滤过，取续滤液，即得。

4.含量测定

分别精密吸取对照品溶液与供试品溶液各5～10μl，注入液相色谱仪，测定，即得。本品每粒含天麻以天麻素（$C_{13}H_{18}O_7$）计，不得少于1.0mg。

（九）强力定眩胶囊的质量控制

强力定眩胶囊（处方见表2-14）的制法：以上五味，取天麻137g，粉碎成细粉，过筛，灭菌，备用；另取剩余天麻粉碎成粗粉，用60%乙醇回流提取2次，第一次2小时，第二次1.5小时，合并提取液，回收乙醇并浓缩成相对密度为1.35～1.40（60℃）的稠膏，备用；天麻药渣与盐杜仲、杜仲叶加水煎煮3次，第一次2小时，第二次1.5小时，第三次1小时，川芎、野菊花加水煎煮2次，第一次1.5小时，第二次1小时，合并煎液，滤过，滤液浓缩成相对密度为1.35～1.40（60℃）的稠膏；合并上述稠膏，减压干燥成干膏，粉碎成细粉，加入天麻细粉及淀粉适量，混匀，制粒（或制粒，包薄膜衣），装入胶囊，制成

1000粒，即得。具有降压、降脂、定眩的功效。用于高血压、动脉硬化、高脂血症，以及上述诸病引起的头痛、头晕、目眩、耳鸣、失眠。

表2-14　强力定眩胶囊的处方

天麻273g	盐杜仲273g
野菊花670g	杜仲叶839g
川芎335g	

本品有效成分含量依照高效液相色谱法（《中国药典》2020年版　通则0512）测定，方法如下。

1. 色谱条件与系统适用性试验

以十八烷基硅烷键合硅胶为填充剂，以乙腈-0.05%磷酸溶液（3∶97）为流动相，流速0.8ml/min；检测波长为220nm。理论板数按天麻素峰计算应不低于5000。

2. 对照品溶液的制备

取天麻素对照品适量，精密称定，加流动相制成每1ml含天麻素20μg的溶液，即得。

3. 供试品溶液的制备

取装量差异项下的本品内容物，研细，取约0.35g，精密称定，置具塞锥形瓶中，精密加入稀乙醇50ml，称定重量，超声处理（功率250W，频率25kHz）30分钟，放至室温，再称定重量，用稀乙醇补足减失的重量，滤过，精密量取续滤液10ml，浓缩至近干，加乙腈-水（3∶97）混合溶液溶解，转移至10ml量瓶中，并稀释至刻度，摇匀，滤过，取续滤液，即得。

4. 含量测定

分别精密吸取对照品溶液与供试品溶液各5μl，注入液相色谱仪，测定，即得。本品每粒含天麻以天麻素（$C_{13}H_{18}O_7$）计，不得少于0.60mg。

（十）强力天麻杜仲丸的质量控制

强力天麻杜仲丸（处方见表2-15）的制法：以上十二味，粉碎成细粉，过筛，混匀。每100g粉末加炼蜜30～50g与适量的水，泛丸，干燥，制成水蜜丸，即得。具有散风活血，舒筋止痛的功效。用于中风引起的筋脉掣痛，肢体麻木，行走不便，腰腿酸痛，头痛头昏。

表2-15 强力天麻杜仲丸的处方

天麻73.8g	盐杜仲77.59g
制草乌9.13g	炮附片9.13g
独活45.57g	藁本53.87g
玄参53.87g	当归91.35g
地黄146.5g	川牛膝53.87g
槲寄生53.87g	羌活91.35g

本品有效成分含量依照高效液相色谱法（《中国药典》2020年版 通则0512）测定，方法如下。

1.色谱条件与系统适用性试验

以十八烷基硅烷键合硅胶为填充剂，以乙腈-0.05%磷酸溶液（1.6∶98.4）为流动相；检测波长为221nm。理论板数按天麻素峰计算应不低于2000。

2.对照品溶液的制备

取天麻素对照品适量，精密称定，加流动相制成每1ml含天麻素40μg的溶液，即得。

3.供试品溶液的制备

备取本品适量，研细，取1g，精密称定，加甲醇50ml，加热回流1小时，放冷，滤过，滤器及残渣用甲醇15ml分次洗涤，洗液并入滤液中，回收溶剂，残渣加流动相溶解并转移至25ml量瓶中，加流动相至刻度，摇匀，滤过，取滤液，即得。

4.含量测定

分别精密吸取对照品溶液与供试品溶液各10μl，注入液相色谱仪，测定，即得。本品每1g含天麻以天麻素（$C_{13}H_{18}O_7$）计，不得少于0.15mg。

参考文献

陈菁菁，李向荣，2006．微波萃取法提取桑叶和桑白皮的黄酮类成分．中药材，29（10）：1090-1092.

陈卫锋，徐升运，秦涛，等，2009．一种生物酶法提取天麻素的方法．CN101531689B.（2009-09-16）[2022-05-15].

党蓓蕾，乐龙，王志祥，等，2011．微波提取天麻中天麻素的工艺研究．西北药学杂志，26（3）：174-176.

杜伟锋，陈琳，蔡宝昌，等，2011．天麻化学成分及质量控制研究进展．中成药，33（10）：

1785-1787.
范震宇，吴云，萧伟，等，2011. 天麻提取物的纯化工艺研究. 世界科学技术（中医药现代化），13（2）: 353-358.
冯青然，陈燕军，2003. 中药提取、精制工艺研究进展. 南宁：中华中医药学会制剂分会学术交流会.
冯孝章，陈玉武，杨峻山，1979. 天麻化学成分的研究. 化学学报，（3）: 175-182.
葛发欢，李菁，王海波，等，1995. 超临界CO_2流体萃取技术在天然产物提取及药物分析中的最新研究进展和前景. 中药材，18（6）: 316-319.
关萍，石建明，高玉琼，2008. 天麻的挥发性成分分析. 四川师范大学学报（自然科学版），31（5）: 615-618.
郭营营，蒋石，李秀芳，等，2014. 天麻中对羟基苯甲醇抗血小板聚集的作用及机制研究. 时珍国医国药，25（1）: 4-6.
郝小燕，谭宁华，周俊，2000. 黔产天麻的化学成分. 云南植物研究，（1）: 81-84.
何文江，陈向东，林朝展，等，2012. 正交试验优选天麻的水提取工艺. 广东药学院学报，28（6）: 612-614.
洪燕龙，徐德生，冯怡，等，2008. 天麻提取物的提取、纯化工艺研究. 中成药，30（2）: 204-207.
胡爱军，胡小华，陈琼希，等，2010. 酶法提取天麻中天麻素的工艺研究. 现代食品科技，26（12）: 1364-1366.
胡梅清，夏尔宁，吴梧桐，1988. 天麻匀多糖的分离纯化和组成分析. 铁道医学，（4）: 203，204.
胡忠，杨增明，王钧，1988. 天麻球茎中一种抗真菌蛋白的分离和部分特性. 云南植物研究，（4）: 373-380.
黄占波，宋冬梅，陈发奎，2005. 天麻化学成分的研究（Ⅰ）. 中国药物化学杂志，15（4）: 227-229.
蒋秋燕，2003. 大蒜中性多糖的提取、纯化及其性质研究. 泰安：山东农业大学.
蒋石，刘姗姗，李秀芳，等，2015. 对羟基苯甲醇对急性脑缺血损伤大鼠脑内炎症因子的影响. 中成药，37（10）: 2132-2135.
金虹，李凤，段宁，2009. 天麻提取物工艺及其功效成分含量的分析. 中药材，32（5）: 799-802.
金文姗，田德蔷，2000. 天麻的化学和药理研究概况. 中国现代中药，2（6）: 21-23.
鞠桂春，2008. 天麻及其制剂的药理作用和临床应用研究进展. 中国药业，（1）: 64-66.
李伯庭，王湘，李小进，1990. 大孔吸附树脂在天然产物分离中的应用. 中草药，21（8）: 42-44.
李彩云，康健，王朝阳，等，2016. 微波超声辅助优化葵花籽粕绿原酸的提取工艺. 中国油脂，41（2）: 88-91.
李翠丽，王炜，劳凤云，等，2016. 中药多糖提取、分离纯化方法的研究进展. 中国药房，27（19）: 2700-2703.
李怀斌，吴锋，熊克仁，等，2015. 电针结合天麻多糖对局灶性脑缺血大鼠丘脑腹后外侧核巢蛋白和干细胞因子表达的影响. 中国针灸，35（5）: 474-478.
李金玲，赵致，罗夫来，等，2015. 基于主成分分析的天麻矿质元素含量研究. 中国中药杂志，40（6）: 1123-1128.

李艳，蒋石，李秀芳，等，2015．天麻成分对羟基苯甲醇抗实验性脑血栓形成及抗炎作用研究．昆明医科大学学报，36（1）：28-31．
李有运，张天霞，朱德清，2010．天麻素治疗眩晕症50例疗效观察．中国实用神经疾病杂志，13（5）：97．
李志峰，王亚威，冯育林，等，2014．天麻的化学成分研究（Ⅱ）．中草药，45（14）：1976-1979．
李志英，双少敏，张海容，等，2008．微波法提取天麻多糖的研究．山西大学学报：自然科学版，31（4）：573-576．
梁明金，杨广德，贺浪冲，2000．白芷中欧前胡素的提取方法研究．中成药，22（12）：13-15．
刘彬果，郭文勇，宓鹤鸣，等，2003．大孔树脂吸附技术在中药制剂中的应用．解放军药学学报，19（6）：452-455．
刘川生，王平，王立飞，等，2003．微波萃取技术在天然药物提取中的研究进展．中国天然药物，（3）：60-65．
刘东锋，吴艳波，2011．一种天麻素的提纯方法：CN102250164A．2011.11.23．
刘富梁，金卫根，刘成佐，等，2006．酶法在中药提取中的研究进展．时珍国医国药，17（7）：1152，1153．
刘明，李更生，2000．天麻提取工艺的优化选择．基层中药杂志，14（2）：28，29．
刘明庆，罗洁丽，2011．天麻多糖提取工艺及纯化研究．中国药师，14（11）：1593-1596．
刘明学，李琼芳，邱樊，等，2009．天麻多糖分离、结构分析与自由基清除作用研究．食品科学，30（3）：29-32．
刘星堦，杨毅，1958．中药天麻成分的研究Ⅰ．香荚兰醇的提取与鉴定．复旦学报（医学版），（S1）：67，68．
卢艳花，2005．中药提取分离技术．北京：化学工业出版社．
明建，桂明英，孙亚男，等，2008．天麻水溶性多糖分离纯化及理化性质研究．食品科学，29（9）：344-347．
穆朝娟，张涛，党雁，2009．天麻素对戊四氮致痫大鼠海马代谢型谷氨酸受体1和蛋白激酶Cα表达的影响．中国临床神经科学，17（6）：595-600．
宁娜，韩建军，胡宇莉，2017．超声辅助酶法提取天麻中天麻素的工艺研究．黑龙江畜牧兽医，（1）：197-201．
齐学军，刘金敏，2010．穴位注射天麻素注射液治疗后循环缺血性眩晕的疗效观察．中西医结合心脑血管病杂志，8（8）：937，938．
盛锁柱，2008．生物酶技术在中药提取中的应用．牡丹江医学院学报，29（1）：93-95．
宋振玉，巢心明，2001．《中草药现代研究》（第一、二、三卷）．医学研究杂志，30（2）：22，23．
苏逸，2013．对羟基苯甲醇对大鼠杏仁核点燃的影响．杭州：浙江大学．
苏子仁，陈建南，葛发欢，等，1998．应用SFE—CO_2提取丹参脂溶性有效成分工艺研究．中成药，（8）：1，2．
孙芳芳，2019．中医治疗方案对急性缺血性脑卒中患者神经功能缺损和致残结局的影响．中医临床研究，11（14）：67-69．
孙景莉，吕金课，2000．天麻药酒渗漉法与冷浸法工艺比较．中医研究，13（6）：15-17．
谭沙，吴天祥，付红伟，2012．天麻有效成分天麻素提取工艺的优化研究．食品科技，37（9）：

230-233.
唐睿，2004. 天麻素的天然产物制备及含天麻素制剂的研究. 北京：北京化工大学.
田春梅，2010. 天麻的药理学研究进展. 哈尔滨医药，30（4）：71，72.
田慧，张丹参，2013. 天麻素神经保护机制的研究进展. 神经药理学报，3（5）：58-64.
田紫平，肖慧，陈莎，等，2017. 天麻有效成分巴利森苷的降解规律分析. 中国实验方剂学杂志，23（23）：18-21.
王莉，肖红斌，梁鑫淼，2003. 天麻化学成分研究（Ⅰ）. 中草药，（7）：11，12.
王莉，肖红斌，梁鑫淼，2009. 天麻化学成分研究（Ⅲ）. 中草药，40（8）：1186-1189.
王兴文，方波，邵明光，等，1994. 昭通野生和栽培天麻中微量元素及氨基酸化学成分研究. 云南中医学院学报，17（4）：1-5.
王勋，罗珊珊，可燕，等，2013. 酶解法提取天麻多糖的研究. 中药材，36（1）：137-140.
王亚威，李志峰，李翔，等，2013. 天麻化学成分研究. 中草药，44（21）：2974-2976.
王正荣，罗红淋，1994. 天麻素对动脉血管顺应性以及血流动力学的影响. 生物医学工程学杂志，11（3）：197-201.
肖永庆，李丽，游小琳，2002. 天麻有效部位化学成分研究（Ⅰ）. 中国中药杂志，27（1）：39，40.
谢淼，邵明莎，魏英勤，等，2016. 天麻中巴利森苷类成分研究进展. 广东化工，43（22）：93-95.
徐顶巧，周建军，刘益红，2012. 天麻中天麻素提取检测方法研究. 中药材，35（11）：1799-1804.
徐建祥，晏志云，赵谋明，等，1998. 酶法脱蛋白技术用于螺旋藻多糖提取工艺的研究. 食品与发酵工业，24（3）：26-30.
杨皓明，齐崴，王红蕾，等，2008. 复合酶法提取丹参中丹参素的研究. 中草药，39（8）：1161-1164.
杨铃，郑成，战宇，2004. 微波萃取技术及其在中草药方面的应用. 广州大学学报（自然科学版），3（6）：519-522.
杨天友，刘金涛，李刚凤，2015. 超声波辅助提取德江天麻多糖工艺优化. 中国酿造，34（12）：117-121.
杨增明，胡忠，1990. 天麻球茎几丁质酶和β-1,3-葡聚糖酶的初步研究. 云南植物研究，12（4）：421-426.
叶文斌，2015. 效应面法与酶法联用提取天麻素和天麻多糖的优化工艺研究. 食品研究与开发，36（12）：25-30.
余兰，陈华，张新申，等，2009. 超声提取天麻中天麻素优化工艺研究. 安徽农业科学，37（6）：2556-2558.
余兰，陈华，张义娜，等，2010. 天麻中天麻素的微波提取工艺研究. 时珍国医国药，21（4）：923，924.
贠亚波，徐剑，张永萍，2009. 影响天麻中天麻素提取的因素研究. 中南药学，7（5）：327-330.
袁胜浩，王东，张香兰，等，2008. 天麻中天麻素含量的影响因子研究. 云南植物研究，（1）：110-114.
张赫名，年四辉，2006. 水提天麻工艺的初步研究. 云南中医学院学报，（2）：17-19.
张梦娟，2007. 天麻多糖的提取、纯化及活性研究. 咸阳：西北农林科技大学.

张梦娟，徐怀德，安兴国，2007．天麻多糖的超声波提取工艺研究．西北农林科技大学学报（自然科学版），35（4）：91-95．
张梦娟，徐怀德，闫宁环，等,2006．天麻多糖水提取工艺优化研究．食品工业科技,27（11）：119-121．
张素玲，胡秋梅，董娟娟，等，2012．天麻素对利多卡因致惊厥作用的影响．徐州医学院学报，32（2）：81-83．
张惟杰，1999．糖复合物生化研究技术．2版．杭州：浙江大学出版社．
张伟，宋启示，2010．贵州大方林下栽培天麻的化学成分研究．中草药，41（11）：1782-1785．
张学兰，徐萍，2006．均匀设计优选桂枝甘草汤的半仿生提取工艺条件．中成药，28（8）：1116-1119．
张颖，2012．超声波辅助提取天麻素工艺研究．食品工业，33（11）：66-68．
周慧君，2016．天麻有效成分的药理作用与临床应用研究进展．中医临床研究，8（22）：56-58．
周俊，杨雁宾，杨崇仁，1979．天麻的化学研究——Ⅰ．天麻化学成分的分离和鉴定．化学学报，37（3）：183-189．
周侠，胡谨，王宾，2003．丹参素的提取工艺研究．化工生产与技术，10（6）：4，5．
周岩，曹殿波，杨思睿，等，2011．天麻对病毒性心肌炎小鼠心肌细胞保护作用的研究．临床儿科杂志，29（8）：766-768．
朱彩平，翟希川，吴晓霞，等，2015．平菇多糖提取分离纯化及生物活性的研究进展．食品工业科技，36（6）：359-364．
朱宏莉，宋纪蓉，杨明琰，等，2006．微生物转化法合成天麻素．药学学报，（11）：1074-1077．
朱洁平，李峰，沈业寿,2012．天麻多糖的提取工艺及含量测定研究．安徽农业科学,40（18）：9648-9650．
朱晓霞，张勇，罗学刚，等，2010．天麻多糖的结构表征．食品研究与开发，31（9）：52-56．
Andersson M，Bergendorff O，Witt R，et al，1995．Inhibition of kainic acid binding to glutamate receptors by extracts of Gastrodia．Phytochemistry，38（4）：835，836．
Chen S，Liu JQ，Liu A，et al，2016．Simultaneous qualitative assessment and quantitative analysis of metabolites（phenolics，nucleosides and amino acids）from the roots of fresh Gastrodia elata using UPLC-ESI-Triple quadrupole ion MS and ESI- Linear ion trap high-resolution MS．PLoS One，11（3）：e0150647．
Ganzler K，Salgo A，Valko K，1986．Microwave extraction．A novel sample preparation method for chromatography．J Chromatogr，371：299-306．
Han AR，Shin HJ，Seo EK，et al，2011．Two new phenolic compounds from the rhizomes of Gastrodia elata Blume．Helvetica Chimica Acta，94（7）：1310-1314．
Hayashi J，Sekine T，Tsuchiya S，et al，2002．Phenolic compounds from Gastrodia rhizome and relaxant effects of related compounds on isolated smooth muscle preparation．Phytochemistry，59（5）：513-519．
Huang ZB，Wu Z，Zou LB，et al，2006．The protective effects of phenolic constituents from Gastrodia elata on the cytotoxicity induced by KCl and glutamate．Arch Pharm Res，29（11）：963-968．

Komatsu T，Kido N，Sugiyama T，et al，2013. Antiviral activity of acidic polysaccharides from Coccomyxa gloeobotrydiformi，a green alga，against an in vitro human influenza A virus infection. Immunoph Arm Immunot，35（1）：1-7.

Kumar SS，Priyadarsini KI，Sainis KB，2004. Inhibition of peroxynitrite-mediated reactions by vanillin. J Agri Food Chem，52（1）：139-145.

Laschke MW，Vorsterman van Oijen AE，Menger MD，et al. 4-Hydroxybenzyl alcohol：A novel inhibitor of tumor angiogenesis and growth. Life Sci，2013，93（1）：44-50.

Lee JY，Jang YW，Kim CJ，et al，2006. Anti-inflammatory action of phenolic compounds from Gastrodia elata root. Arch Pharm Res，29（10）：849-858.

Lee YK，Woo MH，Jeong BS，et al，2007. Two new benzofurans from Gastrodia elata and their DNA topoisomerases I and Ⅱ inhibitory activities. Planta Med，73（12）：1287-1291.

Li N，Wang KJ，Zhou J，et al，2007. Phenolic compounds from the rhizomes of Gastrodia elata. J Asian Nat Prod Res，9（3-5）：373-377.

Lin JH，Liu YC，Wen KC，et al，1996. Parishins B and C from rhizomes of Gastrodia elata. Pergamon，42（2）：549-551.

Makni M，Chtourou Y，Barkallah M，et al，2012. Protective effect of vanillin against carbon tetrachloride（CCl_4）-induced oxidative brain injury in rats. Toxicol Ind Health，28（7）：655-662.

Makni M，Chtourou Y，Zeghal N，et al，2011. Evaluation of the antioxidant，anti-inflammatory and hepatoprotective properties of vanillin in carbon tetrachloride-treated rats. Eur J Pharmacol，668（1-2）：133-139.

Pyo MK，Jin JL，Yun-Choi HS，et al，2004. Phenolic and furan type compounds isolated from Gastrodia elata and their anti-platelet effects. Arch Pharm Res，27（4）：381-385.

Simmons BR，Stewart JT，1997. Supercritical fluid extraction of selected pharmaceuticals from water and serum. J Chromatogr B Biomed Sci Appl，688（2）：291-302.

Strand LP，Scheline RR，1975. The Metabolism of Vanillin and Isovanillin in the Rat. Xenobiotica，5（1）：49-63.

Taguchi H，Yosioka I，Yamasaki K，et al，1981. Studies on the constituents of Gastrodia elata BLUME. Chem Pharm Bull，29（1）：55-62.

Tang C，Wang L，Xiao H，et al，2015. Comparative pharmacokinetics of gastrodin in rats after intragastric administration of free gastrodin，parishin and Gastrodia elata extract. J Ethnopharmacol，176：49-54.

Wang L，Xiao H，Wei L，et al，2007. Identification of phenolics and nucleoside derivatives in Gastrodia elata by HPLC-UV-MS. J Sep Sci，30（10）：1488-1495.

Yang XD，Zhu J，Yang R，et al，2007. Phenolic constituents from the rhizomes of Gastrodia elata. Nat Prod Res，21（2）：180-186.

Ye X，Wang Y，Peng Q，et al，2019. Identification and Characterization of Key Chemical Constituents in Processed Gastrodia elata Using UHPLC-MS/MS and Chemometric Methods. J Anal Methods Chem，2019：4396201.

Yu S，Zhao J，Wang X，et al，2013. 4-Hydroxybenzyl alcohol confers neuroprotection through up-regulation of antioxidant protein expression. Neurochem Res，38（7）：1501-1516.

Yun-Choi HS，Pyo MK，Park KM，1998. Isolation of 3-O-（4′-hydroxybenzyl）-beta-sitosterol and 4-［4′-（4″-hydroxybenzyloxy）benzyloxy］benzyl methyl ether from fresh tubers of Gastrodia elata. Arch Pharm Res，21（3）：357-360.

Zhifeng L，Yawei W，Yulin F，et al，2015. A novel dereplication strategy for the identification of two new trace compounds in the extract of Gastrodia elata using UHPLC/Q-TOF-MS/MS. Journal of chromatography B，Analytical technologies in the biomedical and life sciences，988：45-52.

第三章

天麻与神经精神疾病的治疗

《中国药典》中对天麻的总体评价是味甘、性微温，易入肝和经络，具有平肝息风、抗惊厥的功效，主治头痛眩晕、肢体麻木、小儿惊风、癫痫、高血压和耳源性眩晕等症状。目前，随着天麻作为临床药物的应用日益增加，其治疗和预防神经系统疾病的功效逐渐得到医学研究者及临床医生的认可和重视，天麻及以其为主要成分的中成药对神经系统疾病的防治具有重要价值。目前对天麻活性成分的研究与应用主要集中在神经衰弱、抑郁症、帕金森病和阿尔茨海默病等疾病的治疗方面。

如本书第二章所述，天麻的主要活性成分有三大类：第一类是以天麻素和巴利森苷为代表的苷类及其聚合物；第二类为一些小分子酚类或醛类，如对羟基苯甲醇（4-HBA）、对羟基苯甲醛（*p*-HBA）等；第三类为天麻多糖。目前国内外的研究报道证实上述三类天麻主要成分均对人体神经系统有明显的保护和调节作用，临床上可用于常见神经系统疾病的辅助治疗，同时有望将天麻中活性较好的成分作为药物前体进行深入研究和开发。本章将对天麻活性成分在几种常见神经系统疾病的预防和治疗方面的研究及应用做一概述。

第一节　天麻与神经衰弱的治疗

一、神经衰弱的概念及病因

神经衰弱是神经内科常见的一种非器质性疾病，现主要认为其是由长期存在的不利精神因素或刺激所引起的脑功能过度亢奋，如长时间处于高精神压力下的过度紧张、焦虑、压抑及不健康的心态。其本质上是一种精神长期承受过大压力后引发的高级神经活动紊乱。最初对于神经衰弱的诊断主要依靠患者的口头描述，症状在主观上表现为持续低落的情绪、频繁头痛、失眠及身体某些部位的疼痛，客观上表现为心动过速、血压升高等病理特征。神经衰弱的发病是渐进的，并且病症发展稳定，大多数患者表现为慢性病程，少数为急性病症，症状的慢性持续往往造成比急性病症更严重的生理功能障碍，治愈后还存在极大的复发可能。神经衰弱病程的多变性和复发性大大增加了诊断及预后的困难。

经过长期临床经验的积累，目前医学上对神经衰弱的发病诱因主要归结为复杂的物理和精神因素，如身体组织器官的永久性创伤（残疾）、长期高精神压力、心理障碍、性格扭曲等。患者的心理问题经外界因素诱发，神经系统产生条件反射，导致中枢神经系统的兴奋或抑制功能失调，在面对外界刺激时会出现强烈而迅速的反应，大量的神经细胞能量被消耗，患者很容易出现疲劳或过度兴奋的状况。同时大脑皮质功能弱化，控制和调节皮质下自主神经系统的功能也相对减弱，进而引起自主神经系统功能亢奋的症状。神经衰弱的主要病理环节是大脑内减弱的神经抑制功能，神经系统功能紊乱使脑血管出现痉挛，脑血流量减少。临床上呈现反复发作、难以根治的特点，表现为情绪波动、身体不适、精神亢奋、睡眠障碍、反应迟钝、记忆力下降等临床症状。近年来随着社会的发展、环境的变化，人们承受更大的精神压力，神经衰弱的发病率也随之呈现出不断上升的趋势。

二、天麻素在神经衰弱治疗中的应用

在临床治疗中，神经衰弱多采用“抑制性”治疗方案，即给患者服用抑制神经系统兴奋、抗抑郁类镇静药物，纠正神经系统功能紊乱状况，提高睡眠质量，改善临床症状。西药治疗虽然是常见的治疗方式，但长期使用此类药物会导致患者对某些药物产生耐药性及依赖性，改变其生理适应性，引起许多不良反应和并发症。中医传统理论对神经衰弱有一定的认识和阐述，如《黄帝内经·灵枢·大惑论》中曰：“卫气不得入于阴，常留于阳，留于阳则阳气满，阳气满则阳跷盛，不得入于阴则阴气虚，故目不瞑矣。”神经衰弱在中医学上属于“不寐”“虚劳”“头痛”的范畴，主要是由劳累过度、情志所伤等诱发的气血耗损、阴阳失调，从而引起心、肝、脾、肾等脏器功能异常。中药治疗主要以调节阴阳、恢复脏器功能为原则。天麻作为传统名贵中药，其药效润而不燥，主入肝经，凡肝风内动、头晕目眩者，能养血平肝息风。天麻为天然药物，以其作为治疗药物，患者不易产生依赖性，并且其适应证广，既可镇静安神又能抗惊厥、抗眩晕，可以有效抑制中枢神经系统兴奋，改善自主神经系统功能紊乱症状。

研究发现，神经衰弱患者接受天麻素注射液直接治疗后，病情有显著改善。研究人员通过对比使用天麻素注射液与服用西药地西泮的神经衰弱患者的治疗效果发现，天麻素注射组患者治疗总有效率为96.2%，服用地西泮组患者治疗总有效率为84.9%，天麻素注射组患者治疗效果明显优于服用地西泮组，两组间差异有统计学意义（$P<0.05$）。上述研究结果证明天麻素是一种较为理想的治疗神经衰弱的天然药物。

三、天麻素与其他药物联合应用治疗神经衰弱

将天麻素注射液与西药联合应用治疗神经衰弱可有效降低每种药物的起效浓度，从而减少药物副作用。有研究者针对神经衰弱患者进行了阿普唑仑联合天麻素注射液治疗，阿普唑仑作为苯二氮䓬类抗焦虑药与催眠镇静药，有助于强化中枢抑制性神经递质γ-氨基丁酸（GABA）与受体的结合，促使氯离子通道开放，强化GABA能神经元所介导的神经突触抑制，降低神经元的兴奋程度，对紧张、焦虑、激动等精神状态有极强的缓解作用。治疗前患者出现一系列神经衰弱症状，如精神疲惫、脑反应迟钝、工作或学习不能持久、易怒、易烦恼、睡眠障碍，以及神经异常兴奋症状，如臆想增多、难以集中注意力等，并且病程持续了3个月以上，无缓解趋势。通过评定其临床疗效、汉密尔顿焦虑量表（HAMA）评分、汉密尔顿抑郁量表（HAMD）评分、匹兹堡睡眠质量指数（PSQI）评分来评价药物对于神经衰弱的疗效。结果发现阿普唑仑与天麻素联合治疗神经衰弱的效果显著，服药组总有效率为95.5%，对照组（未服药组）总有效率为69.8%，差异有统计学意义（$P<0.01$）；联合用药治疗的安全性良好，服药组患者的不良反应发生率为6.8%，对照组为4.7%，差异不具有统计学意义（$P>0.05$）；联合用药也可有效缓解患者的症状，服药组治疗后的HAMD评分、HAMA评分、PSQI评分结果均显著优于对照组。由此可以得出结论，对神经衰弱患者采用阿普唑仑联合天麻素注射液治疗，疗效显著，不良反应少，能够有效改善患者临床症状。

有研究者比较了单独使用天麻素注射液或使用另外两种常用神经衰弱治疗药物——盐酸丙米嗪和艾司唑仑的疗效后发现，天麻素注射液对神经衰弱的治疗效果强于盐酸丙米嗪与艾司唑仑。研究人员采用天麻素注射液与艾司唑仑联合用药后发现，联合用药组治疗总有效率是96.7%，明显高于单独用药的对照组（总有效率76.7%），差异具有统计学意义（$P<0.05$），两组不良反应发生率则未见显著差异（$P>0.05$）。在常规用药治疗的基础上联用天麻素注射液，可有效提升药物的治疗效果，缓解神经衰弱患者病症。天麻素注射液主要为天麻提取物，它会使大脑皮质处于兴奋状态，可以有效恢复中枢神经系统的稳态，表现出一定的催眠、镇痛及镇静治疗效果。天麻素注射液还能发挥显著的抗焦虑作用，有效降低细胞能量代谢速率，保护脑部神经细胞。天麻素进入人体之后被代谢为天麻苷

元，通过血脑屏障后与GABA/苯二氮䓬/氯离子通道复合物相结合，阻止这些受体与其神经递质的过度结合，从而阻断脑干网状结构上行的启动系统，最终切断脑部前庭的反射弧，产生中枢抑制效果。另外，天麻有助于减少脑血管的阻力，增加脑部和椎基底动脉中的供血量，改善小脑后下动脉的供血状况，对血小板黏附聚集产生显著抑制作用，增加前庭与内耳迷路的血液供应，达到改善心肌缺氧的目的。

无论是单独使用天麻素注射液，还是与西药联用治疗，天麻素缓解神经衰弱的药理作用是非常显著的。

除了与西药联合治疗外，还有研究者以天麻素结合穴位敷贴治疗神经衰弱。对照组患者给予口服艾司唑仑片，用药组在对照组治疗基础上给予天麻素结合穴位敷贴治疗，穴位敷贴软膏的制法：取当归、桂枝、赤芍、百合、丁香、乳香各10g，白芷、木香、吴茱萸各8g，研磨成粉，加入适量白醋调制成药膏，取5～6g药膏置于2.0cm×2.0cm敷贴圈中，于每晚睡前贴于双侧涌泉、神阙、内关、心俞、肾俞、脾俞、足三里等穴位。治疗一个疗程后，用药组患者焦虑、抑郁、睡眠质量等症状的改善情况均显著优于对照组（$P<0.05$），且不良反应少。此外，还可将天麻素注射液与中医推拿结合治疗神经衰弱。对照组给予常规西药治疗，治疗组采用天麻素注射液和推拿进行治疗。结果显示，治疗组的临床总有效率为95.0%，高于对照组（总有效率75.0%）。治疗组的睡眠时间长于对照组，觉醒次数和醒后出现不适症状的病例数均少于对照组，且无明显不良反应，说明该方案能养阴安神，提高睡眠质量和生活质量，具有临床应用价值。药物治疗的同时采用中医传统防治手段可缓解神经衰弱的症状，减轻患者痛苦。

四、含天麻的复方中药在神经衰弱治疗中的应用

因认为神经衰弱引起的各种病症基本都是由虚而生内风所致，虚为本而风为标，治疗宜补虚祛风，常用天麻为复方主要成分，天麻钩藤饮也常被用于神经衰弱的治疗。取天麻、钩藤、夜交藤等中药，辅以石决明（有助于安神平肝），并常加入酸枣仁，以增加养血、益肝、安神的功效。若阴虚火旺明显，则加入川石斛，有补阴而不腻的效果。刘洪娥等采用复方天麻蜜环糖肽片对55例男性及25例女性神经衰弱患者进行口服治疗，以舒乐安定片（现用名艾司唑仑片）治疗组为对照，40天后，治愈39例，显效18例，有效16例，无效7例，总有效率91.25%，对照组有效率为90%，说明复方天麻蜜环糖肽片对神经衰弱患者有明显的缓解和治愈效果。复方天麻蜜环糖肽片的主要成分是天麻蜜环菌提取物和黄芪

当归提取物，天麻蜜环菌提取物与中枢神经抑制剂戊巴比妥钠协同作用能延长小鼠的睡眠时间，对中枢神经兴奋药五甲烯四氮唑有拮抗作用，能降低尼古丁引起的小鼠死亡概率，并能减少小鼠活动量，增加犬的脑血流量和冠状动脉血流量。此外，通天口服液在临床上治疗神经衰弱所导致的种种病症，如急性头痛、神经痛、偏头痛等也有较好的疗效。通过高效液相色谱（HPLC）分析，确定了该药物中天麻素为主要活性成分。郑树旺等采用米氮平联合维生素B_1与复方天麻蜜环菌片协同治疗神经衰弱，疗效优于单用米氮平，提高了药物治疗神经衰弱的有效性、安全性和经济性，值得临床推广。

综上所述，神经衰弱作为常见的神经系统疾病，其病程较长、病因复杂，缺乏有效药物进行长期科学的治疗和预防。天麻的有效成分能调节大脑皮质中神经细胞抑制与兴奋的失调状态，发挥镇静安神、促睡眠和镇痛等药理作用。需要指出的是，对于长期神经衰弱患者，药物治疗只能缓解或改善症状，完全根治还需进行精神上的激励安抚与心理上的疏导。

第二节　天麻与抑郁症的治疗

一、抑郁症的成因与治疗靶点

抑郁症是一种由多种因素引起的以心境持续低落为主要症状特征的情感障碍性精神疾病，紧张性头痛、头晕也是抑郁症的常见症状。抑郁症具有发病率高、易致残和易复发等特点。抑郁症患者不仅有难以摆脱的精神障碍，还通常伴随疲劳、疼痛等机体功能障碍，即心身共病；并且常因肝郁脾虚，多有胃肠功能紊乱、精力减退、注意力难以集中、兴趣缺失、内疚自卑、失眠等症状，严重影响患者的正常生活与工作。抑郁症根据症状的严重程度可分为轻度抑郁症和重度抑郁症。重度抑郁症患者除抑郁症的常见症状外，常伴有消极自杀的观念或行为。

受限于个人原因、社会舆论、鉴别诊断条件有限等，抑郁症的实际患病率高于临床统计结果，抑郁症导致的致残率也日渐增高（约占所有人类疾病总致残率的10.03%），在全球疾病负担榜中，抑郁症位列榜首，给患者及其家庭、社会造成沉重的经济负担。近年我国抑郁症发病率呈上升趋势，防治形势比较严峻。

抑郁症患者会出现神经炎症、神经细胞突触数量减少、糖皮质激素水平升高、脑源性神经营养因子（BDNF）水平下降、单胺类神经递质水平下降等病理学特征。目前学术界有多种关于抑郁症发病机制的推论和假说，如神经炎症学说、单胺类假说、下丘脑-垂体-肾上腺轴（HPA轴）功能障碍学说、神经可塑性假说等。

（一）神经炎症与抑郁症

大部分抑郁症患者都存在神经炎症症状，比较常见的是脑脊液和外周血中不同促炎性细胞因子表达水平的升高。神经炎症是导致各种疾病的病理基础。神经胶质细胞（neuroglia cell）又称为胶质细胞，是神经组织中除神经元以外的另一大类细胞，是大脑中最大的细胞群，神经胶质细胞和神经元之间的相互作用对维持大脑正常功能至关重要。神经胶质细胞通常分为三个主要亚型：星形胶质细胞（astrocyte）、少突胶质细胞（oligodendrocyte）和小胶质细胞（microglia）。研究发现，胶质细胞过度激活产生大量炎症因子，在神经系统疾病的发生发展过程中起重要作用。研究者对自杀死亡的抑郁症患者的大脑进行检测，发现他们脑中白细胞介素-1β（IL-1β）和IL-6、肿瘤坏死因子（TNF）、Toll样受体3（TLR3）和TLR4等不同炎性介质的表达水平明显高于正常人。有研究人员进行了全基因组测序的富集性分析，结果表明，抑郁症患者TNF的表达水平高于正常对照组，组间比较差异有统计学意义（$P<0.05$）。炎症细胞因子可作为抑郁症诊断的标志物，也可用于评价抑郁症治疗效果。

小胶质细胞是大脑中具有免疫活性的一类细胞，可作为动态监测内环境稳态的主要标定物。小胶质细胞在过度活化，如受到损伤、缺血等刺激时，会持续释放出炎症因子，促进神经炎症的发生，其激活是神经炎症的主要特征。小胶质细胞激活后形态和功能会发生变化，主要表现为以下两个方面：①从静息的“分支状”转变为激活的“细长杆状”或“巨噬细胞状”；②分泌炎症因子、补体、活性氧等介质。正常生理情况下，小胶质细胞过度激活会导致人体脑内炎症因子水平增高，从而引起神经元的损伤。对抑郁症患者发病期间病症的研究发现，其脑中出现的神经炎症与小胶质细胞的活化呈正相关。小胶质细胞的过度活化引起神经炎症，而神经炎症的持续存在增加了小鼠在慢性刺激下对抑郁样病症的易感性，小胶质细胞激活状态与抑郁症的严重程度呈正相关。小胶质细胞对神经细胞的影响可能由IL-1介导。因为小胶质细胞刺激后产生的IL-1可以通过对HPA轴的刺激作用和促进糖皮质激素的分泌作用对神经细胞产生不利影响。

星形胶质细胞参与人脑的各种生理过程，释放神经营养因子［如BDNF、胶质细胞来源的神经营养因子（GDNF）]，调节细胞外环境和突触的可塑性。研究表明，重度抑郁症患者脑中星形胶质细胞的密度、形态、蛋白质表达和细胞膜离子通道功能出现异常。脑部海马体中星形胶质细胞发生迁移，其中一部分星形胶质细胞接触血管形成血脑屏障的血管终末端，而另一些细胞接触神经元或通过连接蛋白与少突胶质细胞偶联。同时星形胶质细胞可以通过细胞间接头蛋白与其他星形胶质细胞连接，产生一种功能性合胞体，通过Ca^{2+}将信息传递给体内远端的细胞。因此，星形胶质细胞被认为在神经发生过程中起核心作用。星形胶质细胞受到感染、损伤等刺激后会表达胶质纤维酸性蛋白（GFAP），该蛋白是星形胶质细胞活化的表面标志物。研究者通过对抑郁症自杀患者进行尸检发现，患者脑前扣带回、额叶和杏仁核等脑区中的星形胶质细胞数量明显减少，密度降低。但目前关于星形胶质细胞对于抑郁症影响的分子机制尚不明确。

（二）下丘脑-垂体-肾上腺轴功能障碍

HPA轴是应激反应的主要调控系统，调节应激的主要生理反应，在抑郁症的发病机制中，HPA轴亢进是重要因素。HPA轴亢进的机制是促肾上腺皮质激素释放因子（CRF）分泌过多。CRF是机体调节应激反应的关键因子，且与多种精神疾病有关。CRF分泌增多会导致某些精神障碍，如抑郁症、焦虑症和神经性厌食；CRF分泌不足则会导致神经退行性疾病，如阿尔茨海默病、帕金森病等。

当机体感受外源性刺激时，HPA轴过度激化，肾上腺分泌皮质酮的含量增加，以激发机体适应新环境。但若机体长期处于应激亢奋状态，HPA轴将持续激化，导致糖皮质激素（动物表现为皮质酮）大量释放，以及血浆促肾上腺皮质激素（ACTH）、血清皮质醇始终处于一种高水平状态，人类长期处于应激条件下会引发HPA轴功能失调，从而导致血液中糖皮质激素水平升高。生理剂量的糖皮质激素对人体的生长、免疫及各方面代谢均起着重要的调节作用。当机体遭到破坏时，过多的糖皮质激素导致抑郁症患者的神经细胞内分泌紊乱，从而对机体产生不良影响。通过研究诱导的灵长类动物（猕猴）抑郁症模型发现，抑郁症猕猴血清中的皮质醇水平明显升高。另外，进一步研究表明，在抑郁症患者中常发现HPA轴失调及皮质醇水平的升高。研究认为，HPA轴的失调可能是引起抑郁症患者强烈自杀倾向的关键因素。

（三）神经细胞可塑性及相关信号通路改变

抑郁症患者的突触数量减少会导致神经元之间的信号转导障碍。在抑郁症患者中通常会发生突触数量、结构和功能的改变，通过对抑郁症患者进行正电子发射断层成像（PET）检查发现，抑郁症患者的大脑背外侧前额叶皮质、海马、扣带回皮质的突触密度比正常人低，并且突触密度与抑郁症的严重程度存在明显的相关性，即突触密度越低，抑郁症就越严重。有研究发现，通过慢性应激诱导小鼠抑郁样行为后出现突触的大量减少，抗抑郁药氯胺酮可以通过恢复突触的再生改善小鼠的抑郁样行为。

新生神经元在成人大脑的抗抑郁治疗中发挥关键作用。应激是各种精神疾病的常见危险因素。长期的精神压力引起的大脑应激反应被认为是抑郁症发生的主要危险因素。长期睡眠不足会导致新生神经元减少，并对心理健康产生不利影响。此外，人在幼年和少年时期脑部发育过程中经历的精神性创伤性事件也会影响成年后神经元的发生，进而引起精神疾病，尤其是在儿童早期或青少年时期经历长期精神压力和强烈刺激事件（如父母离异、去世，战争和长期的贫困，营养不良等）会显著增加其患抑郁症的风险。

BDNF是一种蛋白质类的神经营养因子，具有支持神经元生长发育及营养神经元的作用。在成年人海马齿状回中，每天约新增700个神经细胞。神经元发生涉及多个步骤，包括神经祖细胞的增殖和命运决定、神经元迁移和成熟，以及新生神经元突触整合到现有的神经元回路中。海马体神经元发生位于齿状回的颗粒下区（SGZ），新生于SGZ中的神经元迁移到齿状回的颗粒层并最终发育成成熟的颗粒神经元。脑室下区（SVZ）也拥有产生新神经元的能力。除了SVZ和SGZ，在其他脑区也存在神经发生，如皮质和丘脑等。在成年哺乳动物大脑中，海马体是边缘系统的一个关键组成部分，其不仅参与认知功能，而且是调节情感的关键结构，同时海马体对应激和其他环境因素极其敏感。研究证明，神经发生与成年后的认知功能、记忆和突触的可塑性有关。

BDNF是神经元赖以生存的基础，是与学习和记忆有关的关键调节因子。BDNF在神经结构和功能可塑性方面发挥重要的调节作用，它与受体酪氨酸激酶B（TrkB）结合后产生以下生理反应：①影响轴突和树突的生长、重构及突触结构的形成；②可通过突触前和突触后机制改变突触传递的效能。而在抑郁症患者中，BDNF的表达下调。在重度抑郁症患者脑脊液和血清中，以及抑郁模型小鼠的脑海马体中，BDNF表达水平均下调。有研究者通过慢性应激诱导小鼠产生抑郁样行为，并观察到其脑海马体中BDNF表达水平下降。中枢神经系统中BDNF及其他神经营养因子水平的下降可导致神经突触失去可塑性，神经可塑性降低可引起海马体、下丘脑、杏仁核损伤，加重抑郁症。进一步研究发现部分抗抑郁药物可通过上调BDNF来发挥神经保护作用，从而减轻了抑郁症的行为。最近有研究发现，其他营养因子如神经营养因子-α1（NF-α1）、成纤维细胞生长因子（FGF）和血管内皮生长因子（VEGF）可能在抗抑郁的生理过程中也发挥着重要作用。

（四）单胺类神经递质及其受体表达异常

单胺类神经递质主要包括多巴胺（DA）、去甲肾上腺素（NE）和5-羟色胺（5-HT）。单胺神经递质在大脑发育、情绪调节、应激反应等方面发挥核心作用。单胺假说一直以来是抑郁症的主要假说。在慢性应激诱导的抑郁模型小鼠中，研究者发现小鼠脑海马体中的单胺类神经递质及其代谢产物水平均明显下降。β淀粉样蛋白（Aβ）是由淀粉样前体蛋白（APP）经β分泌酶和γ分泌酶的蛋白水解作用而产生的含有39～43个氨基酸的多肽。它可由多种细胞产生，循环于血液、脑脊液和脑间质液中，大多与伴侣蛋白分子结合，少数以游离状态存在。可溶性Aβ寡聚体可能与单胺类神经递质调节有关。在以啮齿类动物为模型的研究中，研究者发现，可溶性Aβ寡聚体通过降低5-HT水平及激活小胶质细胞Toll样受体4而诱发动物的抑郁样行为。另外，研究还发现，通过对大鼠注射可溶性Aβ蛋白可诱导抑郁样行为的产生，同时伴随着大脑中5-HT水平的显著降低。成人脑部齿状回中表达多种5-HT受体，如$5\text{-}HT_{1A}$、$5\text{-}HT_{2C}$、$5\text{-}HT_4$受体。激活$5\text{-}HT_{1A}$受体可以增加海马体齿状回的亚颗粒层和脑室下区的颗粒细胞增殖，使海马体神经元发生增强，起到抗抑郁的作用。而在抑郁症患者中，NE水平降低，长期压力导致其前额皮质α_1受体上调以适应NE水平的下降；NE通过β_2受体介导激活神经前体细胞和干细胞，并且通过增加齿状回新颗粒细胞的存活和分化增强海马体神经元发生，从而发挥抗抑郁作用。在当前的抑郁症治疗中，绝大多数药物主要是通过调节单胺类神经递质系统改善抑郁障碍，然而临床使用的抗抑郁药仅能改善一小部分患者的症状，并且需要数周才能起效，因此关于抑郁症的确切病理生理机制还需进一步探究。

二、天麻在抑郁症治疗与预防中的应用

目前市场上抗抑郁的西药一般服药2周才开始起效，且常引起双相情感障碍、神经系统障碍、胃肠道反应、焦虑、性功能障碍、药物依赖及严重的撤药综合征等副作用。另有研究发现目前抗抑郁西药可引发更深程度的睡眠障碍，如服用选择性5-羟色胺再摄取抑制剂（SSRI）可诱发睡眠进行性恶化；服用SSRI和

$5\text{-}HT_{1A}$受体部分激动剂维拉唑酮后，患者睡眠质量下降，快速眼动睡眠减少，且夜间更加清醒；抑郁症患者对药物产生耐受性且复发率升高等。

中医“心身一体”的整体观和丰富的临床实践在抑郁症的防治方面有一定的比较优势，中医药防治抑郁症的相关研究逐渐成为热点。抑郁症在中医学中属于郁证、百合病、健忘、癫症的范畴，其中郁证的表现与抑郁症最为相符，故多数医家将抑郁症归于郁证开展研究。中医认为肝主疏泄，调畅气机，肝喜条达而恶抑郁。肝疏泄正常，则情志舒畅，气血平和，脏腑功能协调，但抑郁症发病机制涉及肝、心、脾、肺、肾等脏腑亏虚，因而从某一脏器治疗入手时，应兼顾其他脏腑。此外，调养阳气可改善抑郁症，《黄帝内经》曰：“阳气者，精则养神，柔则养筋。”就功能与形态来说，中医里的“阳气”指人机体的功能；就脏腑功能来说，阳气指六腑之气；就营卫之气来说，指卫气；就运动的方向和性质来说，行于外表的、向上的、亢盛的、增强的、轻清的为阳气。阳气虚弱、衰竭，阳气不通达身体各处，机体温养失司，精神得不到振奋，从而表现出抑郁。该病主要表现为多愁善虑、烦躁易怒、易哭、恐惧多疑、失眠等，中医疗法上除应用解郁汤药外，还进行情志疏导，这与现代医学疗法类似。中医理论认为，抑郁症的发生主要缘于情志不遂，或内伤造成肝气郁结；其病位在肝，情志不畅，气血失和，因此治疗重点在于疏肝解郁。

天麻具有镇静安神、增加免疫功能、抗炎等功效，在此基础上中医药研究者对天麻的抗抑郁功效进行了研究。有研究者采用不可预知的温和应激（CUMS）法建立小鼠抑郁症模型，使用天麻乙醇提取物（EEGE）对抑郁行为进行药理作用研究。高剂量EEGE可显著增加抑郁症模型小鼠因抑郁减轻的体重，改善抑郁行为，并且提高抑郁症模型小鼠海马体中突触内游离Ca^{2+}浓度（$P<0.001$）。在显微镜观察下，与正常组小鼠相比，抑郁症模型小鼠海马体CA3区锥体细胞排列稀疏，细胞固缩，且产生明显空泡，细胞数量明显减少（$P<0.001$），尼氏体丢失严重。天麻低剂量组小鼠海马体CA3区锥体细胞数目显著增多（$P<0.001$），且排列整齐、密集；高剂量组小鼠海马体CA3区锥体细胞数目显著增多（$P<0.05$），这为EEGE保护抑郁症模型小鼠神经元损伤的机制提供了依据。用天麻水提物对抑郁症模型大鼠慢性给药，能明显减少大鼠在强迫游泳试验中的静止不动时间，增加抑郁症模型大鼠前额皮质的5-HT和大脑黑质纹状体的DA含量，降低模型大鼠前额皮质的5-羟吲哚乙酸（5-HIAA）/5-HT和［3,4-二羟苯酰乙酸（DOPAC）＋香草酚酸（HVA）］/DA比值，以及DOPAC含量，表明天麻具有抗抑郁作用，其机制可能与调节5-HT和DA系统有关。

帕罗西汀作为抑郁症治疗的常用药物，虽可在一定程度上改善抑郁症症状，但是也伴随出现西药常见的副作用，因此有研究者采用天麻注射液与帕罗西汀联合治疗抑郁症患者。在该研究中，服药组治疗后的汉密尔顿抑郁量表、抑郁自评量表（SDS）、焦虑自评量表（SAS）、症状自评量表（SCL-90）总评分，以及少寐多梦、眠浅易醒、心烦易怒、情绪低落、郁郁寡欢、倦怠乏力评分明显低于未服药对照组患者，临床总有效率高于对照组，不良反应发生率与对照组比较无明显差异。上述研究结果说明，天麻素联合帕罗西汀可显著减轻抑郁症患者症状，缓解焦虑、抑郁症状，效果优于单独使用帕罗西汀，且未引起更多的不良反应。与此类似，研究者用天麻注射液联合阿普唑仑治疗抑郁症患者时，也能显著缓解患者的不良情绪，提高睡眠质量，降低患者不良反应发生率。上述研究结果表明，天麻与西药联合治疗可以缓解抑郁症症状并有效降低西药的副作用。

此外，还有研究者检测了乙酰天麻素对抑郁症患者认知功能障碍的改善效果。乙酰天麻素为天麻素衍生物，在不改变其药理作用的情况下，乙酰基提高了天麻素的脂溶性，使其更易透过血脑屏障。使用乙酰天麻素干预治疗后，对患者进行威斯康星卡片分类测试（WSCT）、数字划消测试。研究者发现用药组患者的各项评分均高于未服药对照组患者，说明用药组患者服用的乙酰天麻素对改善和促进抑郁症患者认知功能恢复效果显著，对神经细胞具有一定的保护作用，可抑制脂多糖诱导的细胞凋亡，从而减轻氧化应激造成的神经元损伤。另外，乙酰天麻素可使脑外伤大鼠的海马体中突触素Ⅰ和BDNF的表达水平升高，增强突触的可塑性，进一步促进认知功能恢复。

在进行天麻抗抑郁研究时，普遍采用其干燥块茎，鲜有对天麻种子抗抑郁作用的研究。有研究者采用天麻种子提取物为待测药物，对小鼠抑郁症模型进行药物治疗后，检测小鼠血清CRH、ACTH、皮质醇含量。结果表明，与空白对照组比较，模型组小鼠血清CRH、ACTH和皮质醇水平显著升高（$P<0.05$，$P<0.01$），说明造模成功。采用天麻种子提取物进行干预治疗后，高、中剂量组小鼠血清中CRH、ACTH和皮质醇水平显著低于未用药模型组（$P<0.05$，$P<0.01$），并且天麻种子提取物高剂量组小鼠血清激素水平接近空白对照组，说明天麻种子可以明显逆转HPA轴功能亢奋，并且呈正相关，推测天麻种子抗抑郁作用可能与调节HPA轴激素水平有关。这说明天麻种子提取物的抗抑郁作用与天麻块茎提取物类似，两者均可作为抗抑郁中药成分的来源。

现已明确天麻块茎及其种子有显著的抗抑郁功效，但对此种功效的分子机制还在研究中。有研究人员对CUMS模型小鼠进行了血清与海马体组织炎症因子和

BDNF含量表达水平的检测，以及天麻素处理后的表达水平，结果显示模型组小鼠血清中TNF-α、IL-1β和海马体组织中TNF-α、IL-6、IL-17、IL-1β的含量有所增加，海马体组织中的BDNF含量有所降低，说明抑郁行为的发生可能与血清和脑组织的炎症因子及脑源性神经因子的含量变化有关。天麻素组小鼠血清中的TNF-α、IL-1β和海马体组织中TNF-α、IL-6、IL-17、IL-1β的含量有所降低，海马体组织中的BDNF含量有所升高。IL-1β对海马体神经发生有抑制作用，IL-6可以通过激活周期蛋白依赖性蛋白激酶抑制剂1A抑制神经元的发生，使用IL-6阻断抗体后可重新恢复神经元发生。天麻素的干预不仅可以升高海马体组织中BDNF的水平，还可上调GDNF水平。

炎症反应与海马体神经发生之间的关系已被初步阐明：促炎性细胞因子IL-1β是应激所致海马体神经发生减少和兴趣减退的关键因素；海马体神经前体细胞表达IL-1R1，激活该受体可以通过NF-κB信号通路抑制其增殖。因此，NF-κB信号通路成为研究海马体神经发生的关键通路。NF-κB是一种广泛表达的转录因子，与包括炎症在内的多种细胞生理过程有关。在炎症、自身免疫性疾病和恶性肿瘤等多种病理条件下，NF-κB会异常激活。NF-κB可通过阳离子通道和非阳离子通道介导的两条通路激活。在阳离子通路中，NF-κB被多种促炎受体激活，如Toll样受体配体、T细胞受体、B细胞受体和肿瘤坏死因子受体。阳离子通路则是由IκB激酶（IKK）复合物介导的，该复合物包括两种结构相关的催化亚基IKKα和IKKβ，以及一种非催化调节亚基——NF-κB必需调节蛋白（NEMO，也称为IKKγ）。一旦复合物被激活，调节亚基就会使IκB内部特定的Ser残基磷酸化，导致泛素化，从而释放蛋白酶体和NF-κB，该转录因子在细胞核仁内蓄积，启动细胞中与转录和炎症应答相关的基因转录表达。虽然多种结构不同的受体启动阳离子NF-κB通路，但只有一部分TNF超家族受体可以激活非阳离子NF-κB通路。非阳离子NF-κB通路由部分TNF超家族受体激活，包括淋巴毒素-β受体（LT-βR）、CD40、B细胞激活因子（BAFF）、肿瘤坏死因子相关弱凋亡诱导因子（TWEAK）和NF-κB受体激活因子。这个通路与多种生物学现象有关，包括B淋巴细胞存活、淋巴器官发生和破骨细胞生成。非阳离子通路的激活导致细胞凋亡抑制蛋白（cIAP）降解和肿瘤坏死因子受体相关因子（TRAF）分离，同时稳定NF-κB诱导激酶（NIK）的水平。NIK是一种Ser/Thr激酶，又称MAP3K14，可使调控激酶IKKα的Ser176磷酸化，诱导活性p52型前体——无活性NF-κB2（p100）的磷酸化和泛素-依赖性降解过程。随后，p52和RelB形成异质二聚体转录因子，RelB在核仁内蓄积，调控其目标基因的转录表达。NF-κB被认为是先天免疫和获得性免疫系统的调节因子。NF-κB可以诱导一系列促炎性细胞因子的表达。与此同时，一些NF-κB诱导产生的促炎性细胞因子（如TNF-α、IL-1β等）反过来也是NF-κB的激动剂，由此构成了一个自身正反馈调节机制，不断扩大炎症反应，甚至导致炎症的慢性化和长期化。据此推断，天麻素可能通过抑制炎症因子和增加BDNF的水平来保护神经细胞，促进神经元发生，从而发挥其抗抑郁作用，调节海马体结构和功能的完整性是抗抑郁药物作用的重要机制之一。

炎性细胞因子同样可以改变中枢神经系统5-HT的代谢和释放。有研究者在慢性束缚应激（CRS）小鼠模型中发现：天麻水煎剂具有明显的抗炎效果，能够降低血清TNF-α和IL-1β含量，以及有效降低CRS小鼠下丘脑中的TNF-α和IL-1β含量，缓解促炎性细胞因子对中枢神经系统的刺激，提高海马体区5-HT水平，进而刺激海马体中5-HT能系统，缓解CRS小鼠的抑郁症状。

综上所述，中医认为天麻有平肝息风、镇静安神的功效，其种子或块茎提取物均有明确的抗抑郁作用，在临床上单用天麻或与其他中西药配伍均取得良好的疗效。天麻的抗抑郁分子机制研究日益得到重视，天麻活性成分天麻素已广泛用于临床治疗抑郁症或焦虑症。天麻抗抑郁的复方配伍规律、不同药物成分的协同作用机制是今后研究的重点。天麻抗抑郁作用药理机制的深入研究对开发创新中药、改善抑郁症的治疗和预后具有重要意义。

第三节 天麻与帕金森病的治疗

一、帕金森病的发病机制

帕金森病（PD）是一种复杂的神经退行性疾病，又称震颤麻痹，多发于中老年人，发病率为3%～6%。其症状分为运动症状与非运动症状两类，非运动症状，如情绪障碍（焦虑、抑郁），部分患者还会出现感觉障碍（嗅觉缺失、疼痛等）、自主神经系统功能障碍（便秘、泌尿障碍、直立性低血压）、睡眠障碍（失眠、白天过度嗜睡等）。随着现代科技与医疗水平的快速发展，人类平均寿命提高，但人口出生率逐年下降，我国自1999年已进入人口老龄化社会（即60岁以上的人口数量已超过总人口的10%）。根据国家统计局数据，我国2022年出生人口956万人，出生率为6.77‰；死亡人口1041万人，死亡率为7.37‰；自然增长率为−0.60‰，也就是说自2022年起我国人口开始出现“负增长”，老龄化率达到了26.3%，随之而来的是与衰老相关的神经退行性疾病的发病率大幅增加，PD、阿尔茨海默病等“老年病”给患者本人和社会带来沉重的负担。

PD主要病因为脑内多巴胺能神经元的变性坏死致使多巴胺的含量相对不足，发病时的临床表现主要为静止性震颤、肌肉强直、运动迟缓，以黑质纹状体多巴胺神经元渐进性数量减少或变性及路易体（LB）的出现为病理改变。PD的发生与遗传因素、环境因素及内源性多巴胺水平降低等因素有关，正常情况下随着个体年龄的增长，神经系统可出现不同程度的老化。

目前关于PD的发病机制，比较公认的说法是中脑黑质多巴胺能神经元缺失及神经元内出现LB。LB的胞质包涵体主要成分是α突触核蛋白（α-synuclein），这是一种异常聚集的蛋白质。促进α突触核蛋白的清除用于早期干预PD已成为研究PD的一大热点。在PD患者中，泛素-蛋白酶体系统（UPS）和自噬溶酶体途径（ALP）这两种途径可以将体内错误折叠和聚集的蛋白质（包括α突触核蛋白）以降解的方式消除，其中，UPS除了负责降解错误折叠的蛋白质外，还可降解细胞内的短效调节蛋白，如p53，这些有效因子一旦被清除，就有可能会诱发肿瘤，产生负面效应。因此，ALP是一种治疗PD相对安全的方法，它是迄今为止清除所有细胞器（如线粒体）的唯一的已知路线，增强ALP可能有利于一些诸如PD的神经退行性疾病的治疗。但当一个细胞质溶性蛋白是易聚集的，并且是弱的蛋白酶体底物时，自噬便成为主要的清除路径，并且在这种情况下自噬比蛋白酶体途径更为有效。随着年龄增长，自噬溶酶体途径的功能逐渐下降，当α突触核蛋白聚集物持续增多时，溶酶体的敏感性也会缓慢降低，同时蛋白异常积聚还会使自噬途径被阻断。因此，α突触核蛋白聚集会影响溶酶体对该蛋白的降解，导致溶酶体功能失调，清除作用降低，同时也会影响自噬作用的补偿性激活。所以，增强神经细胞尤其是中枢神经系统内的神经细胞的自噬作用可延缓神经退行性疾病的发生和发展。

二、天麻与帕金森病防治

在传统中医典籍中，PD的临床症状与“颤病”较为相似，中医认为“颤病”属“本虚标实”证，肾精不足为本虚，肝风内动、肝阳上亢为标志。早在《黄帝内经》中就有记载，“诸风掉眩，皆属于肝”。医家孙一奎的《赤水玄珠》中记载：“此病壮年鲜有，中年以后乃有之，老年尤多。夫年老阴血不足，少水不能制盛火，极为难治。”中医传统理论把颤病的基本病机定性为肝阴不足，涉及脾、胃、心，病性总体属本虚标实，肝肾、脾胃阴虚、气血不足为本，风火痰瘀致病为标。颤病为顽疾，长期的病变过程使颤病病机极具复杂性，在疾病的不同阶段，或以本虚为主，或以邪实为重，两者同时存在，相互影响。脏腑之气衰减，痰瘀内生，阻滞脑窍，灵机不出，筋脉失养，而见震颤、拘急等症。肝肾精血不足，阴不制阳，阳亢化风，虚风暗动；痰瘀久留不去，更易加剧内风扰动；风火痰瘀相互裹结为患，油毒（体内堆积的过量脂肪）内生，进一步损伤脑络，耗及气血，败坏形体，形成恶性循环，病情逐渐加重。本病伤在泥丸宫，病深难及，虽经积极调治，病情可有一定程度的缓解，但病根难去，病势难转。因此本病治疗应以平肝息风为主要目的。现代中医工作者在临床诊疗中，根据患者病情将PD分为4型并对应不同的治疗方针：肝肾阴虚证，补肝肾之阴；脉络瘀阻证，活血通络；气血两虚证，补益气血；瘀血生风证，活血息风。PD以肝肾阴虚证为主。

PD的西医治疗手段包括药物治疗及物理理疗，左旋多巴、多巴丝肼、普拉克索片为临床常用治疗PD的药物，均可刺激神经末梢多巴胺受体，使其敏感性增强，从而改善患者临床症状，但长期的治疗结果发现，常规西药长期口服后会对胃肠消化系统造成不同程度的刺激，且机体容易出现耐药性，为保证疗效，需增加给药剂量，继而增加了精神症状、运动并发症等不良反应发生率。

有研究人员利用6-羟基多巴胺（6-OHDA）诱导的PD小鼠模型，研究天麻提取物对多巴胺模型的药理作用。他们将6-OHDA定点注射到大鼠右侧黑质致密部和中脑腹侧被盖部，破坏黑质-纹状体多巴胺系统，使注射部位多巴胺能神经元缺失、受损，导致多巴胺含量降低，表现为帕金森病样症状。注射6-OHDA后研究人员在大鼠中脑黑质致密带发现大量染色阳性细胞，呈棕黄色，不规则形态。研究者通过电镜检测发现模型组细胞膜出现明显皱缩，细胞体积明显缩小，胞质明显减少，线粒体嵴部溶解，其他细胞器形态基本正常，染色质凝聚成块并有向边缘聚集的趋势，核膜部分不完整，表明6-OHDA通过诱导神经细胞凋亡来发挥其神经毒性。此时，机体在受体调节机制下，注射6-OHDA部位的神经细胞中多巴胺D_2（DAD_2）受体上调，产生超敏现象，当给予盐酸阿扑吗啡激动DAD_2受体后，注射一侧产生比未注射一侧更强的多巴胺活性，受试动物表现出向未注射一侧旋转的趋势。APO属于DAD_2受体激动剂，DAD_2受体多存在于多巴胺能神经元突触后膜，多巴胺能神经元数量减少是PD的主要病理改变之一，有研究表明当灰质纹状体DAD_2受体减少超过70%时动物会出现动作僵硬迟缓等症状。给予天麻提取物治疗后，药物对脑内神经元起保护作用，受损侧脑区受体超敏现象得到改善，但此种改善是一个缓慢的过程，所以实验仅在给药21天后观察到大鼠的转圈数有下降的趋势。在水迷宫实验中，高剂量天麻提取物能明显增加PD大鼠在目标象限的距离百分比和停留时间百分比。最终得出结论，天麻提取物可增强PD大鼠的学习记忆能力，明显改善神经行为学障碍，对PD有潜在的改善作用。

研究者使用天麻钩藤饮针剂对6-OHDA诱导的PD小鼠模型进行治疗，可明显改善由PD导致的神经性行为障碍；研究者还检测了PD模型组大鼠脑部黑质纹状体中多巴胺含量的变化情况，与未诱导对照组相比，模型组大鼠多巴胺含量降低，差异有统计学意义（$P<0.05$）；与模型组比较，天麻钩藤饮低剂量和高剂量治疗组多巴胺含量出现不同程度的升高，差异有统计学意义（$P<0.05$）；大鼠天麻钩藤饮高剂量治疗组较低剂量治疗组多巴胺含量升高更显著（$P<0.05$）。因为PD的主要病理改变是脑部黑质纹状体多巴胺神经元死亡，多巴胺能神经系统失去对锥体外系的调控功能。上述研究表明，天麻钩藤饮可显著升高多巴胺的含量，对黑质纹状体多巴胺神经元有一定的保护作用。

已有研究表明，胶质细胞在PD的发生、发展中发挥重要作用。一方面，它能产生神经营养因子，促进神经元的存活。对PD有对抗作用的免疫细胞主要有小胶质细胞、星形胶质细胞等，具有保护作用的免疫分子有GDNF、神经营养因子（NTN）、BDNF、胰岛素样生长因子1（IGF-1）等，但免疫细胞对PD的作用是双向的，免疫细胞在受到物理损伤、缺氧、免疫或炎性因素等刺激时，又可以产生毒性物质（如一氧化氮等氧自由基分子），引起神经元的变性。小神经胶质细胞广泛分布于中枢神经系统，且在黑质区的数量明显高于其他脑区。在PD炎症的早期，黑质纹状体中的小胶质细胞被大量激活。小胶质细胞激活后表达主要组织相容性复合体-Ⅱ（MHC-Ⅱ）类分子并参与免疫反应。在PD患者体内，小胶质细胞的激活本质上是对有害因素做出的反应，具有保护作用。星形胶质细胞是中枢神经系统的支持细胞，对维持神经元外周环境的稳定性起着重要作用。(*R*)-2-丙基辛酸是一种星形胶质细胞调节剂，可保护多巴胺神经元免于1-甲基-4-苯基-1,2,3,6-四氢吡啶（MPTP）的毒性损伤，MPTP是人工合成海洛因的副产物，它在神经细胞内会被单胺氧化酶-B（MAO-B）蛋白代谢为1-甲基-4-苯基吡啶（MPP^+），后者可导致吸毒者出现帕金森样症状。脑部黑质纹状体的原生星形胶质细胞可提高体外培养的中脑多巴胺神经元的存活率、上调多巴胺表达并减少神经元的凋亡。使用6-OHDA诱导的PD动物模型进行HE染色和TH免疫组化染色实验，观察到黑质网状部多巴胺神经元丢失达到45%以上。TH为多巴胺神经元的标志酶，不仅在人体发育、骨稳态、肠胃运动等过程中发挥着重要的作用，还与多种神经性疾病和脑部疾病相关。天麻素能减少多巴胺神经元的丢失、增加多巴胺神经元内TH的表达，不同剂量的天麻疗效各不相同，在小剂量治疗组小鼠中的疗效最明显；同时小剂量治疗组中小鼠脑部TH阳性细胞的表达量升高。上述研究说明天麻素能使黑质神经元的损伤程度减轻，同时使神经元结构和功能恢复并接近正常水平。此外，小剂量天麻素可抑制PD小鼠脑部黑质纹状体中α突触核蛋白的表达，促进TH蛋白表达，提高多巴胺水平，抑制PD小鼠脑内多巴胺能神经元的凋亡。

左旋多巴（L-dopamine）是公认最常用、最有效、最基础的PD治疗药物，但它会不可避免地导致一系列不良反应。研究人员对PD模型小鼠联合使用天麻素和左旋多巴治疗后，PD小鼠的行为障碍得到显著改善。用天麻素治疗PD模型小鼠后，其中脑腹侧被盖区（VTA区）TH阳性神经元的数量明显增加，联合用药组较左旋多巴单独处理组改善更明显，而且天麻素与左旋多巴联用可以减少后者单独给药造成的副作用。

从细胞凋亡过程来分析PD的成因和治疗途径，因为PD发展的最终阶段均表现为多巴胺能神经元细胞的凋亡，而Bcl-2及Bax两种细胞因子广泛参与调控神经元细胞的凋亡过程，其中Bcl-2可抑制细胞的凋亡，Bax可促进细胞凋亡，所以Bcl-2表达量的降低和Bax表达量的升高是诱发神经细胞大量凋亡的重要因素。哺乳动物的细胞凋亡是由Bcl-2家族蛋白、凋亡蛋白酶激活因子1（Apaf-1）、caspase蛋白激酶家族调控的。Bcl-2家族包括两类成员，一类如Bcl-2、Bcl-xl等可抑制细胞凋亡的发生，另一类如Bax、Bak、Bcl-xs、Bad、Bid、Bik等可促进细胞凋亡的发生。Bcl-2位于线粒体外膜，可显著抑制氧自由基增加所诱导的细胞凋亡。Bax可以形成线粒体通透性转换孔，而细胞色素c可从此孔中逃逸进入胞质，Apaf-1和Procaspase-9等形成凋亡小体，产生有活性的caspase-9，然后激活caspase-3导致细胞凋亡。Bax蛋白既能和Bcl-2形成异源二聚体使Bcl-2蛋白失活，对细胞凋亡有促进作用，又可以自身形成同源二聚体，直接促进凋亡。研究者采用天麻素治疗PD小鼠后，检测Bcl-2及Bax因子的表达水平。与未治疗PD模型组相比，天麻素治疗组小鼠脑部黑质纹状体细胞中Bcl-2的表达量明显增加，而Bax水平明显下降，同时天麻素促进了Bax的磷酸化致其失活，从而抑制细胞凋亡。研究者由此推测，天麻素抑制多巴胺能神经元细胞凋亡是其抗PD的重要机制之一。

细胞线粒体功能缺陷引起的氧化应激和氧自由基导致的细胞损伤也是引起多巴胺能神经元凋亡的重要因素。丙二醛（MDA）是脂质过氧化作用的产物，与机体抗氧化功能有关。吴艳芬等的研究表明谷胱甘肽（GSH）、MDA可有效反映机体氧化应激程度，与PD的发生发展密切相关。早期研究表明，天麻素可增加脑内GSH水平，降低MDA水平，减少氧自由基，抑制脂质过氧化过程。在PD小鼠模型中，小鼠脑部纹状体MDA表达显著升高，GSH表达显著降低，表明PD小鼠脑组织中氧化应激程度较高，采用天麻素干预后，随着天麻素剂量的增高，MDA水平依次降低，GSH水平依次升高。天麻提取物可提高PD小鼠脑组织应对氧化应激的能力，降低氧化应激程度，减少氧自由基对多巴胺能神经元的损害作用。

综上所述，虽然大量研究已经证明PD的发生与神经细胞的凋亡、线粒体自噬、氧自由基损伤等直接相关，但PD的内在分子机制目前尚不完全明确。此外，环境、遗传、精神压力等也是重要的致病因素。PD具有较高的发病率和致残率，其运动症状复杂、多变，非运动症状相对隐匿，对它的防治较为棘手，需要国家、社会予以更多的关注和重视。现代药理学已充分证实天麻中的有效成分对神经系统有保护作用。筛选鉴定天麻素、巴利森苷等天麻主要活性成分的分子靶点，并以此为基础阐明其起效的分子机制是抗帕金森病药物研发的新的重点。明确天然药物与其对应靶点的构效关系后，还可以有针对性地对天然药物进行人工修饰和改造，从而发明新药。中医的系统化辨证理论是指导联合用药、中药配伍选择的重要依据，传统的中医疗法（如针灸、推拿等）也是现代医学诊疗手段的重要补充。

参考文献

柏久莲，马天牧，符为民，等，2018．从阳气失常论治抑郁症浅析．浙江中医药大学学报，42（11）：934-936．

蔡子耀，支英豪，土文珍，等，2021．中医情志疗法联合草酸艾司西酞普兰治疗抑郁症临床研究．新中医，53（4）：73-76．

常军，章明星，2019．抑郁症的发病机制及治疗研究进展．第六届中国中西医结合学会心身医学专业委员会换届大会暨第十二次中国中西医结合心身医学学术交流会．

陈晖，曾维富，2017．阿普唑仑联合天麻素治疗神经衰弱的临床分析．泰山医学院学报，38（6）：680，681．

陈生弟，中华医学会神经病学分会帕金森病及运动障碍学组，2009．中国帕金森病治疗指南（第二版）．中华神经科杂志，42（5）：352-355．

陈为龙，徐容富，周晴华，等，2015．天麻钩藤饮联合西药治疗帕金森病随机平行对照研究．实用中医内科杂志，29（6）：87，88．

陈子方，沈凡艺，郭沛鑫，等，2020．天麻提取物抗帕金森病作用的实验研究．中国民族民间医药，29（22）：20-23．

程劲松，2016．观察天麻素注射液在神经衰弱患者治疗中的应用效果．临床医药文献电子杂志，3（57）：11318．

狄东川，李功迎，2017．乙酰天麻素对抑郁患者改善认知功能障碍的临床效果．临床医药文献电子杂志，4（8）：1536-1538.
耿淑婷，罗鑫磊，杨贞，等，2020. 天麻水煎剂对慢性束缚应激小鼠行为学和5-羟色胺含量的影响. 浙江中医药大学学报，44（6）：568-575.
韩学杰，刘孟宇，连智华，等，2017.《中医内科常见病诊疗指南》临床应用评价研究. 中国中药杂志，42（17）：3233-3237.
何建成，王文武，2010. 天麻钩藤饮对帕金森病模型大鼠多巴胺能神经元凋亡的影响. 中医杂志，51（11）：1024-1027.
洪盼盼，2015. 天麻素注射剂与推拿联合优质护理干预神经衰弱临床研究. 新中医，47（8）：291-293.
侯玲玲，王涛，2011. 蛋白降解途径与帕金森病关系研究进展. 中国临床神经科学，19（1）：83-89.
黄月萍，2015. 神经衰弱治疗中天麻素注射液的应用效果研究. 世界最新医学信息文摘，15（51）：85.
姜瑶瑶，包海鹰，2016. 天麻种子抗抑郁作用研究. 上海中医药杂志，50（12）：86-88.
金丹，2016. 天麻素注射液治疗神经衰弱的临床效果观察. 大家健康（学术版），10（11）：154，155.
刘海艳，冯斌，王晓娟，等，2018. 天麻素对抑郁症模型小鼠抑郁行为及其相关细胞因子表达的影响. 中南药学，16（2）：166-170.
刘洪娥，2013. 复方天麻蜜环糖肽片联合舒乐安定治疗神经衰弱的临床疗效分析. 中国保健营养（下旬刊），23（2）：825-829.
刘群，2018. 天麻素与阿普唑仑联合治疗神经衰弱效果观察. 临床医药文献电子杂志，5（12）：18，19.
刘星，包金风，2019. 神经发生在抑郁症发生发展中的作用. 中国细胞生物学学报，41（6）：1184-1192.
马计芬，2015. 中西药结合治疗神经衰弱的疗效观察. 中西医结合心血管病电子杂志，3（15）：69-71.
倪爱华，费迪，张石盼，等，2020. 天麻素注射液联合帕罗西汀治疗抑郁症疗效观察. 现代中西医结合杂志，29（33）：3654-3657.
欧雯雯，张燕，柳进，等，2020. 抑郁症神经炎症机制的研究进展. 中南大学学报（医学版），45（11）：1372-1377.
彭正午，2016. 天麻素的神经保护作用及其分子机制研究. 西安：第四军医大学.
尚菲，季颖，2008. 从五脏论治抑郁症的思路探讨. 辽宁中医药大学学报，10（10）：29，30.
唐培，蔡玉洁，崔理立，等，2020. 阿尔茨海默病和抑郁症的共同病理学特征研究进展. 山东医药，60（9）：93-96.
王珏，2018. 天麻素联合穴位敷贴治疗神经衰弱临床疗效观察. 亚太传统医药，14（8）：151，152.
王庆庆，2017. 基于自噬探讨天麻钩藤饮对6-OHDA所致帕金森病大鼠的神经保护作用. 济南：山东中医药大学.
吴艳芬，陈文，王伟，等，2017. α-硫辛酸对帕金森病大鼠脑内黑质多巴胺能神经元保护机制研究. 河北医药，39（14）：2105-2108，2112.
伍雪英，龙泉伊，2007. 复方天麻蜜环糖肽片治疗脑血栓形成的临床观察. 中国神经免疫学和神经病学杂志，14（6）：370-373.

席晅，任小琼，2016. 天麻素注射液对帕金森病大鼠的保护作用. 中国老年学杂志，36（20）：4996，4997.

肖礼娥，原欢欢，肖馨，等,2017. 通天口服液的UPLC指纹图谱研究. 华西药学杂志,32(5)：526-528.

徐瑰翎，2007. 天麻对帕金森病大鼠神经元保护及机制的研究. 北京：北京中医药大学.

许乐思，陈雨，刘松林，等，2017. 抑郁症的中医临床辨证规律研究. 湖北中医药大学学报，19（3）：37-40.

许鹏，章程鹏，2020. 基于抑郁症发病机制的中药防治规律. 中国实验方剂学杂志，26（7）：232-238.

袁清洁，2014. 益肾调肝解郁疗法辨治帕金森病与抑郁共病疗效观察. 北京：北京中医药大学.

张雅红，周翠红，彭正午，等，2017. 天麻素对CUS大鼠抑郁样行为和海马BDNF/GDNF水平的影响. 现代生物医学进展，17（16）：3001-3004.

张勇，席刚明，周少华，2006. 天麻及其成分对神经系统的作用. 国际中医中药杂志，28（5）：268-271.

郑敏，2020. 天麻素注射液联合阿普唑仑治疗睡眠障碍对患者抑郁评分的影响. 中外医疗，39（24）：96-98.

郑树旺，李国杰，2011. 米氮平联合维生素B_1与复方天麻蜜环菌片治疗神经衰弱41例临床观察. 山东省第三次中西医结合神经内科学术研讨会论文集.

周本宏，杨兰，冯琪，等，2008. 天麻乙醇提取物对抑郁模型小鼠行为及海马神经元损伤的影响. 中国药师，11（9）：1011-1013.

周红平，张三妮，王莹，等，2020. 天麻素对帕金森病小鼠多巴胺能神经元的保护作用. 现代药物与临床，35（6）：1069-1075.

Adams SC，Guyot CM，Berry KM，et al，2017. Hypercortisolemia and Depressive-like Behaviors in a Rhesus Macaque（*Macaca mulatta*）Involved in Visual Research. Comp Med，67（6）：529-536.

Colaianna M，Tucci P，Zotti M，et al，2010. Soluble beta amyloid（1-42）：a critical player in producing behavioural and biochemical changes evoking depressive-related state? Br J Pharmacol，159（8）：1704-1715.

Duman RS，Aghajanian GK，2012. Synaptic Dysfunction in Depression：Potential Therapeutic Targets. Science，338（6103）：68-72.

He Y，Taylor N，Bhattacharya A，et al，2017. The role of microglial P2X7：modulation of cell death and cytokine release. J Neuroinflammation，2017，14（1）：135.

Holmes SE，Hinz R，Anton-Rodriguez JM，et al，2018. Elevated Translocator Protein in Anterior Cingulate in Major Depression and a Role for Inflammation in Suicidal Thinking：A Positron Emission Tomography Study. Biol Psychiatry，83（1）：61-69.

Holmes SE，Scheinost D，DellaGioia N，et al. Lower synaptic density is associated with depression severity and network alterations. Nat Commun，10（1）：1529.

Kumar A，Dogra S，Sona C，et al，2019. Chronic histamine 3 receptor antagonism alleviates depression like conditions in mice via modulation of brain-derived neurotrophic factor and hypothalamus-pituitary adrenal axis. Psychoneuroendocrinology，101：128-137.

Ledo JH，Azevedo EP，Beckman D，et al，2016. Cross Talk Between Brain Innate Immunity and Serotonin Signaling Underlies Depressive-Like Behavior Induced by Alzheimer's Amyloid-β Oligomers in Mice. J Neurosci, 36 (48): 12106-12116.

Lopes S, Vaz-Silva J, Pinto V, et al, 2016. Tau protein is essential for stress-induced brain pathology. Proc Natl Acad Sci U S A, 113 (26): E3755-E3763.

Nagy C, Suderman M, Ernst C, et al, 2015. Astrocytic abnormalities and global DNA methylation patterns in depression and suicide. Mol Psychiatry, 20 (3): 320-328.

Prisciandaro JJ, Schacht JP, Prescot AP, et al, 2019. Brain Glutamate, GABA, and Glutamine Levels and Associations with Recent Drinking in Treatment-Naïve Individuals with Alcohol Use Disorder Versus Light Drinkers. Alcohol Clin Exp Res, 43 (2): 221-226.

Roy A, 1992. Hypothalamic-pituitary-adrenal axis function and suicidal behavior in depression. Biol Psychiatry, 32 (9): 812-816.

Seki K, Yoshida S, Jaiswal MK, 2018. Molecular mechanism of noradrenaline during the stress-induced major depressive disorder. Neural Regen Res, 13 (7): 1159-1169.

Shapero BG, Curley EE, Alloy LB, et al, 2019. The interactive association of proximal life stress and cumulative HPA axis functioning with depressive symptoms. Depress Anxiety, 36 (11): 1089-1101.

Toda T, Gage FH, 2018. Review: adult neurogenesis contributes to hippocampal plasticity. Cell Tissue Res, 373 (3): 693-709.

Zhang JJ, Gao TT, Wang Y, et al, 2019. Andrographolide Exerts Significant Antidepressant-Like Effects Involving the Hippocampal BDNF System in Mice. Int J Neuropsychopharmacol, 22 (9): 585-600.

Zhu JX, Hu WQ, Zeng JX, et al, 2019. Hippocampal BDNF signaling is required for the antidepressant effects of perillaldehyde. Pharmacol Rep, 71 (3): 430-437.

第四章

天麻与心脑血管疾病的治疗

心脑血管疾病是心血管疾病和脑血管疾病的统称，心脑血管病通常是高血压、糖尿病、血脂异常、代谢综合征等的并发症，与吸烟、饮酒、熬夜等不良生活习惯密切相关。多表现为大脑、心脏及全身组织发生缺血性或出血性病变。现代人群中常见的心脑血管疾病包括脑血管疾病、冠心病、心肌梗死、风湿性心脏病及肺源性心脏病等。心脑血管疾病是严重威胁人类生命健康的疾病之一，伴随着人口老龄化的进程，以及人们生活、饮食习惯的改变，心脑血管疾病的发病率不断攀升，发病年龄也有所提前，致死率在我国也有明显上升。目前心脑血管疾病的防治负担日益加重，已经成为我国当今社会人群所面临的重要健康问题，提高心脑血管疾病的防治水平是我国迫切需要解决的重大医学问题。

目前天麻在心脑血管疾病治疗方面已经得到了广泛的应用，其主要成分天麻素对血液循环系统病症有显著的缓解效果。多项研究表明天麻能够降低血压和外周血管阻力，改善动脉顺应性，对心血管系统起到很好的保护作用。现代药理学研究显示，天麻复方及其主要成分对心血管及代谢性疾病也表现出良好的药效，这给天麻相关制剂的临床应用指明了新的方向。

第一节　天麻与高血压和高脂血症的治疗

高血压和高脂血症是心血管疾病的主要诱因，血压与心脑血管疾病发病率呈正相关。有研究表明，血管舒张压每提高5mmHg，人体患冠心病的风险升高20%，发生脑卒中的风险升高34%。另外，动脉粥样硬化的诱因之一便是血脂的异常升高。大量研究表明，血清总胆固醇、三酰甘油水平升高是心血管疾病的危险因素。近年来对脂蛋白胆固醇亚组分与心血管疾病的关系研究表明，低密度脂蛋白胆固醇是心血管疾病的重要危险因素，高密度脂蛋白胆固醇对心血管疾病的发生具有抑制作用。高血脂与高血压常同时存在，高血压患者通常比血压正常者的胆固醇水平高，血脂与血压之间存在着相互关联。血脂异常患者中，52%患有高血压，37.5%患有冠心病。

一、天麻缓解高脂血症的机制

高脂血症是指人体脂质代谢障碍所导致的血浆胆固醇、三酰甘油水平升高，现在已将高密度脂蛋白胆固醇、低密度脂蛋白胆固醇异常包含在高脂血症中。这种以血浆中高密度脂蛋白降低为主要特征的血脂代谢紊乱是导致动脉粥样硬化进而形成严重心脑血管疾病的主要危险因素之一。近年来，随着生活水平的提高和饮食结构的改变，高脂血症的发病率有增无减，而高脂血症的知晓率、治疗率和控制率普遍偏低，因此开展积极预防并合理应用传统中药治疗高脂血症对提高人民群众的健康水平和生活质量具有重要意义。中医著作《灵枢·卫气失常》中记载，“脂者，其血清，气滑少”,《黄帝内经》中也有关于“膏脂”等的论述，“五谷之津液，和合而为膏者，内渗入于骨空，补益脑髓，而下流于阴股”。故近年来许多医学家将高脂血症的病因归于脏腑功能失调，气血津液运行不畅。

（一）天麻的降血脂作用

有研究者评估了天麻细粉和天麻素对金黄地鼠的降血脂作用，在高脂饲料喂养建立的金黄地鼠高脂血症模型中，灌胃给予天麻细粉或天麻素均能显著降低血清总胆固醇（TC）、三酰甘油（TG）、低密度脂蛋白胆固醇（LDL-C）及动脉硬化指数（AI），而对高密度脂蛋白胆固醇（HDL-C）水平影响不大。后续研究发现，天麻细粉片、天麻粉或天麻素用于高脂饲料喂养或脂肪乳剂灌胃诱导的SD大鼠或C57BL/6J小鼠均可发挥良好的降血脂作用。

天麻素水溶液可显著降低高脂饲料喂养的C57BL/6J小鼠血清中TC、TG、LDL-C的水平，但HDL-C变化不大；天麻素同时还能抑制小鼠早期动脉粥样硬化（AS）的发生。天麻粗多糖和酸性多糖提取物可以降低高脂饲料喂养的SD大鼠的血脂水平，从而抑制SD大鼠的动脉粥样硬化。研究者进一步检测受试大鼠的血清脂质浓度并评估了动脉粥样硬化指数，发现天麻根茎的粗多糖提取物和酸性多糖提取物均能抑制TC和低密度脂蛋白（LDL）水平。此外，天麻的酸性多糖提取物能显著降低受试大鼠患动脉粥样硬化的风险。

在高脂饮食的原发性高血压患者中，天麻多糖等大分子物质能显著降低血管收缩压并降低血脂水平。纯化的天麻多糖主要由木糖、葡萄糖、半乳糖醛酸和葡萄糖醛酸组成，研究者采用DEAE-Sepharose CL-6B离子交换层析法进一步纯化了天麻中的多糖，并评价了天麻多糖对高脂饲料喂养的原发性高血压大鼠的降血压作用及对血脂水平的影响。结果显示，天麻多糖能显著降低高脂饲料喂养的原发性高血压大鼠的血管收缩压。此外，天麻多糖对原发性高血压大鼠的血脂水平有正调节作用。上述研究结果表明，天麻多糖提取物可通过抑制TC和LDL的从头合成来降低血脂，且具有良好的药理学特性（较低的毒副作用和较理想的治疗指数）。

（二）天麻防治动脉粥样硬化

天麻的降血脂功能本身就具有防治动脉粥样硬化的作用。此外，研究者还发现天麻素可以降低小鼠血液中脂质过氧化物（LPO）水平，提高谷胱甘肽过氧化物酶的活性，同时降低巨噬细胞脂滴含量及清道夫受体的活性，从而减少氧化型LDL（OX-LDL）对巨噬细胞的刺激及该细胞对脂质的摄取和聚积。此外，天麻素能够显著降低LDL氧化过程中的脂褐素和维生素E含量，从而显著减轻OX-LDL对内皮细胞的毒性。脂质过氧化物导致的细胞毒性可引起内皮细胞功能紊乱，平滑肌细胞迁移、增生，血小板异常活化等一系列病理过程。因此，利用天麻活性成分抑制LDL的氧化，减少毒性氧化物OX-LDL的产生，是预防动脉粥样硬化的有效途径之一。

二、天麻治疗高脂血症的临床研究

中医认为高脂血症与肝脾肾关系密切，是由于脏器虚损、过度饮食、嗜食肥甘厚味、烟酒过度、七情劳倦内伤所致，属痰浊、瘀血范畴。大量实验和临床研究证实，许多中药具有良好的降血脂作用，如山楂、荷叶、泽泻、三七、天麻、决明子、丹参、姜黄、黄精、黄连等。中医疗法通过辨证论治，对高脂血症的多数症状都有独特的疗效，西医疗法降血脂见效快但副作用大；中药的降脂作用虽没有西药效果明显，但毒副作用较小，用药历史悠久。

如前所述，天麻和天麻素的降血脂作用已在动物实验中得到证实，而其在临床上的降血脂疗效也有报道。另有研究者用口服天麻细粉片6.75g/d治疗原发性高脂血症，试验组患者口服天麻细粉片连续45天后，血清TC和TG均较治疗前显著下降；与同期对照组比较，差异也有统计学意义（表4-1）。试验后降TC、TG、HDL-C的有效率及降血脂总有效率结果显示，试验组降TC和TG的有效率均超过50%，并且与对照组比较有显著性差异；试验组降HDL-C的有效率与对照组比较无显著性差异。试验组14例降血脂有效，有效率为28%，与对照组比较有显著性差异（表4-2）。研究者因此得出结论：服用天麻细粉片对于高脂血症患者具有明确的降血脂作用，且无不良反应。

表4-1　两组试验前后血清TC、TG、HDL-C的变化比较（$\bar{x} \pm s$）

组别	TC	TG	HDL-C
	试验组（$n=50$）		
治疗前（mmol/L）	6.02±0.61	2.05±0.73	1.52±0.32
治疗后（mmol/L）	5.37±0.72	1.66±0.50	1.63±0.25
变化率（%）	10.81±1.49	19.01±8.55	7.20±4.61
	对照组（$n=50$）		
治疗前（mmol/L）	6.06±0.67	2.09±1.18	1.51±0.32
治疗后（mmol/L）	6.06±0.82	2.04±1.04	1.54±0.28
变化率（%）	0.06±6.29	2.40±19.17	2.00±2.65

表4-2　两组试验前后降血清TC、TG、HDL-C的有效率及降血脂有效率比较

组别	TC	TG	HDL-C	血脂
		试验组（$n=50$）		
治疗前（例）	29	27	19	14
治疗后（例）	21	23	31	36
有效率（%）	58	54	38	28
		对照组（$n=50$）		
治疗前（例）	4	8	10	1
治疗后（例）	46	42	40	49
有效率（%）	8	16	20	2
χ^2值	23.1	13.4	3.52	13
P	<0.01	<0.01	>0.05	<0.01

有临床研究者将天麻素口服或静脉滴注用于治疗单纯性高脂血症诱发的脑梗死、眩晕症患者，将120例急性脑梗死患者随机分为两组。治疗组（应用天麻素注射液治疗）62例，对照组（应用丹参注射液治疗）58例。治疗组临床疗效总有效率为87.1%，优于对照组的70.7%。治疗组用药后NFDS（神经功能缺损）评分和Barthel指数、血浆纤维蛋白原含量、血脂、血清C反应蛋白（CRP）、一氧化氮（NO）和内皮素（ET）含量相较于对照组均有统计学意义，而且天麻素能够显著增加患者血清中HDL-C的水平。天麻素临床用于治疗高脂血症的安全性较高，未发现不良反应（表4-3）。天麻素注射液可促进急性脑梗死患者神经缺损的恢复，改善患者的生活质量；这可能与其改善患者血管内皮细胞功能、减轻缺血

组织的炎症反应、调节血脂和增加血流速度等作用有关。

表4-3 高脂血症两组临床疗效比较

组别	n（例）	痊愈者数[n（%）]	显效者数[n（%）]	好转者数[n（%）]	无效者数[n（%）]	总有效数[n（%）]
治疗组	62	11（17.7%）	20（32.3%）	23（37.1%）	8（12.9%）	54（87.1%）
对照组	58	6（10.3%）	18（31.0%）	17（29.3%）	17（29.3%）	41（70.7%）

另有研究者评估了用天麻素联合倍他司汀治疗眩晕症的疗效，并探究其对患者血脂和血液流变学的影响。他们在常规治疗的基础上，将90例符合标准的眩晕症患者按照治疗方案分为对照组（给予天麻素注射液治疗，45例）和观察组（观察组在对照组的基础上联合应用倍他司汀治疗，45例）。检测并比较2组受试者血脂及血液流变学等指标的变化情况，以此为依据评价治疗的有效性。观察组总有效率93.3%，明显高于对照组的77.8%，差异有统计学意义。与对照组相比，观察组血脂指标TG、TC和LDL-C明显下降，HDL-C组间差异无统计学意义。血液流变学方面，观察组血细胞比容、全血黏度及红细胞聚集指数均较对照组明显下降（表4-4）。这些结果表明，天麻素联合倍他司汀是治疗高脂血症引起的眩晕症的有效方案，联合用药可以显著提高治疗有效率，并有效改善血脂及血液流变学指标，值得进一步研究。

表4-4 眩晕症两组临床疗效比较

组别	n（例）	显效者数[n（%）]	有效者数[n（%）]	无效者数[n（%）]	总有效数[n（%）]
对照组	45	21（46.7%）	14（31.1%）	10（22.2%）	35（77.8%）
观察组	45	26（57.8%）	16（35.6%）	3（6.7%）	42（93.3%）

以上实验均证明，天麻具有良好的降血脂作用，并且在治疗过程中无不良反应。在研究中发现，天麻的成分非常复杂，其主要成分天麻素和天麻多糖都具有降血脂的功效。连续食用天麻可以降低血清TC、TG、LDL-C，动脉硬化指数也会降低。天麻联合西药治疗，可显著提高治疗有效率，并有效改善血脂及血液流动性。

三、天麻治疗高血压的机制

高血压（hypertension）是以体循环动脉血压升高（收缩压≥140mmHg，舒张压≤90mmHg）为主要特征的慢性疾病。高血压是中老年人群发生心血管疾病的高危因素，若没有得到及时的治疗，长期高血压将诱发糖尿病、心力衰竭、肾脏疾病、冠心病等合并症。目前，高血压已成为主要致死因素之一，并且终身难以治愈。

天麻以块茎入药，其息风止痉、平抑肝阳、祛风通络等功效有助于调控血压。目前，天麻的降血压功能已在临床得到越来越多的应用，主要是与其他中药组成复方。临床上也有将天麻钩藤饮与西药联用治疗高血压的尝试，用药治疗2周后能显著降低高血压患者的血管收缩压和舒张压，还能显著改善肝阳上亢型高血压患者的头晕头痛、急躁易怒、口苦口干、目赤面红等典型症状。天麻钩藤饮联合西药能明显降低高血压患者的血浆血管紧张素Ⅱ（AngⅡ）和醛固酮（ALD）水平，与单独西药治疗相比，两种药物联用指标的降幅更明显。这说明天麻钩藤饮可能通过抑制肾素-血管紧张素-醛固酮系统（RAAS）来实现降血压的功效。

一般认为高血压的发病机制是外周小动脉壁平滑肌张力升高及其对血管活性物质的反应性增加，从而使血管发生结构性变化引起外周血管阻力增加。另有研究认为，高血压的发生、发展与动脉血压调节因素息息相关。研究表明天麻的乙酸乙酯提取物对大鼠主动脉有一定的扩张作用，且部分依赖于内皮细胞。其中3,4-二羟基苯甲醛可显著增加主动脉和内皮细胞中一氧化氮（NO）的产生及内皮一氧化氮合酶（NOS）的活性。天麻素是从天麻中提取的主要成分之一。天麻素可通过激活蛋白激酶A（PKA）系统，促进血管平滑肌上ATP敏感性钾通道（KATP）开放，进而舒张血管，达到降血压效果。天麻素能够抑制动脉平滑肌肌质网上的肌醇1,4,5-三磷酸受体，减少从肌质网中释放的Ca^{2+}，从而舒张血管，发挥降压功效。天麻素被证实可在大鼠胸主动脉环处产生剂量依赖性的血管舒张作用。实验大鼠中内皮完好组血管舒张率显著高于内皮剥去组，说明血管舒张作用是血管内皮细胞依赖性的。该依赖机制可能涉及内皮细胞释放的血管舒张物质。天麻中另一种成分天麻多糖在降血压过程中也起着重要作用，天麻多糖可升高肾性高血压大鼠血清NO含量，降低血浆内皮素、AngⅡ的含量，提示天麻多糖的降血压作用和卡托普利相似，均与促进内皮细胞中血管舒张因子有关。

（一）改善内皮细胞功能

内皮细胞具有调节血管舒缩功能、稳定血流和重建血管的重要作用，而内皮细胞生成的活性物质对血管的舒张与收缩具有调节作用，内皮细胞受损时，血管舒缩功能失调可导致高血压。实验证实天麻中含有的天麻多糖可促进人体自身血管内皮舒张因子和血管内皮收缩因子拮抗作用的平衡，促进内源性舒张血管物质（如前列环素等）释放，抑制内源性收缩血管物质（如Ang Ⅱ等）排出。也有研究证实天麻素可以增强缺血损伤的内皮细胞的活性及提高受损血管内皮细胞的生存率，促进NO保持内皮细胞的完整性，缓解缺氧时内皮细胞的受损及内皮功能的紊乱。此外，天麻素还具有提高内皮细胞活性、保持内皮细胞完整性、降低缺氧对内皮细胞的损伤及内皮功能紊乱等药理作用。天麻素可以对抗儿茶酚胺类递质的缩血管效应，非竞争性拮抗电压依赖性钙通道（voltage-dependent calcium channel，PDC）和受体活化的钙通道（receptor-operated calcium channel，ROC），阻止Ca^{2+}内流和释放，引起血管舒张，降低血压。

（二）对血液血流动力学的影响

有研究者通过记录高血压患者注射天麻素前后的血压、心排血量、外周血管阻力和中央外周血管顺应性等指标证实，天麻素能有效降低血压和外周血管阻力，降低收缩压，增加中央和外周血管顺应性；天麻素能显著舒张由去甲肾上腺素及KCl诱导收缩的血管，其作用机制与钾离子通道及抑制血管平滑肌细胞内质网储存钙的释放和外钙内流有关，推测其通过改善患者的血流动力学状态、内皮素和血管紧张素的活性来发挥降血压作用。血流动力学的改善、血管血流量的增加和血管阻力的降低可以消除患者恶心呕吐、头晕、面色潮红等高血压症状。进一步观察发现天麻素不但可以起到辅助降血压的作用，还可以改善患者椎基底动脉血流速度，增加脑血流量。

（三）缓解血管病变

血管病变在高血压的发生发展过程中占据重要地位，血管阻力升高导致的病理性变化可进一步加重血管损害，导致动脉硬化，并最终造成相关器官组织的损伤。此外，氧化应激引起的细胞中毒性病变可造成血管舒张性降低、收缩性增加及血管重塑，这是高血压发生的重要因素。高血压中的血管重塑分为富营养重塑和肥厚性重塑。有研究者以天麻舒心方剂（主要成分为天麻、水蛭、赤芍、牛膝等）干预自发性高血压大鼠（SHR）阻力血管，证明天麻舒心方剂可在降血压的同时从显微形态和超微结构等层面改善高血压阻力血管富营养重塑。

高血压与自由基损伤密切相关，自由基对人体具有较大的危害。自由基对血管平滑肌细胞膜中的不饱和脂肪酸等脂质有过氧化作用，从而导致血管平滑肌细胞损伤，进一步使血管硬化，加重高血压症状；另外，自由基的堆积会导致高血压患者免疫功能紊乱。清除体内多余自由基，抑制过氧化损伤是治疗高血压的重要途径。有研究人员使用天麻素治疗高血压患者，发现受试者体内SOD和MDA含量下降，这说明天麻素有较明显的清除氧自由基和抗脂质过氧化的作用。

相关研究表明，天麻素能够抑制血管平滑肌细胞的增殖；同时，天麻素还能在小鼠颈动脉金属丝损伤引起的血管内膜增生过程中抑制血管内膜的损伤反应，减少内膜增生。该保护作用与细胞外信号调节蛋白激酶（ERK1/2）、丝裂原活化蛋白激酶（p38MAPK）、Akt/糖原合成酶激酶3β（GSK3β）等细胞信号通路有关。天麻块茎中的硫化衍生物可通过调节骨形态发生蛋白2（BMP2）/Smad/Id1信号通路来抑制血管生成。在TNF-α诱导的血管炎症反应中，天麻的乙醇提取物可通过降低人脐静脉内皮细胞的氧化压力，抑制NF-κB的激活，从而减轻血管炎症反应。

（四）促进血压调节因子的释放

原发性高血压发病机制十分复杂，目前医学界普遍认为血管内皮细胞分泌的血管收缩因子ET和内皮衍生血管舒张因子NO均与高血压发病有关。在临床研究中发现，高血压患者体内存在内皮细胞依赖性的血管舒张功能减弱现象，这使外周血管阻力增加，血压升高，而ET具有强大的收缩血管作用，参与血压平衡调节。有研究表明，各型高血压患者血浆ET有不同程度的升高，正常情况下，ET的稳定释放维持了血管收缩的平衡。当血压增高时，血管内皮细胞损伤、再生，产生大量的ET，从而引起高血压患者相应的病理改变。高血压患者血管内皮损伤时，血液中的Ang Ⅱ含量增加，产生超氧化酶灭活NO，使NO含量降低，使血管收缩、血管内皮细胞舒张功能减弱。ET和NO共同参与高血压的发生和发展。研究者发现肝阳上亢型高血压患者用天麻提取物治疗前血浆ET水平升高，治疗后血浆ET水平明显降低。他们还发现天麻钩藤饮能减少ET释放，而治疗后NO明显升高，未治疗组无此变化。由此推断，天麻钩藤饮能促进NO的合成和释放，降低ET水平，这可能是其降压的作用机制之一，而保护内皮功能的作用可能来源于其抗氧化作用。这些研究结果说明天麻钩藤饮能治疗高血压、减轻高血压患者的病情、缓解临床症状。

另有研究者证明天麻能够显著抑制KCl引起的大鼠胸主动脉环收缩，具有舒张血管的作用。他们发现天麻的乙酸乙酯提取物中有5种脂溶性酚类成分能抑制血管平滑肌细胞膜上电压依赖性钙通道（VDCC），从而抑制钙离子内流，对血液流速产生不同程度的调节作用。

还有研究表明天麻素注射液可改善高血压患者血流变指标、调节ET和Ang Ⅱ水平，注射后患者血压下降，且与微循环灌注障碍有关的头晕、乏力、失眠、健忘等症状有明显改善。上述研究结果提示，天麻素降压作用的内在机制是促进内源性血管舒张因子的生成，抑制收缩因子的释放并最终恢复二者平衡。另外，天麻还可改善血液微循环障碍，减少微循环灌注阻力，从而缓解血液流变异常引起的微循环灌注障碍及中枢神经系统损伤。

四、天麻治疗高血压的临床研究

有人员研究了天麻钩藤饮的降压作用及其可能的降压作用机制。研究者征集了120名高血压患者，将他们分为实验组（天麻钩藤饮治疗组）60例和对照组（非洛地平缓释片治疗组）60例，两组均以1个月为1个疗程，疗程结束后观察血压、中医证候积分、血清NO的变化。结果（表4-5）显示：实验组总有效率为76.7%，对照组总有效率为90%，两组间总有效率无显著性差异（$P>0.05$），但在显效率方面对照组优于实验组（$P<0.01$）。

表4-5 两组间降压疗效比较

组别	n（例）	显效（例）	有效（例）	无效（例）	总有效率（%）
实验组	60	14	32	14	76.7
对照组	60	44	10	6	90.0

另有研究者在使用西药的基础上加入全天麻胶囊治疗100例轻、中度原发性高血压患者，对照组（缬沙坦片组）50例，实验组（缬沙坦片加全天麻胶囊组）50例，观察治疗前后的临床疗效及血压下降程度。经过3个疗程后，实验组总有效率为94%，对照组总有效率为82%，两组比较总有效率具有显著性差异（$P<0.05$）；实验组和对照组的血液流变学指标均有所改善（表4-6），与对照组相

比，实验组TC、TG、LDL的下降比对照组更明显。实验组和对照组的脂连蛋白（ADPN）含量均有所升高，且差异具有统计学意义（$P<0.05$）；两组超敏C反应蛋白（hs-CRP）含量和白细胞计数均有所下降，但实验组hs-CRP降低比对照组更明显，差异具有统计学意义（$P<0.05$）。表明全天麻胶囊联合缬沙坦治疗轻、中度原发性高血压具有较明显的临床疗效。

表4-6 两组患者治疗前及治疗后血液流变学指标的比较（$x\pm s$）

组别		血液黏滞度（mPa·s）	血浆黏度（mPa·s）	TC（mmol/L）	TG（mmol/L）	HDL（mmol/L）	LDL（mmol/L）
对照组	治疗前	6.7±1.2	2.2±0.4	6.8±1.3	2.6±0.5	2.5±0.6	3.6±0.7
	治疗后	6.3±1.0	2.0±0.3	6.4±1.2	2.2±0.3	2.7±0.5	3.4±0.6
实验组	治疗前	6.6±1.1	2.3±0.5	6.8±1.4	2.5±0.6	2.5±0.5	3.8±0.5
	治疗后	5.9±0.9	1.8±0.3	5.2±0.7	1.6±0.2	2.8±0.4	3.0±0.5

有研究人员在天麻素注射液联合贝那普利治疗高血压的研究中，观察天麻素对血管收缩压和舒张压的影响、临床效果和不良反应发生情况。将120例高血压患者随机分为两组，对照组60例（给予贝那普利治疗），研究组60例（给予贝那普利联合天麻素注射液治疗）。结果两组治疗后血压均较治疗前明显降低（表4-7），且研究组低于对照组（$P<0.05$）；研究组治疗总有效率显著高于对照组（$P<0.05$）；研究组恶心呕吐、头晕、面色潮红等不良反应发生率显著低于对照组（$P<0.05$）。天麻素注射液联合贝那普利治疗高血压的临床效果较佳，既可有效降低患者的血压值，又可缓解血压的过度波动和头晕、面色潮红等不良反应，显著提高治疗有效率。

表4-7 两组治疗前后血压值比较（$x\pm s$）

组别	n（例）	治疗前（mmHg）		治疗后（mmHg）	
		收缩压	舒张压	收缩压	舒张压
研究组	60	164±15	98±8	125±12	80±7
对照组	60	166±14	97±8	140±11	91±8

第二节　天麻与偏头痛的治疗

一、偏头痛的发病机制

偏头痛为一种慢性神经脑血管性疾病，其病情主要表现为反复发作、多发生于偏侧头部且存在一侧或双侧搏动性的剧烈头痛，可合并自主性神经系统功能障碍症状，如恶心、呕吐、畏光和畏声等症状，约1/3的偏头痛患者在发病前会出现神经系统疾病的早期症状。我国偏头痛的患病率为9.3%，女性与男性之比约为3∶1。2012年12月15日，*Lancet*发表了世界卫生组织（WHO）2010年全球疾病负担调查的主要研究结果，表明偏头痛为人类第三常见疾病，全球患病率为17%，仅次于龋齿和紧张型头痛。偏头痛患者有5.3%的时间处于发作状态。按失能调整生命年（DALY）计算，偏头痛为第7位致残性疾病，较2000年前报告的第19位上升了12位。偏头痛除疾病本身可造成损害外，还可导致脑白质病变、认知功能下降、后循环无症状性脑梗死等。此外，偏头痛还可与诸如焦虑、抑郁等多种疾病共患。偏头痛患者47.9%伴发焦虑，50.0%伴发抑郁，睡眠障碍发生率为58.5%。有研究发现偏头痛组焦虑、抑郁和睡眠障碍发生率均明显高于健康对照组（健康对照组3种症状的发生率分别为8.3%、16.7%和30.0%），P均＜0.01。多元逐步回归分析显示，头痛程度重、病程长、有头痛家族史、睡眠质量差、生活满意度低是偏头痛并发焦虑和（或）抑郁的主要危险因素。头痛程度、发作频率、持续时间、伴发焦虑和（或）抑郁是导致功能残疾的主要影响因素。由于偏头痛高发病率和高致残率，使患者身心健康受到损害，工作效率降低，生活质量下降，并且给家庭和社会带来严重的经济负担，因而深入了解及有效治疗偏头痛至关重要。

现代医学认为，偏头痛的病理生理机制是神经细胞周围的血管功能失调，其中三叉神经-脑血管系统释放的具有强烈扩张脑血管作用的降钙素基因相关肽（CGRP）在偏头痛的病理生理机制中起着关键性作用，这种神经肽的释放与头痛有直接联系，其浓度与头痛强度呈正相关。颅内痛觉敏感组织如脑血管、脑膜血管、静脉窦及其血管周围神经纤维和三叉神经可能是偏头痛发病的生理基础与痛觉传导通路。偏头痛的发作起始于下丘脑的激活，随之而来的是三叉神经脊束核被激活，从而导致三叉神经节的激活。而与三叉神经系统相关的最主要的神经肽是CGRP，其次是P物质和神经激肽A（NKA），这种激活途径多为单侧，伴随CGRP的释放，CGRP的靶标之一——脑膜中动脉（MMA）继而被激活发生扩张。此外，CGRP与Aδ纤维上的CGRP受体结合，通过腺苷酸环化酶-环磷酸腺苷途径增加环磷酸腺苷浓度，引发神经细胞的高兴奋性和激活的放大效应，继而导致Aδ纤维上产生动作电位，逆向传输回三叉神经脊束核，产生疼痛感觉。此外，Aδ纤维的灵敏化导致正常刺激也会产生痛感。偏头痛的三叉神经血管反射学说认为，三叉神经传入纤维末梢释放CGRP等相关神经递质作用于颅内外血管，可引起头痛和血管扩张。当前针对偏头痛的特异性治疗药物（如曲普坦类）通过抑制CGRP的释放，使MMA发生收缩，从而导致Aδ纤维细胞的兴奋性降低；而新型单克隆抗体通过结合CGRP受体或直接结合CGRP，产生抑制CGRP的效应，具有预防偏头痛发作的作用。

二、天麻治疗偏头痛的机制

有学者通过成分筛选、靶点预测、网络构建及通路分析等网络药理学方法对天麻治疗偏头痛的作用机制进行研究，筛选出天麻中几十种活性小分子并对其治疗不同类型偏头痛的潜在分子作用机制进行阐释。研究者发现天麻中含有腺苷、香草醛等16种主要活性化合物，通过与TNF、ADRA2A、CA2等关键靶点作用而实现缓解偏头痛的效果。进一步的通路分析发现，这些活性分子主要通过MAPK信号通路、cGMP-PKG信号通路、钙离子信号通路发挥作用；通过调控GABA能神经突触、神经信号传递缓解紧张性头痛；通过神经信号传递、cGMP-PKG信号通路、多巴胺能神经突触等减轻丛集性头痛。

综上所述，天麻主要通过以下几种方式缓解偏头痛症状。

（1）通过抑制神经源性炎症反应，抑制多种神经源性介质介导的感觉神经元痛觉过敏。

（2）影响神经递质（5-HT、多巴胺等）与神经突触的作用，减弱疼痛信号的传递。

（3）调节血管平滑肌的舒张，改善局部组织缺血缺氧，从而缓解疼痛。

这些研究结果揭示了天麻的分子作用机制，阐释了其治疗偏头痛的科学内涵，同时也将有助于天麻治疗不同类型头痛作用机制的深入研究。

（一）天麻中的有效活性因子可以有效抑制神经源性炎症反应

艾艳萍等将68例癫痫或偏头疼患者随机分为对照组和治疗组，所有患者均维持原抗癫痫药物治疗和氟桂利嗪治疗偏头痛，治疗组在此基础上加用天麻素治疗，3个月后比较两组治疗效果，检测血清炎症因子、BDNF及氧化应激水平。治疗后3个月、6个月、12个月，治疗组治疗总有效率显著高于对照组（$P < 0.05$或$P < 0.01$）；治疗后两组偏头痛发作频率和发作时间均显著低于治疗前。且治疗组治疗后3个月、6个月、12个月偏头痛发作频率和时间均显著低于对照组（$P < 0.05$）；治疗后两组IL-6、Il-8、TNF-α、BDNF、OX-LDL和8-羟基鸟嘌呤（8-OHG）含量均显著降低，芳香酯酶和对氧磷酶1（PON1）含量显著升高，且治疗组改善幅度显著优于对照组（$P < 0.05$）。

以上研究结果表明，天麻素可显著降低癫痫和偏头痛患者头痛发作频率，提高治疗总有效率，降低炎症因子和BDNF水平，减轻脑细胞氧化应激造成的损伤。

（二）影响神经递质与神经突触的作用，减弱疼痛信号的传递

已有研究表明偏头痛发作时5-HT、组胺、兴奋性氨基酸及基质金属蛋白酶9等相关神经递质含量可发生改变，并造成脑损伤和血脑屏障通透性增加，同时也有研究发现川芎、天麻的标志性成分（如天麻素和巴利森苷等）可通过调节相关神经递质的含量减少脑损伤并降低血脑屏障通透性。

刘慧兰等研究了天麻素对偏头痛大鼠的预防作用及对脑组织中单胺类神经递质的影响，天麻素对偏头痛大鼠耳红、挠头等行为有缓解作用，能明显升高大鼠脑组织5-HT、多巴胺及去甲肾上腺素的含量。实验方法如下：天麻素预防性给药5天，于第5天给药后皮下注射硝酸甘油模拟偏头痛模型，并观察其耳红、挠头次数等行为学指标，采用HPLC测定各组大鼠脑组织中5-HT、去甲肾上腺素和多巴胺的含量变化。对大鼠进行分组给药后，对大鼠进行造模，并进行行为学分析，判断大鼠单胺类神经递质的含量。行为学评分结束后，将动物断头处死，取脑，迅速分离脑干，称重，放入预先编号的冻存管中，快速置于液氮中储存，备用。采用HPLC（电化学法）测定大鼠脑内5-HT、5-羟吲哚乙酸（5-HIAA）、多巴胺及去甲肾上腺素等单胺类神经递质的含量。实验发现，模型组脑内神经递质去甲肾上腺素、5-HT含量明显下降，多巴胺含量变化不大，这些结果与国内外已报道的研究结果基本一致，这说明偏头痛发作时脑干神经细胞的分泌功能下降是病因之一。天麻素预防用药组大鼠脑组织中5-HT、去甲肾上腺素水平明显增高，这说明天麻素能够营养机体有关神经元，促使其控制的神经传递物质生成增多，从而改善偏头痛症状。

张金芝等研究发现天麻素可抑制大鼠脊髓中IL-1β和TNF的表达，从而减轻

长春新碱诱导的大鼠化疗疼痛反应。研究结果表明，天麻中的活性成分主要与靶蛋白TNF作用，抑制TNF介导的痛觉过敏及神经源性炎症反应，从而发挥缓解头痛的功效。他们探讨了天麻素对长春新碱诱导的大鼠化疗疼痛模型的治疗作用及其对脊髓中IL-1β和TNF-α表达的影响。研究者利用长春新碱隔日腹腔注射建立大鼠化疗痛模型，模型成功制备后腹腔注射天麻素治疗，用电子VonFrey测痛仪测定大鼠机械性痛阈，用热辐射仪测定大鼠热刺激痛阈值；采用酶联免疫吸附试验（ELISA）方法检测脊髓腰段IL-1β和TNF-α的表达情况。实验第8天化疗疼痛大鼠模型成功建立，用不同剂量天麻素治疗模型大鼠1周后，治疗组大鼠的机械和热刺激痛阈值与模型组比较均有不同程度的提高（$P<0.01$，$P<0.05$）；与模型组比较，治疗组大鼠IL-1β和TNF-α的表达明显降低（$P<0.01$）。天麻素可减少其炎症因子释放，抑制脊髓中枢敏化反应，从而提高模型组大鼠的疼痛阈值，减轻大鼠化疗疼痛反应。由此推测，天麻素可能是通过抑制胶质细胞的活化，减少炎症因子的释放而发挥治疗作用。天麻素减轻化疗痛的作用机制也可能与其他因素有关，如增加谷氨酸转运体的作用、减少兴奋性氨基酸在脊髓后角的释放及调节Ca^{2+}的平衡等因素。

（三）调节血管平滑肌的舒张，改善局部组织缺血缺氧以缓解疼痛

章正祥等探讨了天麻素对血管舒缩异常大鼠模型的血流调节作用，他们将大鼠分为空白对照组、多巴胺组、模型组、盐酸氟桂利嗪组、天麻素组5组，通过脉冲多普勒血流计对大鼠颈总动脉血流速度进行活体检测。在多巴胺诱导和硝酸甘油（GTN）诱导的血管舒缩异常模型两个阶段中，盐酸氟桂利嗪组血流速度变化指数（BFVCI）与模型组相比，在各时间点均无明显差别。而多巴胺组和天麻素组大鼠的BFVCI较模型组在4分钟、5分钟、7分钟、8分钟、9分钟、10分钟、35分钟、40分钟、45分钟等时间点有不同程度的上升（$P<0.01$，$P<0.05$），模型组和天麻素组BFVCI较模型组在50～105分钟等时间点有不同程度的提高（$P<0.01$，$P<0.05$）。

在血管舒缩异常模型的两个阶段中，盐酸氟桂利嗪组BFVCI与模型组在各时间点相比无明显差别，提示盐酸氟桂利嗪可能不通过血管途径发挥抗偏头痛作用。天麻素对BFVCI的影响与盐酸氟桂利嗪正好相反，与模型组相比，天麻素组在4分钟、5分钟、7分钟、8分钟、9分钟、10分钟、35分钟、40分钟、45分钟等时间点，使BFVCI有不同程度上升（$P<0.01$，$P<0.05$）。同样在GTN诱导阶段，与模型组相比，天麻素组大鼠的BFVCI在50～105分钟间12个时间点均有

不同程度的提高（$P < 0.01$，$P < 0.05$）。以上结果表明天麻素在血管不同的舒缩状态下对血流速度有不同程度的调节作用。

近年来，大量研究结果证明天麻素可以减轻多种因素造成的神经元损伤，并抑制其凋亡。加入天麻素干预后，海人酸诱导的神经细胞凋亡、乳酸脱氢酶（LDH）漏出、酪氨酸蛋白酶A4（EphA4）上调受到明显抑制，这表明天麻素对海人酸引起的神经细胞损伤具有一定保护作用，该作用与抗凋亡、稳定细胞膜、抑制损伤应答因子EphA4的表达相关。天麻素可通过减少PC12细胞内活性氧（ROS）生成，抑制脂多糖（LPS）诱导的细胞凋亡，从而减轻氧化应激造成的神经元损伤。此外，研究者还发现，天麻素可降低阿尔茨海默病小鼠神经胶质细胞内致炎因子IL-1β、TNF-α的表达水平，从而减轻炎症造成的神经元凋亡。另外，在脂多糖诱导的小胶质细胞损伤过程中，天麻素可通过抑制NF-κB信号通路和MAPK磷酸化来减少诱导型一氧化氮合酶（iNOS）、环氧合酶-2（COX-2）和促炎因子TNF-α、IL-1β的表达，从而减轻神经毒性。综上所述，天麻有治疗偏头痛的作用，但更为详细的作用机制还有待研究。

第三节　天麻与动脉供血不足及其并发症的治疗

椎基底动脉供血不足是临床较常见的缺血性脑血管病，该病是由动脉硬化造成管腔狭窄，加之颈椎骨质增生压迫椎动脉，使血管腔狭窄或迂曲、阻塞引起；椎基底动脉供血不足及耳并发症（如鼻喉科疾病）常见于中老年人。椎基底动脉供血不足病灶主要出现在基底动脉或椎动脉，或两部位兼有。由于小脑及脑干依靠椎基底动脉的供血，脑部血流不畅，供血不足，且椎基底动脉发生病变时，常出现眩晕等症状，并刺激椎旁的交感神经节释放去甲肾上腺素等血管活性物质，脑组织血流灌注减少，血液呈高凝或血栓状态，使血流阻力增加；前庭神经核是脑干内最大的神经核，对缺血缺氧较敏感，即使只有轻微的供血不足也可导致眩晕。部分患者会出现视野缺损、眼球震颤、面部麻痹、吞咽发呛、共济失调、偏瘫、半身感觉障碍等症状。

椎基底动脉供血不足属于中医“眩晕”和“痰证”等证。发病机制通常与血虚血瘀、夹痰上扰和气机阻塞有关。患者往往表现为舌部颜色暗淡，舌苔白腻或黄腻，脉沉弦或弦滑无力等。因此，治疗时以化瘀、通络为主要方法。

一、天麻治疗供血不足的机制

天麻苷元能阻止催眠药与其靶点的结合，从而阻断或减弱脑干网状结构上行启动系统，进而防止不良前庭反射，发挥中枢抑制效应。所以，从药物作用机制来看，天麻苷元能发挥抗眩晕和镇静、镇痛等作用。现代药理研究进一步证明天麻苷元能抑制ADP诱导的血小板聚集，还能抑制由血小板活化因子（PAF）诱导的血小板聚集，从而改善血液微循环，提高血液供氧效能，并能扩张脑血管，降低外周阻力，改善脑供血，从而缓解由椎基底动脉供血不足而引起的平衡障碍、眩晕、耳鸣、眼球震颤等症状。

通过对比天麻素注射液与血栓通注射液治疗椎基底动脉供血不足的临床疗效，发现天麻素注射液用于治疗椎基底动脉供血不足的疗效优于血栓通注射液，这与其具有扩张血管、增加椎基底动脉供血、改善循环、提高脑细胞抗缺氧能力、增加脑血流量、减少脑血管阻力等作用相关。

二、天麻治疗眩晕的机制

人体在空间中的自身定向和平衡，主要是通过视觉系统、肌腱关节本体感觉系统、前庭系统和小脑系统等组织器官的共同作用，并在大脑皮质的统一协调下完成的。大脑皮质中枢分别位于枕叶、顶叶和颞叶上回，当以上四种人体定位系统中的任何一种或大脑皮质中枢发生病变时，将导致四种系统的神经冲动不能在大脑中正常协调，从而引发眩晕，其中以前庭系统病变所致的眩晕最常见。景改萍等对243例眩晕患者的病例资料进行回顾性分析，总结其临床表现和病因。研究结果显示，前庭系统性眩晕占92.59%，单纯视觉系统、肌腱关节本体感觉系统和（或）小脑系统（小脑绒球小结叶除外）病变的患者却很少出现以眩晕为主的症状。临床上根据以上特点，可将眩晕症分为前庭系统性眩晕和非前庭系统性眩晕。前庭系统性眩晕根据前庭病变的解剖部位又分为前庭中枢性眩晕和前庭周围性眩晕两类。前庭中枢性眩晕为前庭神经脑内段、前庭神经核及其联系纤维、小脑、大脑等的病变所引起的眩晕；前庭周围性眩晕为内耳前庭至前庭神经脑外段之间病变引起的眩晕。该研究包括前庭中枢性眩晕203例，前庭周围性眩晕22例，可见中枢性眩晕占多数。因前庭末梢感受器和前庭神经核通过内侧纵束、前庭脊髓束、前庭小脑红核脊髓束、前庭网状脊髓束和前庭迷走神经束，以及脑干中的动眼神经核、脑干网状神经核、迷走神经背运动核和孤束核与整个脊髓前柱细胞密切相连，故以前庭神经核及核以下病变所致的眩晕症状更为明显和严重，还可伴有相应的眼球震颤、步态不稳、错误定位、恶心呕吐、面色苍白、出汗等一系列临床症状。

眩晕性疾病的病因复杂多样，诊疗涉及耳鼻咽喉科、神经内科、急诊科、老年病科、眼科、骨科等多个学科专业，门诊患者不易获得明确的诊断，即使在耳鼻喉科，多达67%的头晕患者也仅被笼统地初诊为头晕或眩晕。从临床统计大数据来看，周围性眩晕占比30% ～ 50%，中枢性眩晕占比20% ～ 30%，综合内科类疾病占比10% ～ 25%，精神类疾病占比20% ～ 50%。另外，尚有15% ～ 25%的眩晕原因不明。周围性眩晕受体位影响较大，症状相对较重。急性迷路炎、良性位置性眩晕（耳石症）、梅尼埃病、前庭神经炎等疾病的患者经常出现听力障碍等并发症。相反，中枢性头晕受体位影响较小，动脉粥样硬化和脑血管痉挛的脑血管病患者可由相应部位脑组织缺氧、缺血导致头晕。

天麻素具有改善血流动力学及营养细胞的作用，从而能迅速消除椎基底动脉系统循环不良，以及由迷路炎、前庭神经元炎、梅尼埃病引起的眩晕、恶心、呕吐和耳鸣等症状。

1. 天麻可以扩张血管，提高供氧能力，缓解偏头痛

在临床治疗过程中，与其他单独治疗眩晕和偏头痛的药物相比，天麻素治疗眩晕和偏头痛的疗效显著。王建风等采用静脉滴注天麻素注射液的方法治疗急性眩晕症33例，其中显效20例，有效9例，无效4例，总有效率为87.9%。齐学军等研究穴位注射天麻素注射液治疗后循环缺血性眩晕的患者发现，天麻素能够明显缓解后循环缺血患者的眩晕、恶心、呕吐、头痛、平衡障碍等症状，无论是静脉注射还是穴位注射，治疗有效率均达90%以上。

2. 天麻通过加强身体代谢、增强血液循环系统功能来防止眩晕

良性阵发性位置性眩晕（BPPV）是一种由头体位改变而诱发的以短暂性眩晕发作为主要表现的内耳半管疾病，多见于中老年人，占全部眩晕性疾病的1/3，临床上又称为耳石性眩晕症。目前医学界普遍认为其发病的主要机制如下：脱落的耳石在头部位置变动震颤，导致耳内两侧前庭平衡功能失调。高脂血症与BPPV的发生密切相关。TC、TG、LDL-C的升高及HDL-C的降低可能导致血管紧张素代谢紊乱，血管平滑肌收缩导致椎基底动脉供血不足，最终引起末梢血管血液循环障碍。内耳是有氧代谢和身体平衡的重要器官，主要供血来源于迷路动脉，恰恰如此，迷路动脉极为细小，并且无侧支循环，一旦血脂异常，就会导致内耳血液循环障碍，诱发内耳血管损伤，进而导致耳石脱落引起BPPV。在治疗中密切观察血脂的变化可以提前预防眩晕症。雷华斌等将53例符合诊断标准的

BPPV患者按先后顺序随机分为治疗组（23例）和对照组（30例）；两组患者在发作期均先卧床休息，持续低流量吸氧，对照组给予改良Epley复位疗法，治疗组在对照组疗法基础上给予半夏白术天麻汤辨证加减，分别观察分析两组在治疗后第2天、2周、3个月的临床疗效及治疗前后血脂水平变化。对比治疗后3个月两组患者的血脂水平差异发现，与对照组相比，治疗组的TG、TC、LDL、载脂蛋白A1（Apo A1）水平降低，差异有统计学意义（$P<0.05$），而HDL、载脂蛋白B（Apo B）水平与对照组相比无显著性差异（$P>0.05$）。该研究表明，血脂异常在BPPV发病中是不可忽视的重要原因，天麻对增强血脂代谢有重要作用，同时也提示血脂代谢过程中的关键酶可作为眩晕症治疗的靶点。

另有研究者调查了人降钙素基因相关肽（CGRP）、可溶性CD40配体（sCD40L）、乳脂肪球表皮生长因子8（MFG-E8）对缺血性眩晕症的影响。他们随机选取后循环缺血性眩晕患者96例，随机分为研究组与对照组两组，每组患者48例。对照组患者给予调节血脂代谢紊乱、抗血小板聚集的药物，控制血压及血糖的药物，以及盐酸氟桂利嗪胶囊进行治疗，研究组患者在对照组的基础上给予天麻活血汤治疗。比较两组患者的临床基本资料、临床疗效、眩晕症状量表评分、血流动力学指标，以及外周血中CGRP、sCD40L、MFG-E8的水平变化，同时对两组患者治疗期间发生的不良反应进行评价。结果显示，研究组患者的临床疗效为95.83%（46/48），明显高于对照组患者的临床疗效83.33%（40/48）（$P<0.05$）。与治疗前对比，治疗后两组患者的眩晕症状量表评分、阻力指数、外周血sCD40L和MFG-E8水平均明显降低，外周血CGRP水平、左侧椎动脉、右侧椎动脉及基底动脉平均血流速度均明显升高，且研究组各指标变化幅度较对照组更明显（$P<0.05$）。治疗期间两组患者均无明显不良反应发生。研究人员对研究组与对照组患者血流动力学指标变化进行对比后发现，与治疗前对比，治疗后两组患者左右侧椎动脉及基底动脉平均血流速度均明显升高，研究组明显高于对照组（$P<0.05$）；阻力指数明显降低，研究组明显低于对照组（$P<0.05$）；研究组与对照组患者相比，外周血CGRP水平明显升高，sCD40L、MFG-E8水平均明显降低，且研究组各指标变化幅度均明显高于对照组（$P<0.05$）。

综合以上的研究发现，天麻能够明显降低眩晕患者的眩晕症状量表评分，调节血流动力学及外周血CGRP、sCD40L、MFG-E8水平，具有明显的临床疗效，安全性和有效性较高。

第四节 天麻与脑梗死的治疗

一、脑梗死的发病机制

脑梗死又称缺血性脑卒中，是指脑部血液循环障碍引起缺血、缺氧导致的局限性脑组织缺血性坏死或软化。TOAST分型是目前国际上公认的脑梗死病因学分类标准，主要分为大动脉粥样硬化型（LAA）、心源性栓塞型（CE）、小动脉闭塞型（SAO）、其他明确病因型（OE）及不明原因型（UE）。有韩国研究人员通过对1000例急性脑梗死患者进行分型发现，LAA脑梗死约占16.5%。Hajat等通过对1999～2006年伦敦南部卒中登记处的1181例卒中患者进行分析发现，LAA脑梗死约占9.3%。周玮等对305例急性脑梗死患者进行TOAST分型研究，发现其中SAO脑梗死发病率最高（占48.5%），其次为LAA脑梗死（占25.9%）。顾力华等回顾性分析197例急性脑梗死患者的临床资料发现，SAO脑梗死与LAA脑梗死最常见，分别占42%和37.6%。此外，有研究表明LAA脑梗死急性期死亡率为5%～15%，致残率约为50%，复发率为15%～20%。脑梗死对患者的家庭是一种沉重的经济负担，同时也大大增加了社会医疗保障的成本，其预防与治疗任重道远。

脑梗死的临床症状主要是血管闭塞（形成栓子），并伴有心脏血流低灌注症状。脑梗死的典型症状包括：①颅外至颅内动脉栓塞；②颅内动脉至其分支动脉栓塞；③颅内动脉原位血栓形成；④颅内动脉末端动脉硬化闭塞或心源性栓子；⑤其他因素导致形成的栓子或动脉夹层和血管炎性闭塞。根据血管狭窄及动脉内膜病变的不同，脑梗死的临床表征可分为四种情况：①伴有大血管狭窄及动脉内膜易损病变；②不伴有大血管病变及动脉内膜易损病变；③伴有大血管狭窄但无动脉内膜易损病变；④不伴有大血管狭窄但有动脉内膜易损病变。

二、天麻预防脑梗死的机制

天麻素作为天麻中的有效单体成分之一，目前在临床应用广泛，可通过抗氧化应激、抗神经炎性反应、调节神经递质、调节神经重构、抗细胞凋亡和自噬等多条途径在多种神经系统疾病中对神经细胞起保护作用。脑梗死主要发病机制包括细胞能量耗竭、炎性反应、氧自由基损伤、钙离子超载、一氧化氮和一氧化氮合酶的作用、兴奋性氨基酸毒性、血脑屏障破坏，以及细胞凋亡和坏死等。其中，血脑屏障破坏和炎性反应在缺血再灌注病理过程中起关键作用。近来的研究发现天麻素能通过其抗炎抗氧化效应对脑梗死起一定的预防和缓解作用，并且可以通过促进脑海马体细胞增殖来改善慢性不可预见应激所致的大鼠认知能力损害。

（一）天麻有效成分可发挥神经保护作用

近年来临床医学研究人员在天麻素治疗脑梗死的功效和机制方面进行了大量研究，其中一些研究结果表明，天麻素可能通过上调海马体中双皮质素（doublecortin，DCX）的表达水平来促进海马体神经细胞发生，也可保护神经细胞的细胞膜，进而在脑梗死后发挥神经保护作用。

何珊珊等探讨了不同剂量天麻素对小鼠缺血再灌注（MCAO）模型中海马体新生神经元的保护作用及其可能机制，MCAO模型能模拟人体脑梗死的主要症状。DCX是一种微管相关蛋白，参与新生神经元的迁移和分化。研究人员分别用50mg/kg和100mg/kg浓度的天麻素对小鼠进行治疗，小鼠的神经功能评分显著降低，提示天麻素能有效改善缺血再灌注模型小鼠的神经功能障碍；同时小鼠大脑海马体DCX的表达水平和阳性细胞数量均显著升高，提示大脑中动脉闭塞后再灌注可引起小鼠海马体DCX表达的下调，一定剂量的天麻素可以上调海马体DCX的表达水平，进而表明天麻素通过新生神经元的迁移和分化发挥神经保护作用。

薛柳华等研究了天麻素对脑梗死后神经细胞膜的保护作用，采用新生Wistar大鼠大脑皮质细胞进行培养，将培养8天的神经细胞置于“缺血”的无血清环境中，观察到神经细胞发生肿胀，检测到细胞内乳酸脱氢酶（LDH）释放增加、膜流动性下降、脂质过氧化物（LPO）含量增加；将经过“缺血”损伤的神经细胞置于血清环境中培养18小时模拟脑部血流“再灌注”过程，“再灌注”后细胞数目明显减少，LDH的释放量和膜流动性继续下降，LPO继续增加。这说明模拟血流“再灌注”后，细胞损伤进一步加重。经过天麻素处理的神经细胞“缺血”或血流“再灌注”后LDH的释放量和LPO含量明显低于损伤组，而膜流动性则明显高于损伤组。上述研究表明，天麻素对体外培养神经细胞的缺血再灌注损伤有较明显的保护作用。

天麻多糖也是天麻的主要成分，具有改善脑缺血的功效。赵健等研究了电针法刺激及天麻多糖对局灶性脑缺血大鼠缺血灶周围额叶皮质神经上皮干细胞蛋白（nestin）、干细胞因子（SCF）表达的影响。他们采用免疫组织化学SABC法结合图像分析系统观察大鼠脑缺血灶周围额叶皮质中神经上皮干细胞蛋白和SCF的表达。与正常组比较，模型组缺血灶周围额叶皮质中神经上皮干细胞和SCF表达增加（$P<0.05$）。研究者通过实验得出结论：天麻多糖联合电针法手术干预可明显上调缺血灶周围额叶皮质神经上皮干细胞和SCF的表达，促进缺血灶周围额叶皮质内源性神经干细胞的增殖，从而起到保护神经的作用。

（二）天麻修复神经功能缺损及减少炎症反应

天麻素能有效降低脑内兴奋性氨基酸——谷氨酸的含量，抑制神经元兴奋，降低能量消耗，并具有扩张血管、改善血液循环、减轻脑血管阻力、增加脑血流量的作用。它还能提高脑细胞抗缺氧能力，改善大脑缺血缺氧状态，使脑损伤程度降低，起到修复神经功能损伤的效果。

张媛元等调查研究了终末糖基化产物（AGE）对小鼠神经小胶质细胞炎症因子IL-1β、IL-6表达的影响及天麻素的干预效应。他们将体外培养的小鼠小胶质细胞分为阴性对照组和阳性对照组，以及不同浓度（12.5mg/L、25mg/L、50mg/L、100mg/L）天麻素处理组，用不同药物处理细胞18小时后，观察细胞形态变化，并用ELISA测定培养液上清液中的IL-1β和IL-6水平；用逆转录聚合酶链反应（RT-PCR）测定IL-1β和IL-6 mRNA的转录水平变化。研究者在倒置显微镜下观察发现，阴性对照组小胶质细胞多处在静止期，天麻素干预组细胞较阳性对照组突起量少，其中天麻素50mg/L浓度处理组最少。与阴性对照组相比，AGE组细胞培养液上清液中IL-1β、IL-6的表达水平及细胞内IL-1β、IL-6 mRNA转录水平升高，结果有显著性差异（$P<0.05$）；与AGE组相比，天麻素处理组细胞培养液上清液中IL-1β和IL-6的表达水平，以及细胞IL-1β、IL-6 mRNA转录水平均有所降低，其中天麻素25mg/L、50mg/L、100mg/L处理组最为明显（$P<0.05$），50mg/L处理组降低最为显著（$P<0.01$）。通过上述实验结果，研究者判断天麻素能部分抑制AGE对小胶质细胞的诱导作用。

申婷等研究了天麻酚性成分减轻脑梗死后炎症反应的机制。他们以雄性健康SD大鼠为对象，采用线栓法构建大鼠MCAO/R模型，分别在脑缺血2小时后分别再灌注24小时、7天、14天，采用改良后的Longa五分法对模型大鼠神经功能缺损症状进行神经病学评分，采用走平衡木实验评价肢体协调能力及瘫痪侧肢体的受损程度。用10%水合氯醛（300mg/kg）腹腔注射大鼠麻醉后，进行心脏灌流，采用TTC染色法检测脑梗死体积，采用HE染色法检测大鼠脑组织病理形态。结果发现天麻酚性成分C可通过抑制COX-2的表达来减轻炎症反应，天麻酚性成分

D能通过抑制5-脂氧合酶（5-LOX）的表达来减轻炎症反应，天麻酚性成分H可通过抑制小胶质细胞的过度活化来减轻炎症反应。

（三）天麻有抗氧化、清除过多自由基和改善能量代谢的作用

聂晶等利用结扎法建立大鼠局灶性脑缺血再灌注损伤模型，缺血2小时、再灌注24小时后检测大鼠的神经功能并评分，取鼠大脑组织用红四氮唑染色后测定脑梗死灶面积和脑含水量，以及和氧化应激相关的生化指标，经过一系列实验研究发现天麻素能改善中动脉闭塞所致局灶性脑缺血大鼠的神经功能，明显缩小梗死面积，降低脑含水量，提高脑组织内钠钾ATP酶和SOD的活性，降低MDA含量。

王艳旭等选择风阳上扰型急性脑梗死患者为研究对象，并将患者随机分为治疗组和对照组，对照组给予脑梗死常规治疗（口服阿司匹林肠溶片100mg和阿托伐他汀钙片20mg），治疗组在脑梗死常规治疗基础上加服天麻钩藤饮汤剂，以7天为1个疗程，共治疗2个疗程。观察治疗前后血脂水平、过氧化氢酶（CAT）水平变化，测定治疗前后神经功能缺损评分及中医证候积分的变化。与对照组比较，治疗组TC、TG、LDL-C和Apo B水平均降低，分别为（0.8±0.67）mmol/L、（1.20±0.65）mmol/L、（1.98±0.24）mmol/L、（1.03±0.41）g/L，而CAT水平明显升高至（20.07±5.83）U/L，治疗后治疗组和对照组差异有统计学意义（$P<0.05$）；治疗组神经功能缺损评分和中医证候积分均降低，分别为（3.65±2.15）分和（9.27±7.11）分，两组治疗后差异有统计学意义（$P<0.05$）。治疗组总有效率为88.2%，对照组总有效率为79.4%，治疗组临床疗效更为显著（$P<0.05$）。天麻钩藤饮可以有效降低风阳上扰型急性脑梗死患者的血脂水平、升高CAT水平，有助于提高患者神经细胞的抗氧化能力。

参考文献

艾艳萍，2018. 天麻素对癫痫合并偏头痛病人血清炎症因子、脑源性神经营养因子及氧化应激水平的影响. 中西医结合心脑血管病杂志，16（11）：1592-1595.

曹云，梅玉荣，许海霞，2017. 中医药治疗高脂血症的临床研究进展. 现代诊断与治疗，28（8）：1397，1398.

陈琛，蔺蓓蓓，刘祥，等，2019. 天麻水提物活性成分分析及其抗氧化活性. 食品工业科技，40（5）：17-22.

陈达，2020. 高血压发病机制研究进展. 医学理论与实践，33（22）：3722-3724.

陈湖海，黄涛，刘辉，2016. 天麻素对高血压大鼠血压变化、血管保护作用及氧化应激反应

机制研究．世界中医药，11（11）：2385-2388．
陈维红，罗栋，2013．天麻素、天麻多糖药理作用研究进展．中国药物评价，30（3）：132-134．
陈伟康，2012．天麻素注射液的药理作用与临床应用进展．海峡药学，24（11）：13-16．
迟蕊，张美艳，赵红玲，等，2020．偏头痛与脑白质病变相关性的研究进展．中国实用神经疾病杂志，23（8）：734-737．
付水仙，2020．定眩汤治疗良性阵发性位置性眩晕痰浊中阻证的临床观察．长沙：湖南中医药大学．
顾晨晓，姚青，高娟萍，2020．天麻活血汤对后循环缺血性眩晕（风痰瘀阻型）患者血流动力学及外周血CGRP、sCD40L、MFG-E8的影响．辽宁中医杂志，47（11）：119-122．
顾加仁，2017．天麻素注射液联合血栓通治疗脑梗死的疗效分析．中西医结合心血管病电子杂志，5（22）：39，40．
顾力华，陈斌，龚瑞莹，等，2013．急性脑梗死TOAST分型与危险因素的关系．实用心脑肺血管病杂志，21（2）：51，52．
韩大荣，2018．天麻研究新进展．中国处方药，16（4）：19-21．
何晶，2006．天麻素的药理作用及临床应用．天津药学，18（5）：62，63．
何珊珊，李锐，王化宁，等，2015．天麻素对脑缺血再灌注小鼠海马新生神经元的保护作用．现代生物医学进展，15（32）：6241-6244．
胡京红，司银楚，青雪梅，等，2007．天麻素对体外模拟脑缺血损伤大鼠脑微血管内皮细胞的保护作用．中华中医药杂志，22（2）：124-126．
黄少惠，2020．止晕化痰汤治疗痰浊上蒙型良性阵发性位置性眩晕手法复位后残余症状患者的临床疗效观察．福州：福建中医药大学．
贾宝贤，左增艳，2013．天麻粉对高脂小鼠降血脂和谷丙转氨酶的实验观察．中国当代医药，20（25）：130，131．
景改萍，唐建良，2009．眩晕的病因及临床表现分析．中国全科医学，12（5）：417-419．
李娟娟，刘志涛，余思洋，等，2014．天麻的研究现状与展望．中国民族民间医药，23（14）：16，17．
李爽，夏豪，梁桂诚，等，2019．天麻素在心脑血管疾病中的研究进展．现代中药研究与实践，33（1）：76-81．
李燕，谢淼，赵海军，等，2017．近10年来天麻的药理作用及化学成分研究进展．中华中医药学刊，35（12）：2987-2993．
凌燕，冼绍祥，刘树林，2013．高脂血症中医研究现状与展望．辽宁中医药大学学报，15（9）：173-175．
刘慧兰，曹克刚，高颖，等，2008．天麻素预防大鼠偏头痛发作的功效评价及其作用机制研究．中国中医药信息杂志，（2）：32，33．
刘英，刘小军，廖贻刚，等，2012．全天麻胶囊联合缬沙坦治疗原发性高血压的临床观察．现代生物医学进展，12（32）：6331-6334．
柳威，邓林华，赵英强，2021．天麻钩藤饮干预肝阳上亢型高血压病的临床疗效及机制探讨．天津中医药大学学报，40（1）：51-54．
柳威，邓林华，赵英强，等，2021．天麻及其有效成分的药理作用概述．中药药理与临床，37（4）：240-244．
罗琳璇，汪涛，孙兰军，2014．天麻治疗高血压病的研究进展．中西医结合心脑血管病杂志，

12（11）：1392，1393.
缪化春，沈业寿，2006. 天麻多糖的降血压作用. 高血压杂志，14（7）：531-534.
聂晶，杜亮，黄燮南，等，2010. 天麻素对大鼠脑缺血再灌注损伤的保护作用. 华西药学杂志，25（4）：423-425.
齐学军，刘金敏，2010. 穴位注射天麻素注射液治疗后循环缺血性眩晕的疗效观察. 中西医结合心脑血管病杂志，8（8）：937，938.
单雅蒙，王洋，徐贵成，2017. 天麻治疗高血压病研究进展. 世界中医药，12（12）：3182-3185.
申婷，肖纯，李秀芳，等，2017. 天麻成分对羟基苯甲醛抗血小板聚集的作用机制研究. 中国药业，26（18）：4-7.
宋成芝，徐燕，2010. 天麻的化学成分和药理作用. 中国民族民间医药，19（5）：13，14.
宋晓丽，2020. 天麻素治疗椎-基底动脉供血不足性眩晕症的疗效分析. 现代实用医学，32（4）：528，529.
孙楠楠，杨传华，王静，等，2017. 天麻及其有效成分治疗心血管疾病研究进展. 山西中医，33（5）：57，58.
孙雪青，白金山，2020. 泽泻汤合半夏白术天麻汤治疗高血压的疗效观察. 内蒙古中医药，39（12）：21，22.
唐国强，钱雪飞，王延玲，2019. 近10年中医药治疗偏头痛概况. 上海医药，40（24）：29-31.
唐灵芝，孙晓莉，李黎黎，等，2019. 天麻素治疗对偏头痛患者神经递质效应、应激反应、血管及神经功能的影响. 海南医学院学报，25（5）：362-366.
王灿，于滨，孔维佳，2016. 天麻和天麻素改善糖脂代谢紊乱的药理学研究进展. 中国医药导报，13（27）：51-54.
王丹，于生元，2015. 雌激素对偏头痛影响的研究. 中国现代药物应用，9（5）：251-253.
王宏献，2008. 天麻钩藤饮治疗高血压病的临床研究. 中华中医药学刊，26（2）：338-340.
王莉，汤燕，巨安丽，2015. 天麻素联合倍他司汀治疗眩晕症的疗效及对血脂和血液流变学的影响. 中国实用神经疾病杂志，18（16）：3，4.
王书梅，刘建，2006. 天麻钩藤饮对66例高血压患者一氧化氮和内皮素影响的临床研究. 现代预防医学，33（6）：1052，1053.
王婷，桂冠，王真，等，2009. 天麻素对小鼠腹腔巨噬细胞诱导低密度脂蛋白氧化修饰的抑制作用. 中国新药杂志，18（16）：1549-1553.
王薇，缪化春，赵健，等，2017. 天麻多糖结合电针抑制脑缺血大鼠Meynert基底核神经元损伤和上调BDNF、SCF及VEGF表达. 中国组织化学与细胞化学杂志，26（2）：122-128.
王艳旭，李世举，王芳，等，2016. 天麻钩藤饮对风阳上扰型急性脑梗死患者血脂，CAT水平的影响. 中国实验方剂学杂志，22（9）：139-142.
王正荣，罗红淋，薛振南，等，1994. 天麻素对动脉血管顺应性以及血流动力学的影响. 生物医学工程学杂志，11（3）：197-201.
项英杰，2015. 天麻素注射液联合贝那普利治疗高血压疗效观察. 现代中西医结合杂志，24（31）：3490，3491.
薛柳华，唐一鹏，洪庆涛，等，1998. 天麻素对缺血再灌注神经细胞膜的保护作用. 北京中医药大学学报，21（3）：18-21.
闫文莉，2019. 基于化学成分特征对中药天麻的真伪鉴定及药理学作用分析. 四川解剖学杂志，27（3）：78，79.
杨雨微，庄耀隆，陈静，2020. 天麻素联合丹参治疗椎-基底动脉供血不足的Meta分析. 科技视界，(30)：87，88.
于滨，李永利，孔维佳，等，2012. 天麻细粉片在高血脂大鼠模型中的降血脂实验研究. 中国医药导报，9（36）：5，6.
于滨，左增艳，蒋建东，2010. 天麻细粉和天麻素降血脂作用的实验研究. 中国医药生物技术，5（6）：415-418.
于生元，2014. 从宏观到微观认识头痛. 中国疼痛医学杂志，20（1）：2-4.
张聪恪，于滨，孔维佳，等，2013. 天麻细粉片治疗高脂血症的临床疗效和安全性观察. 中国医药导报，10（15）：109，110，113.
张洪，周敏，周平，2010. 天麻素注射液治疗急性脑梗死的临床研究. 中西医结合心脑血管病杂志，8（4）：427-429.
张金芝，江永祥，罗妮，等，2014. 天麻素对化疗痛模型大鼠脊髓IL-1β和TNFα表达的影响. 肿瘤防治研究，41（4）：301-304.
张沛然，郭改会，2012. 高脂血症的发病机制及分类. 中国临床医生，40（3）：18-20.
张勤，杨云梅，余国友，2008. 天麻素注射液对老年难治性高血压患者血压和血管活性物质影响的随机对照研究. 中西医结合学报，6（7）：695-699.
张维明，杨莲，魏文彬，等，2011. 云南昭通天麻松弛血管平滑肌活性成分的筛选. 中国实验方剂学杂志，17（6）：157-160.
张媛元，毛瑞阳，刘毅，等，2011. 天麻素对终末糖基化产物诱导神经小胶质细胞炎症因子表达的影响. 中草药，42（2）：330-334.
章正祥，曹克刚，范吉平，2012. 天麻素对多巴胺、硝酸甘油诱发的血管舒缩异常模型大鼠血流调节作用. 中华中医药杂志，27（11）：2959-2962.
郑海非，陈金波，宋晓文，等，2020. 天麻制剂通过腺苷途径治疗偏头痛相关的分子机制研究. 中风与神经疾病杂志，37（3）：255-260.

第五章

天麻与抗肿瘤

第一节　天然产物与肿瘤防治

一、肿瘤概述

癌症（恶性肿瘤）是威胁人类健康和影响人类寿命的第二大疾病，仅次于心脑血管疾病。肿瘤的发生和发展是一个复杂、多阶段的过程，包括细胞癌变、原位瘤生长、癌细胞侵袭和转移等一系列阶段。细胞癌变的常见机制是各种致癌物导致细胞的基因组DNA损伤或突变，致癌物有以下几个主要来源：吸烟、感染和（或）炎症、不良的饮食习惯和恶劣的外界环境（如放射性物质和较强的紫外射线）。受损细胞中产生的体细胞突变可以在有丝分裂过程中复制，从而产生突变细胞的克隆。肿瘤生长是一种对单个癌变细胞的选择性克隆扩增，由最初的某一单克隆肿瘤干细胞增殖为活跃的多细胞癌前肿瘤细胞群体，这是一个可中断或可逆的长期过程。癌前细胞通过克隆性增殖最终发展成肿瘤。癌症发展的晚期会发生侵袭和转移，肿瘤细胞从原发肿瘤块中分离出来，通过周围组织向血管或淋巴管迁移，形成第二个病变。癌细胞转移是癌症引起死亡的主要原因。学术界普遍认为，人类癌症的发展以不可预测的方式通过这些离散的阶段发生，它的最典型特征是癌症调节基因如致癌基因的活化积累和抑癌基因的失活，最终导致细胞周期的改变，即凋亡减少、持续增殖，以及细胞的快速成熟和分化。

二、肿瘤化疗

化疗是临床上治疗癌症最重要的方法之一，但大量报道表明，长春新碱、紫杉碱、顺铂等多种化疗药物在癌症治疗中会引起患者的大量不良反应，并引起神经病理性疼痛，又称化疗所致的神经痛（chemotherapy-induced neuropathic pain，CIPN），是化疗的常见副作用。长春新碱诱导的CIPN可限制其治疗的有效剂量，从而明显降低治愈率和患者的生活质量。同时，到目前为止，还没有有效的药物或措施来避免或治疗CIPN，副作用和耐药性是肿瘤治疗的最大障碍。因此，寻找疗效更好、安全性更高、毒性更低的新化合物，多种药物联合治疗及按患者遗传体质差异施以个性化疗法具有重要的临床意义。

三、天然产物在肿瘤防治中的应用

天然产物（natural product，NP）在新药开发中起着至关重要的作用，临床批准的药物中有50%以上来自天然产物或其衍生物。天然产物已成为新型抗癌药物的重要来源。中药活性成分均是天然产物，中草药及其复方制剂历经上千年的应用，已形成了比较系统的中医理论体系，经过历代中医药学者的不懈努力和辛勤实践，中医学界已积累了大量的中药经典著作和临床资料，中药对中华民族的繁衍昌盛和世界医药学的形成与发展做出了卓越的贡献。但如前所述（见第一章），传统中医理论多来源于实践经验总结，它的诊疗方法建立在系统论、总体论基础上，包含很多中华文化传统因素，因此与以分子生物学为基础的现代药理学研究范式存在明显差异。中药国际化、现代化的必由之路是利用化学和物理方法，阐明中草药有效成分的分子结构并筛选鉴定其主要的作用靶点，据此再对这些天然化合物进行人为的修改和改造，从而开发出疗效更好、副作用更小的新药。

第二节　天麻抗肿瘤功效的研究

一、天麻素的抗肿瘤功效

酚类物质广泛分布于植物界，是植物体内含量最丰富的次生代谢物，目前已知的酚类结构有8000多种，从酚酸等简单分子到单宁等高度聚合的物质。植物酚类物质通常参与抵御紫外线辐射或病原体、寄生虫等侵害的过程，也是植物色素的重要成分。它们普遍存在于所有植物器官中，因此是人类饮食中不可或缺的一部分。酚类是植物食品（水果、蔬菜、谷类、橄榄、豆类、巧克力等）中广泛存在的成分。另外，酚类化合物是影响白葡萄酒、粉红葡萄酒和红葡萄酒风味和色泽差异的最重要化合物，它们与氧气发生反应，对葡萄酒的保存、成熟和陈酿至关重要。研究发现，除了主要抗氧化活性外，这类化合物还表现出广泛的生物学功能，这些功能主要与抑制癌细胞的增殖和分化有关。有研究者报道一些天然来源的多酚类化合物，如黄酮类（芹菜素、黄芩素、木犀草素和芦丁）、黄烷酮类（橙皮苷和柚皮苷等）和芝麻木脂素类（芝麻酚、芝麻素和细辛素）对不同种类的癌细胞（包括结肠癌、前列腺癌、白血病、肝癌、胃癌、宫颈癌、胰腺癌和乳腺癌的癌细胞）有较明显的生长抑制作用。研究者还发现，天然酚类物质对癌症发展的各个阶段都有干预作用，天然酚类物质抑制肿瘤发生和生长的机制主要有两方面：①改变细胞的氧化还原状态；②干扰细胞的重要生理功能（细胞周期循环、细胞凋亡、细胞炎症反应、细胞周围血管生成、肿瘤细胞的侵袭和转移等）。

天麻中不同类型的酚类物质包括天麻素［也称天麻苷（gastrodin），其化学组成为对-羟甲基-β-D-吡喃葡萄糖苷（*p*-hydroxymethylphenyl-β-D-glucopyranoside）］、天麻醚苷（gastrodioside）{其化学组成为双-（4-羟苄基）-醚-单-β-D-吡喃葡萄糖苷［*bis*-（4-hydroxybenzyl）ether-mono-β-D-glucopyranoside］}、4-二羟基苯甲醛、腺苷（adenosine）、对羟基苯甲醇（*p*-hydroxybenzylalcohol，HBA）、对羟基苯甲醛（*p*-hydroxybenzaldehyde）、巴利森苷A（parishin A，PA）、巴利森苷B（parishin B，PB）、巴利森苷C（parishin C，PC）、巴利森苷E（parishin E，PE）、香草醇（vanillyl alcohol）、三枸橼酸酯、柠檬酸（citric acid）、羟基苯甲醛（hydroxybenzaldehyde）、琥珀酸（succinic acid）、香荚兰醇（vanillyl alcohol）、香荚兰醛（vanilline）、3,4-二羟基苯甲醛（3,4-dihydroxybenzaldehyde）、对羟苄基甲醚（*p*-hydroxybenzyl methylether）、对羟苄基乙醚（*p*-hydroxybenzylethylether）等物质（详见第二章）。

天麻素是从传统中草药天麻中提取的主要酚苷类化合物，属于天麻中含量和药物生物活性最高的有效单体成分。2015年版《中国药典》中也把天麻素作为天麻药材的指标性成分，天麻素含量的高低决定了天麻的品质性状。近年来的研究已经证明天麻素具有较高的药用价值，且未见明显副作用。有研究表明，患者在服用天麻药物后，血清中天麻素含量高达0.33%～0.67%。天麻素是一种高度水溶性的酚苷类药物，脂溶性较差，但可以穿透血脑屏障，具有良好的口服生物利用度。可通过抗氧化损伤、抗炎症损伤、抗细胞凋亡三个方面发挥脑损伤治疗作用。天麻素还具有改善神经系统血供、降低外周血管阻力和血压的作用。

有研究者认为，天麻素具有显著的抑制肝癌细胞生长的作用，他们发现天麻素在体内呈剂量依赖性地抑制移植性H22小鼠肝腹水癌细胞的生长，同时对荷瘤小鼠几乎没有毒副作用。而且在移植H22肝腹水癌细胞后，小鼠血液中$CD4^+$ T细胞的caspase-9活化受到明显的抑制，这说明天麻素可能通过抑制caspase-9介导的线粒体细胞凋亡途径来延缓$CD4^+$免疫T细胞的凋亡。上述研究结果为天麻素抗癌功能的研究提供了科学依据，同时还提示，天麻素可作为一种潜在的辅助药物在临床肝癌治疗中激活人体自身的抗癌免疫反应。此外，天麻素还可缓解由癌症带来的疼痛，在肿瘤组织局部注射天麻素可抑制癌痛诱发的小鼠热痛觉过敏反应。有研究者通过对Walker 256乳腺癌细胞和长春新碱建立的CIPN的动物模型进行研究发现，天麻素可降低患癌动物体内Iba-1蛋白的表达，同时通过Fractalkine（CX3CL1）及其受体CX3CR1抑制小胶质细胞的活化，进而抑制p38/丝裂原活化蛋白激酶（MAPK）信号通路，下调炎症因子TNF-α和IL-1β的水平，从而减轻CIPN癌症患者的慢性疼痛。CIPN大鼠服用天麻素后，长春新碱诱导的CIPN受到明显抑制，但却不影响长春新碱的抗肿瘤作用。高浓度天麻素（120 mg/kg）能显著增强长春新碱对Walker 256荷瘤大鼠的化疗效果，且呈剂量依赖性。在坐骨神经慢性压迫性损伤神经病理性疼痛模型（chronic constriction injury of sciatic nerve model，CCI）中，天麻素可缓解长春新碱诱导的大鼠痛觉过敏反应，对长春新碱抗肿瘤过程中产生的神经病理性疼痛等神经毒性反应有预防和治疗作用。此外，天麻素具有安全性高、无耐药性、无成瘾性等特点。前人研究证明，在动物实验和临床试验中，天麻素在安全剂量下几乎没有副作用。此外，它在水中的高溶解度使其易于使用，制剂形式灵活，适用面广。天麻素毒性低，容易获得，而且价格低廉，非常适合用于潜在抗癌药物佐剂的临床试验。天麻素通过调节Wnt/Nrf2通路，可显著减轻铅诱导的神经突触损伤、氧化应激、炎症和细胞凋亡。天麻素可改善$CD8^+$ T细胞介导的炎症反应，显著延长荷瘤动物的生存期。这些研究结果表明天麻素可显著提高癌症患者的免疫力，保护神经细胞。癌症免疫疗法现已大量用于临床治疗，与传统化疗方法相比，癌症免疫疗法依靠肿瘤疫苗激活人体免疫系统，比较专一地杀灭癌细胞而不伤及正常细胞，副作用小、安全性高、预后良好。天麻素对免疫系统的保护、激活作用使得它成为理想的灭活肿瘤细胞疫苗佐剂。

因天麻素具有上述优点，抗癌药物研究者们希望对其进行人工修饰改造后，合成新型天麻素衍生物，同时探究该新型天麻素衍生物的抗肿瘤活性。例如，有研究者以顺丁烯二酸酐为原料，合成了一系列新型天麻素衍生物（分别命名为8a、8b和8c）；以氟尿嘧啶为原料合成了氟尿嘧啶-1-基乙酸乙酰天麻素酯化物，并通过细胞增殖抑制实验（MTT法）研究了8a ～ 8c和氟尿嘧啶-1-基乙酸乙酰天麻素酯化物对肝癌细胞（HepG2和SMCC7721）的抑制活性。结果表明，8a ～ 8c和氟尿嘧啶-1-基乙酸乙酰天麻素酯化物对肝癌细胞株均有一定的抑制作用，其中8a的抑制活性最好，其IC_{50}分别为55.33 μmol/L（对HepG2细胞）和42.07 μmol/L

（对SMCC7721细胞）。同时他们推断天麻素的抗癌活性可能与G蛋白受体/Ras细胞信号通路有关。另有研究者证明天麻素可以通过激活NF-κB细胞信号通路来诱导机体抗癌免疫反应，同时抑制移植性H22肝腹水肿瘤细胞的生长；乙酰化天麻素也可以提高这种抗癌活性。

二、天麻苷元的抗肿瘤功能

对羟基苯甲醇即4-羟基苯甲醇（4-hydroxybenzyl alcohol），又称天麻苷元，是一种二醇型芳香族化合物，由苯酚和醇取代的亚甲基单元结合而成，其合成方法与由草酰氯和二元醇反应合成聚草酸酯类似。天麻苷元是天麻酚类化合物的主要成分之一，也是胡萝卜、绞股蓝等多种植物中常见的酚类化合物之一。

在人体消化道内，天麻素可被大肠杆菌代谢为天麻苷元，还可在酪氨酸生物合成硫胺素的噻唑基团的过程中由裂解反应产生。已有大量研究报道表明，天麻苷元不仅具有镇静、催眠、抗惊厥、抗抑郁、提高学习记忆能力等作用，还具有抗炎、抗氧化、抗肿瘤、抑制血小板聚集及缓解脑部缺血等功效。目前学术界推测天麻苷元抗肿瘤活性的机制主要是抑制新生肿瘤的血管化（即血管组织在肿瘤部位的增生），从而减缓恶性肿瘤组织的生长速度。还有研究表明天麻苷元在抑制新生肿瘤血管化的同时还能明显抑制肿瘤细胞的增殖，且该抑制效果随着天麻苷元浓度的增加而加强（呈剂量依赖性）。研究者将肿瘤细胞CT26.WT置于不同浓度的天麻苷元培养液中，发现肿瘤细胞的生长受到明显抑制且发生细胞凋亡，而未给药处理的肿瘤细胞保持了原有的增殖能力。相同条件下高剂量的天麻苷元（200mg/kg）对CT26.WT细胞生长的抑制作用更强，研究者还注意到，天麻苷元给药组细胞中的细胞凋亡因子caspase-3含量明显增多，而与细胞生长相关的另外两种物质基质金属蛋白酶9（matrix metalloproteinase-9，MMP-9）和VEGF的表达水平明显降低，加药处理的细胞出现细胞骨架损伤，且癌细胞的迁移和侵袭能力减弱。在小鼠背部荷瘤模型中，天麻苷元能抑制CT26.WT细胞周围的血管形成和生长，同时不影响动物的正常行为。当然，这些研究尚未明确天麻苷元抗肿瘤的分子机制，正如前面几章中提到的，中药活性单体的成药研究最大的难点在于解析中药活性成分确切的分子靶点，明确了药物靶点才有可能进行深入的构效分析和化合物的改造修饰，即中药衍生药物的开发。

依据上述研究结果，推测天麻苷元潜在的分子靶点包括肿瘤细胞凋亡的关键调节因子，如肿瘤坏死因子受体Fas和TRAIL、Bcl-2家族蛋白质、凋亡蛋白酶激活因子-1（Apf-1）、细胞色素C和p53，它们都能够激活细胞凋亡关键分子——

caspase蛋白酶家族，并产生级联放大效果。前人研究时观察到的细胞骨架的解离可能是由天麻苷元与G蛋白偶联受体Rho蛋白家族GTP酶的激活引起的，Rho蛋白家族GTP酶在肌动蛋白聚合的调节中起关键作用。天麻苷元能有效抑制肿瘤的生长和血管生成，因此天麻苷元可能作为一种治疗血管生成疾病（如子宫内膜异位症、糖尿病视网膜病变、银屑病和癌症等）的天然药物或此类新药的先导化合物。天麻苷元也会对β淀粉样蛋白（β-amyloid protein，Aβ）引起的神经细胞死亡起保护作用，因此具有治疗几种中枢神经系统疾病的潜力，如缺血性脑损伤、癫痫、阿尔茨海默病和东莨菪碱诱发的健忘症。天麻苷元的抗肿瘤血管化作用也使其成为一种新的肿瘤生长抑制型药物，或以天麻苷元为先导化合物开发新的抗肿瘤药物。

三、天麻多糖的抗肿瘤功能

多糖（polysaccharide）也称多聚糖（glycan），是由多个单糖单位构成的糖类物质，一般将少于20个单糖残基的糖链称为寡糖（oligosaccharide），多于20个单糖残基的糖链称为多糖。对糖类的早期研究只强调它作为细胞内的储能物质和细胞的结构成分。近几十年来，随着人们对多糖生物学功能的进一步研究，越来越多的证据表明，多糖具有多种生物活性，与维持生物功能密切相关，多糖与蛋白质、脂类形成的糖蛋白、糖脂在细胞的信号识别、细胞因子分泌，以及蛋白质的加工和转运等方面起着重要的作用。1988年，Rademacher、Parekh和Dwek首先将糖化学研究的传统原则与现代细胞和分子生物学对聚糖的研究结果相结合，提出了“glycobiology”即“糖生物学”概念。广义上说，糖生物学可定义为研究自然界广泛分布的糖类的结构、生物合成及生物学的一门学科。糖生物学的研究不仅涉及糖类的命名、生物合成、结构化学合成及复合聚糖的功能研究，还需要与分子生物学、细胞生物学、生理学和蛋白质化学等方面的研究相结合。现在，“糖生物学”一词已经得到广泛的认可。根据生物来源的不同，可将多糖分为植物多糖、动物多糖和微生物多糖；根据其是由一种单糖还是多种单糖组成，可将多糖分为同多糖和杂多糖；还可以按多糖的生物功能分为储能多糖（energy-storage polysaccharide）和结构多糖（structural polysaccharide）。

多糖能调节人体的巨噬细胞、淋巴细胞等免疫细胞的功能，能激活和促进抗体、补体生成，诱导干扰素的生成，具有增强机体免疫功能和抗肿瘤、抗病毒等药理作用，且无生理毒性，多糖本身所具有的这些特点使其在抗肿瘤研究中成为热点。糖的抗肿瘤活性一般是通过增强免疫细胞的活性来实现的。多糖不仅能激活T细胞、B细胞、巨噬细胞、自然杀伤细胞、杀伤性T细胞、淋巴因子激活的杀伤细胞（LAK）等免疫细胞，还能促进IL-1、IL-2、TNF和干扰素（IFN）等细胞因子的生成，调节抗体和补体，从多个方面抑制肿瘤。天麻多糖也是目前已知的天麻中的主要活性成分之一，天麻中的多糖物质能起到免疫调节、降血压、延缓细胞衰老、抗氧化和抗抑郁等功效。天麻多糖主要为*α*-（1,4）吡喃型-D-葡聚糖，含少量鼠李糖和甘露糖。

研究发现天麻多糖具有较好的清除自由基、降低丙二醛含量的作用，天麻多糖对小鼠移植性肿瘤重量的抑制率为33.9%～39.7%，对瘤体的抑制率为34.2%～50.6%。病理切片可见用药组瘤组织有大量炎性坏死。天麻多糖对瘤细胞可形成炎性浸润，破坏肿瘤细胞增殖和提高荷瘤小鼠机体免疫力等，因而具有抑制肿瘤的作用。在天麻多糖对H22荷瘤小鼠细胞周期及caspase蛋白活性影响的研究中发现，天麻多糖可明显减轻瘤重，高剂量天麻多糖抑瘤率可达44.7%，低、中剂量天麻多糖的抑瘤率分别为20.9%、31.4%；与模型组比较，天麻多糖中、高剂量组caspase-3、caspase-8、caspase-9水平显著升高，说明天麻多糖诱导H22肝癌细胞凋亡的机制可能与促使细胞线粒体caspase级联反应途径活化有关。天麻多糖中、高剂量组可显著升高G_0/G_1期细胞百分数，降低G_2/M期细胞百分数，对S期细胞百分数影响不大，表明天麻多糖抑制肿瘤细胞增殖主要是通过阻止肿瘤细胞由G_1期进入S期，防止其碱基被复制，从而延缓细胞周期进程，使细胞的增殖速度减慢，达到抑制肿瘤细胞增殖的目的。换言之，天麻多糖可抑制H22移植瘤的生长且呈剂量依赖性。其作用机制可能与天麻多糖阻止肿瘤细胞由G_0/G_1期进入S期，延缓细胞周期进程及抑制细胞增殖并激活caspase系统诱导肿瘤细胞凋亡有关。在此基础上将对多糖抗肿瘤的机制做进一步研究，使天麻多糖在肿瘤的治疗中发挥有效的作用。

四、WSS25的抗肿瘤功能

WSS25是从天麻根茎中提取的*α*-1-4连接葡聚糖的硫酸衍生物，在以前的报道中，研究人员从天麻中分离到一个*α*-D-（1-4）葡聚糖，在第18个葡萄糖残基的*O*6处周期性地带有一个*α*-D-（1-4）支链。WSS25作为*β*-D-葡聚糖的硫酸化衍生物和硫酸乙酰肝素模拟物，已经被证实是一种血管生成抑制剂，也是一种新的抑制肝癌细胞生长的候选药物。WSS25已被发现与肝癌细胞中的骨形态发生蛋白2（BMP2）有很强的结合力，在体内外均能有效地抑制BMP2诱导的HMEC-1细胞在Matrigel上的管状形成和Matrigel移植到C57BL6小鼠体内的血管生成。尽管WSS25可能以BMP2及其受体为靶点来阻断血管生成，但有许多因素参与了这一过程，WSS25通过BMP/Smad/Id1信号通路来干扰血管生成。已有文献证明WSS25通过降低miR-210的表达和增加miR-210靶基因*EPhin-A3*的表达来抑制导管的形成，即通过Dever/miR-210/Ephin-A3途径抑制HMEC-1细胞血管的形成。WSS25作为肝癌治疗的潜在候选药物，可以通过抑制Id1的表达来阻断裸鼠移植瘤的血管生成，从而抑制肝癌移植瘤的生长。该抑制作用也可归因于对肝癌细胞生长的直接抑制，而对肝癌细胞的增殖仅有轻微的抑制作用。这些发现为WSS25不仅调控血管生成因子和BMP/Smad/Id1信号通路，而且影响miRNA功能提供了新的证据。这项研究促进了人们对WSS25在血管生成领域作用的理解，甚至从miRNA的角度为基于WSS25的潜在新药开发提供了进一步的方向。

五、天麻中其他成分抗肿瘤功能的研究

（一）天麻中的主要挥发性物质

棕榈酸、亚麻酸、反式角鲨烯、甲氧基乙酸酐、3-糠醛和5-甲基呋喃醛、苯甲醛、γ-谷甾醇、天麻苷元、苯乙醛是天麻中的主要挥发性物质，不同产地生产的天麻中挥发油的含量、种类有所不同。γ-谷甾醇能起抗癌作用，还能有效降低血压水平。通过网络药理学分析对天麻主要挥发性成分进行靶点筛选、通路分析、GO富集分析，最后筛选出11个Hub靶点（IL-6、MAPK3、MAPK1、EGFR、PTGS2、CNR1、PPARG、PIK3CA、ESR1、GRM5和MAPK14），发现这11个Hub靶点主要在肿瘤（食管癌、结直肠癌、上皮性卵巢癌）、精神分裂症和2型糖尿病等疾病中发挥作用。

（二）2,4-二（4-羟基苄基）苯酚

2,4-二（4-羟基苄基）苯酚［2,4-*bis*（4-hydroxy benzyl）phenol］是从天麻根茎中分离得到的一种活性物质。该物质是热激因子1（heat shock transcription factor 1，HSF1）活性抑制剂，通过抑制热激蛋白（heat shock protein，HSP）发挥潜在的抗癌作用，这种作用与HSF1蛋白的去磷酸化和降解有关，会导致HSP27和HSP70水平降低。2,4-二（4-羟基苄基）苯酚通过S326上HSF1的去磷酸化诱导HSF1蛋白降解，从而降低HSF1蛋白的稳定性。此外，2,4-二（4-羟基苄基）苯酚还可诱导人肺癌NCI-H460细胞的生长停滞和凋亡。细胞凋亡的标志物，如裂解的PARP和裂解的caspase-3在2,4-二（4-羟基苄基）苯酚处理后被检

测到。2,4-二（4-羟基苄基）苯酚与紫杉醇、顺铂或电离辐射等常规抗癌方式共同作用增强了它们对肺癌细胞的作用。这些结果表明，在HSF1过表达的癌细胞中，2,4-二（4-羟基苄基）苯酚抑制HSF1可能有助于克服对常规抗癌方式的耐药性。2,4-二（4-羟基苄基）苯酚对HSF1功能的抑制作用仅在HSF1过表达的癌细胞中表现出来，而在HSF1低表达的正常细胞中则不显示。2,4-二（4-羟基苄基）苯酚抑制HSF1的能力可能是传统癌症治疗的有益补充。

参考文献

戴永强，2006．中药复方免疫增强剂中活性多糖的分离纯化研究．石河子：石河子大学．

国家药典委员会，2015．中华人民共和国药典：2015年版第一部．北京：中国医药科技出版社．

金继华，李专，杨欣，等，2021．贵州天麻主要挥发性成分的生物信息学分析．中医药信息，38（1）：17-23．

李俊婕，刁飞燕，胡德福，等，2019．高效液相色谱法测定天麻中7种成分含量．药学研究，38（4）：205-208．

李余星，江永祥，郑军，等，2016．天麻素对长春新碱抗肿瘤作用的影响．时珍国医国药，27（12）：2866-2869．

李云，王志伟，刘大会，等，2017．HPLC法测定鲜天麻中多指标成分的含量．山东科学，30（2）：7-12．

刘现辉，郭晓娜，展俊平，等，2015．天麻多糖对H22荷瘤小鼠细胞周期及caspase蛋白活性的影响．中国老年学杂志，35（20）：5681，5682．

位凯，王飞，张瑾，等，2014．天麻素预处理减轻大鼠心肌缺血再灌注损伤的可能机制．安徽医科大学学报，49（6）：756-758．

徐昆仑，余兰，2018．新型天麻素衍生物的设计、合成及抗肿瘤活性研究．合成化学，26（2）：77-82．

朱思洁，刘良禹，陈娟，2020．天麻药理作用机制研究分析．中国食品工业，（13）：120，121．

Chen C，Qin Y，Fang JP，et al，2015．WSS25，a sulfated polysaccharide，inhibits RANKL-induced mouse osteoclast formation by blocking SMAD/ID1 signaling．Acta Pharmacol Sin，36（9）：1053-1064．

Cheung N，Mitchell P，Wong TY，2010．Diabetic retinopathy．Lancet，376（9735）：124-136．

Dai J，Mumper RJ．Plant phenolics：extraction，analysis and their antioxidant and anticancer properties．Molecules，2010，15（10）：7313-7352．

Ding Y，Bao X，Lao L，et al，2019．P-hydroxybenzyl alcohol prevents memory deficits by increasing neurotrophic factors and decreasing inflammatory factors in a mice model of alzheimer's disease．J Alzheimers Dis，67（3）：1007-1019．

Heo JC，Woo SU，Son M，et al，2017．Anti-tumor activity of *Gastrodia elata* Blume is closely associated with a GTP-Ras-dependent pathway．Oncol Rep，18（4）：849-853．

Hossan MS，Chan ZY，Collins HM，et al，2019．Cardiac glycoside cerberin exerts anticancer activity through PI3K/AKT/mTOR signal．Cancer Lett，453：57-73．

Laschke MW，Menger MD，2007．In vitro and in vivo approaches to study angiogenesis in the pathophysiology and therapy of endometriosis．Hum Reprod Update，13（4）：331-342．

Laschke MW，Vorsterman van Oijen AE，Körbel C，et al，2013．4-hydroxybenzyl alcohol：A novel inhibitor of tumor angiogenesis and growth．Life Sci，93（1）：44-50．

Liu CM，Tian ZK，Zhang YJ，et al，2020．Effects of gastrodin against lead-induced brain injury in mice associated with the wnt/nrf2 pathway．Nutrients，12（6）：1805．

Qin B，Luo N，Li Y，et al，2021．Protective effect of gastrodin on peripheral neuropathy induced by anti-tumor treatment with vincristine in rat models．Drug Chem Toxicol，44（1）：84-91．

Shu G，Yang T，Wang C，et al，2013．Gastrodin stimulates anticancer immune response and represses transplanted H22 hepatic ascitic tumor cell growth：Involvement of NF-κB signaling activation in CD4+T cells．Toxicol Appl Pharmacol，269（3）：270-279．

Yoon T，Kang GY，Han AR，et al，2014．2，4-Bis（4-hydroxybenzyl）phenol inhibits heat shock transcription factor 1 and sensitizes lung cancer cells to conventional anticancer modalities．J Nat Prod，77（5）：1123-1129．

第六章

天麻与抗衰老

第一节　衰老的分子机制

衰老是人生命周期中必须经历的生物学过程，在机体发育成熟后，人体出现一系列衰老的重要生理特征，如凋亡细胞数量增多，组织器官功能衰竭，人的整体生理功能下降。衰老过程中还伴随着各种因年龄增大而患病风险逐渐升高的疾病，如癌症、心脑血管疾病、糖尿病、呼吸系统疾病等，给老年人造成极大的生活障碍和身心痛苦。抗衰老一直是生物医学研究的热点问题，随着我国人均寿命的增加，医疗保障制度的完善，出生率的下降，我国已步入老龄化社会。延缓衰老，增强中青年人群的体质，改善老年人群的生活质量具有重要的社会意义。

目前，关于生命体衰老的内在机制主要有以下几种学说。

一、端粒学说

端粒（telomere）是存在于真核细胞线状染色体末端的一小段DNA-蛋白质复合体，端粒短重复序列与端粒结合蛋白一起构成了特殊的“帽子”结构，其作用是保持染色体的完整性和控制细胞分裂周期。据报道，端粒长度的变化与正常体细胞的复制能力有关。正常人体细胞每分裂复制一次，细胞染色体端粒的长度也随之缩短，细胞复制能力减弱，当端粒被消耗完时，细胞停止复制、开始凋亡。端粒长度主要由端粒酶决定，端粒酶为一种核糖核蛋白酶，从DNA序列的5′端到3′端方向延长端粒的重复序列，从而弥补细胞分裂后端粒缩短的部分。端粒的长度和端粒酶的活性都与衰老有着密不可分的关系。

二、自由基学说

自由基，又称游离基，是指化合物分子在外界条件下共价键发生断裂形成的具有不成对电子的原子或基团，如超氧阴离子自由基（$\cdot O_2^-$）、羟离子自由基（$\cdot OH$）、过氧化氢自由基（$\cdot H_2O_2$）。自由基具有高度活性，在人体代谢过程中发挥着巨大的作用。例如，线粒体和微粒体内的氧化还原反应，以及白细胞对病原体及肿瘤细胞的杀伤作用等都需要自由基的参与。正常情况下体内产生的过量自由基可被机体的抗氧化酶系（超氧化物歧化酶、谷胱甘肽过氧化物酶、过氧化氢酶等）和抗氧化剂（维生素E、维生素C、辅酶Q、谷胱甘肽等）清除而不会造成危害。当自由基产生过多，超出机体清除能力时，便会对机体产生损伤，对人体中各种重要的大分子物质如核酸、脂类、蛋白质、糖类等造成破坏，由此直接导致人体衰老的发生。

人体自由基产生的诱因主要有两方面：一是体外因素，如紫外线照射、室内外废气、烟尘、细菌等；二是体内因素，人体利用氧的过程中，线粒体内会产生自由基（占人体内自由基的90%），此类自由基属于人体代谢过程的正常产物。自由基的性质活泼，导致它极易与其他物质反应生成新的自由基与高氧化物，而人体内的自由基特别是·O_2^-和·OH主要产生于具有重要功能、高度活动性、耗氧量高的组织细胞如脑细胞、神经细胞、心肌及内分泌细胞内，并造成过度堆积，它们通过氧化作用攻击生命大分子物质，导致这些组织细胞内DNA、蛋白质、脂膜的损伤，使组织细胞内DNA突变、转录、翻译出现错误，从而导致蛋白质的表达量丧失甚至是消失，从而加速了机体的老化。过量自由基存积在细胞膜中，导致不饱和脂肪酸被氧化形成脂质过氧化物，继而交联、聚合成脂褐素（又称老年色素），过量自由基堆积在细胞中会阻止细胞内物质和信息的传递，还会在皮肤细胞中形成老年斑；过量自由基在脑细胞中堆积，则会引起记忆力减退或智力障碍，甚至导致阿尔茨海默病；过量自由基在心肌细胞中堆积，可导致心脏功能减退。自由基氧化生成的脂质过氧化物及其分解产物还会造成蛋白质交联聚合，使蛋白质变性，溶解度下降，如胶原蛋白聚合则会引起皮肤失去张力和弹性、皱纹增多及老年性骨质增生，此外结构破坏还会导致一些酶活性的降低甚至是失活。这些都是衰老的基本特征。因此，由多方面因素导致的人机体内的自由基含量增多或抗氧化酶活性降低都会加速衰老的进程，成为各种疾病发展的温床。减少或清除自由基的含量可能成为研究延缓人类衰老的一个切入点。

三、线粒体学说

线粒体学说是由自由基学说发展而来的，指的是自由基不断地产生，而机体无法及时地清除过量的自由基，导致过量累积对组织细胞的毒害作用。该学说认为，衰老的发生主要是从线粒体的损伤开始的，线粒体呼吸链产生的活性氧（ROS）对线粒体本身产生氧化损伤，由此导致线粒体DNA的突变，通过突变的累积，线粒体的功能出现障碍，进一步增加内源性活性氧的生成，从而造成更严重的氧化损伤，导致线粒体通透性转换孔（MPTP）的开放，最终导致细胞的衰老、组织和器官的退化。

四、自噬学说

自噬是衰老进程中的重要调节机制之一。自噬可调节细胞生长、实现细胞内物质和能量的内环境稳态，是细胞对外界环境改变的一种保护手段。Kondrikov等发现骨髓间充质干细胞失去自噬作用会导致衰老小鼠的骨生长速度下降和骨丢失增加，出现明显的骨质疏松，自噬增加，可以减少骨丢失。对于包括干细胞在内的各种细胞而言，自噬可以及时清除胞内废物，维护细胞功能，延长细胞寿命。自噬有3种：巨自噬（MA）、分子伴侣介导的自噬（CMA）和微自噬。其中，MA是细胞自噬的主要形式，目前研究最多。自噬可由自由基损伤、氧化应激、端粒缩短、DNA损伤和一些应激状态的诱因而引发，自噬小泡与溶酶体形成的自噬溶酶体可将细胞内需要降解的分子包裹后进行降解。四氢吡啶诱导的与年龄相关的帕金森病小鼠模型可通过自噬过程来减轻症状。研究表明自噬可使细胞自噬激酶（ULK1）磷酸化自噬相关蛋白14抗体，促进Vps34脂质激酶活性，治疗由突变的亨廷顿蛋白在神经元内异常聚集形成的亨廷顿病（HD）。有文献报道年龄增长后会导致自噬水平降低，这是由于自噬水平的提高会减少退行性改变，从而达到抗衰老的目的。

五、微量元素学说

微量元素理论是指微量元素作为多数抗氧化酶的辅助因子参与自由基清除过程，延缓机体衰老；微量元素具有“双重特征”，即微量元素摄入量过多、摄入量不足或缺乏都会不同程度地引起机体组织失活或损伤老化，加速衰老。

第二节 天麻抗衰老的药理学机制

中医学在延缓衰老方面有着丰富的理论与实践经验，从《黄帝内经》开始，中医学就建立并发展了各种衰老学说，其中脏腑虚衰学说尤其是肾虚、肾中阴阳不足占主导地位，故补肾是延缓衰老的主要治法。阴阳失调说认为阴阳之间的变化是一切事物运动变化的根据，同时也是生命生长、发育、衰老以至死亡的根本原因。《素问·阴阳应象大论》云，“能知七损八益，则二者可调，不知用此，则早衰之节也”，明确指出人的衰老同阴阳虚衰而导致的阴阳失调有关。然而随着年龄增加，肾阴、肾阳亏虚逐渐加重，出现阴阳的偏盛偏衰或阴阳两衰，这是导致衰老的重要因素。根据“肾为先天之本，脾为后天之本”这一传统中医防治疾病、健身防老的基本观点，肾气与脾气的盛衰与许多疾病和衰老直接相关，尤其是人到晚年时更为显著。

很多中医经典著作中都提到天麻有增强免疫、延缓神经退行性疾病和保护细胞的功能，并做了论述和评价。但中医理论需要与现代药理学理论体系结合，在分子水平阐明天麻抗衰老的机制，并以此为基础开发新的抗衰老药物。

一、天麻首乌片的抗衰老作用

在对天麻的研究中发现，《开宝本草》就已记载天麻能“利腰膝，强精力”；《大明本草》记载天麻能“助阳气，补五劳七伤，通血脉，开窍”，说明天麻具有一定的补益作用。天麻首乌片由天麻、首乌、熟地、丹参、当归、川芎等14味中药组成，滋阴补肾，养血活血，用于治疗与衰老有关的某些病症，如头晕、目眩、耳鸣、脱发、脑动脉硬化、高血压、冠心病等。给小鼠连续40天皮下注射*D*-半乳糖制备急性衰老模型，随机分成5组，分别为正常组、模型组、维生素E对照组、天麻首乌片低剂量组及中剂量组。正常组与模型组给蒸馏水。随后模型组动物逐渐可见毛色灰暗失去光泽、消瘦、精神欠佳、少动和行动迟缓等衰老的体征，血与脑组织中血清SOD含量明显下降、MDA含量明显上升，脑和胸腺重量均较正常组减轻。SOD是体内重要的抗氧化酶，具有保护组织免受自由基损伤的作用。随着年龄的增加，体内SOD的含量下降，脂质过氧化物堆积，细胞毒性增强，血管的生物活性降低，易造成老年机体高血压、心脑血管病。随后服用维生素E和天麻首乌片进行治疗。结果表明天麻首乌片有提高衰老模型动物血与脑组织的SOD活性及降低MDA含量的作用，其作用随剂量的加大而有所增强，中剂量以上天麻首乌片均与模型组差异有统计学意义。当天麻首乌片达到高剂量时，其作用较维生素E的效果明显，还可抑制衰老动物脑和胸腺重量的减轻，并有随剂量增大作用增强的趋势。综上，天麻首乌片能提高*D*-半乳糖所制备的急性衰老小鼠血与脑组织中的SOD活性；降低血与脑组织中的过氧化脂质MDA的含量，表现出了较好的抗氧化作用。衰老后机体组织器官重量，特别是脑、脾、胸腺等重要脏器重量的改变，也可作为衰老的重要指标，天麻首乌片可抑制衰老模型小鼠脑和胸腺重量的减轻，反映出其有一定的抗衰老作用。

二、天麻素的抗衰老作用

天麻素作为天麻的主要活性成分，有研究者用其给成年大鼠灌胃后发现，大鼠脑部海马组织中SCN2蛋白的mRNA转录水平，以及额叶皮质中MAP1B蛋白和RAP2A蛋白的mRNA转录水平均显著上调，而Sortilin-1蛋白的mRNA在大鼠脑部海马组织中转录水平低。MAP1B又称MAP5，是一种表达于神经元系统各种质膜上的膜糖蛋白，是微管间横桥的重要成分。它参与微管蛋白聚合成微管并使微管稳定聚合成束的过程，而且有轴突导向，对突触具有可塑性，可促进轴突延长、再髓鞘化，在轴突生长及再生过程中起着重要作用。大鼠额叶皮质中MAP1B蛋白mRNA表达上调，表明天麻素可能通过维持细胞骨架蛋白，在促进轴突延长和再髓鞘化等方面对脑组织老化起调节作用。RAP2A为RAS抑癌基因家族中的成员，参与RAS信号转导途径，涉及多种生理过程，在细胞分裂、增殖、凋亡的生理病理过程中发挥着重要作用。RAP2A在皮质中表达增加，说明天麻素可能激活RAS信号转导途径，从而达到抑制凋亡或衰老的目的。

骨关节炎作为衰老过程中出现的常见病症之一，常见于中老年人，是具有典型衰老特征的慢性疾病，也是包括软骨退变、软骨下骨变形及滑膜组织低度炎症等病变在内的全关节性疾病。采用TNF-α诱导骨关节炎导致滑膜细胞的衰老和线粒体膜的破坏，从而引起线粒体功能障碍。已经有研究表明，天麻素可以有效抑制心肌细胞发生氧化应激时线粒体膜电位（MMP）的下降，并且有效抑制了线粒体通透性转换孔（MPTP）的开放，维持线粒体功能的相对稳定。采用天麻素治疗后，检测衰老标志物SA-β-半乳糖苷酶的含量发现，天麻素有效减少了其含量，仅次于未经TNF-α处理的对照组；天麻素治疗降低了经TNF-α处理后升高的CytC蛋白表达水平，提高了经TNF-α处理后降低的MMP和MPTP开放率，由此证实了天麻素可以延缓滑膜细胞衰老，抑制滑膜细胞在TNF-α刺激下线粒体膜电位的下降，并且可有效抑制MPTP的开放，维持线粒体功能的相对稳定，抑制线粒体膜通透性增加引起的细胞色素c外泄，从而缓解滑膜炎症，继而减轻骨关节炎病变，缓解衰老过程中出现的退行性疾病病症。

三、天麻多糖的抗衰老作用

天麻另一个重要活性成分天麻多糖（GBP）也有抗衰老作用。研究人员发现，在采用*D*-半乳糖制备的衰老小鼠模型中，测定模型小鼠血清和脏器组织中抗氧化酶活性、自由基浓度及其药物的治疗作用，GBP治疗对衰老小鼠血清和脏器组织中的SOD、CAT、GSH-Px活性有增强作用，还可显著抑制衰老小鼠血清、肝、脑、心脏等组织中MDA的形成，具有保护细胞膜免受自由基攻击的作用。SOD、CAT、GSH-Px和过氧化物酶（POD）等，都是可以清除机体内过量自由基的抗氧化酶，以防自由基对组织细胞产生毒害作用，而GBP对于各种抗氧化酶活性的增强表明，其可能是通过清除过量的自由基发挥延缓衰老、抗衰老作用的。此外，衰老模型小鼠中还出现明显四肢肌肉力量下降、HE染色骨骼肌纤维横截面积明显减小及氧化应激指标的改变，经GBP治疗后，小鼠的体重、肌肉力量及脏器系数较模型组有明显改善。进一步证实骨骼肌衰老过程存在氧化应激增强，由此导致骨骼肌的损伤，并提示GBP可降低骨骼肌衰老过程中的氧化应激及其对骨骼肌的损伤，进而延缓其衰老。骨骼肌是人体的蛋白质库，衰老过程中的骨骼肌减少实质是蛋白质合成和降解的失衡，继而导致肌肉功能减退。泛素-蛋白酶系统是骨骼肌蛋白质降解过程中的主要途径，泛素连接酶（E3）是该途径的关键酶。泛素连接酶中的肌肉环指蛋白-1（MuRF-1）和骨骼肌蛋白降解因子（MAFb X）是泛素-蛋白酶系统在肌肉降解中的重要组成部分。另外，骨骼肌萎缩与细胞凋亡密切相关，骨骼肌是一种富含线粒体的组织，产生的氧自由基可直接损伤DNA并诱导细胞凋亡，caspase家族相关蛋白的激活是引起细胞凋亡的直接效应物，其中caspase-3是导致细胞凋亡的决定因素。结果显示，与对照组相比，模型组小鼠腓肠肌MAFb X、MuRF-1及caspase-3蛋白的mRNA转录水平和蛋白表达水平上调；给予GBP干预后，MAFb X、MuRF-1及caspase-3蛋白的mRNA转录水平和蛋白水平逐步恢复。由此推测，GBP对骨骼肌细胞凋亡途径及泛素-蛋白酶途径有一定的调控作用。

已知GBP可强化各种抗氧化酶的活性，清除过量自由基，具有较好的抗氧化作用。进一步研究GBP通过抗氧化机制对神经细胞的保护作用及抗衰老作用，以谷氨酸损伤的小鼠HT22海马神经元细胞为模型（阿尔茨海默病导致的神经损伤的适合模型）进行研究，发现GBP可以降低Glu对HT22神经细胞的损伤，同时检测到GBP能呈剂量依赖性和时间依赖性地提高HT22细胞下降的SOD活性和ROS清除能力，提示GBP对HT22细胞的这种保护作用可能与其可增强细胞抗氧化损伤能力有关。研究报道抗氧化剂BHQ改善侧脑室注射$AlCl_3$诱导的阿尔茨海默病模型大鼠学习记忆能力的机制与其上调载脂蛋白E受体（AER）有关。在阿尔茨海默病动物模型体内，HO-1的表达下降可降低AER的表达。而在HT22细胞中，GBP可增加*HO-1*基因的mRNA和蛋白表达，因此GBP可能上调HO-1通路，从而调节AER表达，增加对神经细胞过氧化物的清除率，缓解氧化应激导致的退行性老年疾病阿尔茨海默病。

综上，天麻作为抗衰老天然药物，具有极大的研究空间及应用市场。衰老作为人类生长发育过程中无法避免的一环，随着年龄的增长，人体最终都会出现细胞、组织、器官、机体各个部位的衰老，只能通过积极的抗氧化、抗衰老举措来应对。天麻的有效成分天麻素和天麻多糖，天麻素通过调节某些衰老相关基因的表达水平并抑制线粒体途径中的凋亡程序而起抗氧化作用，但凋亡程序中信号通路错综复杂，这给天麻抗衰老的相关研究带来了许多困难和挑战；天麻多糖通过有效清除血清、脑及其他组织的脂质过氧化物和自由基，以及增加机体抗氧化酶的活性来延缓衰老。对于天麻炮制工艺的优化、有效成分的结构分析则是十分必要的，这将为延缓衰老、延长寿命提供宝贵的医药资源。

参考文献

皇甫超申，李明善，2001. 猕猴脑动脉硬化自由基损伤机制. 河南大学学报（医学科学版），（3）：10，11.

简文轩，张钊，陈乃宏，2019. 天麻补益作用的研究进展. 第九届中国药理学会补益药药理专业委员会学术研讨会.

孔小卫，柳听义，关键，2005. 天麻多糖对亚急性衰老模型小鼠自由基代谢的影响. 安徽大学学报（自然科学版），29（2）：95，96.

吕慧玲，2011. 自由基与人类衰老. 科技资讯，（8）：253.

马长春，朴松兰，杨小存，等，2019. 衰老机制及针灸抗衰老研究进展. 中国老年学杂志，39（10）：2542-2546.

马紫童，唐秀凤，高莹莹，等，2020. 基于神经网络模型评价淫羊藿女贞子配伍对衰老大鼠自由基损伤的作用. 世界中医药，15（21）：3250-3254.

邱赛红，蔡颖，孙必强，等，2006. 天麻首乌片对D-半乳糖致衰老小鼠机体氧自由基的影响. 中医药导报，12（10）：61，62.

王新梅，刘坤祥，2019. 天麻多糖对小鼠骨骼肌衰老作用的实验研究. 遵义医学院学报，42（2）：135-140.

王昭君，习杨彦彬，刘佳，等，2007. 天麻素对快速衰老小鼠大脑组织衰老相关基因表达的影响. 解剖科学进展，13（4）：353-357.

吴绍熙，郭宁如，2005. 从自由基学说分析中医药的抗衰老作用. 中国中西医结合皮肤性病学杂志，4（1）：52，53.

谢学渊，任婷麟，安扬，2016. 天麻多糖对谷氨酸损伤HT22细胞的保护作用. 解放军药学学报，32（2）：120-123.

张宇标，蔡伟松，韩广弢，等，2019. 天麻素预防TNF-α诱导的骨关节炎滑膜细胞衰老和线粒体膜破坏. 武汉大学学报（医学版），40（5）：708-712.

赵秀鹤，迟兆富，2005. MAPK信号转导途径及其在神经系统疾病中作用的研究进展. 国外医学·神经病学神经外科学分册，32（3）：248-251.

Baumert P，G-REX Consortium，Lake MJ，et al，2018．TRIM63（MuRF-1）gene polymorphism is associated with biomarkers of exercise-induced muscle damage. Physiol Genomics，50（3）：142，143．

Berenbaum F，2013．Osteoarthritis as an inflammatory disease（osteoarthritis is not osteoarthrosis!）．Osteoarthritis and Cartilage，21（1）：16-21．

Qi M，Zhang L，Ma Y，et al，2017．Autophagy Maintains the Function of Bone Marrow Mesenchymal Stem Cells to Prevent Estrogen Deficiency-Induced Osteoporosis．Theranostics，7（18）：4498-4516．

White JP，Billin AN，Campbell ME，et al，2018．The AMPK/p27 Kip1 Axis Regulates Autophagy/Apoptosis Decisions in Aged Skeletal Muscle Stem Cells．Stem Cell Reports，11（2）：425-439．

第七章

天麻与肝脏、肾脏及免疫系统

第一节　天麻对肝脏的药理作用

肝脏为人体主要器官之一，位于右季肋部、左季肋部与腹部交界，与右肺与心脏相邻。肝脏对人体有着重要的作用，主要包括以下几点：①维生素的代谢。肝脏对身体中诸多维生素的合成与储存等都有着重要的作用，如维生素A、维生素B、维生素C等，其储存、合成都与肝脏有关。②激素代谢，肝脏同时也参与了激素的代谢。③肝脏同样参与了身体对水的代谢。④肝脏具有分泌与排泄胆汁的功能，肝脏每24小时大约产生1L胆汁，经胆管运送至胆囊。⑤解毒功能，肝脏可以将毒素降解，体内的毒素、有毒物质，如乙醇等都可以通过肝脏进行代谢，药物同样需要通过肝脏进行代谢。⑥造血功能，胎儿时期人体的主要造血器官为肝脏，成人后为骨髓，同时肝脏为凝血因子的产生器官。中医也认为肝与胆相为表里，开窍于目，肝主藏血，主疏泄，有贮藏和调节血液的功能。中医经典《素问・五脏生成篇》将肝的功能概括为“肝之合筋也，其荣爪也”，并以军队中的将军为比喻（“为将军之官，主谋虑”）强调其在维持整个人体生理功能方面的主导作用。

天麻素是中药天麻成分中含量最高的有效单体，又称为天麻苷。近年来，研究者们对天麻素进行了大量的研究，发现其有镇静安神、催眠、保护神经细胞、镇痛等作用，并且在循环系统中有降低外周血管阻力、血压，增加血流量和保护心肌细胞等作用，同时在临床上可用于椎基底动脉供血不足、眩晕症、前庭神经元炎，也可用于改善卒中、高血压等的后遗症。

一、天麻成分在肝脏中的转运及代谢

一般而言，药物的转运体分为两种，即泵入系统与泵出系统。泵入系统包括有机阳离子转运体（OCT）、有机阴离子转运多肽（OATP）、多肽转运体（PEPT）、一元羧酸酯转运体（MCT）及核苷体（CNT），而泵出系统则主要包括

ATP结合盒转运蛋白超家族（ABC）。

肝脏是人体主要的物质代谢器官，其介导了各种物质的代谢。肝细胞是有多个角度的，拥有三种不同的功能面，分别是血窦面、胆小管面和肝细胞连接面，胆小管面与血窦面主要存在负责转运外源性与内源性物质的转运体，而目前研究发现人的肝脏中表达许多转运体，其中包括位于肝细胞窦状隙膜上的摄取性转运体、外排性转运体多药耐药相关蛋白，以及位于胆管侧膜上的外排性转运体——P糖蛋白。对于肝脏而言，参与转运的转运体主要是有机阴离子转运多肽和有机阳离子转运体两类。

（一）有机阴离子转运多肽

有机阴离子转运多肽在肝脏、肾脏及小肠组织中都有表达，其可以转运各种药物，在控制相关药物及药代动力学的过程中具有重要意义，在肝脏中表达的有机阴离子转运多肽有以下三种。

（1）OATP1B1是一种肝脏特异转运体，因为其主要在肝细胞窦状隙膜中特异表达，在许多化合物的转运中扮演着重要角色，其中包括牛磺胆酸盐、游离胆红素及葡萄糖醛酸结合物等一系列内源性物质。

（2）OATP1B3的表达及分布与OATP1B1较为相似，同时该物质也在胃、结肠及包括脑肿瘤在内的许多肿瘤组织中表达。其转运的底物同样与OATP1B1相似，但其具有有机阴离子转运多肽家族中的一种特殊蛋白质，这种蛋白质可以转运内源性肠促胰酶肽-8。除此之外，据报道，OATP1B3同样具有转运抗癌药物的作用，因而对癌症的治疗具有重要作用。

（3）OATP2B1存在于肝中，是OATP家族中第三种表达于肝细胞基底膜上的转运多肽。同样，该转运多肽可以在小肠、心脏、血脑屏障及胎盘中表达。OATP2B1对转运的底物有严格的要求与限制，柚皮苷可抑制其对底物的转运能力。

（二）有机阳离子转运体

有机阳离子转运体是溶质转运蛋白（SLC）超家族中的重要成员之一，该转运体参与了许多药物及内源性物质的体内转运过程。有机阳离子转运体包括以下三个亚型：OCT1、OCT2、OCT3。

（1）OCT1是一种位于肝脏的阳离子转运体，表达于人体肝细胞基底膜中，可介导许多有机阳离子的吸收，如1-甲基-4-苯基吡啶、四乙胺等。该阳离子转运体还介导一些内源性化合物（如前列腺素等）的转运，可见其对内源性及外源性阳离子化合物在肝脏的消除起重要作用。

（2）OCT2主要分布于肾脏与脑部，同时也在近端小管外侧基底膜表达，在脑部与肾脏中介导阳离子的转运。其对应负责转运的内源性阳离子有胆碱等，同时也是一些药物（如雷尼替丁、奎宁等）的转运体。

（3）OCT3分布于大脑、肝脏、小肠、胎盘及骨骼肌中，同时也表达于近端小管基底膜。OCT3主要参与有机阳离子的肾脏排泄，同时也参与一些重要的内源性物质在神经系统的转运。

二、天麻素对肝脏的调节

近年来，我国非酒精性脂肪性肝病（NAFLD）患者不断增多。非酒精性脂肪性肝病是一种以无过量饮酒史、肝脏实质细胞脂肪变性及脂质沉积为特点的常见肝脏疾病。根据中华医学会肝病学分会脂肪肝和酒精性肝病学组及中国医师协会脂肪性肝病专家委员会发布的2018年版《非酒精性脂肪性肝病防治指南》，该疾病是一种与胰岛素抵抗及遗传易感密切相关的代谢性肝损伤，疾病谱包括非酒精性单纯性肝脂肪变性、非酒精性脂肪性肝炎、肝硬化及肝细胞癌，已知该病可导致肝病残疾甚至死亡，同时还与代谢综合征、2型糖尿病、动脉硬化性心血管疾病及结直肠肿瘤等的高发密切相关。目前，酒精性脂肪性肝病已经成为我国第一大慢性肝病和健康查体肝酶异常的首要原因，并且越来越多的慢性乙型肝炎患者合并非酒精性脂肪性肝病，严重危害人民生命健康。

耿雅娜于2015年6月发表的硕士学位论文“天麻粉及天麻素治疗非酒精性脂肪性肝病的作用及机制研究”中显示，天麻素对正常肝细胞HL-7702的毒性极低，当天麻素浓度在6773μmol/L时才会影响细胞存活率。而天麻素可明显降低OA诱导的HL-7702细胞模型内的脂质及TG浓度，并且天麻素的降脂作用依赖于其对AMPK/ACC通路的激活，当用compound C抑制细胞内AMPK的激活时，天麻素对AMPK/ACC通路的激活作用完全被抑制，同时天麻素的降脂作用也完全被阻断。该部分结果显示，天麻素的降脂机制与天麻粉降脂机制一致。

（一）天麻素对化疗药长春新碱肝脏毒性的预防作用

药物本身或药物的代谢产物有时会对肝脏造成一定的损伤，这种损伤会由于使用药物治疗的患者体质的不同而有区别。引发药物性肝损伤的药物有多种，包括肿瘤的化疗药、抗结核药等。

药物性肝损伤是化疗药物最常见的毒副作用之一，其发生率居药物性肝损伤的首位，对人体影响极大，也是肿瘤患者停止化疗的最常见原因之一。如不能及时纠正，患者不能耐受正常剂量的化疗，则化疗药物需要减量，同时有一些严重的患者由于副作用过于强烈甚至不能继续进行化疗，从而耽误患者进行有效的治疗。在临床肿瘤化疗中，绝大多数抗肿瘤药物在杀伤和损害肿瘤细胞的同时，对正常组织细胞亦产生毒性作用和免疫抑制作用，这就是化学治疗产生毒副作用的基础。化疗的毒副反应分为近期毒性反应和远期毒性反应两种，近期毒性反应又分为局部反应和全身反应，肝功能损害是化疗中常见的近期全身毒性反应，肝脏常能适应低水平的肝毒性，当药物代谢过程中形成的毒性代谢产物超过其安全排泄的速率时，就会产生肝损伤。药物性肝损伤的机制还包括药物本身的毒性、免疫过敏机制、影响肝实质摄取，以及干扰胆盐及有机阴离子的转运和排泄等。

长春新碱为临床上常用的抗肿瘤药，临床有报道称，大剂量长春新碱单用或与其他抗肿瘤药联合应用时可能会引起肝损伤。

在刘洋等于2014年发表的“天麻素对化疗药肝脏毒性预防作用的实验研究”中，研究者用一种名为长春新碱的化合物对大鼠进行实验，造成肝损伤以模拟该药在人体中对肝脏的损伤。在实验过程中，上午给大鼠进行长春新碱腹腔注射，下午给大鼠服用天麻素，不同大鼠组别服用不同剂量的天麻素，剂量分别为30mg/kg、60mg/kg、120mg/kg，同时设置0.9%氯化钠注射液对照组与长春新碱肝损伤模型组。记录大鼠在不同天数时的毛色、精神状况，以及血清丙氨酸氨基转移酶（ALT）、天冬氨酸氨基转移酶（AST）、AST/ALT等指标，之后处死大鼠，进行肝组织的病理切片。结果显示：①与对照组大鼠相比，模型组大鼠饮食、活动明显减少，同时其精神变差，毛发凌乱而无光泽，同时伴有脱毛等现象。与模型组大鼠进行对比，发现各天麻素组大鼠的活动情况、毛发色泽、饮食情况、精神状况等均明显较为良好。②同对照组相比，模型组大鼠肝脏指数明显升高（$P<0.05$），而使用天麻素的各组均有不同程度降低（$P<0.05$），以高剂量天麻素组的降低最为明显，这表明天麻素有效保护了肝脏，同时其保护效果对剂量呈依赖性。③血清ALT、AST、AST/ALT的测定结果。ALT与AST都存在于肝细胞中，ALT存在于肝细胞胞质中，而AST存在于细胞质与线粒体中，只有肝细胞受到损害时，AST才会被释放，由此对其进行测量可反映肝受损的情况。该实验的结果显示模型组血清AST/ALT、ALT、AST值较对照组均有不同程度的升高（$P<0.05$）。低剂量、中剂量、高剂量天麻素组与模型组进行比较，所有指标均

出现明显的降低，同时有显著性差异（$P < 0.05$），以高剂量天麻素组的降低幅度最为明显。④对于肝组织病理切片，对照组中可见肝细胞的排列规则整齐，胞质、胞核的大小、形态均正常，胞质呈嗜酸性，细胞膜完整，无变性坏死，无炎症细胞浸润。而模型组可见肝细胞排列不规则，胞质疏松化、脂肪变性及气球样变等，同时出现细胞核脱失、细胞坏死等现象；而肝小叶中央区周围细胞出现核浓缩、破碎、消失及炎症细胞浸润。低剂量组天麻素也可见广泛的脂肪样变性及胞质疏松化，但肝细胞坏死情况减少，相比模型组，肝细胞排列同样也较规则。中剂量天麻素组趋势与低剂量天麻组相似，但改善的程度更佳。相比而言，高剂量天麻素组的改善情况最为明显。综上，研究整体结果表明天麻素可预防长春新碱诱发的肝损伤，对肝脏具有保护作用。

张楚君、张金芝等于2012年发表的“天麻素对长春新碱致大鼠肝损伤的保护作用”中进行了相似的实验，不同的是，该实验首先对大鼠进行长春新碱注射，在第10天对大鼠注射天麻素，同时隔天注射长春新碱。实验同样设置0.9%氯化钠注射液对照组与肝损伤模型组，给药组的给药浓度分别为0.6%、1.2%、2.4%，这三种不同浓度的天麻素通过腹腔注射的方式进行给药。该研究得出的结论为长春新碱对大鼠具有肝脏毒性作用，而天麻素对其有保护作用，且呈剂量依赖性，与刘洋等的研究所得出的结论类似。

（二）天麻素对缺血再灌注损伤的保护作用

肝脏缺血再灌注损伤是指由于各种原因，如受伤、手术等，导致肝脏发生缺血，随后对之进行再灌注，恢复供血时导致的急性炎症反应及氧化应激，由此造成严重的肝细胞损伤及肝衰竭。肝脏缺血再灌注损伤是造成肝脏手术后肝功能下降、肝衰竭及肝移植无功能的重要原因。

袁博等发表的论文“天麻素对小鼠肝脏缺血再灌注损伤的保护作用”中探讨了天麻素对小鼠肝脏缺血再灌注损伤的作用及机制，其设置了五个小组：假手术组、缺血再灌注损伤组、天麻素高剂量组、天麻素低剂量组及CoPP（钴原卟啉）组。天麻素高剂量组、天麻素低剂量组、CoPP组在实验前分别注射天麻素。实验时除假手术组外，其余各组小鼠肝脏部位缺血率达70%时（约60分钟）再灌注6小时，造成缺血后再灌注。测定血清中的ALT、AST含量，同时测定肝脏组织中的超氧化物歧化酶活力及丙二醛浓度。通过实时荧光定量PCR检测肝组织肿瘤坏死因子-α、IL-6和IL-10、血红素氧合酶-1的表达水平；对肝组织进行苏木精－伊红染色；同时测定肝细胞凋亡指数。结果表明天麻素高剂量组、天麻素低剂量组及CoPP组中ALT、AST含量低于缺血再灌注损伤组；肝细胞凋亡指数、IL-6的mRNA表达水平也低于缺血再灌注损伤组，超氧化物歧化酶活力上调，IL-10的mRNA与血红素氧合酶-1的mRNA的表达水平升高，丙二醛的表达水平降低。以上结果都具有统计学意义。由此可以得出结论：天麻素可以减轻小鼠的缺血再灌注损伤。该文章同时指出此作用的机制可能与血红素氧合酶-1的表达有关。

三、天麻多糖对肝脏的调节

（一）天麻多糖对免疫性肝损伤的保护作用

李峰、朱洁平等于2015年发表的“天麻多糖对小鼠免疫性肝损伤的保护作用”中，使用卡介苗加脂多糖导致小鼠产生免疫性肝损伤，从而构建免疫性肝损伤的模型，同时以联苯双脂为阳性对照，研究通过测定血清中的AST、ALT及一氧化氮来鉴定肝损伤，并测定肝脏中的超氧化物歧化酶和丙二醛，通过ELISA测定血清中TNF-α和IL-1的含量，通过噻唑蓝法测定脾T淋巴细胞、B淋巴细胞的增殖能力，称量并分别计算各组肝脏、胸腺与脾脏指数。其得出的结论为天麻多糖能显著降低小鼠血清中ALT、AST、NO活性及TNF-α、IL-1的含量，降低肝脏丙二醛水平和提高超氧化物歧化酶活性，显著提高脾T淋巴细胞、B淋巴细胞的增殖能力，且提高了小鼠的脾脏、胸腺指数，降低了肝脏指数。由此说明，天麻多糖对由卡介苗加脂多糖导致的小鼠免疫性肝损伤具有很好的保护作用。

（二）天麻多糖-2对酒精性肝损伤的保护作用

酒精进入人体后需要进行降解，众所周知，酒精对细胞具有毒害作用，长期饮酒对肝脏造成的负担远超我们的想象。酒精性肝病是由长期饮酒造成的一种肝脏疾病，初期可表现为脂肪肝，继而发展为酒精性肝炎、肝纤维化、肝硬化等一系列疾病，并有可能引发肾衰竭和上消化道出血等，严重酗酒可导致广泛的肝细胞死亡乃至肝衰竭。酒精性肝病是我国目前常见的肝脏疾病之一。

胡德坤、沈业寿发表的“天麻多糖-2对小鼠四氯化碳肝损伤和酒精肝损伤的保护作用”中采用四氯化碳（CCl_4）及北京红星二锅头对小鼠进行造模，诱导小鼠发生肝损伤。随后采用比色法测定血清中的ALT、AST，酒精性肝损伤小鼠血清中的三酰甘油含量，同时测定肝脏中的超氧化物歧化酶活力及丙二醛浓度，最后进行组织切片。结果表明天麻多糖-2有效降低了小鼠血清中的ALT、AST水平，三酰甘油的含量也同样下降，此外丙二醇的浓度下降而过氧化物歧化酶的活力明显上升。最后的组织切片表明，天麻多糖-2组小鼠的肝细胞病变明显减轻，坏死灶也明显减少，同时坏死区内受损肝细胞较模型组明显减少，而且随天麻多糖-2剂量的增大，对肝细胞的保护作用也增强，高剂量组小鼠肝损伤程度明显减轻。由此可说明，天麻多糖-2对小鼠CCl_4及酒精性肝损伤都有明显保护作用。

第二节　天麻对肾脏的药理作用

李时珍在《本草纲目·草部》中这样描述天麻对脾脏的作用，“天麻乃肝经气分之药”。元代中医“脾胃学派”代表人物之一罗天益曾在《卫生宝鉴》中评价天麻，“眼黑头旋，风虚内作，非天麻不能治。天麻乃定风草，故为治风之神药”。现代医学认为，天麻用于治疗因高血压引发的肾脏损伤，可促进肾脏解毒排毒或者减少肾脏的炎症反应，而发挥这些药效的主要活性成分是天麻中的天麻素和天麻苷元。

一、天麻各活性成分对肾脏的药理作用

（一）天麻素对肾脏的作用

人体中的天麻素大部分经由肾脏排出。对乙酰氨基酚（AAP）是应用最广泛的非甾体抗炎药之一，过量的AAP会引起肝脏和肾脏毒性，有研究采用天麻提取物处理肾脏组织细胞后发现，肾脏细胞中的细胞色素P450 2E1（CYP2E1）和*N*-乙酰基-*β*-*D*-氨基葡萄糖苷酶的表达水平降低，促炎因子减少，进而减少了肾脏细胞死亡，降低了AAP对肾脏的损伤。虽然与肝毒性相比，肾毒性很少被观察到，但它可能导致孤立的器官损伤或致命的多系统器官衰竭。

天麻素是从天麻中提取的主要酚类糖苷，具有潜在的肾脏保护特性。在CCl_4诱导的小鼠肾损伤模型中，研究人员发现天麻素抑制了肾脏纤维化，以及胶原蛋白和α-平滑肌肌动蛋白（α-SMA）的沉积，并且抑制了CCl_4诱导的肾脏组织炎症，这可通过促炎性细胞因子TNF-α和IL-6水平降低反映。有研究人员开展了天麻粉喂养大鼠30天的毒性实验，实验设置供给大鼠的天麻药材粉分量相当于人日常摄入剂量的116.9倍，实验结果显示大鼠在此水平摄入的天麻粉量是最大未观察到有害作用剂量，日常大量反复食用时需重点关注食欲、体重的变化情况，天麻对肾脏无明显的毒性效果。

（二）天麻苷元对肾脏的作用

天麻苷元是天麻素的代谢产物，天麻素在大鼠肾匀浆中生成天麻苷元的速率比在大脑、肝脏中要快，并且天麻素在肾脏的清除速率最高。天麻苷元大部分同样也是经肾脏排出，并且天麻苷元通过血脑屏障的能力比天麻素强，天麻素毒性很小，在胃肠道吸收很快，以肾脏分布居多，主要经尿排出。研究人员通过动物亚急性毒性实验发现，天麻素和天麻苷元对血红细胞、血小板、氨基转移酶、非蛋白氮、胆固醇等均无影响，心、肺、肝、脾、肾、胃及肠切片未见细胞变性。天麻素和天麻苷元均不影响家兔清醒时的心律，但心率略减慢。

（三）天麻多糖对肾脏的作用

天麻多糖对肾脏的作用多以清除自由基为主，研究人员对衰老小鼠进行实验发现，天麻多糖能大幅度提升超氧化物歧化酶、过氧化氢酶、谷胱甘肽过氧化物酶等的活性，可明显抑制衰老组织中脂质过氧化物的代谢产物丙二醛的生成，具有保护细胞免受自由基攻击的作用。有部分研究发现，天麻多糖的存在可能诱导天麻素相关转运蛋白的表达，进而促进天麻素的转运过程，达到促进吸收的效果。

二、天麻成分对肾脏的保护作用

（一）抗炎与防治肾脏纤维化

天麻素通过调节核因子类胡萝卜素2相关因子2（Nrf2）介导的抗氧化剂信号转导和促进5′-单磷酸腺苷激活的蛋白激酶（AMPK）激活来抑制氧化应激。此外，天麻素的添加可以使晚期糖基化终末产物受体（RAGE）和高迁移率族蛋白B1（HMGB1）途径失活。同时天麻素可抑制Toll样受体（TLR）、NF-κB和转化生长因子（TGF-β）的激活。总之，研究人员发现天麻素可通过AMPK/Nrf2/HMGB1途径减轻CCl_4诱导的肾脏炎症和纤维化。

（二）降血压功效，缓解肾性高血压

天麻中的天麻多糖能明显降低高血压模型大鼠的收缩压和舒张压，同时降低模型大鼠血清中NO、血浆内皮素及血管紧张素Ⅱ水平。有研究人员对天麻多糖降血压的机制进行研究，利用水提醇沉法从天麻中分离纯化得到一种分子量为

1.54×10^3 kDa的活性多糖PGE（天麻多糖），其结构是α型右旋糖，糖环构型为吡喃型，糖苷键连接方式以1→4链接的葡萄糖为主链，分支可能存在1→3链接的葡萄糖、1→4,6链接的葡萄糖和1→链接的葡萄糖末端，这种结构的天麻多糖对血管紧张素转化酶（angiotensin converting enzyme，ACE）有良好的抑制效果。ACE是一种含Zn^{2+}的膜结合外肽酶。ACE作为肾素-血管紧张素系统的关键调节剂，可以将血管紧张素Ⅰ转化为有升血压作用的血管紧张素Ⅱ（AngⅡ），还可以使血液中激肽释放酶-激肽系统（KKS）中的血管扩张剂缓激肽失活。因此，当ACE被天麻中的天麻多糖抑制后，可抑制AngⅡ生成组织的血管收缩，以达到降低血压的功效。

三、天麻在肾病防治中的临床应用

（一）肾性高血压的临床治疗

肾性高血压是因肾脏疾病引起的高血压，在继发性高血压中最为常见。各种肾相关疾病和肾功能下降都伴随高血压症状的出现，而高血压是慢性肾脏病发展到终末期肾病的独立危险因素。因此，不管是原发性高血压还是继发性高血压，都会对肾脏产生影响或者与肾脏相关。

对于肾性高血压患者，中医辨证为“眩晕”或“头痛”，为肝阳上亢型。而西医临床认为，肾性高血压可以按解剖分为肾实质性高血压和肾血管性高血压。肾血管性高血压是由肾动脉病变引起肾实质缺血，激活肾素-血管紧张素-醛固酮系统（RAAS），从而导致继发性高血压。常见的原因有大动脉炎（64%）、纤维肌性发育不良（15%）和肾动脉粥样硬化等引起的肾动脉口、主干或其主要分支狭窄等。肾实质性高血压主要是由各种急慢性肾小球肾炎、糖尿病肾病、结缔组织病、慢性肾盂肾炎、多囊肾等肾实质性疾病引起，占各种原因所致高血压的5%～10%。因为肾组织中生成的前列腺素（PG）、激肽及NO等可引起血管扩张，从而降低血压，所以患肾实质疾病时，髓质分泌的这些物质减少，导致血压升高，因此肾实质疾病为继发性高血压的第一位病因。

天麻钩藤饮可在一定程度上维持肾脏分泌功能，使肾性高血压患者分泌前列环素增加，并减少血浆内皮素的生成，从而降低血压。对患者治疗前后平均血压的监测进一步证实了天麻钩藤饮的降压作用，而其降压机制很可能是前列腺素的升高和内皮素的降低。研究初步认为，加用天麻钩藤饮治疗肾性高血压可在一定程度上减少尿蛋白，可能具有一定的肾保护作用。在对肾功能的监测中，虽然血清肌酐（Cr）、尿素氮（BUN）降低不明显，但血清半胱氨酸蛋白酶抑制剂C（cystatin C）明显降低。Cr和BUN均可反映肾小球的滤过能力，但不是肾功能损害的特异性指标，从一定意义上不能排除天麻保护肾功能、延缓肾衰竭的作用。加用天麻钩藤饮治疗肾性高血压患者的优势，包括可明显改善临床症状，减轻患者的痛苦，无或有较少明显不良反应和副作用。

（二）天麻成药用于高血压性肾病的临床治疗

高血压性肾病在临床上表现为高血压造成的肾脏结构和功能改变，是高血压患者长期血压控制不良的主要并发症之一，临床可见良性小动脉肾硬化和恶性小动脉肾硬化。研究发现，随着年龄增长和平均动脉压的升高，血液中的血肌酐水平也会上升，说明肾小球滤过率降低，肾功能下降。相关数据显示，持续高血压发展5～10年后，可出现轻至中度肾小动脉硬化，继而牵连肾单位。调查显示，未经治疗的原发性高血压患者中有大约42%的患者可发展为肾脏硬化性损害，大约有10%的患者死于肾衰竭。由此可见，持续高血压对肾脏损伤影响很大，与此同时，肾脏受损会进一步升高血压。

高血压性肾病的发生发展是一个动态变化的过程，在疾病的不同阶段，所属证型不同，治法亦有所不同。中医则认为“虚”是该病发生的根本，因此补益脏腑是治疗的第一要素，主要为补益肝、肾、脾，包括滋补肝肾、健脾补肾、温补脾肾等，肾为五脏阴阳之根本，《景岳全书》云，“五脏之阴气，非此不能滋。五脏之阳气，非此不能发”“五脏之伤，穷必及肾”，故补肾尤为重要。而淤血贯穿疾病的始终，在治疗的各个阶段均应加入活血化瘀的成分，因而天麻成为治疗高血压性肾病的药物之一。下面对几种常见以天麻为主要成分的中药产品在高血压性肾病防治方面的应用和药理机制做一总结。

1.天麻钩藤饮

天麻钩藤饮不仅可用于治疗肾性高血压，同时也可用于治疗高血压性肾病。天麻钩藤饮药方中包含天麻、钩藤、石决明、川牛膝、杜仲、寄生、栀子、黄芩、益母草、夜交藤、茯神等十几味中药。从中医角度评价，其具体功效如下：天麻和钩藤平肝息风；石决明平肝潜阳并能除热明目；川牛膝引血下行、活血利尿；杜仲和寄生补益肝肾；栀子和黄芩清肝泻火；益母草可加强川牛膝活血利尿的功效；夜交藤和茯神有宁心安神的作用。如果从现代药理学角度解释，天麻钩藤饮具有抑制血小板聚集、增加纤维蛋白的溶解性、降低血液黏稠度（即活血化瘀功效）的作用。另外，它可以缓解由细胞内氧自由基增多造成的损伤，还具有保护肾脏内皮细胞、纠正糖脂代谢紊乱、抗炎、增加免疫细胞活力等作用。

2. 天麻芎苓止眩片

天麻芎苓止眩片可用于治疗肝火亢盛、痰热内蕴型高血压性肾病。其主要成分为天麻、钩藤、川芎、陈皮等中药。研究人员利用原发性高血压大鼠进行天麻芎苓止眩片保护肾脏相关研究，发现天麻芎苓止眩片可显著降低动物模型体内氧化应激因子、血清及肾脏血管紧张素Ⅱ（血管紧张素Ⅱ的作用是使全身小动脉收缩而升高血压）、炎症因子、肾脏组织TGF-β1（转化生长因子β1）及Samds信号因子表达水平等，进而改善肾脏功能。从肾脏形态学角度观察，天麻芎苓止眩片可明显减少肾脏组织纤维化。大鼠在服用天麻芎苓止眩片后尿量明显提高，尿蛋白排出减少。

3. 香天麻汤

香天麻汤主要的配方组成为唇香草、红景天、罗布麻、玫瑰花、天麻、钩藤、首乌、牛膝、熟地黄。唇香草又称新塔花，分布于新疆，具有疏散风热、清利头目、安神强壮之功效。香天麻汤的功效在于可降低高血压患者的尿微量白蛋白，从而逆转早期肾功能损害。

4. 半夏白术天麻汤

半夏白术天麻汤的主要成分是半夏、天麻、茯苓、橘红、白术、甘草。有研究报道，半夏白术天麻汤可以调节与氧化应激密切相关的酶表达（如肾脏铜锌超氧化物歧化酶、过氧化物酶2），以及可能参与下调与细胞凋亡相关的αB晶状体的蛋白表达。半夏白术天麻汤的功效在于减缓血压升高后产生的自由基对肾脏的损伤和肾脏细胞的凋亡，进而达到治疗高血压性肾病的效果。

总体来说，天麻对于肾性高血压和高血压性肾病的治疗具有普适性，主要机制是抑制血管收缩来降低血压，减少炎症反应和增强体内抗氧化酶活性，以增强清除自由基能力，最终达到保护肾脏、降低血压的目的。

第三节　天麻对免疫系统的药理作用

免疫是指机体对抗病原体引起疾病的能力，免疫系统具有免疫监视、防御和调控作用。这个系统由免疫器官及免疫活性物质组成。人体的免疫系统有三条防线：第一条防线是体表屏障，包括物理屏障与化学屏障。第二条防线是固有免疫，不具备特异性，主要对局灶性炎症反应、补体系统及干扰素起作用。第三条防线是适应性免疫，包括细胞免疫与体液免疫。正常情况下，由于MHC的存在，人体自身的白细胞不会对自身的细胞进行攻击。

一、天麻素对免疫系统的药理作用

天麻素具有增强免疫系统的作用，采用天麻素对小鼠进行注射可以显著增强小鼠体内巨噬细胞的吞噬能力及血清中溶菌酶的活力，从而显著增强小鼠的非特异性免疫及T细胞介导的免疫应答，同时促进特异性抗体的成型。此外，天麻素在一定程度上可促进淋巴细胞的增殖，明显提高靶细胞的吞噬能力。

炎症是机体对外界刺激的一种防御反应，属于免疫系统中的一环，但炎症没有特异性；除了由病原体感染引起的炎症反应外，还存在非感染性炎症，此时炎症不仅无法对外界做出防御，同时会危及机体自身。

冯宇、章海锋等采用二甲苯诱导小鼠耳廓肿胀，随后使用天麻素对小鼠耳廓肿胀进行治疗，结果显示天麻素对小鼠耳廓肿胀和小鼠肉芽肿有明显的抑制作用，且低剂量的抑制效果好，由此可见天麻素具有较好的抗炎作用。在碳廓清实验中，低、中、高剂量的天麻素均可提高小鼠碳廓清指数，然而剂量之间差异不明显。随后他们研究了天麻对小鼠淋巴细胞转化、巨噬细胞吞噬能力及NK细胞活性的影响，得出结论：天麻素可在一定程度上促进淋巴细胞的增殖，明显提高靶细胞的吞噬能力。

此外有研究显示，针对丛集性头痛患者，联用天麻素注射液能有效减轻机体氧化应激与炎症反应，提高机体体液免疫。实验中观察组患者TNF-α、IL-1及hs-CRP水平低于对照组，IgM、IgG和IgA水平高于对照组，提示天麻素注射液可有效减轻丛集性头痛患者机体炎症反应，提高患者免疫能力。联用天麻素注射液能减轻机体因头痛导致的应激反应，从而抑制机体免疫功能，减轻因交感神经系统兴奋导致的体液免疫功能受损，减轻机体炎症反应可提高患者体液免疫功能。而对于精神分裂症伴随免疫功能紊乱患者，采用天麻素对之进行治疗后，比较相关炎症因子，即Th7、IL-17、IFN-γ、TGF-β1等的表达水平，观察组治疗有效率（90%）明显高于对照组（77.2%）；治疗后观察组外周血Th17、IL-17、IFN-γ、TGF-β1水平低于对照组；治疗后观察组个人与社会表现量表（PSP）评分、蒙特利尔认知量表（MoCA）评分高于对照组，而美国国立卫生研究院卒中量表（NIHSS）评分低于对照组；观察组不良反应发生率低于对照组。由此可以得出结论：天麻素注射液治疗精神分裂症伴免疫功能紊乱者疗效较好，可有效调节其Th17及相关炎症因子表达水平，提高患者社会功能、认知功能，减少神经损伤和不良反应。

二、天麻多糖对免疫系统的影响

天麻多糖是天麻中的主要活性物质之一，相关研究报道从天麻中分离出3种具有细胞免疫活性的杂多糖，分别是GE-Ⅰ、GE-Ⅱ、GE-Ⅲ。关于天麻增强人体免疫系统功能，早在中医学文献《神农本草经》中就有所记载，谓天麻“久服益气力，长阴，肥健”;《日华子本草》中称天麻“助阳气，补五劳七伤，通血脉，开窍”。早在1984年，朱荃就对天麻多糖的免疫活性进行了研究，结果发现天麻多糖可显著增加小鼠胸腺重量，同时又可显著增加小鼠移植物抗宿主反应，促进吞噬细胞的吞噬功能，表明天麻多糖能显著增强机体非特异性免疫及细胞免疫功能，并可诱导干扰素的生成。黄秀兰等利用^{3}H-胸腺嘧啶核苷掺入检查法检测天麻多糖对小鼠脾淋巴细胞转化的影响，发现在适当的浓度下，天麻多糖可以提高小鼠脾淋巴细胞的转化功能，超出浓度则有抑制效果，并且在适当浓度下天麻多糖也具有提升IgA、IgG、血清溶血素水平及增强体液免疫的功效。

除此之外，高浓度的天麻多糖还可以对肿瘤细胞造成炎性浸润，进而抑制肿瘤细胞的增殖。其机制为：天麻多糖可显著升高caspase-3、caspase-8、caspase-9水平，说明天麻多糖诱导H22肝癌细胞凋亡的机制可能与促使细胞线粒体caspase级联反应途径活化有关。另有研究表明部分天麻多糖，如GeB 40和GeB 80不仅具有清除自由基的作用和较强的还原能力，还有抑菌作用。

由此可见，天麻多糖对免疫系统的影响是复杂的，且有明显的浓度效应，虽说天麻多糖可以增强免疫细胞功能和刺激免疫系统，既有抑制肿瘤细胞增殖的作用，又有清除自由基和抑菌的作用，但仅在不同浓度的天麻多糖处理下才存在不同功效。

参考文献

陈春娟，2018．天麻多糖的结构分析及ACE抑制活性研究．天津：天津科技大学．

邓彦彦，2009．天麻钩藤饮对肾性高血压患者血浆前列环素、内皮素的影响．广州：广州中医药大学．

冯宇，章海锋，傅明亮，等，2011．黄绿蜜环菌生物合成的天麻素抗炎及免疫调节活性评价．中国食品学报，11（7）：41-45．

耿雅娜，2015．天麻粉及天麻素治疗非酒精性脂肪性肝病的作用及机制研究．北京：北京协和医学院．

胡德坤，沈业寿，2007．天麻多糖-2对小鼠四氯化碳肝损伤和酒精肝损伤的保护作用．中国中医药信息杂志，(12)：29-31.
黄海艳，2012. 益肾平肝汤干预治疗高血压早期肾损害蛋白尿的临床研究. 济南：山东中医药大学.
黄秀兰，孟庆勇，2003. 天麻注射液对小鼠脾淋巴细胞转化的影响. 广西中医药，26（2）：52-54.
孔小卫，柳听义，关键，2005. 天麻多糖对亚急性衰老模型小鼠自由基代谢的影响. 安徽大学学报（自然科学版），29（2）：95-99.
黎光富，李刚凤，史荣荣，2016. 天麻多糖化学成分与药理作用研究综述. 现代农业科技，(7)：289，290，292.
李峰，朱洁平，王艳梅，等，2015. 天麻多糖对小鼠免疫性肝损伤的保护作用. 中药药理与临床，31（1）：111-113.
李井文，魏江山，2018. 天麻素注射液对丛集性头痛抗氧化能力、炎症反应及免疫功能的影响. 西部中医药，31（11）：78-80.
刘现辉，郭晓娜，展俊平，等，2015. 天麻多糖对H22荷瘤小鼠细胞周期及caspase蛋白活性的影响. 中国老年学杂志，35（20）：5681，5682.
刘洋，饶亮，郑卫红，等，2014. 天麻素对化疗药肝脏毒性预防作用的实验研究. 时珍国医国药，25（3）：587-589.
陆光伟，1985. 天麻及其活性成分研究. 中草药，16（9）：40，41.
罗珊珊，蒋嘉烨，栗源，等，2012. 半夏白术天麻汤对自发性高血压大鼠肾脏蛋白表达谱的影响. 中药材，35（6）：935-939.
毛勇，苏敏，那敏，等，2013. 天麻粉喂养大鼠30d毒性试验. 中国药理学与毒理学杂志，27（3）：561.
缪化春，沈业寿，2006. 天麻多糖的降血压作用. 高血压杂志，14（7）：531-534.
宋环霞，陈晓慧，张格艳，等，2019. 天麻素注射液对精神分裂症伴免疫功能紊乱患者外周血Th17相关炎症因子表达水平的影响. 陕西中医，40（2）：174-177.
王海燕，2002. 肾实质性高血压的合理治疗. 中国医刊，37（12）：3-5.
王俊琪，2013. 探讨当代名中医辨证论治高血压肾损害的规律. 成都：成都中医药大学.
王俏，2007. 天麻素和天麻苷元的体内外代谢和脑靶向性研究. 杭州：浙江大学.
熊丹，2018. 天麻芎苓止眩片对高血压肾病治疗作用机制及肾脏保护效应相关研究. 长沙：湖南中医药大学.
叶尔克江·尼加提，2018. 香天麻汤治疗阴虚阳亢型高血压病及改善其MAU的研究. 乌鲁木齐：新疆医科大学.
游金辉，谭天秩，匡安仁，等，1994. ^{3}H-天麻甙元和^{3}H-天麻素在小鼠体内的分布和代谢. 华西医科大学学报，(3)：325-328.
袁博，瞿思铭，吴朴，等，2018. 天麻素对小鼠肝脏缺血再灌注损伤的保护作用. 中华肝胆外科杂志，24（9）：625-629.
张楚君，张金芝，郑卫红，等，2012. 天麻素对长春新碱致大鼠肝损伤的保护作用. 实用肿瘤杂志，27（5）：521-525.
张梦娟，2007. 天麻多糖的提取、纯化及活性研究. 咸阳：西北农林科技大学.
赵娴，彭尹宣，王兴，等，2017. 天麻钩藤药对去天麻多糖前后天麻素的肝、肾组织分布研究. 中药药理与临床，33（4）：102-105.
赵珍东，姚巧林，陈少珍，等，2015. 实用方剂与中成药. 重庆：重庆大学出版社.

周本宏，汪军玲，2009. 天麻素的药理作用和临床应用研究. 武汉生物工程学院学报，5（4）: 309-313.

朱丽玲，王建陵，吴彻，等，1987. 天麻多糖在小鼠体内诱生干扰素的研究. 南京中医学院学报（自然科学版），（4）：32，33，79.

朱荃，1984. 天麻多糖免疫活性的初步观察. 中成药研究，（12）：25，26.

Griffin KA，Bidani AK，2004. Hypertensive renal damage：insights from animal models and clinical relevance. Curr Hypertens Rep，6（2）：145-153.

Kang DH，Nakagawa T，2005. Uric acid and chronic renal disease：possible implication of hyperuricemia on progression of renal disease. Semin Nephrol，25（1）：43-49.

Ma JQ，Sun YZ，Ming QL，et al，2020. Effects of gastrodin against carbon tetrachloride induced kidney inflammation and fibrosis in mice associated with the AMPK/Nrf2/HMGB1 pathway. Food Funct，11（5）：4615-4624.

Mennuni S，Rubattu S，Pierelli G，et al，2014. Hypertension and kidneys：unraveling complex molecular mechanisms underlying hypertensive renal damage. J Hum Hypertens，28（2）：74-79.

Nissenson AR，Pereira BJ，Collins AJ，et al，2001. Prevalence and characteristics of individuals with chronic kidney disease in a large health maintenance organization. Am J Kidney Dis，37（6）: 1177-1183.

Quinn L，Gray SG，Meaney S，et al，2017. Extraction and quantification of sinapinic acid from irish rapeseed meal and assessment of angiotensin-Ⅰ converting enzyme（ACE-I）inhibitory activity. J Agric Food Chem，65（32）：6886-6892.

Reum SP，Hoan KJ，Ri KH，et al，2018. Protective effects of Gastrodia elata Blume on acetaminophen-induced liver and kidney toxicity in rats. Food Sci Biotechnol，27（5）：1445-1454.

第八章

天麻生物药剂学和药代动力学研究

第一节　天麻的生物药剂学

一、生物药剂学的基本概念

生物药剂学（biopharmaceutics）是自20世纪60年代迅速发展起来的药剂学新分支，简而言之，药剂学（pharmaceutics）是关于药物配制、生产技术和合理利用等内容的综合性应用技术，而将药剂学与生命有机体（或组织）联系起来，即生物药剂学，因此生物药剂学是关于药物制剂或剂型应用于生命有机体（或组织）的科学，是研究药物及其剂型在体内的吸收、分布、代谢与排泄过程，阐明药物的剂型因素、机体的生物因素与药物效应三者之间相互关系的学科。研究生物药剂学的目的是正确评价药物制剂质量，设计合理的剂型、处方及制备工艺，为临床合理用药提供科学依据，使药物发挥最佳的治疗作用并确保用药的有效性和安全性。不同的剂型或给药途径会产生不同的体内过程，如图8-1所示。

药物进入体循环才能发挥全身治疗作用，多数情况下，药物必须透过生物膜才能进入体循环。吸收（absorption）是指药物从用药部位进入体循环的过程。药物从体循环向各组织、器官或体液转运的过程称为分布（distribution）。药物在吸收过程或进入体循环后，受肠道菌丛或体内酶系统的作用，结构发生转变的过程称为代谢（metabolism）或生物转化（biotransformation）。药物及其代谢物排出体外的过程称为排泄（excretion）。药物的吸收、分布和排泄过程统称为转运（transport），而分布、代谢和排泄过程称为处置（disposition），代谢与排泄过程称为消除（elimination）。

生物药剂学研究影响剂型体内过程的因素，主要是剂型因素和生物因素。

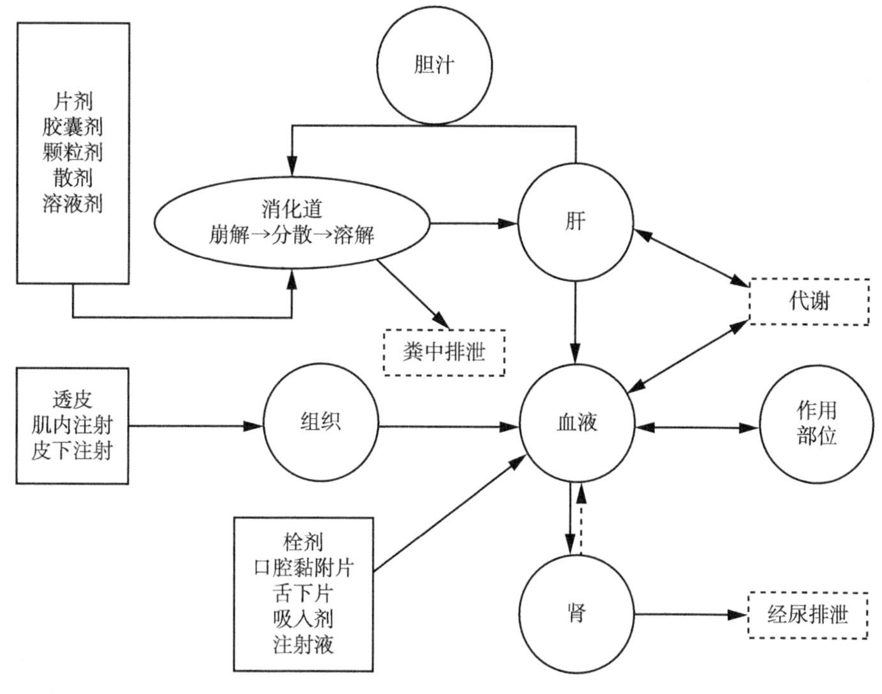

图8-1 不同剂型给药的体内过程

（一）剂型因素

剂型因素不仅指注射剂、片剂、胶囊剂、丸剂、软膏剂和溶液剂等药剂学中的剂型概念，而且广义地包括与剂型有关的各种因素，主要包括以下因素。

（1）药物的某些化学性质，如同一药物的不同盐、酯、络合物或衍生物，即药物的化学形式、化学稳定性等。

（2）药物的某些物理性质，如粒子大小、晶型、晶癖、溶解度、溶出速率等。

（3）药物的剂型及用药方法。

（4）制剂处方中所用辅料的种类、性质和用量。

（5）处方中药物的配伍及相互作用。

（6）制剂的工艺过程、操作条件和贮存条件等。

（二）生物因素

（1）种族差异：指不同的生物种类，如小鼠、大鼠、兔、犬、猴等不同的实验动物与人的差异，以及同一种生物在不同地理区域和生活条件下形成的差异，如不同人种之间的差异。

（2）性别差异：指动物的雄雌与人的性别差异。

（3）年龄差异：新生儿、婴儿、青壮年与老年人的生理功能可能存在的差异。

（4）生理和病理条件的差异：生理条件（如妊娠）及各种疾病引起的病理变化所致药物体内过程的差异。

（5）遗传因素：体内参与药物代谢的各种酶的活性可能引起的个体差异等。

生物药剂学中的药物效应是指药物作用的结果，是机体对药物作用的反应，包括治疗效果、副作用和毒性。《中国药典》（2020年版）收录的天麻剂型主要有片剂、丸剂、颗粒剂、胶囊剂，下文只讨论天麻口服剂的生物药剂学研究。

二、生物药剂学研究的新技术和新方法

（一）生物药剂学分类系统

生物药剂学分类系统（biopharmaceutics classification system，BCS）根据药物的体外溶解性和肠壁通透性特征将药物分类，为预测药物在胃肠道的吸收及确定限速步骤提供了科学依据，并可根据这两个特征参数预测药物在体内外的相关性。为提高分类系统的准确性，一种生物药剂学药物处置分类系统（biopharmaceutics drug disposition classification system，BDDCS）应运而生，BDDCS用药物代谢程度部分或完全替代BCS中的渗透性标准，弥补了BCS分类标准不易准确区分难溶性Ⅰ类和Ⅳ类药物的缺点。此外，定量生物药剂学分类系统（quantitative biopharmaceutics classification system，QBCS）和基于渗透系数的分类系统（permeability-based classification system，PCS）也是对BCS的进一步改进。修正的BCS分类系统亦称发展的分类系统（develop ability classification system，DCS），在预测影响体内行为的关键因素方面，其意义更为显著。BCS和DCS对渗透性有相同的解释，但相比于BCS中用250ml定义的溶解性，DCS采用了500ml的体积，能更准确地代表小肠的体积。此外，在BCS Ⅰ类化合物中加入2个亚集（Ⅱa和Ⅱb），Ⅱa类表示溶出速率限制吸收的化合物，Ⅱb类表示溶解性限制吸收的化合物，使DCS系统可以更好地预测BCS Ⅰ类化合物主要是受溶解性限制还是受溶出速率限制，这将为处方设计提供进一步的依据。

（二）药物吸收的预测

药物吸收进入体循环是其发挥治疗作用的重要环节。化合物的理化性质会影响其在体液中的溶解度、对生物膜的渗透性及与药物转运体之间的相互作用。近年来的研究发现，化合物的分子拓扑学与其吸收等过程有密切关系。因此，对化合物的理化性质及分子拓扑学性质进行分析也成为预测药物吸收的重要手段。

（1）类药5原则：Lipinski等提出类药5原则（the rule of five，Ro5），认为当化合物的理化性质满足下列任意两项时，就会呈现较差的吸收性质，即分子量＞500Da、氢键供体数＞5、氢键受体数＞10、油水分配系数log *P*＞5。Veber等建议在此基础上增加一些参数，如动力学分子极性表面积＞140Å^2、氢键供体数和受体数的总和＞12、可旋转的连接键＜10等，可提高该原则预测的准确性。Bradley等认为Ro5对化合物成药性的预测过于严格，使一些有药用潜力的化合物失去进一步被研究的机会，所以建议对Ro5的各项指标进行适当放宽，如分子量≤1000Da、-2≤油水分配系数log *P*≤10、氢键供体数≤6、氢键受体数≤15、动力学分子极性表面积≤250Å^2，以及可旋转的连接键≤20等。

（2）类药性的定量评估（the quantitative estimate of drug-likeness，QED）：是一种基于对已上市口服药物的理化性质进行计算分析，从而对化合物的类药性进行定量评估的方法。通过对化合物的分子量、油水分配系数、氢键供体数、氢键受体数、动力学分子极化表面积、可旋转连接键数目、芳香环数和警示结构数8个重要特性进行考察，判断该化合物与已上市口服药物的特性分布是否匹配。与传统的类药性定性分析相比，该法具有简单、直观、透明、辨别力强等优点。Timothy等通过QED基准计算在771个药物中筛选199个药物进行人体药动学试验，发现QED值较高的药物呈现较好的吸收和生物利用度，药物相互作用和P糖蛋白（P-gp）作用少，食物对其吸收的影响小。

（3）分子拓扑学（molecular topology）预测：分子拓扑学是现代计算化学、结构化学、量子化学、计算机科学图论、拓扑学、统计学相互结合的产物，其可将数学表达图的拓扑性质与化学的分子结构图对应起来，建立数学图－分子拓扑图－图的矩阵化－图的数值化拓扑指数应用的理论体系。其基本思想是寻找化学图的拓扑不变量，使一个抽象的图形转化为一个没有量纲的数，从而实现图结构－数值性质的同构关系。有研究者对大量化合物的实验数据进行分析发现，化合物的分子拓扑学对其吸收有重要影响。以分子拓扑学的两个重要参数——分子结构分数（the fraction of the molecular framework，fw）和sp杂化碳原子分数（the fraction of sp-hy-bridized carbon atoms，Fsp′）为代表参数进行研究，发现化合物的fw和Fsp′对其水溶性、熔点、Caco-2渗透性及血浆蛋白结合等性质均有影响，并且该影响与化合物的粒径和亲脂性等性质无关。

（三）细胞模型和药物转运

（1）Caco-2细胞模型的发展：Caco-2细胞模型作为一种能快速研究药物口服特性的体外模型，已成为国内外普遍认可的体外筛选模型。与整体动物实验方法相比，Caco-2细胞来源于人结肠癌细胞，同源性好，实验条件精确可控，重复性好，应用范围广，不仅可用于研究细胞摄取、跨膜转运过程及其转运机制，还可用于研究药物在细胞的代谢。

但Caco-2细胞无黏液层，且由于Caco-2细胞的高度紧密连接性，使测得的药物渗透性可能低于人体实际值。Caco-2细胞与杯状细胞HT29-MTX共培养可以避免单纯Caco-2细胞无黏液层的缺点，HT29-MTX的紧密连接相对较松，且与高表达P-gp的Caco-2细胞相比，HT29-MTX不表达P-gp，所以两者的共培养体系也适用于经细胞旁路途径或被P-gp转运的药物吸收的预测。当Caco-2细胞、HT29-MTX细胞和RajiB细胞一起培养时，可以维持各自的功能，由此建立的Caco-2/HT29/RajiB细胞共培养模型可以更精确地模拟小肠上皮特性，达到更具生理化和功能化的目的。

口服固体制剂中的药物吸收一般包括溶出和肠上皮渗透两个过程，采用细胞模型评价药物吸收特征时，药物通常处于溶解状态，不能很好地反映药物的溶出过程，与实际的体内吸收过程可能存在差异。药物溶出/Caco-2细胞组合模型可以避免这一缺陷，该组合体系主要由药物溶解室、pH调整室和扩散池三部分组成，扩散池包含供给池、接收池和嵌合在两者之间的Caco-2单层细胞，可以较好地反映和预测药物的吸收性质。

（2）MDCK-MDR1细胞模型的发展：MDCK-MDR1细胞模型是用人类的*mdrl*基因稳定转染MDCK（Madin-Darby canine kidney）细胞建立的细胞系。与Caco-2细胞模型相比，MDCK-MDR1细胞模型培养周期短，P-gp在细胞单层的顶侧面分布显著，可作为药物透过血脑屏障的快速筛选模型，评价药物透过中枢神经系统的能力，同时还可作为模拟肠道吸收的辅助手段。

但MDCK-MDR1细胞只表达P-gp，不能精确模拟小肠环境。小肠除了表达外排转运体之外，也表达大量的细胞色素P450酶的家族成员CYP3A4，而P-gp

和CYP3A4的底物经常是重合的，在降低其共同底物的吸收方面有协同作用。对P-gp和CYP3A4处置药物的贡献分别进行考察和研究，往往导致对其总贡献的低估。Kwatra等构建了同时高表达CYP3A4和P-gp的MDCK细胞系，并提供了评价这两种蛋白协同作用的体系，为正确评估小肠外排转运体和代谢酶对药物转运的综合作用提供了更为合理的方法。

（3）M细胞模型的发展：M细胞模型是一种共培养体系，可通过将Caco-2细胞与小鼠派氏淋巴结细胞（PPL）或人RajiB细胞进行共培养，诱导分化出形态及功能特征与M细胞类似的M样细胞来获得。与缺乏细胞异质性的Caco-2细胞模型相比，M细胞模型中不仅有肠上皮细胞，也有M样细胞，能更好地模拟肠道内环境。此外，M细胞还具有与肠上皮细胞不同的功能特点，能够特异性地摄取生物大分子及抗原物质，并转运至其下的固有层。因此，M细胞模型也是考察生物大分子药物及疫苗口服吸收和转运过程的较理想模型。

此外，除了上文所述的方法外，还有其他的方法，如人工生物膜技术。药物对细胞膜的通透性是药物能否通过生物膜转运的关键因素，药物的油水分配系数常常用于预测、解释药物在生物膜的转运行为，但不能准确反映药物与蛋白质镶嵌的双层磷脂生物膜的相互作用，因此建立人工生物膜模型、发展类生物膜结构的评价系统具有重要意义。人工生物膜技术包括双层人工膜渗透分析和基于磷脂囊泡的渗透分析等。此外，还有生物和物理实验技术，主要包括激光捕获显微切割、分子影像技术和微透析技术等。

第二节　天麻主要活性成分的药代动力学

一、药代动力学

药物进入机体之后，一般会出现两种不同的效应。一种是药物对机体产生的生物效应，包括药物对机体产生的治疗作用和不良反应，即药效学（pharmacodynamics）和毒理学（toxicology）。另一种是机体对药物的作用，即药物代谢动力学（pharmacokinetics），简称药代动力学。药代动力学是应用动力学的原理，采用数学模型处理的方法定量地研究药物在体内的吸收、分布、代谢和排泄，即ADME的动态变化规律及体内时-量、时-效关系的一门学科。中药与西药作为预防和治疗疾病的形式，都属于药物的范畴，因此自药代动力学起步，就与中药药代动力学难解难分。

药代动力学的目的是揭示药物在体内的动态变化规律。药物在体内经历吸收、分布、代谢和排泄过程的处置（图8-2），自始至终都处于动态变化之中，且药物的体内处置过程较为复杂，受到体内外诸多因素的影响。为了揭示药物在体内的动态变化规律，常常要借助数学的方法来阐明体内药量随时间变化的规律性，根据体内药量和时间的数据，建立一定的数学模型，求得相应的药代动力学参数，通过这些参数来描述药物体内过程的动态变化规律，阐明药物的作用和毒性产生的物质基础，进而指导临床制订合理的给药方案，提高用药的安全性和合理性；同时，药代动力学对新药的开发研究和评价也有一定的指导意义。

在药代动力学研究中，药物体内过程的动态变化规律主要是通过其代谢动力学参数反映，因此有必要先了解药代动力学的主要参数。

药代动力学参数（pharmacokinetic parameter）是反映药物在体内变化规律的一系列常数，如吸收、转运和消除速率常数，表观分布容积，消除半衰期等，通过这些参数来反映药物在体内过程的动力学特点及动态变化规律。药代动力学参数是临床制订合理化给药方案的重要依据之一，可根据药代动力学参数的特点，设计和制订安全有效的给药方案，包括给药剂量、给药间隔和最佳给药途径等；针对不同的生理病理状态制订个体化给药方案，提高用药的安全有效性。此外，

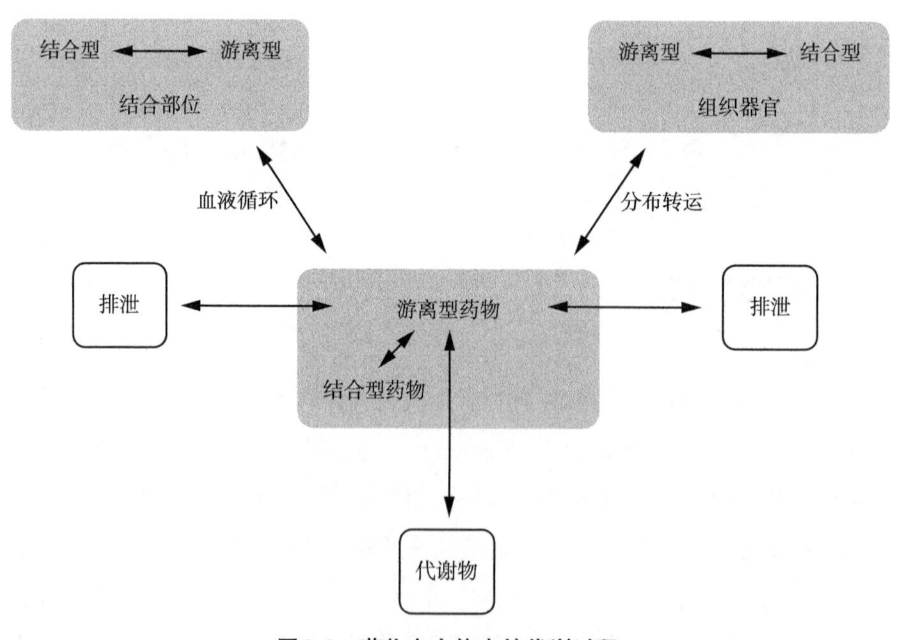

图8-2 药物在人体内的代谢过程

这些参数还有助于阐明药物作用的规律、了解药物在体内的作用和毒性产生的物质基础。有些指标还是评价药物制剂质量的重要指标，在药剂学和新药研发中常常被用于制剂的体内质量评价。

1.药峰时间和药峰浓度

药物经血管外给药吸收后出现的血药浓度最大值称为药峰浓度（C_{max}），达到药峰浓度所需要的时间为药峰时间（t_{max}），如图8-3所示。药峰时间和药峰浓度是反映药物在体内吸收速率常数的两个重要指标，常被用于制剂吸收速率的质量评价。与吸收速率常数相比，它们能够更加直观和准确地反映药物的吸收速率，因此更加具有实际意义。

药物的吸收速率越快，则其药峰浓度越高，达峰时间越短，反之亦然，如图8-4所示，A、B、C三种制剂的吸收程度相似，只有吸收速率不同，吸收速率A＞B＞C。制剂A的血药浓度超出了最低中毒浓度，可以引起毒副作用；制剂B

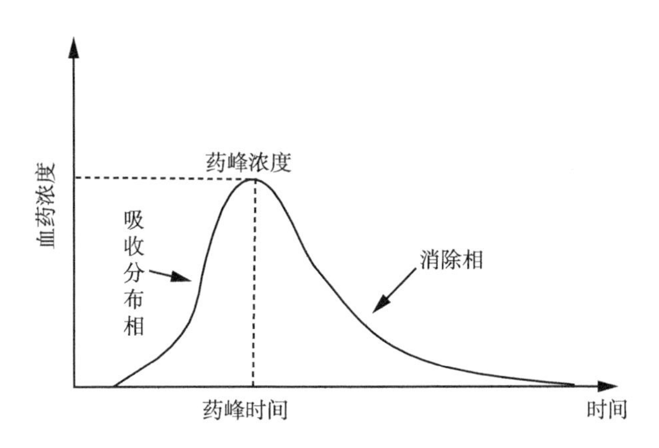

图8-3　血管外给药的血药浓度-时间曲线

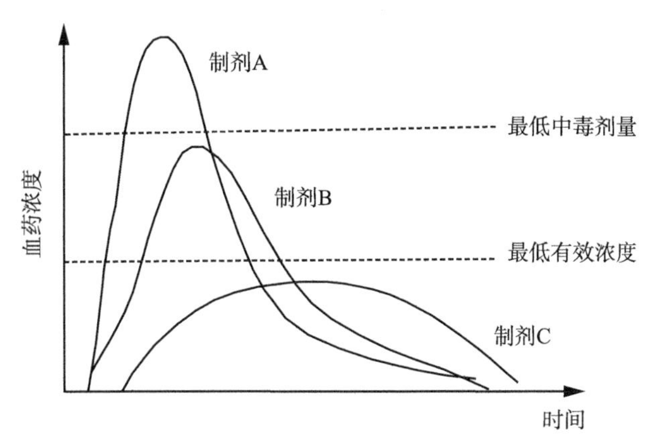

图8-4　制剂A、B、C的血药浓度-时间曲线

的血药浓度在安全有效的范围之内；而制剂C的血药浓度没有达到最低有效浓度，因此无效。由此可知，吸收速率是影响药物疗效或者毒性的一个重要因素。

2. 速率常数

速率常数是描述药物在体内转运和消除速率快慢的药代动力学参数，速率常数越大，药物转运和消除过程也越快。速率常数用时间的倒数作为单位，如h^{-1}。

体内药物从一个部位转移到另一个部位，或者从原形药物转化为代谢产物，它们的转运速率或者消除速率与药量的关系可以用式（8-1）表示，式（8-1）中dX/dt表示药物转运或消除速率，X表示药量，K表示转运或消除常数，n为级数。

$$\frac{dX}{dt}=-KX^n \qquad (8\text{-}1)$$

当$n=0$时，K为零级转运常数或消除常数；当$n=1$时，K为一级转运常数或消除常数。此外，在描述不同的转运或消除过程时，K具有不同的意义，常见的意义如下：K_a，吸收速率常数；K，代谢速率常数；K_0，零级滴注速率常数；K_{12}，在双室模型中，药物从中央室向外周室转运的速率常数；K_{21}，在双室模型中，药物从外周室向中央室转运的速率常数；K_{10}，在双室模型中，药物从中央室消除的一级速率常数。

总消除速率常数代表体内药物的总消除状况，包括肾消除、经过胆汁消除、代谢及从体内消除的一级速率常数的一切可能途径。因此，K为每个过程的消除速率之和，见式（8-2）。

$$K=K_e+K_b+K_{bi}+K_{lu}+\cdots \qquad (8\text{-}2)$$

式中，K_e为经肾消除速率常数；K_b为生物转化速率常数；K_{bi}为经胆汁消除速率常数；K_{lu}为经肺消除速率常数。速率常数的加和性是一个很重要的特性。

3. 生物半衰期

由于药物的转运或消除过程发生在生物体内，为了与放射性同位素的半衰期相区别，将药物在体内某过程（如吸收或消除）的半衰期称为生物半衰期（biological half time，$t_{1/2}$）。生物半衰期是指药物在体内完成某过程一半所需的时间。$t_{1/2}$与相应K值的关系见式（8-3）。

$$t_{1/2}=\frac{\ln 2}{K}=\frac{0.693}{K} \qquad (8\text{-}3)$$

式（8-3）中的K视过程不同而不同。例如，在吸收过程中，K为K_s；在消除过程中，K为K_M等。如果没有指明，通常我们所说的生物半衰期为消除半衰期，消除半衰期可定义如下：某一药物在消除阶段，其药物量（或血药浓度）降低一半所需的时间。

不同药物的生物半衰期相差很大，即使结构相似的药物，其生物半衰期也可能有很大的差别，如各种磺胺类药物。同一药物在不同种族内的生物半衰期也会不同。但总的来说，正常人的生物半衰期基本上是相似的。生物半衰期的长短反映了体内消除器官（如肝、肾等）对某药物消除能力的强弱。因此，这些消除药物的器官功能正常与否，直接影响药物半衰期的长短。肾功能正常与否常通过测定肌苷或菊糖的生物半衰期来判断；肝功能正常与否常通过测定磺溴酞钠的生物半衰期来判断。

药物半衰期的改变是在疾病状态下调整剂量时的一个主要参考依据。

4. 表观分布容积

表观分布容积（apparent volume of distribution，V）是指药物在体内达到动态平衡时，体内药量与血药浓度相互关系的一个比例常数，其本身不代表真实的容积，因此没有直接的生理学意义，主要反映药物在体内分布广窄的程度，其单位为L或L/kg。对于单模型药物而言，V与体内药量X和血药浓度c之间的关系见式（8-4）。

$$V=\frac{X}{c} \tag{8-4}$$

药物表观分布容积的大小取决于其脂溶性、膜通透性、组织分配系数及药物与血浆蛋白等生物物质的结合率等因素。如药物的血浆蛋白结合率高，则其组织分布较少，血药浓度高。如果一个药物V值为3～5L，那么这个药物可能主要分布于血液，并与血浆蛋白大量结合，如双香豆素、苯妥英钠等；如果一个药物的V值为10～20L，则说明这个药物主要分布于血浆和细胞，因此无法进入细胞内液，如溴化物和碘化物等；如果一个药物的V值为40L，则这个药物可以分布于血浆和细胞内液、细胞外液，表明其在体内的分布较广，如安替比林；有些药物的V值非常大，可以达到100L以上，这一体积已经超过了体液的总容积，这类药物在体内往往有特异性的组织分布，如硫喷妥钠具有较高的脂溶性，可以大量地分布于脂肪组织，而^{131}I可以大量地浓集于甲状腺，因此其分布容积也很大。由此可见，可通过表观分布容积来了解药物在体内的分布情况（表8-1）。

表8-1 体液的分布情况

项目	细胞外液		细胞内液	总计
	血浆	血管外液		
容积（L）	3	9	28	40
占液体体积百分数（%）	4	13	41	58

从式（8-4）中可以看出，当机体药量X相同时，药物从血液向机体各部分的分布能力越强，则血药浓度c越低，V值越大；反之，药物分布能力弱，比较集中于血液，则c相对较大，V值就小。所以V值的大小可以衡量药物分布能力的大小。

对于符合多室模型的药物，还可以应用稳定表观分布容积V_{SS}来表示药物的分布情况，V_{SS}表示机体各隔室内药物的分布达到平衡时，体内药量X_{SS}与血药浓度c_{SS}之间的关系，见式（8-5）。

$$V_{ss}=\frac{X_{ss}}{c_{ss}} \tag{8-5}$$

5. 清除率

整个机体或机体的某些器官在单位时间内能清除的药物表观分布容积的量称为清除率（clearance，CL），即单位时间内能消除多少体积流经血液中的药物。单位常用ml/（min · kg）表示，见式（8-6）。

$$\mathrm{CL}=\frac{-\mathrm{d}X/\mathrm{d}t}{c}=\frac{KX}{c}=KV \tag{8-6}$$

总清除率等于各个清除率之和，见式（8-7）。

$$KV=K_eV+K_bV+K_mV+\cdots \tag{8-7}$$

式中，肾清除率（K_eV）是总体清除速率中很重要的一部分。血浆在肾脏滤过后为超滤液。如果药物全部被“滤掉”，则肾清除率数值与滤液体积相等。药物肾清除率可用式（8-8）计算。

$$\text{肾清除率}=\text{单位时间经尿药排泄量}/\text{血浆药物浓度}=\frac{K_eX}{c}=K_eV \tag{8-8}$$

6. 血药浓度-时间曲线下面积

在坐标轴上，用X轴代表时间、Y轴代表药物的血药浓度或者累计尿药量等特征参数所作出的曲线称为血药浓度-时间曲线（drugconcentration-time curve），用AUC表示。有时为了便于数学处理，常常取Y轴数值的对数对时间作图，所得的曲线称为半对数曲线。在实际工作中，药代动力学实验大多是通过血药浓度或者尿药浓度，绘制各种血药浓度-时间曲线或半对数曲线，最终说明药物的药代动力学特征。

一般公式见式（8-9）。

$$\mathrm{AUC}=\frac{X_0}{KV} \tag{8-9}$$

式中，X_0为净给药量；K为一级消除速率常数；V为表观分布容积。

当口服或经其他途径给药时，只要符合线性速率方程，则血药浓度-时间曲线下面积必然符合式（8-10），式（8-10）中的F代表生物利用度。

$$\mathrm{AUC}=\frac{FX_0}{KV} \tag{8-10}$$

7. 生物利用度和生物等效性

生物利用度（bioavailability，F）是指经血管外给药后，药物被吸收进入血液循环的速度和程度的一种量度，它是评价药物吸收程度的重要指标。生物利用度可以分为绝对生物利用度和相对生物利用度。

绝对生物利用度主要用于比较两种给药途径的吸收差异，而相对生物利用度主要用于比较两种制剂的吸收差异，可以分别用式（8-11）和式（8-12）表示。

$$\text{绝对生物利用度}F=\frac{\mathrm{AUC}_{\mathrm{ext}}}{\mathrm{AUC}_{\mathrm{iv}}}\times\frac{D_{\mathrm{iv}}}{D_{\mathrm{ext}}}\times 100\% \tag{8-11}$$

式中，$\mathrm{AUC}_{\mathrm{iv}}$和$\mathrm{AUC}_{\mathrm{ext}}$分别为静脉注射给药和血管外给药后的血药浓度-时间曲线下面积；D_{iv}和D_{ext}分别为静脉注射给药和血管外给药的剂量。

$$\text{相对生物利用度}F=\frac{\mathrm{AUC}_{\mathrm{T}}}{\mathrm{AUC}_{\mathrm{R}}}\times\frac{D_{\mathrm{R}}}{D_{\mathrm{T}}}\times 100\% \tag{8-12}$$

式中，$\mathrm{AUC}_{\mathrm{T}}$和$\mathrm{AUC}_{\mathrm{R}}$分别为服用受试制剂和参比制剂血药浓度-时间曲线下面积；D_{T}和D_{R}分别为服用受试制剂和参比制剂的剂量。

二、天麻素的药代动力学

如第二章所述，天麻素是天麻的主要活性成分之一，具有镇静、镇痛、抗惊厥、抗癫痫、保护神经细胞等功能，临床上应用于神经衰弱、眩晕、头痛的治疗及癫痫的辅助治疗，最近还发现其对血管性痴呆有效。天麻素进入血浆后的代谢产物有对羟基苯甲醇、对羟基苯甲酸-O-β-D-吡喃葡萄糖苷、对羟基苯甲酸、对羟基苯甲醛-*O*-*β*-D-吡喃葡萄糖苷、对羟基苯甲醛、对羟基苯甲酸-*O*-*β*-D-吡喃葡萄糖苷的磺基化产物、对羟基苯甲醇的磺基化产物、对羟基苯甲酸的磺基化产物、对羟基苯甲酸的甘氨酸化产物，以及脱烃基、脱甲氧基的2个Ⅰ相代谢产物和2个乙酰化氨基酸结合的Ⅱ相代谢产物。Jia等进一步采用绝对定量法和半定量法研究，发现血浆中天麻素及其代谢产物暴露量达峰浓度（C_{max}）大小如下：天麻素＞对羟基苯甲酸-*O*-*β*-D-吡喃葡萄糖苷＞对羟基苯甲酸＞对羟基苯甲醇＞对羟基苯甲醛-*O*-*β*-D-吡喃葡萄糖苷＞对羟基苯甲醛，其中对羟基苯甲酸-*O*-*β*-D-吡喃葡萄糖苷和对羟基苯甲酸的暴露量远高于对羟基苯甲醇，且对羟基苯甲酸-*O*-*β*-D-吡喃葡萄糖苷、对羟基苯甲醛-*O*-*β*-D-吡喃葡萄糖苷的暴露量分别高于其对应苷元对羟基苯甲酸、对羟基苯甲醛。据目前报道，对羟基苯甲醇、对羟基苯甲酸、对羟基苯甲醛均具有一定的神经保护作用。有人认为天麻素本身对中枢神经系统并无直接作用，需要在人体内代谢为苷元（对羟基苯甲醇，HBA）后才发挥作用，因为代谢物HBA具有脂溶性，易透过血脑屏障入脑，可与脑部的苯二氮䓬类受体结合；天麻素也可部分透过血脑屏障后，在脑内代谢为HBA而发挥作用。近年研究认为天麻素和HBA对神经都有保护作用，有利于记忆的巩固和恢复，而且还有抗氧化和清除自由基等活性。

早期的研究者用薄层色谱法检测了天麻素在肝、肾、脑等主要脏器组织匀浆中的代谢情况，并且确定天麻素在肾脏中的水解作用最强，其次为肝脏和脑。但薄层色谱法灵敏度低且无法定量测定代谢产生的HBA。四川大学的蔡铮等用高效液相层析技术分析了用天麻素灌胃小鼠后其在脑组织中的药代动力学曲线，结果显示天麻素经小鼠口服给药后，能较快入脑并代谢为天麻苷元，消除也较快。灌胃后小鼠脑组织中HBA的质量浓度与时间曲线呈现双峰，HBA最大浓度分别出现在15分钟和90分钟处，血药浓度－时间AUC为52 822.5ng · min/g，消除半衰期为54.8分钟。浙江大学药学院和浙江省医学科学院药物研究所的王俏等运用高效液相色谱法设定了天麻素在大鼠脑、肝、肾及脑等不同区域中的代谢情况。结果表明天麻素在各组织器官中的代谢速率存在显著差异，在肾脏中代谢最强、速率最快，其次为脑和肝脏。在脑组织不同区域代谢为HBA的速率也不一样，丘脑和小脑产生HBA的速率分别是皮质的1.3倍和1.5倍，而皮质占全脑的比例是丘脑的2.7倍，是小脑的3.6倍，所以皮质代谢产生的HBA从总量上来说可能不会低于丘脑和小脑，推测HBA在皮质、丘脑、小脑的量较多，这可能与其作用的主要部位有一定关系。

此外，不同给药方式也会对天麻素的代谢产生一定的影响。

（1）静脉注射后，天麻素可快速进入中枢神经系统，入脑量不高，其在小脑的AUC高于其他三个脑区（脑皮质、海马体和丘脑），这说明天麻素可能在小脑区发挥较大的药理作用。天麻素在脑脊液中的代谢产物HBA的AUC仅占总注射量的2.9%，C_{max}只有总注射量的3.6%，HBA在脑脊液中的$t_{1/2}$仅为总注射量的1/3。这说明天麻素在脑中仅有极少量的代谢，而且代谢产物HBA的消除非常快。

（2）口服给药与静脉注射类似，进入小脑的天麻素量要高于其他三个脑区（脑皮质、海马体和丘脑）。天麻素在脑脊液中的AUC及在非脑区中的AUC与在血液中的AUC相比，平均值＜5%。

（3）鼻腔给药可使天麻素直接经鼻腔进入脑脊液，鼻腔给药后的脑脊液AUC与静脉注射相似，但其在血液中浓度极低，脑靶向指数高。可替代静脉注射等传统给药方式，从而提高疗效，降低外周副作用。

三、巴利森苷的药代动力学

巴利森苷是天麻中已经明确的具有临床疗效的活性成分之一，其由天麻素和柠檬酸组成，在蒸煮加热过程中巴利森苷易发生降解反应，从而使天麻炮制后的天麻素含量增加，田紫平等运用HPLC-DAD-ESI-MSn技术，系统研究了巴利森苷的降解动力学特征和降解机制，结果显示温度和pH是影响巴利森苷稳定性的主要因素，其降解途径表现为酯键的断裂及天麻素残基的不断丢失，同时推导了巴利森苷可能的降解路径。说明巴利森苷在一定条件下能与天麻素之间相互转化，天麻炮制后天麻素含量增加可能来源于巴利森苷类成分的转化。

郑秀艳等运用UPLC-ESI-MS/MS法测定了灌胃给药后大鼠血浆和各组织器官中天麻素和巴利森苷的含量，结果显示给大鼠口服天麻提取物后，天麻素和巴利森苷均以原形入血；给大鼠灌胃天麻微粉后，天麻素和巴利森苷均能快速分布到心、肝、脾、肺、肾中，其中肾和肺中含量最高；在脑组织中，巴利森苷有一定分布，但未检测到天麻素。给大鼠灌胃天麻提取物后，天麻素和巴利森苷均能快速分布到心、肝、脾、肺、肾中，其中肾中含量最高。

巴利森苷在生物体内的代谢

1.巴利森苷的吸收

巴利森苷类化合物以主动吸收为主。在大鼠体循环灌流实验中，巴利森苷类化合物的累积吸收转化率（A）和吸收速率常数（K_a）在高浓度条件下存在饱和现象，提示巴利森苷类化合物体内过程可能为主动转运。巴利森苷A、巴利森苷B、巴利森苷C在不同肠段（十二指肠、空肠、回肠、结肠）均有吸收，由于极性相对较大，在各组织中的分布范围相对较窄，主要为经小肠代谢，同时胆汁可以促进巴利森苷类成分的吸收。不同粒径天麻粉末可影响巴利森苷类化合物的肠吸收特性，这可能是由于粒径不同，有效成分的暴露程度不同，再加上巴利森苷类化合物特殊的结构造成其热不稳定，且降解速率受pH影响，当3＜pH＜6时，巴利森苷类化合物较稳定，当pH＜3或pH＞6时，降解速率均迅速增大，酯键极易断裂。由于不同肠段的pH、肠道酶及菌群不同，巴利森苷类化合物在各肠段的吸收特征及机制还不够明确，有待进一步研究。

2. 巴利森苷在动物组织器官中的分布

Jiang等采用UPLC-ESI-MS/MS法研究天麻素和巴利森苷A在大鼠体内的相对组织分布，结果显示巴利森苷A在大鼠体内主要分布于肺、肝、肾。郑秀艳等采用灌胃方式给予大鼠4g/kg天麻微粉和0.6g/kg天麻提取物（相当于4g/kg生药量）后发现，天麻素和巴利森苷A均能快速分布到心、肝、脾、肺、肾中，但在脑组织中只检测到了微量巴利森苷A，未检测到天麻素，灌胃给予4g/kg天麻微粉时肾和肺中巴利森苷含量最高，灌胃给予0.6g/kg天麻提取物时肾中巴利森苷含量最高。Wang等采用高效液相色谱法对天麻药动学和组织学进行研究，发现天麻进入体内0.5～10小时即能检测到巴利森苷C，在所有组织中含量均较高，其中心脏组织中的巴利森苷C含量最高，其次是肝脏、脾脏。在给药4小时、7小时、10小时后，心脏及脾脏、肝脏、肾脏中的巴利森苷C分别达到吸收峰。巴利森苷C在肺和脑中含量较低，在肝脏中含量较高，这符合中医学对天麻属性的定义，即天麻属肝经。

3. 巴利森苷的代谢

在动物水平的药代动力学研究中，巴利森苷的给药方式主要有灌胃和静脉注射两种方式，不同的给药方式下，药物的代谢途径、代谢速率和半衰期有明显区别。

（1）灌胃给药时的代谢：Tang等采用灌胃方式给予大鼠375mg/kg巴利森苷A，5分钟内巴利森苷A完全代谢为天麻素、对羟基苯甲醇、巴利森苷B、巴利森苷C。天麻素在45分钟时质量浓度达到峰值，为6.3μg/ml，对羟基苯甲醇、巴利森苷B、巴利森苷C分别在60分钟、60分钟、30分钟达到28ng/ml、955ng/ml、592ng/ml的峰值浓度。给药8小时后，天麻素、对羟基苯甲醇、巴利森苷B、巴利森苷C在体内迅速消除，4种代谢物的质量浓度分别降至343.2ng/ml、6.9ng/ml、

40.7ng/ml、25ng/ml。Tang等又给大鼠灌胃游离天麻素、巴利森苷A、天麻提取物，结果在大鼠血浆和尿液中检测和鉴定到14种巴利森苷A的Ⅰ相代谢和Ⅱ相转化代谢产物，包括7种水解物和7种天麻素衍生物，主要代谢过程是水解、氧化、硫酸化、葡萄糖醛酸化、甘氨酸结合或混合模式，代谢途径见图8-5。灌胃给药5分钟后，在大鼠血浆中检测到天麻素，游离天麻素、巴利森苷A、天麻提取物分别在给药0.42小时、0.83小时、1小时后达到C_{max}。大鼠灌胃给予游离天麻素后，天麻素迅速从血浆中消除，而以巴利森苷A、天麻提取物灌胃后，天麻素的t_{max}分别约延迟2倍和2.3倍，提示天麻素在体内作用时间短，而以巴利森苷或天麻提取物形式给药可延缓吸收半衰期、消除半衰期和达峰时间，避免临床上多剂量给药。Liu等灌胃给予比格犬低、中、高剂量天麻胶囊，采用LC-ESI-MS/MS法对比格犬血浆中的天麻素及巴利森苷A、巴利森苷B、巴利森苷C、巴利森苷E进行分析，研究发现，灌胃给药10分钟后，在比格犬血浆中检测到天麻素，各剂量组比格犬t_{max}大约是大鼠的2倍，提示天麻素在比格犬体内的作用起效时间比在大鼠体内的起效时间长。天麻素平均血浆清除率最快，巴利森苷E的体内药物消除速率最慢。

（2）静脉注射时的代谢：Tang等通过静脉注射分别给予大鼠72.5mg/kg、116mg/kg、220mg/kg巴利森苷A后，巴利森苷A代谢为天麻素、对羟基苯甲醇、巴利森苷B、巴利森苷C、巴利森苷E、巴利森苷G和3种甲基代谢物，其中巴利森苷A到天麻素的转化率为50%。静脉注射巴利森苷A 8小时内可在血浆中检测到天麻素，而对羟基苯甲醇仅在2小时内可检测到，其他最多在4小时内可检测到。由于柠檬酸和天麻素之间的化学键是酯键，在强酸或强碱环境、酶反应或恒定的环境中容易被破坏，巴利森苷A静脉给药后迅速代谢，平均消除半衰期约为0.35小时，这比灌胃天麻提取物和天麻粉后的巴利森苷平均消除半衰期（约1小时）短。各剂量巴利森苷A的每种代谢物都有相似的代谢过程，并且巴利森苷A的生物利用度约为14%。

4. 巴利森苷的排泄

Jiang等通过灌胃分别给予大鼠4.0g/kg、0.6g/kg天麻提取物，在大鼠的粪便中几乎找不到天麻素和巴利森苷A，这可能是由于肠肝循环作用或分析物被肠道菌群分解成其他化合物。给大鼠灌胃4.0g/kg、0.6g/kg天麻提取物后，经尿排泄是天麻代谢物排出的主要途径，其中天麻素在尿中24小时内的累积排泄率较高，而巴利森苷A的累积排泄率较低，这可能是巴利森苷A在各组织中广泛代谢的结果，巴利森苷A可在肝脏或其他组织中转化为天麻素或其他形式。

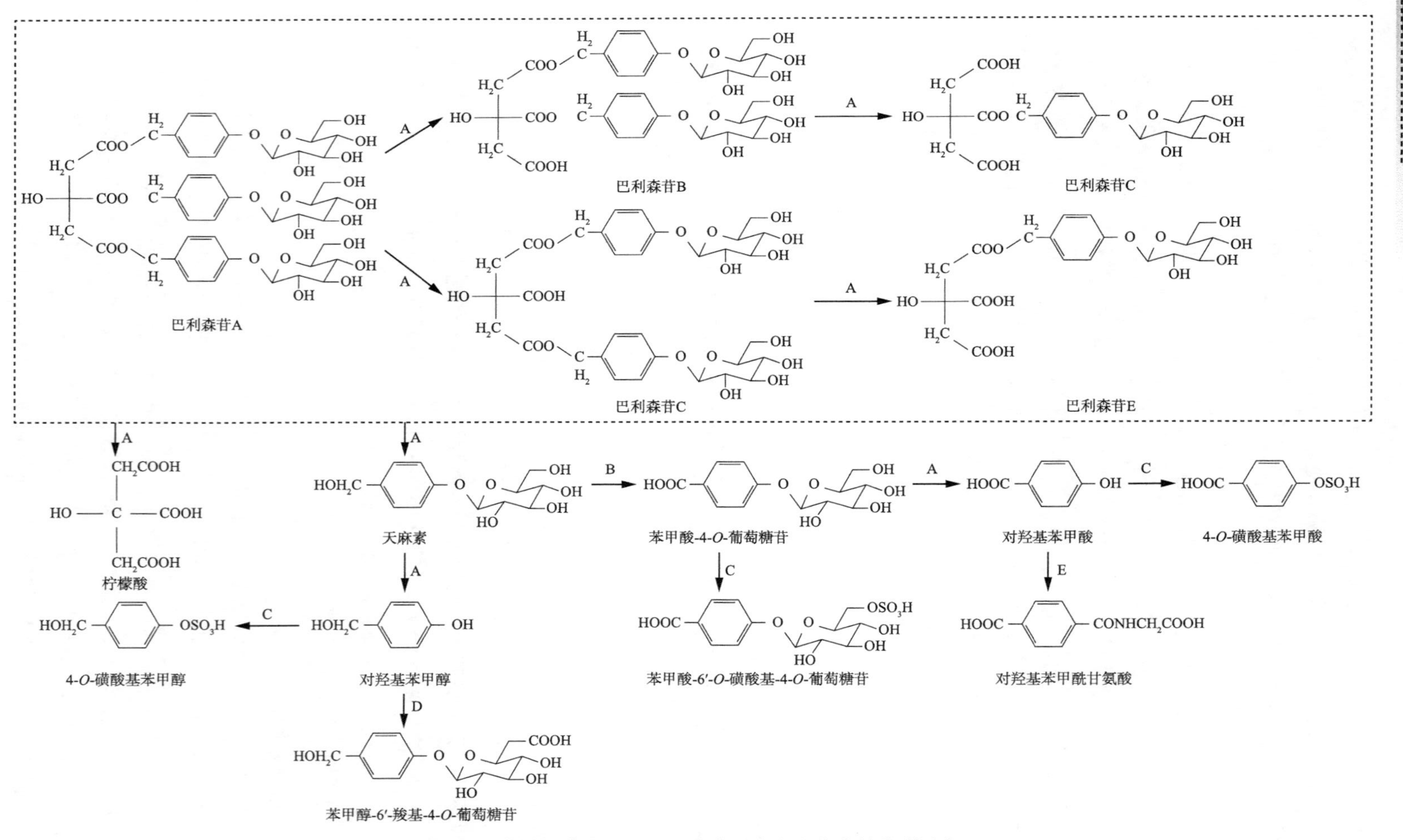

图8-5 灌胃给药方式下巴利森苷A在大鼠体内的代谢途径

A. 水解过程；B. 氧化过程；C. 硫化过程；D. 葡萄糖醛酸化；E. 与甘氨酸结合

参考文献

蔡铮，侯世祥，刘中秋，等，2009．灌胃天麻素小鼠脑组织中天麻苷元的药动学研究．中草药，40（3）：389-391．

陈卫东，肖学凤，2017．中药药物代谢动力学．北京：北京科学技术出版社．

兰雁，陈文文，万军，等，2006．天麻配方颗粒的薄层层析鉴别展开剂的选择．华西药学杂志，21（1）：99，100．

林青，2007．天麻抗老年痴呆作用机制及有效部位的研究．昆明：云南中医学院．

田紫平，肖慧，冯舒涵，等．2017．天麻有效成分巴利森苷的降解规律分析．中国实验方剂学杂志，23（23）：18-21．

王广基，2006．药物代谢动力学．北京：化学工业出版社．

王俏，陈国神，曾苏，2009．天麻素在大鼠脑、肝、肾及脑不同区域组织匀浆中的代谢研究．中国现代应用药学，26（8）：614-619．

张菊，宋娜丽，马克坚，2022．天麻中巴利森苷类成分药理作用、体内过程研究进展．云南省中医中药研究院，44（7）：2223-2235．

郑秀艳，2015．天麻质量控制及体内代谢动力学研究．贵阳：贵州师范大学．

An SJ，Park SK，Hwang IK，et al，2003．Gastrodin decreases immunoreactivities of gamma-aminobutyric acid shunt enzymes in the hippocampus of seizure-sensitive gerbils．J Neurosci Res，71（4）：534-543．

Jiang T，Cheng H，Su J，et al，2020．Gastrodin protects against glutamate-induced ferroptosis in HT-22 cells through Nrf2/HO-1 signaling pathway．Toxicol In Vitro，62：104715．

Wong SB，Hung WC，Min MY，2016．The Role of Gastrodin on Hippocampal Neurons after N-Methyl-D-Aspartate Excitotoxicity and Experimental Temporal Lobe Seizures．Chin J Physiol，59（3）：156-164．

Wu CR，Hsieh MT，Huang SC，et al，1996．Effects of Gastrodia elata and its active constituents on scopolamine-induced amnesia in rats．Planta Med，62（4）：317-321．

Yang G，Zeng X，Li J，et al，2019．Protective effect of gastrodin against methamphetamine-induced autophagy in human dopaminergic neuroblastoma SH-SY5Y cells via the AKT/mTOR signaling pathway．Neurosci Lett，707：134287．

Zeng X，Zhang Y，Zhang S，et al，2007．A microdialysis study of effects of gastrodin on neurochemical changes in the ischemic/reperfused rat cerebral hippocampus．Biol Pharm Bull，30（4）：801-804．

Zhang ZL，Gao YG，Zang P，et al，2020．Research progress on mechanism of gastrodin and p-hydroxybenzyl alcohol on central nervous system．Zhongguo Zhong Yao Za Zhi，45（2）：312-320．

第九章

天麻药用的安全性和毒性评价

第一节　中药安全性和毒性概述

一、中药的安全性

安全性是所有药物投入使用前最基础、最重要的问题，从药理研究到临床研究各个阶段，安全性都是优先检测评估的指标。关于天麻的药用安全性，现代中药药理学认为，如果不分体质强弱、气血盛衰，一遇眩晕就盲目服用天麻，不仅会造成贵重药材的浪费，而且药用效果也不佳，严重时甚至引起不良反应。

目前，中药成分的药用安全性在缺乏药理学常识的广大人群中并未得到足够的重视，很多服用过中药的人认为中药是纯天然药物，没有毒性，可以长期服用，对中药及其成分的正确使用剂量也没有清晰的认识。但中药学历来重视药物毒性和用药安全，古代中医典籍中包含大量与安全用药相关的论述，主要涉及服药禁忌、配伍、炮制工艺等与减轻毒性相关的方法，有毒中药的剂量控制原则，中药毒性分级及中毒解救等内容。天麻属兰科高等食菌植物，地下茎块被列为本草上品，古代中医书籍对天麻功效的记载很多，对天麻的副作用或使用禁忌也早有认识，如《本草纲目》中记载，“今有久服天麻药，遍身发出红丹者”。现代药理学表明，天麻不仅有镇静、抗惊厥、抗癫痫、止痛的作用，还有一定的毒副作用。近年来，已有不少关于服用天麻后产生不良反应的报道，如肾衰竭、胸闷、心悸、气促、恶心呕吐、皮肤瘙痒等不良反应，但其病理机制尚不明确，有待进一步研究，机制不明、安全性存疑是阻碍中药走向现代化和国际化的最大障碍。

中药产生不良反应的原因较多，如中药品种混乱、误用、过量服用、过长时间服用、炮制工艺不当、存储管理不当、辨证不准、不合理的中西药联用，以及不合理的给药途径、剂型及提取方法等。不同机体的生理与病理状态存在差异，生理最大承受量与病理状态的承受量不同，预防保健用药量与治疗量也不同，所以“对症下药，因人而异”是基本的用药原则。

采收季节和储藏保管条件等因素对中药的质量有直接影响。对于按季节采收的中药材，要控制其在贮藏期的腐烂率，尽量保持药材的硬度和含水量，减少其中淀粉、多糖及其他主要活性物质的损失，保持药材中益生菌的呼吸强度、多酚氧化酶（PPO）活性和POD活性。只有满足上述条件，中药材中的活性成分才能得到最大程度的保存，不影响其药效。中药的贮藏环境应保持干燥，如烘干未尽、受潮，则药材易发生虫蛀、霉垢、朽烂，从而影响其药效的发挥。

二、中药的毒性

中医药学对药物毒性的认识源远流长，初成于汉末魏晋时期，至金元时期内容趋于完善，明清时期得到进一步充实与发展。中药的有效成分本身就有一定的毒性，可以说是“药性与毒性”并存。“毒”有狭义与广义之分。狭义的“毒性”即指药物可以对人体造成损伤的性质。有毒的药物大多性质强烈，作用迅猛，极易损害人体，可用剂量范围较窄，安全性低。

而广义的“毒”主要有四种含义：①药物两面性的总称，即“毒”与“药”通义。如《淮南子·修务训》中所述，“尝百草之滋味，水泉之甘苦，令民知所辟就。当此之时，一日而遇七十毒”。《周礼·天官·冢宰》有云，“医师掌医之政令，聚毒药以供医事”。明代张景岳在《类经·卷十四》中云，“凡可避邪安正者，皆可称之为毒药”。以上文献中，“毒”即指“药”。②药物的偏性。中医药学认为，药物之所以能治疗疾病，就在于它具有某种偏性。临床用药每取其偏性，以祛除病邪，调节脏腑功能，纠正阴阳盛衰，调整气血紊乱，最终达到愈病蠲疾、强身健体之目的。古人常将药物的这种偏性称为“毒”。每种药物都具有各自的偏性，中药理论将这些偏性统称为“毒”，以偏纠偏就是药物治疗疾病的基本原则。又如《类经·卷十四》所云，“药以治病，因毒为能。所谓毒者，以气味之有偏也。盖气味之正者，谷食之属是也，所以养人之正气。气味之偏者，药饵之属是也，所以去人之邪气。其为故也，正以人之为病，病在阴阳偏胜耳。欲救其偏，则惟气味之偏者能之，正者不及也”。③药物作用的强弱。一般来说，在常规剂量下应用，特别是有大毒的药物，对人体作用强烈，而无毒或毒性极小的药物对人体作用较缓。④药物对人体造成伤害的性质，即狭义的“毒”。

从现代药理学意义上解释，“毒性”是指中药在不合理应用时出现的不良反应。在临床用药时，药物毒性是确定药物剂量、用药时长、不同成分配伍等环节的重要依据，已经成为临床用药需要考虑的基本指标。为了确保用药安全，许多本草书籍在有毒药物性味之下标注出“大毒”和“小毒”字样，表明该药具有一定毒性，如使用不当会导致中毒。中医药学将毒性分为四级：即大毒、毒、小毒、微毒。目前已知最早的本草著作《神农本草经》在论述药性时这样表述药物的基本特性，“药有酸咸甘苦辛五味，又有寒热温凉四气及有毒无毒。”不仅如此，《神农本草经》还明确提出了配伍禁忌和配伍减毒思想，“勿用相恶相反者。若有毒宜制，可用相畏相杀者”。并提出服用毒药时应遵循的剂量原则，“若用毒药疗病，先起如黍粟，病去即止。不去，倍之；不去，十之。取去为度。”这些记载均说明当时的人已懂得通过合理选择药物配伍和控制药物剂量的方法来避免毒性反应的发生。这些对药物毒性的认识和相关用药思想是我国传统医药学的宝贵财富，对指导临床安全用药具有重要意义。

药物不良反应的类别如下。

（1）副作用：是指在治疗剂量下所出现的与治疗目的无关的药理作用。中药成分复杂，药理作用多样，因此其副作用是客观存在的。副作用可从多方面表现出来，单味药使用时尤为突出，通过组方配伍可减轻副作用。致畸胎、致癌、致突变副作用在动物实验和临床研究中均有报道，但具体原因还有待研究。

（2）毒性反应：是指用药剂量过大或用药时间过长所引起的对机体的损害性反应，包括急性毒性反应和长期/慢性毒性反应。多数有毒中药的治疗剂量与中毒剂量相近或相当，安全性低，易引起中毒反应。毒性反应分为急性毒性反应和长期毒性反应。

1）急性毒性反应又分为中枢神经系统毒性反应、心血管系统毒性反应、呼吸系统毒性反应、消化系统毒性反应、泌尿系统毒性反应、造血系统毒性反应。

2）长期毒性反应是指长期服用或过量服用中药或中成药所引起的毒性反应，也称为慢性毒性反应。易受中药长期毒性损伤的器官或组织，以肝、肾、胃、肠为主，其次是心肌、骨髓、肺、中枢神经、内分泌腺体等。

（3）过敏反应：中药根据来源可分为动物药和植物药。动物药中的蛋白质、植物药中的多糖抗原或半抗原性物质易引发过敏反应。尤其是过敏体质的患者，反应更为强烈，轻者表现为皮疹、荨麻疹、红斑、皮肤黏膜水疱，严重者出现剥脱性皮炎、过敏性休克等。中药注射液所致过敏反应的发生率较高。

第二节　天麻主要成分的药用安全性和毒性

对于天麻的副作用及使用禁忌，古人早有认识。清代学者黄宫绣编著《本草求真》中对服用天麻时的禁忌是这样论述的，“若肝虚在血，症见口干便闭，及犯类中风等症者，切不宜服，以其辛能燥血者故耳”。清代另一中医学者张璐在《本经逢原》中评价，“天麻性虽不燥，毕竟风剂，若血虚无风，火炎头痛，口干、便闭者，不可妄投”。现代药理实验也证实，天麻有一定毒副作用，单味天麻的中毒剂量是40g以上，中毒潜伏期是1～6小时。凡唾液减少，表现出眩晕或头痛、舌干口燥、大便干结等，均须慎用天麻。临床证明，天麻最好和其他药物或食材配伍服用。即使单独服用天麻制剂，也应先少量服用，如未出现不良反应，再按正常剂量或适当增加剂量服用。通常天麻每日用量以3～9g为宜。

天麻入汤药时不宜久煎。天麻的主要成分为天麻素及其衍生物，遇热极易挥发，所以天麻最好先用少量清水润透，待软化后切成薄片，晾干或晒干研磨，用煎好的汤药冲服，或用开水冲泡。服用天麻制剂时，如出现头晕、胸闷气促、恶心呕吐、心慌、呼吸加快、皮肤瘙痒等不良反应，应立即停药，症状严重者应及时到医院诊治。

天麻素注射液是从天麻中提炼出的有效单体天麻素制成的液体制剂，其用药说明上指出，天麻素不良反应轻微，少数患者出现口鼻干燥、头晕、胃部不适等症状。天麻素制剂于1984年10月在我国首次上市，该品种目前仅在中国上市，注射剂剂型包括粉针剂和小剂量注射液。天麻素注射液被收录于2017年国家医保目录。检索国家药品监督管理局数据库，天麻素注射剂共有54个批准文号，其中天麻素注射液有38个批准文号，涉及生产企业21家；注射用天麻素有16个批准文号，涉及生产企业10家。近年来，随着天麻素在临床上的广泛应用，国家药品不良反应监测系统收到的天麻素注射剂不良反应事件报告也越来越多，据统计目前临床共报道天麻素注射剂不良反应事件14 881例，其中严重不良反应报告654例，占报告总数的4.4%。严重不良反应事件报告中，不良反应累及各系统、器官，主要涉及全身性损害、皮肤及其附近组织损害、免疫功能紊乱和感染、呼吸系统损害、心血管系统损害等，比较突出的症状包括口鼻干燥、头晕、胃部不适、寒战、胸闷、皮疹、呼吸困难、瘙痒、过敏样反应、高热、过敏性休克。用天麻素注射液后出现速发型变态反应且症状严重，停用该药并经抗过敏及对症治疗后迅速好转。

天麻素注射液在动物体内的药代动力学符合开放性双隔室模型，在健康人体内，血药浓度-时间曲线符合二室模型的函数曲线，与动物实验基本一致。天麻素进入体内后迅速降解为天麻苷元，发挥相应作用，主要分布在肾、肝、血、脑等组织。给予小鼠尾5%的天麻素注射液静脉注射给药后3天未出现中毒症状；连续60天灌胃给药，对小鼠食欲、日常行为、受孕繁殖无明显影响，组织切片未见细胞异常变性，证明其长期用药无明显毒性。这些实验表明天麻素注射液有良好的临床应用价值且毒副作用小。

一、天麻毒理学及其不良反应

（一）动物毒理学实验

小鼠腹腔注射天麻浸膏研究发现其LD_{50}为51.4～61.4g/kg，大鼠灌胃LD_{50}为1.58g/kg。家兔腹腔注射天麻水煎剂12g/kg，30分钟后出现共济失调、心率加快、脑电图每秒出现1～2次慢波，并且大多数动物在48小时内死亡。

小鼠急性毒性实验结果表明，口服、尾静脉注射天麻素 5000mg/kg（相当于20kg生药）观察3天，未见中毒及死亡。用天麻素或对羟基苯甲醛对小鼠灌胃14～60天后，未对造血系统、心、肝、肾等机体重要脏器造成不良影响。用乙酰天麻素灌胃受孕6～15天小鼠和大鼠37mg/（kg·d），对不同性别的受试动物的外观、内脏及骨骼发育无明显不良影响。以6g/kg天麻素对家兔给药，未见中毒、死亡个体。

小鼠皮下注射天麻素注射液75g/kg（0.3ml/10g），所有动物表现安静，未见其他行为变化。小鼠静脉注射天麻素注射液，测得LD_{50}为39.8g/kg。静脉注射天麻素1g/kg，未观察到明显毒性反应。

焦天麻与生天麻对比实验：先将两种天麻分别捣碎煎煮取液，浓缩至每毫升含1g原生药材，焦天麻组20只家兔给予2g/kg（n＝10只）静脉注射和6g/kg（n＝10只）腹腔注射后，家兔均出现心率、呼吸加快、躁动不安、腹部鼓起、体温升高、汗腺分泌增加等现象。而生天麻组（n＝10只）除2只略有体温上升外，其余皆正常。由此判断可能是焦天麻经焦化和碳化后产生的毒副作用。

（二）天麻及其制剂副作用案例

1.单味天麻副作用

有报道某男性，26岁，因神经衰弱，将3块天麻（约80g）与母鸡共炖，吃肉饮汤。3小时内分两次吃完，吃下汤中天麻半块（约15g）。第2次食用后立即出现面部灼热、乏力、头晕眼花、头痛，随之摔倒昏迷，约1小时后清醒。

另有报道某女性，50岁，因头晕，口服生天麻粉两汤匙，上、下午各一汤匙。次日感背部皮肤瘙痒，搔抓后出现片状和条状水肿性红斑，并逐渐波及全身，经口服泼尼松和维生素后痊愈。

曾有报道用焦天麻治疗2例冠心病患者，患者服后出现恶心呕吐、胸闷心慌、出汗、呼吸加快、小便失禁及神志不清等症状。

某女性，82岁，因反复头晕，自用天麻25g炖猪脑内服，服药4小时后皮肤开始出现大小不等的红斑、风团，伴瘙痒，红斑、风团约1小时后消退，因此未治疗。隔日，因自觉头晕好转，所以继续服用天麻25g炖猪脑，服后1小时，全身皮肤再起红斑、风团，与第1次发疹相比，皮疹数量增多，瘙痒剧烈，并伴有胸闷不适等症状。

2.天麻素注射液的不良反应

以“Gastrodin”为检索词，检索PubMed数据库，截至2017年12月15日，共检索到230篇与天麻素相关的文献，其中涉及的研究表明天麻素的不良反应包括头痛、恶心、呕吐、寒战、腹痛、腹部不适、肝功能异常、四肢痛、肾功能异常等。国内有关天麻素不良反应的研究报道主要涉及口鼻干燥、嗜睡、局部疼痛、寒战、瘙痒、皮疹、胃部不适、头晕、头痛、头晕、输液反应、呕吐、恶心、呕吐、高热、鼻出血等。

天麻素注射液临床上用于神经衰弱、神经性头痛、眩晕、耳聋等症的治疗，目前在临床上使用较广泛。国内外文献报道本品临床使用时可出现恶心、呕吐、寒战、输液反应等不良反应，此外我国药品不良反应监测数据库也收到了使用本品后发生过敏性休克、高热、药疹、呼吸困难等严重过敏反应的报告；监测数据及文献报道提示天麻素注射液在14岁以下儿童人群中也有一定使用，儿童使用本品时可发生消化系统不良反应（包括恶心呕吐、腹痛、胃肠不适等），以及皮疹、寒战、高热、胸闷、心悸、呼吸困难、头晕等不良反应。具体临床案例报道如下。

某男性患者，28岁，患神经性头痛。注射天麻素注射液2ml，2～3分钟后即感胸闷憋气、头晕心悸，相继出现皮肤瘙痒、烦躁不安、冷汗自出、呼吸困难等症状。

某女性患者，32岁，患头昏、头晕、失眠症。肌内注射天麻素注射液2ml，约3分钟后，先出现手足麻木，随后全身麻木，伴头晕、心悸、疲乏无力、腹部阵发性绞痛等。

某女性患者，52岁，因左侧面神经瘫痪，肌内注射天麻素注射液2ml约2分钟后，突感心悸、手足底瘙痒，继而头晕、黑矇、视物不清、寒战，血压降为零，立即注射0.1%肾上腺素1mg，6小时后血压恢复正常。

某女性患者，47岁，患颈椎病，因眩晕、头痛就诊，给予天麻素注射液0.6g加入5%葡萄糖注射液250ml中静脉滴注，约5分钟后，患者诉喉部发紧，口唇发麻，胸闷，呼吸困难。急测呼吸20次/分，脉搏106次/分，血压88/67mmHg，双肺未闻及哮鸣音，心率106次/分，节律整齐。表现为天麻素注射液过敏。

某男性患者，60岁，患乙型肝炎、肝硬化失代偿合并肝肾综合征、肝癌肺转移，因睡眠差，予5%葡萄糖250ml加天麻素0.6g静脉滴注，使用第3天，患者胸、腹部及双上肢出现淡红色皮疹伴瘙痒，后遍及颈部、下肢，以腹、背部较严重，皮疹先呈鲜红色点状细小密集疹，后逐渐呈弥散性斑丘疹，并融合成片伴瘙痒，无水疱；第4天泛发全身，无发热，即停用天麻素注射液，予地塞米松5mg静脉注射，异丙嗪10mg肌内注射，各一次；氯化钠100ml加葡萄糖酸钙20ml静脉滴注3天后，皮疹消退。

（1）天麻素注射液导致过敏性休克案例：检索到因用天麻素注射液致过敏性休克病例57例，患者年龄大都集中在45～75岁，以中老年患者为主；对患者用药后发生过敏性休克的时间进行统计发现，用药30分钟内发生的有32例，占56.1%。休克超过1小时的有11例，半数以上休克报告多为速发型不良反应。

某女性患者，74岁，因脑梗死、头晕、恶心、呕吐，给予天麻素注射液0.6g＋0.9%氯化钠注射液250ml静脉滴注，每日1次。静脉滴注约3分钟后，出现咳嗽、胸闷、憋喘。体检发现：血压测量值紊乱，但神志清晰，情绪低落，面容痛苦，眼球结膜充血、红肿，瞳孔放大，直径约2mm。口唇发绀，颈部红肿，胸部及臀部可见散在红色斑丘疹。双肺呼吸音稍粗，无啰音，心率76次/分，心音低钝。初步诊断为过敏性休克，遂停用天麻素注射液，给予持续中流量吸氧，并予以地塞米松磷酸钠注射液5mg、盐酸异丙嗪25mg肌内注射。心电图检查显示窦性心律。半小时后患者憋喘稍减轻，血压90/60mmHg。约1小时后测量血压值为110/70mmHg，给予0.9%氯化钠注射液500ml＋地塞米松磷酸钠注射液10mg静脉滴注。滴注40分钟后患者胸闷、憋喘缓解，球结膜充血水肿、睑结膜红肿、口唇发绀、颈部红肿较前减轻，胸部及臀部红色斑丘疹逐渐消退，血压120/80mmHg。又经过约1小时，患者胸闷症状依旧，憋喘得到缓解，眼球结膜无充血水肿症状，口唇发绀消失，颈部无红肿，胸部及臀部红色斑丘疹消退，患者体征总体恢复正常。

（2）儿童使用天麻素注射液的不良反应：检索到使用天麻素注射液的14岁以下儿童不良反应报告90例，涉及不良反应表现31例次，主要是皮肤及附近组织损伤、消化系统损伤、全身性损伤、神经系统损伤、心血管系统损伤等，主要表现为皮疹（荨麻疹、斑丘疹等）、消化系统症状（恶心、呕吐、腹痛、胃肠不适）、头晕、头痛、寒战、高热、胸闷、心悸、呼吸困难等。

某女性患儿，13岁，因消化道出血、头晕于2013年9月10日到医院就诊，9月10日20：15予以10%葡萄糖注射液250ml含天麻素注射液0.4g静脉滴注，用药6分钟后患者出现全身皮肤瘙痒伴丘疹、心悸、胸闷症状。查体：体温（T）36℃，心率（P）92次/分，呼吸频率（R）25次/分，血压（BP）135/80mmHg。临床处理方式：立即停药，予以5mg地塞米松磷酸钠注射液静脉注射，30分钟后症状缓解。查体：T 36.8℃，P 70次/分，R 20次/分，BP 90/60mmHg，无心慌、胸闷症状。

（3）天麻素注射液临床应用时的注意事项：针对天麻素注射液临床使用中的安全性风险，为保障广大公众尤其是儿童等特殊人群的用药安全，使用天麻素注射液时应该注意以下几点。①医师、药师及护士等医务人员应充分了解药品的用法用量、禁忌、不良反应（尤其是儿童等特殊人群使用风险），应密切监测患者可能出现的严重过敏反应，严格把握药品适应证及用药人群，使用前进行获益与风险分析。②生产企业应积极提高其履行不良反应监测与评价的责任意识，对严重过敏反应发生机制进行深入研究，改进生产工艺，加强注射剂安全性问题及临床使用的培训与宣传，保障患者用药安全。③患者应严格遵医嘱用药，用药前应认真阅读天麻素注射液说明书，尤其应关注说明书中的安全性信息项（如禁忌、不良反应、注意事项等）。

二、天麻成方制剂药用的副作用和不良反应

临床上使用天麻应注意以下几点：①凡出现唾液减少、口干舌燥、咽干、大便闭塞、虚损、经脉失养等属血虚阴虚的眩晕和头痛者，均须慎用天麻。②重视配伍应用。《本草衍义》有云，“天麻用根，须别药相佐使，然后见其功”。古今中医药单独用天麻很少见，重在配伍使用方显特殊功效，如“天麻钩藤饮”“天麻丸”“半夏白术天麻汤”等。③即使针对肝阳上亢、痰阻经络等实证时，使用天麻也要详审病情，把握病机，随症加减，方能取得良好的治疗效果。

中药成方制剂的安全性评价对于中药的临床应用具有十分重要的参考价值，安全性观察指标包括：①对一般体检项目进行检查；②治疗前后各行一次肝功能、肾功能检查；③治疗前后各行一次血常规检查；④详细询问患者出现的不良反应，反应发生的时间、反应程度，是否需要停药，停药是否缓解，是否需要特殊处理及处理方法等，特别注意神经系统、心血管、消化道的不良反应。安全性

评价标准：记录可能与用药有关的所有不良反应情况。按与药物肯定有关、可能有关、可能无关、无关4个等级进行评定，前三者记为药物不良反应，统计发生率。严重程度判定：轻度不适，受试者可以忍受，不影响继续用药，无须特殊处理；中度不适：需做对症处理，能够坚持用药；重度不适：患者不能耐受，需停止使用。以下整理了天麻相关成方制剂在临床应用中发生不良反应的案例，以及部分药物毒性试验研究，为天麻制剂的临床用药安全性提供一定的参考。

1. 天麻钩藤饮的副作用

天麻钩藤饮出自胡光慈《中医内科杂病证治新义》，是中医治疗肝阳上亢、肝风上扰的传统方药，方中菊花、钩藤、天麻均能平肝息风，诸药合用，共奏清热活血、平肝息风、补益肝肾的功效。现代药理学研究表明，天麻钩藤饮所用药物大多具有抑制交感神经系统活性、改善血管平滑肌细胞舒缩功能、抑制RAAS激活、改善内皮细胞功能紊乱的特性，以达到扩张血管及降血压的作用，其中天麻和钩藤具有平肝、降压功效。

通过药物累积法进行小鼠腹腔注射天麻钩藤饮水煎液的毒代动力学研究表明，LD_{50}为58.04g/kg。如果是气血不足型的低血压患者，服用天麻钩藤饮以后有可能会因血压降低而加重头晕、头痛症状。另外，天麻钩藤饮的整体药物组成偏寒凉，所以脾胃虚寒的人群服用以后也有可能会出现腹痛、腹泻、呕吐症状。

2. 半夏白术天麻汤的副作用

半夏白术天麻汤出自《医学心悟》，具有祛风化痰、健脾止晕之效，是治疗眩晕的经典方，主要适用于风痰上扰证、痰浊中阻证所致眩晕。半夏白术天麻汤由半夏、茯苓、橘红、白术、甘草片组成，方中天麻、白术为君药。《脾胃论》记载，“足太阴痰厥头痛，非半夏不能疗。眼黑头旋，风虚内作，非天麻不能除”。天麻息风止痉、平抑肝阳、祛风通络，与白术均为治疗风痰眩晕的良药。药理学研究显示，天麻含有多种分类成分，其中多糖及天麻素具有抗眩晕的作用；白术的主要成分为白术内酯，也是白术的特征性成分，具有保护神经、抗抑郁的功效。

某女性患者，56岁，患发作性眩晕10年，以半夏白术天麻汤加味治疗。服3剂后症状未减，头晕更甚，还伴恶心、呕吐等症状。后因天麻缺，又服三剂，反而诸症大减，共服6剂，痊愈。半个月后，该患者又用天麻15g煮鸡，吃后眩晕又作，改用单味天麻10g水煎服，服后2小时即现眩晕，并出现恶心、胸闷等。

3. 天麻丸的副作用

天麻丸最初来源于《本草纲目》卷十二天麻项下，方中记载天麻丸，“消风化痰，清利头目，宽胸利膈，治心忪烦闷，头晕欲倒，项急，肩背拘倦，神昏多睡，肢节烦痛，皮肤瘙痒，偏正头痛，鼻齆，面目虚浮，并宜服之。天麻五钱，芎二两，为末，炼蜜丸，如芡子大。每食后嚼一丸，茶酒任下”。天麻甘平、质润，归肝经，为治风之神药，具有息风止痉、平抑肝阳、祛风通络的功效，并且能制约川芎的过于辛散，并共奏活血化瘀、平肝息风、通络止痛之功，配合天麻丸中其余十多种中药，可祛风除湿、活血止痛，用于治疗手足麻木、腰腿痛、头痛、眩晕、耳鸣等症。其临床应用不断增加，报道的部分不良反应案例如下。

某男性患者，58岁，因四肢末梢麻木，双下肢踝关节疼痛1周，在当地治疗，口服天麻丸，6粒/次，1日3次，服药后48小时自觉全身皮肤瘙痒，伴全身大片皮疹，瘙痒难忍，抓后局部微痛，有灼热感，并伴头晕、恶心。患者既往无过敏史，未并服其他药物，经检查T 36.6℃，P 86次/分，BP 120/77mmHg，神志清醒，精神稍差，全身皮肤见散在片状丘疹，呈暗红色，皮疹大小不等，多数呈片状隆起，为风团样，圆形或不规则形，风团中央为白色，边缘为红色，全身多处可见抓痕。颜面无水肿，眼睑膜无充血，口唇无发绀，双下肢无水肿，心、腹均正常。血常规、尿常规及心电图检查正常。因此诊断为药物性荨麻疹。随即停用天麻丸，给予抗过敏、钙剂及对症治疗，6小时后全身皮疹消退。

某男性患者，61岁，因四肢关节疼痛伴下肢麻木，于独活寄生汤中加天麻10g，服2剂后出现面部水肿，4剂后全身尽肿，伴胸闷、头晕乏力。停药3天后，症状自然消失。又改服天麻丸，服用3天时面部再次水肿，5天时病情加重，遂停用天麻丸，3天后水肿退去，后去掉天麻丸中的天麻，水煎服5剂，未见不良反应。

4. 天麻蜜环菌片的副作用

蜜环菌为天麻生长必不可少的一种真菌，与天麻有相同的药效及类似的药理作用。复方天麻蜜环菌片的主要成分为天麻蜜环菌提取物和黄芪当归提取物，常用于原发性高血压、脑血栓、脑动脉硬化引起的头晕、头涨、头痛、目眩、肢体麻木及心脑血管疾病引起的偏瘫等症状，从中医学角度讲，天麻蜜环菌片具有止眩晕、补气血、通血脉、舒筋活血等作用。在临床上应用天麻蜜环菌片后出现的不良反应案例如下。

某女性患者，42岁，因患神经衰弱、严重记忆减退等，口服天麻蜜环菌糖衣片，每次3片，1日3次。经服3天后，即出现头发脱落，服药1周时，头发大量脱落，遂停药观察1周，脱发慢慢停止。在临床应用中也观察到其他病例服用此药时，发生轻度脱发。

5. 华神天麻花粉片的副作用

用华神天麻花粉片625mg/kg、1250mg/kg、2500mg/kg三个剂量灌胃大鼠30天后，各组动物生长发育良好，活动、进食、排便均未见异常。各剂量组动物增重和食物利用率与阴性对照组相比无显著性差异，各剂量组的白蛋白、总蛋白、尿素氮、游离胆红素、总胆红素、丙氨酸氨基转移酶、天冬氨酸氨基转移酶、肌酐值与阴性对照组相比较，均无显著性差异。另外，各剂量组肝、肾的绝对质量和脏器系数与阴性对照组相比较无显著性差异，且血常规检查结果也显示均无显著性差异。病理组织学检查结果表明各剂量组肝、肾、胃、肠未见毒性病理变化，实验结果表明华神天麻花粉片没有明显毒性。

6. 小儿至宝丸的副作用

小儿至宝丸收载于《中国药典》(2020年版)，由紫苏叶、广藿香、薄荷、羌活、陈皮、白附子(制)、胆南星、芥子(炒)、川贝母、茯苓、六神曲(炒)、麦芽(炒)、琥珀、冰片、天麻、钩藤、全蝎等25味药物组成，为中医临床常用儿科专用药物，具有疏风镇惊、化痰导滞的功能。主治小儿风寒感冒、停食停乳、发热鼻塞、咳嗽痰多和呕吐泄泻。但小儿至宝丸的组方中含有朱砂、雄黄等具有潜在风险的中药材，矿物药中的重金属及有害元素对人的大脑、肾和肝都有潜在毒性。为了给临床合理安全用药提供技术支持，有研究人员以幼龄SD大鼠为研究对象，连续灌胃给药30天，给药结束后每组处死20只动物，其余停药恢复期观察4周，观察大鼠饮食、活动、体重、进食量和外观体征等情况，进行血液、生化和病理学等检查，重点观察其生长发育、神经及免疫系统等毒理学相关指标，结果显示长期毒性试验最大给药剂量22.4g/kg体重相当于1岁儿童临床剂量的50倍，动物未出现严重中毒表现，停药4周后也未见药物延迟性毒性反应。该研究结果表明小儿至宝丸无明显的长期毒性，临床用量下是安全的。

7. 天麻醒脑胶囊的副作用

天麻醒脑胶囊由天麻、地龙、石菖蒲、远志、熟地黄、肉苁蓉组成，其中天麻能延长凝血时间，提高痛阈值，减小脑血管阻力，降低血小板黏附等；远志具脑保护活性；熟地黄具有保护心脑组织的作用，可避免ATP耗尽和缺血损伤；肉苁蓉则有抗衰老、抗氧化作用。天麻醒脑胶囊在临床上主要用于治疗血管神经性头痛，其不良反应研究相关案例如下。

对106例血管神经性头痛患者使用天麻醒脑胶囊，平均年龄(36±8)岁，相关不良反应发生情况如下：口周麻木1例，厌食、恶心各3例，共计7例，均为轻中度不良反应，均未影响正常的治疗进程。

8.追风透骨丸的副作用

追风透骨丸是骨伤科临床常用中成药，由制川乌、制草乌、麻黄、细辛、桂枝、白芷、防风、当归、川芎、地龙、制乳没、赤芍、香附、白术、茯苓、秦艽、羌活、天麻、天南星等24味中药组成。有祛风除湿、疏通经络、散寒止痛的功效，用于治疗风寒湿痹引起的直接疼痛、手足麻木、活动不利等症。有关其不良反应的报道不多，曾有报道称服用追风透骨丸出现胃肠道反应。临床常用追风透骨丸治疗风湿、类风湿关节炎、骨性关节炎、颈椎病、腰椎间盘突出、肩周炎等，其中治疗的800多病例中，有4例不良反应记录，皆为女性患者，首诊均为推拿治疗结合服用该药，无联合用药，无药物过敏史，主要不良反应表现为颜面、四肢、胸腹部潮红，皮疹，瘙痒，范围及程度不一，或伴颜面、下肢水肿，其中1例继发肾病，具体案例如下。

某女性患者，48岁，因右膝疼痛，诊断为右膝骨性关节炎，服用追风透骨丸，每日2次，每次6g。当日下午及晚上服药两次，共计12g，次日午后出现双膝、双踝前方皮肤潮红，有小疹欲出，未予重视，未复诊而继续用药。夜间患者皮肤瘙痒难忍，范围扩大。至第三日晨起复诊时，见双侧膝、踝部潮红，有粟状小疹高出成片，双肘皮肤潮红，有小疹欲出。诊断为药物过敏性皮炎，用10%葡萄糖酸钙10ml＋25%葡萄糖注射液40ml缓慢静脉注射，并服开瑞坦（氯雷他定）10g，每日一次，连用3天，停服追风透骨丸。第6天复诊时潮红及药疹减退，但双侧手背、手指有红疹透出，继续对症用药。第10天皮疹全部消退，手指皮肤角化层脱落，双侧眼睑及双下肢水肿，按之凹陷，血压140/90mmHg，尿常规为红细胞3～4个，白细胞2～3个，转内科诊断为肾病，但患者无肾炎等病史，继续调治。2周后患者皮疹完全消退，皮肤恢复正常，但仍有下肢水肿，经内科治疗3个月后痊愈。

21世纪以来，中药注射剂不良反应逐渐引起人们的高度关注。双黄连注射剂、清开灵注射剂、鱼腥草注射剂等因严重不良反应而被收入药品不良反应信息通报。鉴于此，国家食品药品监督管理局于2009年启动了重要注射剂安全性再评价工作。

尽管中药存在安全性问题，但是不应夸大中药不良反应的危害性。目前关于中药毒副作用、不良反应的研究正在进行中，中药不良反应的发生原因、发病机制、临床表现和预防措施等研究尚不系统。对中药不良反应的临床表现、发生机制、治疗方法、预防措施进行科学、全面、系统的研究，使人们能正确地认识中药作用的双重性，有效减轻中药不良反应所造成的损害，进一步提高中药的安全性、有效性至关重要。

安全有效是中药生存发展的立足之本。现代中药毒性研究是中药研究的薄弱环节，随着中药的广泛应用，中药不良反应和毒性报道越来越受重视。天麻含多种成分，可联合作用于多个靶器官，因此其中药毒理学研究还涉及联合用药的实验工作，与化学药物相比，天麻的安全性评价具有较大难度，并且具有特殊性。中医临床治疗的重要特点之一是辨证施治，重要毒理学研究应有中医“证”的内容，在进行药物安全性评价时，不仅要观察药物对血液系统、脏器功能等指标的影响，还要注意天麻所引起的“不良证候”。由于天麻化学成分的多样性和复杂性，天麻毒代动力学的研究尚处于探索阶段。中药毒代动力学运用药物动力学的原理和方法定量地研究毒性剂量下中药在动物体内的吸收、分布、代谢、排泄过程的特点，进而探讨中药的毒性机制及其发生发展规律，以期通过多学科的共同努力，实现天麻毒代动力学研究方面的突破，建立合理的毒代动力学分析方法，进行天麻中有毒成分质量控制，进而指导临床用药安全，适应中药国际化的要求。

附录1　中药药理学急性毒性试验

一、半数致死量（LD_{50}）的测定

（一）目的

观察受试物被一次给予动物后，所产生的毒性反应和死亡情况。

（二）动物分组和剂量

1.动物　一般所用小白鼠6～8周龄，体重18～22g（同次试验体重相差不超过2g）；大白鼠6～8周龄，体重120～150g（同次试验体重相差不超过10g）。

2.受试物　溶于水的制成溶液，不溶于水的制成混悬液。

（三）试验方法

1.剂量　一般选用3～5个剂量，各剂量间的差距根据受试物情况和预测结果而定。

2.给药途径和容积

（1）给药途径：应与临床试验途径一致。口服药物应灌胃给药，一、二类新药应采用两种途径给药，其中一种应为推荐临床研究的给药途径。水溶性好的药物还应测定静脉给药的急性毒性。

（2）给药容积：小白鼠禁食（12～16小时），不禁水。按体重计算：灌胃（ig）不超过0.4ml/10g体重；静脉注射（iv）、腹腔注射（ip）和皮下注射（sc）不超过每只0.5ml。

大白鼠禁食（12～16小时），不禁水，灌胃剂量每只不超过3ml；腹腔注射每只1.5ml；静脉注射、皮下注射剂量每只不超过1ml。

3.测定LD_{50}　将动物按体重随机分组，每组至少10只（雌雄各半）。给予受试物后立即观察动物反应情况，每天观察一次，连续观察7天。详细逐天记录动物毒性反应情况及死亡分布，并用适当的统计学方法（申报时应说明方法名称）计算出LD_{50}值及95%可信区间，列表表示。

4.观察毒性反应　给受试物后应严密观察反应情况，并记录动物的外观，行为活动，精神状态，食欲（饲料消耗量），大、小便及其颜色，被毛，肤色，呼吸，鼻、眼、口腔有无异常分泌物，体重变化及死亡等情况。死亡动物应及时进行尸检，若发现病变器官，应做病理组织学检查。

若发现中毒反应或死亡率与动物的性别明显相关，则应选择性别敏感的动物进行复试。

（四）试验报告和结果评价

试验报告应详细具体，包括试验日期、动物的规格、性别、数量、受试物来源及含量、试验方法。计算LD_{50}值及其95%可信区间，以及各剂量组的死亡率，或最大耐受量的值及其相当于临床剂量的倍数。详细报告试验过程中动物出现的中毒表现及致死症状，综合评价受试物毒性大小。

二、最大耐受量（MTD）的测定

（一）目的

当受试物毒性较低，测不出LD_{50}时，可以做一次或一日最大耐受量测定，其也可反映受试物的毒性情况。

（二）方法

受试物可用临床试验的给药途径，以动物能耐受的最大浓度或最大给药剂量一次或一日内分2～3次给予动物（小白鼠至少20只，雌雄各半）。连续观察7天，记录动物反应情况，以不导致死亡的最大剂量为最大耐受量。计算出总给予药量g/kg（以合生药量g/kg表示），推算出相当于临床用药量的倍数。测定最大耐受量，同样也应严密观察动物毒性反应情况，要求与观察单次给药的毒性反应时相同。

附录2　中药药理学长期毒性试验

大鼠的长期毒性试验

（一）目的

观察连续重复给予受试物对大鼠所产生的毒性反应，首先出现的症状和严重程度，毒副反应的靶器官及其恢复和发展情况。确定无毒反应剂量，为拟定人用安全剂量提供参考。

（二）动物和材料

1.动物　健康的大白鼠每组至少20只。如试验周期为3个月以上，应根据需要增加数量至每组30～40只。体重差异应不超过平均体重的20%。试验期在3个月内用6～8周龄大鼠；试验期超过3个月的，宜用5～6周龄大鼠，雌雄各半、随机分组，每笼不超过5只，雌雄分笼饲养，试验前至少观察1周，记录食量和体重等。

2.受试物及实验室

（1）受试物的制备工艺、质量规格应基本稳定。应与拟推荐临床的药物质量标准基本一致。

（2）试验条件、设施及组织管理应基本上符合规范化要求。

（三）试验方法

1.剂量和分组

（1）一般设3个剂量组和1个对照组。高剂量组原则上要求使动物产生明显或严重的毒性反应，或个别动物死亡。中剂量组应相当于药效学试验的高剂量。低剂量组略高于动物的有效剂量而不出现毒性反应。

（2）如果急性毒性试验结果毒性很低，测不出LD_{50}，也未见明显毒性反应，可设高、低两个剂量组，高剂量组一般拟用临床剂量的50倍以上（有困难时，可适当减少剂量）并应高于药效学试验的高剂量。

（3）对照组的设置：如受试物为提取物（如浸膏），对照组可考虑用常水；如含溶媒，对照物为溶媒；如含赋形剂，则对照组为赋形剂。如溶媒或赋形剂可能产生毒性，则应另加一组常水的空白对照组。

2.给药途径与方法

（1）给药途径与推荐临床的途径一致。口服药物应经口给药。临床用药途径为静脉注射时，可用其他适宜的注射途径代替。

（2）对于口服药，大鼠一般用灌胃法，也可将受试物混在饲料或水中给予，但每只动物应分笼饲养，采取适当措施，保证每只动物按规定剂量在一定时限内服入。

（3）受试物最好是每周7天连续给予，如试验周期在90天以上，可考虑每周给药6天，每天定时给药。

（4）给药容量一般为1～2ml/100g体重，每周可根据体重情况调整给药量，但每只鼠的给药总量不宜超过每次5ml。各剂量组用等容量不等浓度给药。

3.试验周期

（1）长期试验的给药时间应为临床试验用药期的2～3倍，最长半年。

（2）三、四类中药制剂：如处方中各味药材均符合法定标准；无毒性药材、无十八反、十九畏等配伍禁忌，又未经化学处理（水、乙醇粗提除外）；难以测出LD_{50}；同时给药量大于20g/kg，临床用药期为1～3天者，可免做大鼠长期毒性试验。若临床用药周期在1周以内，长期毒性试验应为2周；临床用药周期在2周以内者，长期毒性试验应为4周；临床用药周期在4周以上者，长期毒性试验的给药期一般为临床试验用药的2倍以上。

（四）检查项目

1. 一般观察 进食量、体重、外观体征和行为活动、粪便性状等，若发现有中毒反应的动物，应取出单笼饲养，重点观察。若发现死亡或濒死动物应及时尸检。

2. 检测项目

（1）血液学指标：红细胞或网织红细胞计数、血红蛋白、白细胞计数、白细胞分类、血小板计数、凝血时间。

（2）血液生化学指标：天冬氨酸氨基转移酶（AST）、丙氨酸氨基转移酶（ALT）、碱性磷酸酶（ALP）、尿素氮（BUN）、总蛋白（TP）、白蛋白（ALB）、血糖（GLU）、总胆红素（T-Bil）、肌酐（GREA）、总胆固醇（TC）。

（3）系统尸解和病理组织学检查

1）系统尸解：应全面细致，发现异常器官时应重点进行病理组织学检查。

2）脏器称重和脏器系数：剖解后取出心肝、肾、脾、肺、肾上腺、甲状腺、睾丸、卵巢、子宫、脑、前列腺。

3）病理组织学检查：在高剂量组、对照组动物中及尸检发现异常器官时检查要详细。其他剂量组可取材保存。在高剂量组发现有异常病变时才进行检查。检查内容：①一类新药，心、肾、肝、脾、肺、肾上腺、甲状腺、垂体、前列腺、胸腺、睾丸（和附睾）、前列腺、卵巢、子宫、胃、十二指肠、回肠、结肠、胰腺、膀胱、淋巴结、脑、脊髓、胸骨（骨和骨髓）、视神经。②其他各类新药，心、肝、肾、脾、肺、肾上腺、甲状腺、胃、胸腺、睾丸（和附睾）、前列腺、卵巢、子宫和可能的靶器官。

对于第三类新药，如所用各味药材均符合法定标准、无毒性药材或有毒成分则检查项目可简化如下。

（1）血液学：血常规，即红细胞计数、白细胞计数和分类、血红蛋白。

（2）血液生化学：至少检查肝、肾功能各两项敏感指标。

（3）大体解剖和病理组织学：对脏器进行全面肉眼尸检，常规对心、肝、脾、肺、肾五个实质脏器进行称重、计算脏器系数，并进行病理组织学检查。但根据所含中药的性、味、功效、主治等不同情况，应增加检查脏器。例如，口服药物中苦寒药占比大者，应增加胃和十二指肠的检查；全方中大寒、大热偏性明显者，应加甲状腺、肾上腺和脑下垂体的检查；用祛风湿药和补益药者，应增加胸腺、肾上腺的检查；对于肉眼尸检发现的病变器官，也应重点进行病理组织学检查。

各类药均应先做对照组和高剂量组的组织学检查。其他剂量组应取材保存，在高剂量组有异常时才进行检查。

3.可逆性观察 最后一次给药后24小时，每组活杀部分动物（1/2 ～ 2/3），检测各项指标，其余动物停药，继续观察2 ～ 4周。如24小时后的病理学检查发现有异常变化，应将其余动物活杀剖检，重点观察毒性反应器官，以了解毒性反应的可逆程度和可能出现的迟缓性毒性。

4.指标观察时间 对于一般状况和症状，每天观察一次。每周记录饲料消耗和体重一次。试验周期在3个月以内的，一般在最后一次给药后24小时和恢复期结束时各进行一次包括各项指标的全面检测。必要时在试验过程中检测指标一次。试验周期在3个月以上的，可在试验中期活杀少量动物（高剂量组和对照组）并全面检测各项指标。对濒死或死亡动物应及时检查。

参考文献

陈琼瑶，刘沛玉，欧世平，等，2001．华神天麻花粉片30d喂养试验．卫生毒理学杂志，（2）：116.

高晓菁，2021．半夏白术天麻汤治疗眩晕的临床研究进展．中国民间疗法，29（3）：116-118.

国家药典委员会，2020．中华人民共和国药典（2020年版）．北京：中国医药科技出版社.

蒋兆荣，顾生旺，2010．天麻素注射液致全身过敏性皮炎1例．安徽医药，14（2）：246.

齐有莉，李占欣，李萍，等，2013．天麻醒脑胶囊联合氟桂利嗪治疗血管神经性头痛的疗效观察及安全性评价．山西医药杂志（下半月刊），42（6）：679，680.

孙洪，李宇，2004．天麻素注射液致过敏性药疹1例．中国临床药学杂志，13（3）：176，177.

吴夏勃，符永驰，温建民，等，2004．追风透骨丸的不良反应．中国中医药信息杂志，11（6）：544.

夏丽英，2005．现代中药毒理学．天津：天津科技翻译出版公司.

张冰，2013．中药不良反应与警戒概论．北京：中国中医药出版社.

张思玉，朱晓光，陈会丛，等，2018．小儿至宝丸幼龄大鼠给药长期毒性研究．毒理学杂志，32（5）：363-367.

郑洋洋，董志，路晓钦，等，2015．315例天麻素临床不良反应/事件分析．中国中药杂志，40（10）：2037-2041.

周礼强，彭建伟，王著敏，2012．天麻素注射液致过敏性休克1例报告．中国实用神经疾病杂志，15（1）：96.

后　　记

天麻是传统中药里的经典药材，其药效明确、历史悠久、活性成分相对简单、人工种植面积广、产业发展潜力巨大。正如本书所论述的，阐明天麻主要活性成分的分子靶点，进而解析其药理机制是天麻药用资源开发与现代化利用、国际化推广的关键。笔者希望本书能对天麻及类似经典中药材的研究、利用与保护事业起到积极的推动作用。

本书在编撰过程中得到了云南省昭通市农业局的大力协助，中国天麻研究和利用的开拓者之一——中国科学院昆明植物研究所的周铉老师对书中的疏漏和不当之处提出了宝贵意见。在此对周老及徐锦堂等老一辈天麻研究学者们致以诚挚的敬意，正是由于他们数十年的辛勤耕耘，才使得天麻这朵中药资源宝库中的璀璨之花，在21世纪的中国乃至世界继续绽放，他们坚韧不拔的探索精神、严谨求实的工作态度，时时激励着新一代中药研究者与产业开发者们。

本书的编撰工作主要由昆明理工大学生命科学与技术学院、云南省高校靶点药物筛选与利用重点实验的徐天瑞教授、郭晓汐老师和向诚副教授共同完成。科学出版社的马晓伟编辑负责书稿的总体审阅、校对并给出了大量宝贵建议，在此表示衷心的感谢！

徐天瑞

2023年8月

序

大地震是一种惨烈的灾害，常常导致重大的人员伤亡和经济损失，甚至使整座城市瞬间化为废墟。1556年(明代嘉靖三十四年)陕西省华县附近(北纬34.5度，东经109.7度)发生的大地震($M\geqslant8$，M指里氏震级，下同)，就使83万人命丧黄泉；1976年的唐山大地震死亡人数超过24万；2004年12月26日的印尼9.2级大地震死亡人数超过30万。大地震还常常引起海啸、火灾、瘟疫等可怕的次生灾害：2011年3月11日的东日本大地震(M 9)引起的巨大海啸，席卷日本东海岸，其危害可能超过地震的直接影响，而由此引发的核事故，甚至会累及子孙后代和周边邻国；1906年的旧金山大地震引发大火，整座城市陷入一片火海，使灾情雪上加霜。正因为如此，《大不列颠百科全书》称地震为自然灾害中的**群灾之首**。

我国地震活动具有频度高、强度大、震源浅、分布广的特点，是一个震灾严重的国家。1900年以来，中国死于地震的人数达55万之多，占同期全球地震死亡人数的53%；1949年以来，100多次破坏性地震袭击了22个省(自治区、直辖市)，造成27万多人丧生，占同期全球各类灾害死亡人数的54%。严重的震灾对人民的生命、财产和国家建设，形成巨大的威胁。地震预报是减轻地震灾害的重要措施，因此，预测地震，减轻地震灾害，是人类梦寐以求的期盼。

地震是一种复杂的自然现象。由于地震发生在地下深处，加上它的突发性(一旦发生，突如其来，使人猝不及防)和剧烈性(一个大地震的能量相当于千百个原子弹的能量)，人们对地震产生神秘感、恐惧感。长期以来，不少国际组织、政府部门，精心组织、周密规划；众多科学家殚精竭虑 、呕心沥血，但时至今日，仍扑朔迷离，许多基本问题悬而未决，成为世界性的科学难题。

要对任何现象进行预测，都必须对其机理和过程有规律性的认识，地震预测也是如此。钱学森先生在给笔者的信中指出："正确地解决地震学的理论是个力学应用问题"。笔者在多年的实践中越来越深切地体会到这一点(钱学森，2007，2008；尹祥础，2012a)。地震现象虽然复杂，其物理实质却是明确的，它就是**地壳块体的快速剪切脆断，并释放能量的过程**。相应地，地震孕育过程的物理实质就是震源区内介质的变形、损伤并导致失稳的过程。这一过程主要是**力学过程**。抓住这一点就抓住了问题的物理本质，从而可能找到解决这个世界难题的钥匙。

但是，我们在研究地震预测时遇到的力学问题，和通常的(工程)力学问题有所不同。解决通常的(工程)力学问题时需要知道：本构关系及损伤演化律、边界条件、初始条件以及某些力学量的变化历史(对流变介质)……但是在地震孕育过程中它们却是未知的或者不完全知道的。我们知道的只是地壳中某些物理量的变化。

众所周知，应力-应变曲线从宏观上刻画了材料受力全过程中的基本力学特性。如果使材料受力单调增加，材料将分别经历弹性变形、损伤、失稳(破坏)等过程。弹性变形的最本质特征是可逆性，即加载过程和卸载过程是可逆的，因而其加载响应率(模量)和卸载响应率(模量)相同。损伤过程的本质特征与弹性过程相反，具有不可逆性。反映在应力一应变曲线上，其加载时的变形模量小于卸载时的变形模量，这种差异反映了材料的损伤或力学性质劣化的程度(图 0.1)。

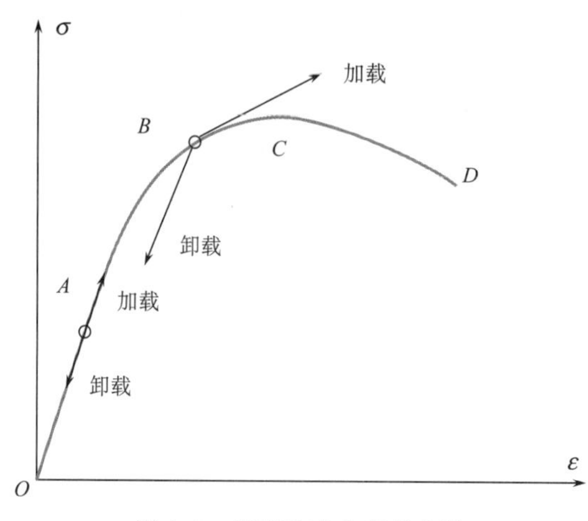

图 0.1　岩石的应力应变曲线

到目前为止，人类还很难测得地壳块体的完整的应力-应变曲线。我们能测量到的只是地壳中某些物理量当前的变化。如何从这些物理量当前的变化来判定某一地块的损伤演化，从而表征该地块的地震孕育过程，就成为解决地震预测的重要课题。根据这一思路我们提出了一个定量地表征地震的孕育进程的参数——加卸载响应比(Load-Unload Response Ratio，**LURR**)(尹祥础，1987，2004；Atkin，1987；Иин，1993；Yin et al.，1994a，1994b，1995，2000，2002，2004，2006，2008，2009，2013；宋治平，1996；王海涛，1999；Wang et al.，2000；Mora et al.，2002；Кукcенко et al.，2003；余怀忠，2004；Yin，2005；Peng et al.，2006；张晖辉，2006；Zhang Y. X. et al.，2006；张浪平，2009；袁帅，2011；刘月，2014)。

在本书以下的章节里，将围绕加卸载响应比这个主题，展开多方面的论述，包括：加卸载响应比理论的基本科学问题(加卸载方法，加卸载准则，响应量的选取和加卸载响应比定义)；加卸载响应比理论的震例检验；加卸载响应比理论的基础研究(实验研究，数值模拟与理论分析)；加卸载响应比的时空扫描；加卸载响应比理论的地震预测实践；加卸载响应比理论和量纲分析的结合；加卸载响应比理论的应用(LURR 用于短期地震预测，以前兆资料为响应的加卸载响应比，LURR 用于各种地质灾害，LURR 用于工程健康监测)；和加卸载响应比有关的某些专题(标度律，和加卸载响应比有关的概率问题，加卸载响应比变化率(dy/dt)的研究，和加卸载响应比有关的点滴回忆)等。

在研究过程中得到中国地震局“八五”以来多次科研计划的资助；得到中国科学院力学研究所非线性力学国家重点实验室(LNM)的资助；得到中国科学院计算机网络信息中心超级计算中心的支持(INF105-SCE-2-02，INFO-115-B01)；得到国家自然科学基金委员会(10232050，1900102201，10721202，11021262)的资助和支持；得到国家“十五”重点项目(2001BA601B01-01-01-04)的资助；得到国家重点基础研究发展规划项目(973，2004CB418406)的资助。

地震预测是一个世界科学难题。本书作者及其团队在几十年的时间里殚思极虑、竭尽全力致力于探索地震预测的新路，也取得一些新认识、新成果，但距离地震预测的宏伟目标，还有很长的路要走。本书是我们团队近半个世纪成果的总结。囿于科学水平、专业局限，疏漏之处，在所难免，敬请广大读者指正。

本书的出版得到中国科学院力学研究所非线性力学国家重点实验室(LNM)的资助。在本书的写作和出版过程中得到刘月博士和科学出版社编辑们的帮助，表示由衷的谢意。

目　录

Contents

第1章　加卸载响应比理论的基本科学问题

要应用加卸载响应比理论于地震预测，首先要解决下列问题：

如何加载和卸载？

如何选择适当的地球物理参数加卸载响应比的“响应”？

如何定义LURR？

这些是加卸载响应比理论的基本科学问题。本章将就这些问题予以阐述和讨论。

1.1　如何加载与卸载？

我们研究的对象是包含整个孕震区的某一地壳块体，其线尺度可达几百千米甚至上千千米。对这样巨大的“庞然大物”进行加载、卸载，显然不是目前的人力所能及的。好在大自然为我们提供了这样的条件，这就是日、月运行产生的引潮力。月球和太阳对地球的引力不但可以引起地球表面流体的潮汐(如海潮、大气潮)，还能引起地球固体部分的周期性变形，这就是固体潮。固体潮由峰到谷的最大应变变化幅度大约是0.5×10^{-7}量级。引潮力使地球内部各处的应力不断周期性地变化，也就是永不停息地对地球进行加载与卸载。采用国际上广泛认可的PREM地球模型(Dziewonski and Anderson，1981)。该模型将地球模拟为几十层壳体的组合，每层的弹性模量、密度等各不相同。日、月、地球按天体力学规律运行，日、月以万有引力作用于地球的每一点，使地球内产生一个潮汐应力场。我们根据天体力学和弹性力学编写了计算程序，能准确计算地壳内部任一点(经度、纬度、深度)，在任一时刻由日、月引潮力引起的潮汐应力张量σ_{ij}^{i}(尹灿，1990；Yin，2005)。

地壳中任何一点的应力，由潮汐应力σ_{ij}^{t}和构造应力σ_{ij}^{T}组成。如上所述，潮汐应力可以用我们自编的程序计算得到。困难的问题是构造应力σ_{ij}^{T}。到目前为止，人类还难以测量到震源深处(如地下15km处)的应力，即使对于地表浅层(地面以下几米到几千米)，至今也主要是其主应力的方位的测量结果，有关应力的大小的数据，尤其是三维应力状态的数据，极为缺乏。而这又是判定加卸载所必需的。

为此，先对潮汐应力σ_{ij}^{t}和构造应力σ_{ij}^{T}作一些分析：

首先比较二者的大小。一个张量的大小，通常用它的某些特征分量来标志。因为地震的机制是剪切断裂，所以，剪应力至关重要。剪应力大小的标志是最大剪应力，或者地球科学中常用的差应力(差应力是最大主应力和最小主应力之差，最大剪应力是差应力的一半)。根据我们大量计算的结果，潮汐应力张量σ_{ij}^{t}的差应力是10^3Pa量级(尹灿，1990；Yin，2005)。而构造应力张量的差应力，则是地球科学中一个长期争论的课题(尹祥础，2012)。连其数量级都存在分歧，并分为低应力和高应力两种观点，低应力派和高应力派各有依据，长期论战。近年来低应力派渐占上风(Zobake et al.，1987，1992；谢富仁等，2004；吕古贤等，2008；许忠淮，2010)。按照低应力派的观点，地下 10km 处的差应力大致是 $10^5 \sim 10^6$ Pa 的数量级。所以构造应力张量远大于潮汐应力张量(大 2～3 个数量级)因而得到

$$\sigma_{ij}^{T} \gg \sigma_{ij}^{t} \tag{1.1}$$

令 σ_{ij}^{R} 表示地壳中的应力张量，它是构造应力张量 σ_{ij}^{T} 与潮汐应力张量 σ_{ij}^{t} 之和，

$$\sigma_{ij}^{R} = \sigma_{ij}^{T} + \sigma_{ij}^{t} \tag{1.2}$$

由于构造应力张量远大于潮汐应力张量(差好几个数量级)，所以二者相比，后者可以忽略不计，式(1.2)可以改写为

$$\sigma_{ij}^{R} \approx \sigma_{ij}^{T} \tag{1.3}$$

其次，比较构造应力张量变化率 $\dfrac{\Delta\sigma_{ij}^{T}}{\Delta t^{T}}$ 和潮汐应力张量的变化率 $\dfrac{\Delta\sigma_{ij}^{t}}{\Delta t^{t}}$ ，前面分析过

$$\sigma_{ij}^{T} \gg \sigma_{ij}^{t}$$

但是

$$\frac{\Delta\sigma_{ij}^{T}}{\Delta t^{T}} \ll \frac{\Delta\sigma_{ij}^{t}}{\Delta t^{t}} \tag{1.4}$$

这是因为 Δt^{t} 的典型时间尺度为 1 天，而 Δt^{T} 的时间尺度是地质年代，如 1 百年，而 1 百年$=3.65\times10^4$ 天。因此 Δt^{T} 比 Δt^{t} 大 4 个数量级以上(马瑾，1987)。从而得到式(1.4)。

简而言之，构造应力张量远大于潮汐应力张量，但构造应力张量是一个变化很缓慢的量，潮汐应力张量的变化率却比构造应力张量大。困难的根源在于构造应力张量，有关地下深处(震源处)的构造应力张量的信息，我们知之甚少。

现在让我们转向地震的震源机制解。地震学中有一套方法(Aki and Richards，1980)，可以得到发震断层的走向(ϕ_s)、倾角(δ)以及发震断层上盘对下盘的滑动方向 λ (图 1.1)。

前已论述，地震的物理实质是地壳块体的快速剪切脆断。我们假定：图 1.1 中，发震断层上盘相对下盘的滑动矢量 $\vec{u}$ 和发震断层面上的剪应力矢量 $\vec{\tau}$ 方向相同。因为，断层的相对滑动就是剪应力矢量驱动的，所以，这个假定应该是很自然的，也是合理的。根据式(1.1)～式(1.4)，如果 $\vec{\tau}^{t}$ 和 $\vec{\tau}^{T}$ 之间成锐角，二者之和(矢量和)的模将大于 $\vec{\tau}^{T}$，即二者互相加强。反之，如果二者之间成钝角，则二者互相削弱。我们引入 $\vec{\tau}^{t}$ 和 $\vec{\tau}^{T}$ 的点积(标量积)，为了绕开 $\vec{\tau}^{T}$ 的大小(模)，用 $\vec{\tau}^{T}$ 的单位矢量 $\dfrac{\vec{\tau}^{T}}{|\vec{\tau}^{T}|}$ 和 $\vec{\tau}^{t}$ 作点积，根据滑动矢量 $\vec{u}$ 和发震断层面上的剪应力矢量 $\vec{\tau}$ 方向相同的假设，我们的问题转化为 $\vec{\tau}^{t}$ 和 $\vec{u}$ 作点积。所以最后以

$$\frac{\mathrm{d}}{\mathrm{d}t}(\vec{\tau}^{t} \cdot \vec{u}) = f \tag{1.5}$$

作为判断加卸载的准则：

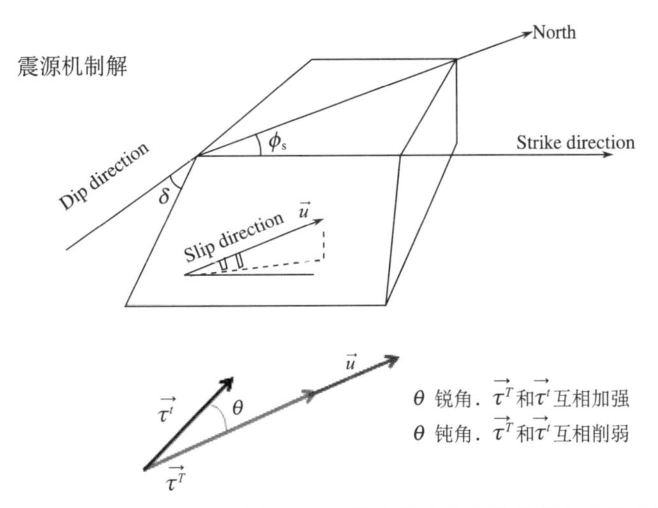

图 1.1　震源机制解和发震断层面上构造剪应力和潮汐剪应力的叠加

$$f>0 \quad 加载$$
$$f<0 \quad 卸载$$

但是，只有对较大的地震(例如，$M\geqslant5$，至少 $M\geqslant4$)，才能求得其震源机制解。对于大量小地震(这正是计算 LURR 时所用到的)，难以求得其震源机制解。好在我们讨论震源机制解的目的是得到该地震震源处的构造应力场的信息。构造应力场是比较平

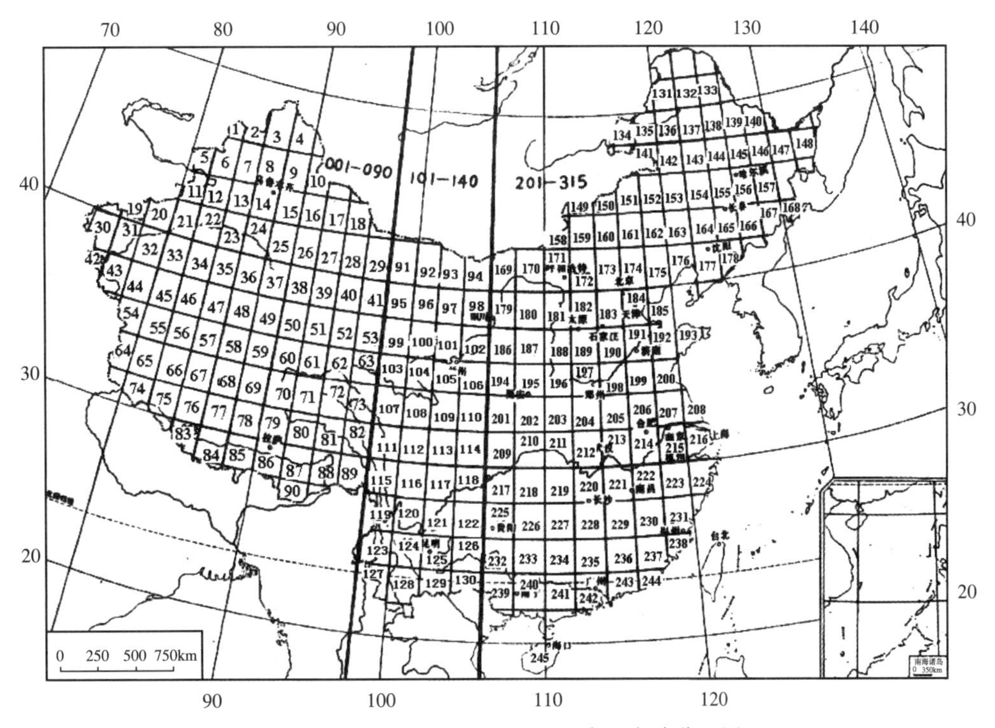

图 1.2　计算加卸载响应比用的中国大陆分区图

滑的(smooth)，也就是说，在一定尺度的区域内(如 100km)，我们可以认为构造应力场是均匀的。既使有变化也是比较缓慢的。只要在这个区域里发生过一个较大的地震，已求得其震源机制解。在该区域里的其他点，都可以借用其震源机制解。为此，我们将中国大陆分成 2°×2°的小区，一共 244 个(图 1.2)。对每个小区分别编号。为以后分片计算方便，分为 3 个片，从西到东是：西部地区(1～90 区)，南北带(91～130 区)和东部地区(131～244 区)。

在查阅大量文献的基础上，每个区被赋予一组震源机制解参数(图 1.3)。图中每个区内，标有 4 个数字，从上到下，依次是分区编号、发震断层走向 (ϕ_s)和倾角(δ)以及发震断层上盘对下盘的滑动方向 λ(参考图 1.1)。

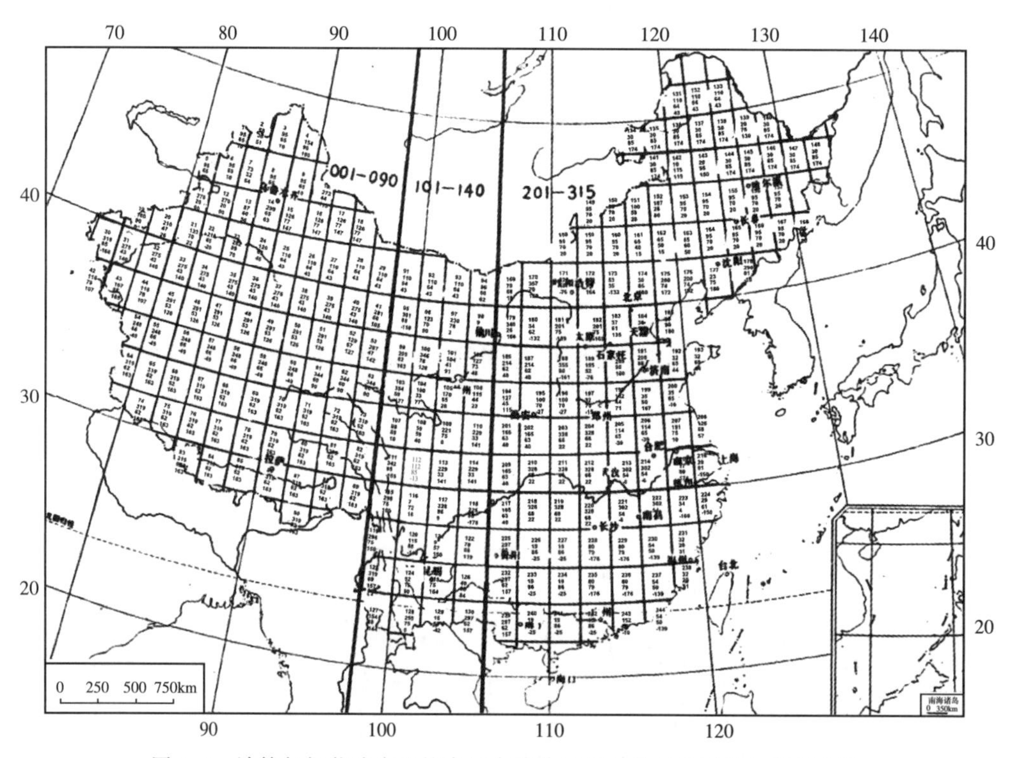

图 1.3　计算加卸载响应比的中国大陆分区图及各区的震源机制解参数

1.2　如何选择适当的地球物理参数作为响应量

当今，我国地震界(国际地震界也大致相同)已能够测量很多地球物理参数，如地形变、地倾斜和应变、前震、b 值、微震活动性、震源机制、断层蠕动异常、波速比、地磁、地电、电阻率、地下水(水位、水温、水化学成分等)、油井流量等，它们可以大致分为三类：

(1) 由地震台网测得的地震资料。包括已发生地震的时、空、强(时间、地点、震级)和各种波形数据。

(2) 由地面前兆台网测得的各种前兆资料。种类繁多，如地形变(包括大地测量、跨断层和深井测量等)、地应力、地下水(水位、水温、水化学成分等)、地磁、地电、重力等。

(3) 由空间技术测得的各种前兆资料。如全球定位系统 (GPS)、合成孔径雷达干涉成像(Interferometric Synthetic Aperture Radar，InSAR)等。这些技术大都是测量地表的变形和其他参数，其主要特点是能够测量较大范围内的场上的参数。

上述各种参量都可能在某一侧面，反映地震孕育的进程，因而都可作为“响应”，用于研究 LURR。效果如何，可以通过实践来检验。事实上，国内外众多同行，为此进行了广泛的探索与研究，发表的论文已近二百篇(不包括本人所在的课题组发表的论文，请参看网页 http:/www.doc88.com/p-36717273437.html 及附录 A.3。此网页及附录 A.3 中列出了国内外科学家利用加卸载响应比研究各种科学问题发表的部分论文目录。以下是其中的一小部分：施行觉，1994；陈建民等，1994；许强、黄润秋，1995；常克贵等，1999；张昭栋、刘庆国，1999；许昭永等，2002；姜彤，2004；姜彤等，2004；贺可强等，2004；任隽等，2005；张文杰等，2005；Yin and Mora，2004，2006；Trotta and Tullis，2006；Yu et al.，2006；Zhang Y. X. et al.，2006；Chen et al.，2012；邵宜莲，2012；Zhang J. et al.，2012)。从这些结果看，用不同的前兆资料研究 LURR，各有千秋。因为，不同的前兆资料反映的是不同时、空范围的地震孕育进程。例如，地下水水位的 LURR 峰值，可能出现在地震发生前几个月，具有短期前兆的特征(陈建民等，1994；张昭栋、刘庆国，1999)。

本课题组则着重采用地震资料研究 LURR，这主要是考虑到：

(1) 地震是造成地壳损伤的主要因素。根据细观损伤力学，材料的损伤演化主要由损伤场和应力场的交互作用所控制。所以，它是决定地震孕育的直接因素之一。

(2) 地震资料也是最容易获得的资料，而且资料覆盖的时、空域都比较大。

1.3　如何定义 LURR?

回到图 0.1，图 0.1 为岩石材料典型的应力-应变曲线(Jaeger and Cook，1979)，只是为了以后便于推广到更普遍的情况(用应变以外的物理量作为响应)，将纵坐标改为载荷 P，替代应力 σ，横坐标改为 R，替代应变 ε。

设 ΔP 和 ΔR 表示载荷 P 和响应 R 的增量，定义响应率 X 为

$$X = \lim_{\Delta P \to 0} \frac{\Delta R}{\Delta P} \tag{1.6a}$$

如果回到应力-应变曲线，响应率 X 就是变形模量的倒数。令 X_+ 和 X_- 分别代表加载与卸载阶段的响应率，正号对应于加载阶段，负号对应于卸载阶段。加卸载响应比 Y 定义为

$$Y = \frac{X_+}{X_-} \tag{1.6b}$$

在加载初期(OA 段)，岩石试件处于弹性阶段(AB 段)。弹性阶段的变形是可逆

的，加载过程和卸载过程的响应率是相同的，AB 段的斜率即为岩石的弹性模量。随着载荷的进一步增加，岩石试件内部出现损伤(裂纹)，应力-应变关系偏离直线(BC 段)。这个过程是不可逆的，所以，加载过程和卸载过程的响应率是不同的。C 点表示岩石在一定条件下所能承受的最大载荷，CD 段对应岩石的破坏过程。

很明显，在弹性阶段，$X_+=X_-$，$Y=1$；出现损伤之后，$X_+>X_-$，$Y>1$。可以看出，随着载荷的增大，材料损伤程度加剧，Y 值将会增大至显著地大于 1。

从上述定义不难看出，加卸载响应比 Y 值可以定量地刻画岩体的损伤程度。地震及许多其他地质灾害，如滑坡、岩爆以及火山喷发等都是不同尺度岩体的失稳现象，因此加卸载响应比理论可能为地震和其他地质灾害的预测开辟出一条新的途径。

在 LURR 提出的初期（20 世纪 80 年代），根据物理上的考虑，将地震能量作为响应，定义加卸载响应比 Y 为

$$Y=\frac{\left(\sum_{i=1}^{N+}E_i^m\right)_+}{\left(\sum_{i=1}^{N-}E_i^m\right)_-} \tag{1.7}$$

式中，E 为地震时辐射的地震波能量(Kanamori and Anderson，1975)，“E_+”表示加载时段内发生的地震所辐射的地震波能量，“E_-”表示卸载时段内发生的地震所辐射的地震波能量。m 可以取为 0～1 的任意值。当 $m=1$ 时，E^m 表示地震能量；当 $m=1/2$ 时，E^m 表示 Benioff 应变（Frank and Benioff，1973）；当 $m=0$ 时，Y 值相当于 N_+/N_-，N_+和 N_-分别代表加载和卸载过程中发生的地震的个数。

式(1.7)所定义的 LURR 称为 Y_E[式(1.8)]，下标 E 表示用地震能量定义的 LURR。定义 Y_E在以后的研究和预测实践中，效果不错（尹祥础，1987，2004；Иин 1993；Yin et al.，1994a，1994b，1995，2000，2002，2004，2006，2008，2009，2013；王海涛，1999；Wang et al.，2000；Mora et al.，2002；Куксенко and Иин，2003；余怀忠，2004；Yin，2005；Peng et al.，2006；Zhang H. H. et al.，2006；张晖辉，2006；张浪平，2009），因而一直沿用至今。

$$Y_E=\frac{\left(\sum_{i=1}^{N+}E_i^m\right)_+}{\left(\sum_{i=1}^{N-}E_i^m\right)_-} \tag{1.8}$$

近来，我们对 LURR 的定义进行了再研究。截取一块边长为 100km 数量级的矩形地块为研究对象。众所周知，地壳是一个壳体，其曲率半径约为 6000km 量级，远大于该地块的边长，因此可以将此地块简化为平板。如果在该地块中发生多个地震，形成多条断层，地块必将受到损伤。在损伤力学(Kachanov，1980，1986；Krajcinovic，1996；余寿文、冯西桥，1997)中，用损伤变量 D 作为损伤的度量。不同的作者，D 可以有不同的定义。但是，从损伤力学的创始人 Kachanov 起，大多数损伤力学大师们都认为：通过受损材料的刚度折减来定义 D 是比较合理的办法。这样就转化成平板中裂纹系引起的刚度变化的力学模型。近年来，陆续发展了自洽方法、广义自洽方法、组构张量、

Mori-Tanaka 方法等（Oda，1983；Laws and Brockenbrough，1987；杨卫，1995；Anthony，2009），但是都没有给出显式的(explicit)解析结果。为了以后应用的方便，需要一个显式的解析解。

我们暂不考虑裂纹间的相互作用，将单条裂纹的影响求出，然后把各条裂纹的作用相加，得到一个解析解，用于研究地震对地壳块体损伤的一般规律，以及 LURR 和地震间的关系。至于裂纹间的相互作用，下面还将进一步讨论。

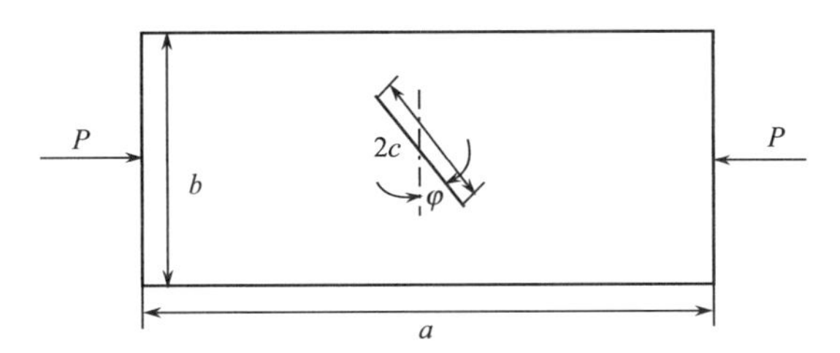

图 1.4　含裂纹矩形平板(裂纹与力的夹角为 φ)

Walsh 和 Jaeger 等(Walsh，1965a，1965b，1965c；Jaeger and Cook，1979)对含有任意方向的可滑动闭合裂纹的平板受单轴压时的刚度问题做了研究。平板长宽分别为 a、b，含有长为 $2c$，与力的作用线夹角为 φ 的闭合裂纹(图 1.4)，其有效杨氏模量 E_1 与固有杨氏模量(无裂纹时的杨氏模量)E_0 之间的比值为(Walsh，1965a，1965b，1965c；Jaeger and Cook，1979)

$$\frac{E_1}{E_0}=\frac{1}{1+\pi c^2\cos^2\varphi\,\dfrac{(\mu^2+1)^{1/2}-\mu}{2\,(\mu^2+1)^{1/2}S}} \tag{1.9}$$

式中，$S=a\times b$，代表平板的面积；μ 为摩擦系数，按照 Byerlee 定律(陈颙，1988)，文中均取 0.6(下同)。

对于包含有大量方向随机，长度为 $2c_i$ 的闭合裂缝的平板，其杨氏模量 E 与固有杨氏模量 E_0 之间的关系为（Walsh，1965a，1965b，1965c）

$$\frac{E}{E_0}=\frac{1}{1+\sum_{i=1}^{N}\dfrac{2\pi c_i^2}{15S}\left[\dfrac{2+3\mu^2+2\mu^4}{(\mu^2+1)^{3/2}}-2\mu\right]} \tag{1.10}$$

式中，N 为裂纹总数。

地震属于典型的剪切破裂，研究地块的剪切模量的折减更为重要。根据包含闭合裂缝的物体的有效体积模量和固有体积模量相等的假定有

$$(1-2\nu_1)/E_1=\frac{1}{3}K=(1-2\nu_0)/E_0 \tag{1.11}$$

又根据杨氏模量与剪切模量之间的关系：$G=E/[2(1+\mu)]$，可以得到地块有效剪切模量 G 和固有剪切模量 G_0 之间的关系为

$$G_0/G=1+0.114L^2/S \tag{1.12}$$

令

$$L^2/S=\delta \tag{1.13}$$

断层长度 L 和地震的震级相关，地震学家根据大量实际数据总结出如下有名的经验公式(宇津德治，1990；Mark，2010)：

$$\lg L=0.5M_s-1.8 \tag{1.14}$$

式中，L 的单位为 km；M_s表示面波震级。

由式(1.14)可知：一个 $M_s=5$ 的地震对应的断层长度 $L\approx 5\text{km}$（在地震预测中，一般用 $M_s\leqslant 5$ 级的小地震去预测更大的地震），若研究对象的尺度是 100km 量级，那么 $S=10^4\text{km}^2$，则 $\delta\approx 5\times 10^{-4}\ll 1$，所以 δ 为小量。

因此，地块的损伤 D 可以由剪切模量的折减来度量：

$$D=1-\frac{G_N}{G_0}=0.114\sum_{i=1}^{N}\delta_i \tag{1.15}$$

如果选择损伤 D 作为 LURR 的响应(以 Y_D 表示)，则

$$Y_D=\frac{D_+}{D_-}=\frac{\left(\sum_{i=1}^{N+}10^{M_{si}}\right)_+}{\left(\sum_{i=1}^{N-}10^{M_{si}}\right)_-} \tag{1.16}$$

根据地震学中有名的古登堡关系(宇津德治，1990)

$$\lg E=4.8+1.5M_s \tag{1.17}$$

式(1.4)可以写为

$$Y_E=\frac{\left(\sum_{i=1}^{N+}10^{1.5mM_{si}}\right)_+}{\left(\sum_{i=1}^{N-}10^{1.5mM_{si}}\right)_-} \tag{1.18}$$

比较式(1.16)和式(1.18)，显然 Y_D与 Y_E有非常相似的表达式，若令式(1.18)中的 $m=2/3$，则 Y_D与 Y_E完全相同。即使取 $m=1/2$（这是最常用的），Y_D与 $Y_{E,m=1/2}$在表达式上差异不大。更重要的是二者的实际扫描结果只有极小的差异，甚至难以察觉（刘月、尹祥础，2013）。这说明之前的定义($Y_{E,m=1/2}$)虽然在当时是人为规定的，其实，是有理论支撑的，更主要的是，长期的实践中也证明是可行的。

再回过头来讨论图 1.3。从严格的观点看，它显然是值得改进的。因为在分区的边界上，3 个震源机制参数(发震断层的走向 ϕ_s，倾角 δ，以及发震断层上盘对下盘的滑动方向 λ)都发生突变(跳跃)，这显然是不合理的。改进的方向是将 3 个震源机制参数的空间分布平滑化(smoothing)。一种方法是：对 3 个震源机制参数中的每一个，找到一个覆盖全国的曲面(函数)，但最终未能实现，有待今后努力。现在的方法是：将图 1.3 中的分区细化 10 倍。即求取每个 0.1°(经、纬度)的点上的 3 个震源机制参数(Φ_s，δ，λ)。对于任一个点，如 39.9°N，117.1°E，寻找该点附近发生过的中强以上地震，再由这些地震的震源机制参数确定该点的震源机制参数(ϕ_s，δ，λ)。这样可以制成一张震源机制参数表，包括全国每个点上(分度为 0.1°)的震源机制参数(Φ_s，δ，λ)。之后，无论用式(1.8)计算 Y_E还是用其他前兆资料计算加卸载响应比都建立在比较坚实的基础上。

第2章　加卸载响应比理论的回顾性震例检验

解决了第1章中的几个基本科学问题后，对于某个特定的地区(空间窗)，如果有了地震目录，而且知道相应的震源机制解之后，就可以计算加卸载响应比 Y_E 了。我们迫不及待地对于过去发生过的地震，计算这些地震发生前的 Y_E，看看它们是如何变化的。

我们用了几年时间对当时能够收集到数据的逾百个中外震例进行了"回顾性"(retrospective)检验，从4级左右的有感地震到8级的特大地震，用我们能够得到的地震目录进行了大、强、中地震前加卸载响应比的变化规律的大量震例检验，包括：

* 中国大陆从20世纪70年代以来，所有 $M\geqslant7$ 级的地震(中国大陆从1970年起才有统一的地震目录)；
* 大陆东部 $7>M\geqslant6$ 级的地震；
* 首都圈1980年以来所有的 $M\geqslant4$ 级地震；
* 美国加利福尼亚州20世纪八九十年代的中强以上的地震；
* 日本关东20世纪八九十年代的中强以上的地震；
* 澳大利亚；
* 其他(如土耳其，阿美尼亚……)。

震例检验表明：绝大多数震例(80%以上)均取得满意的结果，在震前均有 Y_E 上升的过程(远大于1)。限于篇幅，现只举3组例子(尹灿，1990；Иин，1993；Yin，1995)。

(1) 1980～1994年美国南加利福尼亚州中强以上地震，地震前加卸载响应比的变化，如图2.1所示。图中箭头表示地震发生的时间，方框内注明了该地震的时间和震级。

(2) 1980～1995年日本关东地区发生的强烈地震前加卸载响应比的变化，如图2.2所示。图中箭头表示地震发生的时间，方框内注明了该地震的时间和震级。

(3) 中国首都圈地区(38.5°N～41°N，115°E～118°E)1996～2002年间所有 $M_L\geqslant$ 4.5的地震前的加卸载响应比的时程曲线，在图中箭头表示地震发生的时间。

由图2.1和图2.2可以看到：在孕震初期，加卸载响应比(Y)，大都在1上下波动。此后，Y 逐渐上升，在地震前夕达到峰值。从峰值到地震发生的时间，大体上和震级成正变关系(Иин，1993；Yin，1995)。这是我们最早接触到的LURR的峰值点现象。在以后(尤其是第3章和第4章)会逐步加深对它的理解。

图2.3是首都圈地区(38.5°N～41°N，113°E～120°E)1996～2002年间加卸载响应比的时程曲线。在此时段发生了10个 $M_L\geqslant4.5$ 的地震，也出现了一系列 $Y\geqslant1.55$ 的峰值点 Y。每一个加卸载响应比峰值点几个月后就会发生一个(或几个) $M_L\geqslant4.5$ 的地震。唯一一个需要讨论的地震是1997年的那个 $M_L4.7$ 的地震，它发生在1997年那个峰值

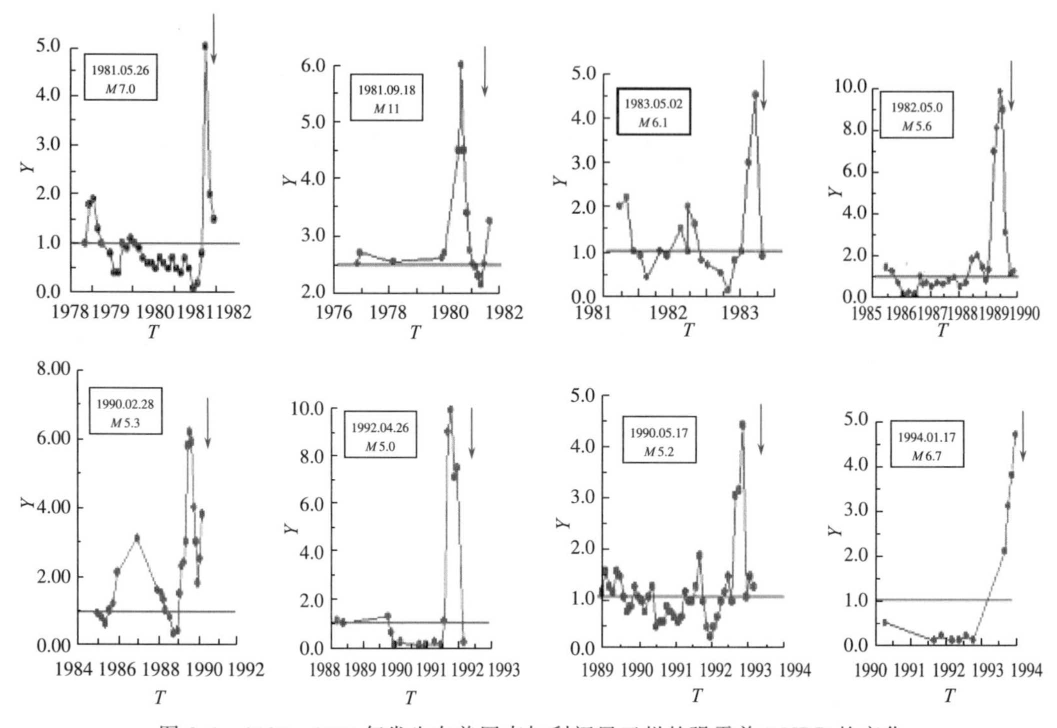

图 2.1　1980～1994 年发生在美国南加利福尼亚州的强震前 LURR 的变化

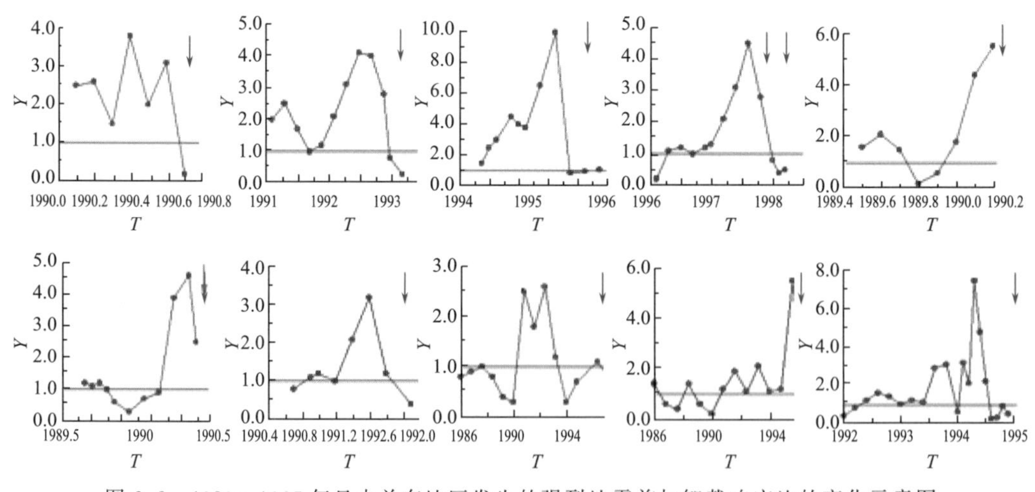

图 2.2　1980～1995 年日本关东地区发生的强烈地震前加卸载响应比的变化示意图

箭头表示地震发生的时间

点之前。当然它也可以看成 1996 年那个峰值点以后对应的第二个地震，但 1997 年那个峰值点，没有地震可以对应。但总的来说，加卸载响应比的峰值点和地震之间的对应结果是令人满意的。

图 2.1～图 2.3 涉及的震级，从 M 4.5 到 $M \geqslant 7.0$（我们做过的其他震例检验结果

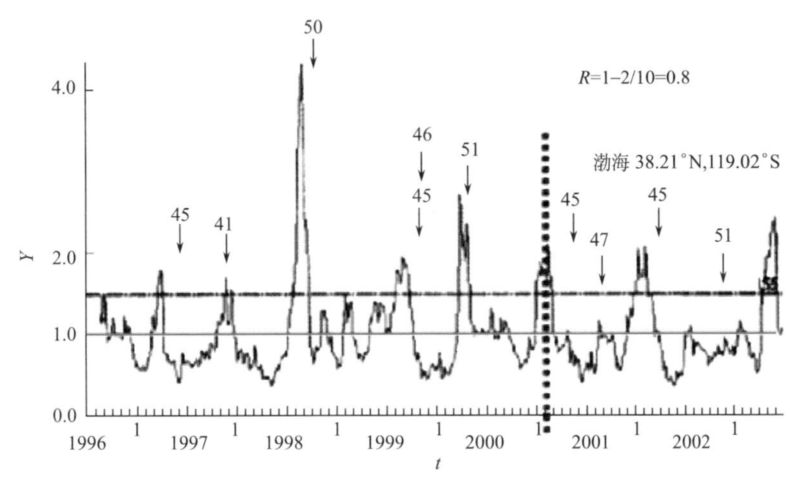

图 2.3　首都圈地区 1996～2002 年加卸载响应比的时程曲线(引自张永仙)

表明，震级范围可以扩大到 M 4～M 8)，震级跨度很大；三者的地质条件迥异：美国加利福尼亚州的圣安德列斯断层(San Andreas Fault)是走滑型板块边界，日本关东地区是削减带(subduction)，而首都圈的地震是典型的板内地震(intra-plate earthquake)。但是加卸载响应比的峰值点和地震之间的对应结果是高度一致的。上述结果初步表明：这一规律具有普适性。说明加卸载响应比这个参数，正如提出时的初衷那样，的确能够反映某一地区地壳介质的损伤程度，从而可能用于地震预测。

除此之外，我们还选择了 7 个中国大陆 1970～1992 年地震活动性低的区域，这些区域在该时段从未发生过 $M4$ 以上地震。它们在这段时间里的 LURR 的变化示于图 2.4。图 2.4 和图 2.1～图 2.3 形成鲜明的对比：在这 20 多年的时段里，LURR 的值始终在 1 附近作微小地涨落，而没有像图 2.1～图 2.3 那样，加卸载响应比大起大落，形成峰值点。

图 2.1～图 2.4 从不同侧面说明加卸载响应比的演化，的确反映了地震孕育进程。

图 2.1 和图 2.4 所示的加卸载响应比(Y)随时间的变化曲线称为加卸载响应比的时程曲线，或简称时程曲线。时程曲线清楚地揭示了该地区的 LURR 随时间的变化，在研究一个地区的孕震过程，或对该地区的地震预测时，经常用到。作时程曲线的前提是先确定空间窗。空间窗不同(形状、大小)，得到的时程曲线必然不同。在进行加卸载响应比理论的回顾性震例检验时(见图 2.1)，首先发现这种情况。空间窗的形状用过圆、椭圆、多边形等。圆形空间窗是最自然的，也是首选，但是有时效果并不好，因而需要选用其他形状。为此，我们先画出主震前“前震”(把主震前发生在主震附近的地震都看成“前震”)的震中分布图。按照震中分布图里震中密集区的形状选取空间窗的形状，大都效果较好。譬如，震中密集区的形状是一个比较狭窄的条带，则选用合适的椭圆比较好。在研究了 LURR 的时空演化(第 3 章)和孕震积分(第 6 章)后，对此会有新的认识。

再一次强调，确定空间窗是作时程曲线的前提。所以，记录时程曲线的数据时，也要同时记录空间窗的有关数据。我们在研究初期，经验不足，没有全面地记录空间窗的

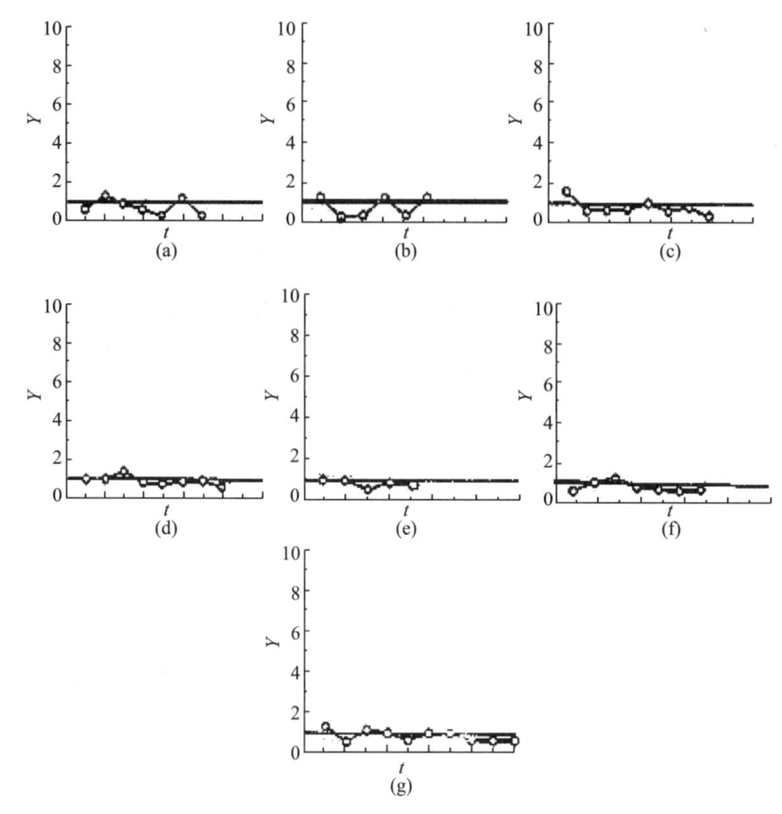

图 2.4 在 1970～1992 年中国大陆 7 个地震活动性很低的区域的 LURR 的变化曲线

各个区域的经纬度范围分别是：(a)(35.5°N±1°，118°E±1°)；(b)(40.5°N±1°，109°±1°)；(c)(31°N±1°，105°E±1°)；(d)(37°N±1°，119°E±1°)；(e)(37°N±1°，117°E±1°)；(f)(37°N±1°，113°E±1°)；(g)(35°N±1°，117°E±1°)

有关数据，这是一个教训。后来，在绘制 LURR 时程曲线和时空扫描结果的程序中，都自动记录包括空间窗在内的有关数据。

通过加卸载响应比理论的回顾性震例检验，说明加卸载响应比的确较好地刻画了地震的孕育过程，使我们有信心进一步研究和实践用加卸载响应比预测地震。但在此之前，必须进行加卸载响应比的时空扫描以及进行深入的基础研究，从而对加卸载响应比的时空演化规律有全面、深入的理解。这正是下面两章要讨论的内容。

第3章 加卸载响应比的时空扫描

用 LURR 进行地震预测时，由于事先不知道未来地震发生的地点，所以必须采用空间扫描。通常采用圆形、矩形或多边形域为空间窗，圆形用得最多。以圆形域为例，先确定圆心(x_i, y_i)、空间域的半径 R 和时间窗$[t_b, t_e]$(其中 t_b代表时间窗起点，t_e代表时间窗终点，时间窗的窗长 $t_w=t_e-t_b$)。确定这些参数后，选出该时、空窗内发生的地震，按照式(1.7)计算 LURR 的值 Y_E，并且将 Y_E赋值在圆心(x_i, y_i)上。继而再将圆心移至$(x_i+\Delta x, y_i)$，Δx 称为扫描步长(根据我们的经验，Δx 取 0.25°比较合适)，然后计算出新的圆形域的 Y_E的值，同样将其值赋值在圆心$(x_i+\Delta x, y_i)$上。如此继续，得到同一 y_i(即相同纬度)相应的所有不同经度的点$(x_i+\Delta x, y_i)$上的 LURR 的值 Y_E。同理，对 y_i按同样的扫描步长进行扫描，就可到得到所研究区域内，在时间窗$[t_b, t_e]$的 Y_E的空间分布。图 3.1 是中国大陆时间窗终点 t_e为 2009 年 2 月 28 日的时间窗内的加卸载响应比的空间分布图(对于不同的半径 R，时间窗不同，所以当时间窗终点 t_e相同时，时间窗起点 t_b不同，时间窗的窗长 t_w也不同)。图中右侧的色标表示图中各点 Y_E的值。图 3.1(a)～(c)中色标的范围是 0～4 ($Y_E\geqslant 4$ 时均标为 4)，即标出了所有能计算出 Y_E的点。图中的空白处，表明以这些点为圆心的圆形域在该时间窗内发生的地震少于某一设定的最小地震数 $N_{\min}$。如果地震数目太少，计算出的 Y_E的值波动太大，所包含的信息量太少，容易出现虚假的异常。根据经验取 $N_{\min}=20$ (还请参考 8.2 节的有关内容)。在计算程序中规定：地震数小于 20 时，不输出结果。

空间域的大小以及时间域的长短应该根据具体情况决定。同一个地域和同一份资料(地震目录、震源机制解等)，由于空间域的大小以及时间域的长短选取不同，得出的加卸载响应比的时空扫描图像自然也有所不同。虽然大同小异，有时也会使人有眼花缭乱之感。为了便于比较，对于空间域的大小以及时间域的长短的选取予以规范化：在一般情况下，规定用圆形域；半径分别采用 50km、100km、200km、300km、500km。最常用的是 100km、200km、300km，尤其是 200km。对应于半径 100km、200km、300km，时间窗分别用 15 个月、18 个月和 24 个月。上述选择是基于 8.1 节加卸载响应比有关的标度律和 8.2 节的结果。下面先进行初步的讨论：

任何一个自然现象，都发生在一定的时空尺度里。根据 8.1 节，一个震级为 5 级(6 级，7 级)的地震(指里氏震级，下同)，其孕震区的空间尺度大致分别为 90km，170km，330km。如果预测地震的震级为 5 级 (6 级，7 级)，其时空扫描的空间域的尺度，取整后大致可以选用 100km，200km，300km。根据 8.1 节的研究，其时间窗则分别选用 15 个月，18 个月，24 个月。当然，这样的选择不是绝对的、死板的。例如，为了提高预测的时间精度，就必须减小时间窗的长度。在预测大地震后的强余震时，时间窗的长度甚至缩短到几天(袁帅，2011)。

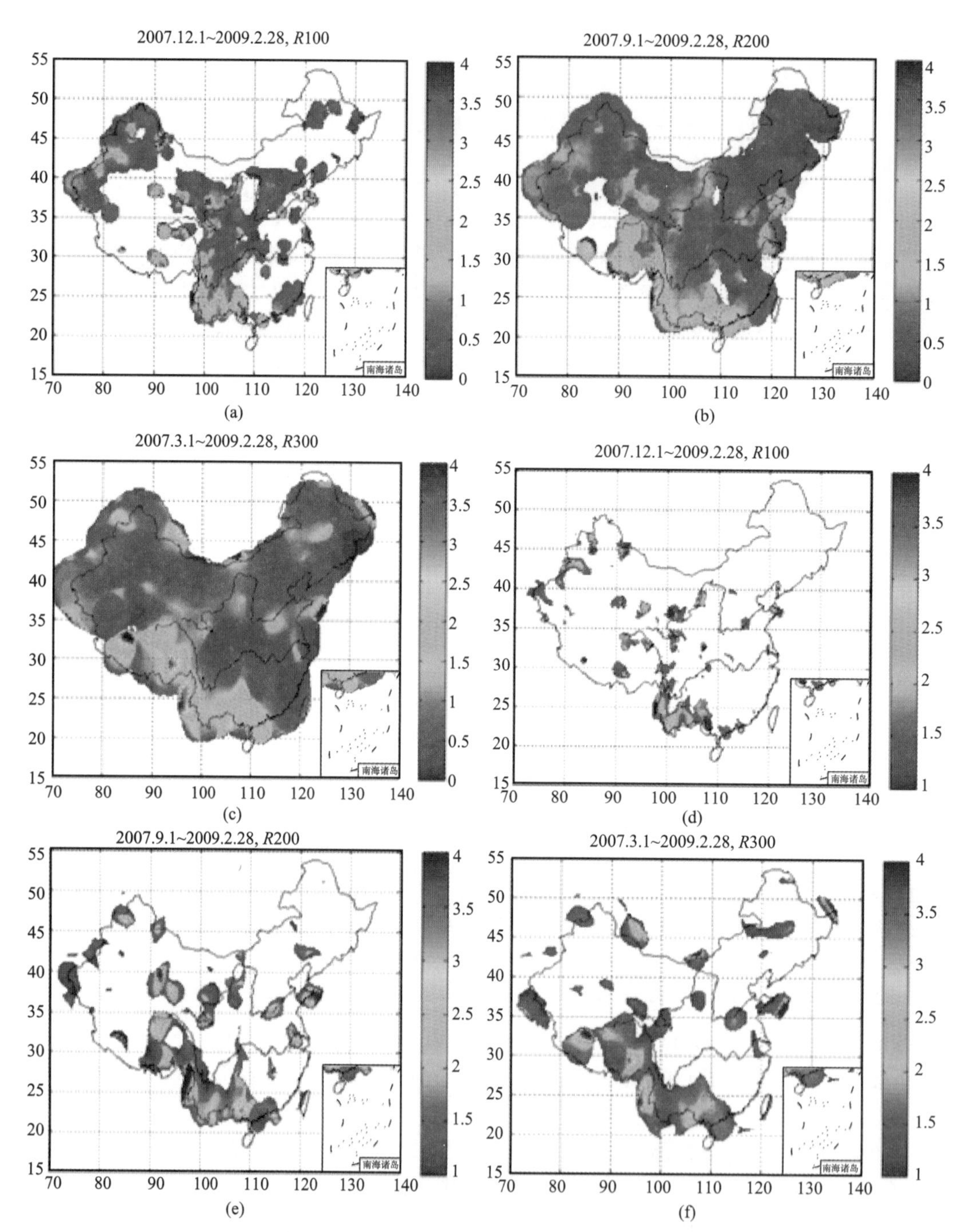

图 3.1　时间窗终点 t_e 为 2009 年 2 月 28 日的中国大陆加卸载响应比的空间分布图

其空间窗为圆形域，半径分别为(a)和(d)$R=100$km，(b)和(e) $R=200$km，(c)和(f) $R=300$km。时间窗分别为(a)和(d)15 个月，(b)和(e) 18 个月，(c)和(f) 24 个月

时空域尺度的选用，还要考虑对 N_{min} 的要求。先请考察图 3.1。由图 3.1(a)可知：圆形域半径 $R=100$km，时间窗窗长 t_w 为 15 个月的条件下，白色区域(即所选取的时空窗内，地震的个数小于 N_{min}，因而不输出结果)的面积大致占中国大陆面积的 50%（这意味着，在这些区域里，LURR 不能提供预测信息)；由图 3.1(b)可知：$R=200$km，时间窗窗长 $t_w=18$ 个月，白色区域的面积大致占中国大陆面积的 10%；由图 3.1(c)可知：$R=300$km，时间窗窗长 $t_w=24$ 个月，白色区域的面积大致占中国大陆面积的 1%。图 3.1(d)～(f)分别与图 3.1(a)～(c)的参数完全相同，只是其色标改为 1～4，即图中只画出 $Y_E>1$（LURR 异常)的点。从提高预测的时空精度来说，人们希望缩小时空扫描时的时间窗长 t_w 和空间窗尺度 R。但 t_w 和 R 过小，不少区域不满足条件 $N\geqslant N_{min}$，不输出计算结果。我们称这些区域为资料不达标区域。例如，图 3.1(a)白色区域约占 50%，也就是说，对于近一半国土面积的区域失去预测能力。

对于色标为 1～4 的加卸载响应比分布图[如图 3.1(d)～(f)]，其中的白色区域包含两种情况：一是不满足条件 $N\geqslant N_{min}$，不输出计算结果；二是满足条件 $N\geqslant N_{min}$，但其加卸载响应比 Y_E 的值处于[0.1)(Ye∈[0.1)，即不属于异常范围。这是需要区别对待的，千万不能混淆。

在每一个 LURR 时空扫描图的上面，有一行文字。例如，图 3.2(a)中是

Y_{Ew}，1970.5.1～1971.10.31，0～4，0.25，R200

式中，Y_{Ew} 表示加卸载响应比 Y_E 按式(1.7)计算，而且计算时进行了加权处理，第 i 个地震的能量 E_i 的权函数 $W=(R-R_i)/R$，其中，R 是空间窗的半径，R_i 是第 i 个地震的震中距空间窗圆心的距离。1970.5.1～1971.10.31 分别表示时间窗的起点和终点。0～4表示用式(1.7)计算时，选用地震的震级下限 M_{min} 和上限 M_{max}，即 $0\leqslant M\leqslant 4(M)$。$M_{max}$ 的作用很明显。在计算 Y_E 时，首先要选出该时空窗内发生的地震(简称为地震序列)，如果地震中有一个地震比其余地震都“大得多”，那么，这个地震就会在计算 Y_E 时起“举足轻重”的作用，从而减低所得的 Y_E 值所含的信息量。任何一个地震序列中总有一个震级最大的地震，如果该地震序列符合 G-R 关系(震级-频度关系的线性段)，就认为这个最大的地震比其他地震不是“大得多”。所以 M_{max} 最好是根据该地震序列的震级-频度关系线性段的震级上限确定。但这样做，加大了工作量。有经验的话，通常也能大致确定。M_{min} 的选择则是考虑到地震序列的“层次性”。人们发现大地震前，中等强度地震的活动性增强(王海涛，1999；彭克银，2000)。地震的临界点理论，从更宽的视野(关联长度增大)对此予以诠释(参考 8.1 节)。王海涛(1999)、彭克银(2000)在攻读博士学位时发现：在研究大地震前的加卸载响应比时，如果只用中强地震，加卸载响应比的值更高；如果选用中强地震加上小地震(尤其是 M 1～M 3)后，加卸载响应比的值明显降低。但是，删去小地震后，地震数目急剧减少，可能难以满足条件 $N_{min}\geqslant 20$。所以这条要求常常被迫忍痛割爱，而将 M_{min} 选得很低。

0.25 表示扫描的步长是 0.25°(经度和纬度扫描步长相同)。

将连续改变的时间窗的 LURR 空间扫描结果汇集在一起，便于研究该区域 LURR 的时空演变，进而对未来的地震趋势做出预测。图 3.2 是海城地震(1975 年 2 月 4 日，M 7.3)前几年里中国大陆的 LURR 分布的演化，每两月一张(实际工作中每月一张，

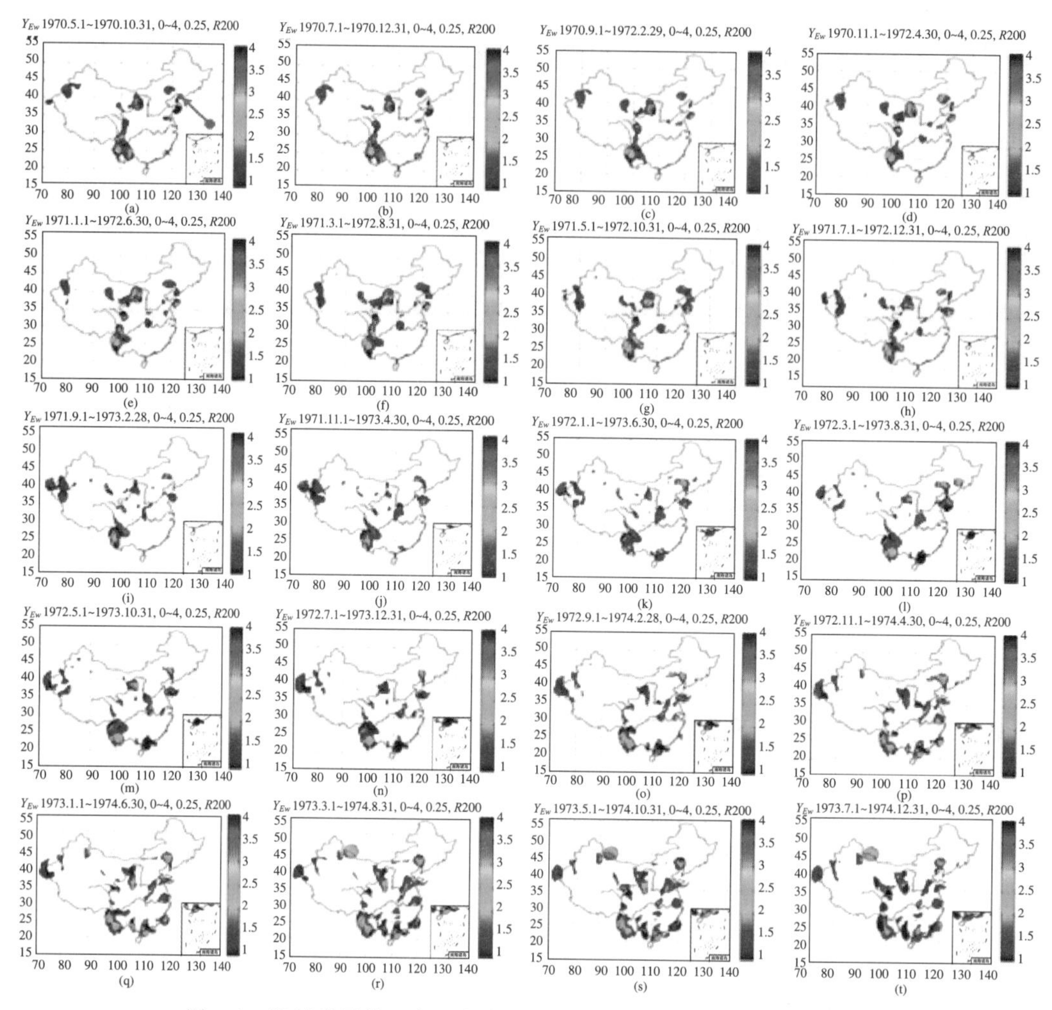

图 3.2　海城地震前，中国大陆的 LURR 空间分布图(每两月一张)

为节省篇幅，本书略去一半图片)。排列的时序是从左到右，从上到下。由图 3.2 可见，在 1971 年 10 月(指时间窗的终止点 t_e，下同)，海城地震的震中(40.7° N；122.8°E，在图 3.2 左上角图中用箭头指向的红色小圆点)处刚刚开始出现 LURR 异常。之后 LURR 异常区逐渐扩大，异常区中某些部分 Y_E 的值也在增高；到 1972 年 10 月达到高峰(此时，离海城地震还有两年多时间)。再后，LURR 异常的程度逐渐减弱，当然，也有起伏，但总的趋势是减弱，并在此过程中发生海城地震。本例说明，LURR 的时空演化能够比较清晰地刻画地震的孕育过程，从而为中期地震预测提供新思路。此后多次中、强地震和大地震震例的 LURR 时空演化一再支持这一结论(参看本书第 5 章)。

下面将展示汶川地震震中附近地区(28°N～34°N，97°E ～104°E)的 LURR 的时空演化过程(图 3.3)。由图可知，从 2004 年(或更早)开始，该区域开始出现 LURR 异常，至 2006 年 6 月达峰值点，之后，异常程度逐渐减弱，在峰值点近两年(23 个月)后，汶川地震发生。

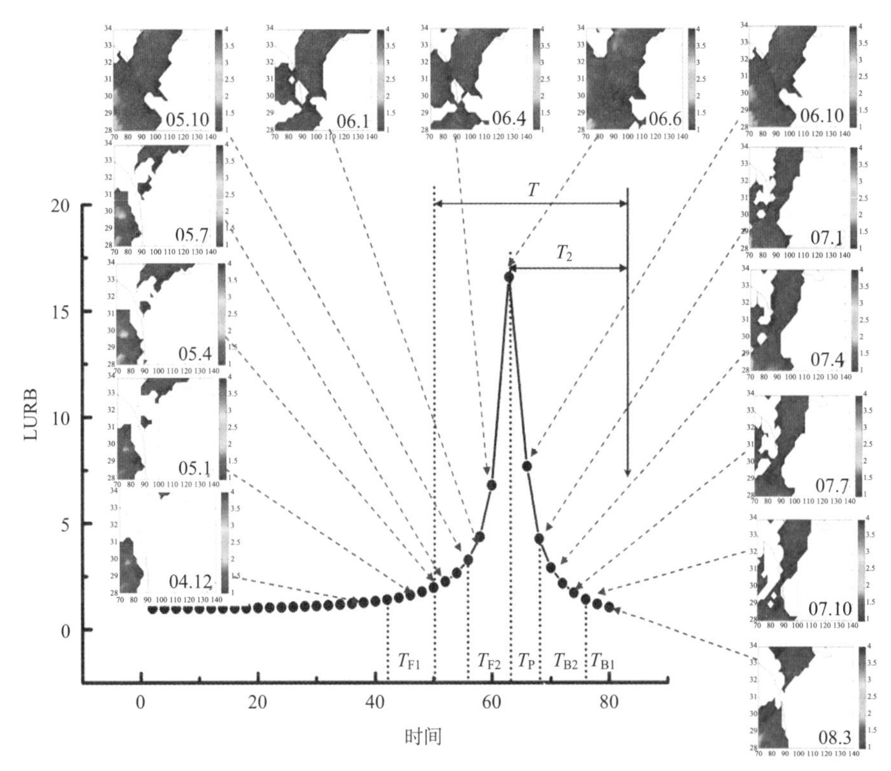

图 3.3 汶川地震前，震中周围的 LURR 空间分布图(此图取自张浪平的 PPT)
图中曲线为典型加卸载响应比演化的时程曲线，叠加了汶川地区不同时段加卸载响应比异常区域的空间分布图，比图中 05.10 对应为 2005 年 10 月底该地区的异常区域分布。演化过程显示峰值之后 24 个月，发生了汶川大地震

对任何地区进行加卸载响应比时空扫描的基本条件是有一份该地区的地震目录和相应的震源机制解。我国从 1970 年开始才有全国地震目录(台湾地区的目录暂缺)，所以我们的加卸载响应比时空扫描(中国大陆)也从 1970 年开始。但早期的地震目录囿于当时地震台网的密度、仪器的性能等，低震级地震的完整性较差。随着国家经济实力的提高，地震台网的密度随之提高，地震台网的仪器性能也不断提升，通信技术显著改善，管理水平日益提高，地震目录的质量也在不断提高。基于地震目录而进行的 LURR 的时空扫描，以及基于 LURR 的时空扫描而进行的地震预测的成功率也逐渐有所提高。

几十年来，我们每月一次，用不同的参数(圆形空间域半径 $R=50$km、100km、200km、300km、500km 及其他参数，如时间窗窗长等)对整个中国大陆作 LURR 扫描，从未间断。在此过程中，不断体会和探究发生在不同区域的不同大小地震前 LURR 的演变情况，试图探索一些规律性的认识。与此同时，进行了一系列基础研究，以便在可控的条件下探索地震前 LURR 的演化规律。基于这些结果得到 LURR 的演化和地震孕育之间的重要规律——峰值点。LURR 的时空扫描是应用 LURR 进行地震预测

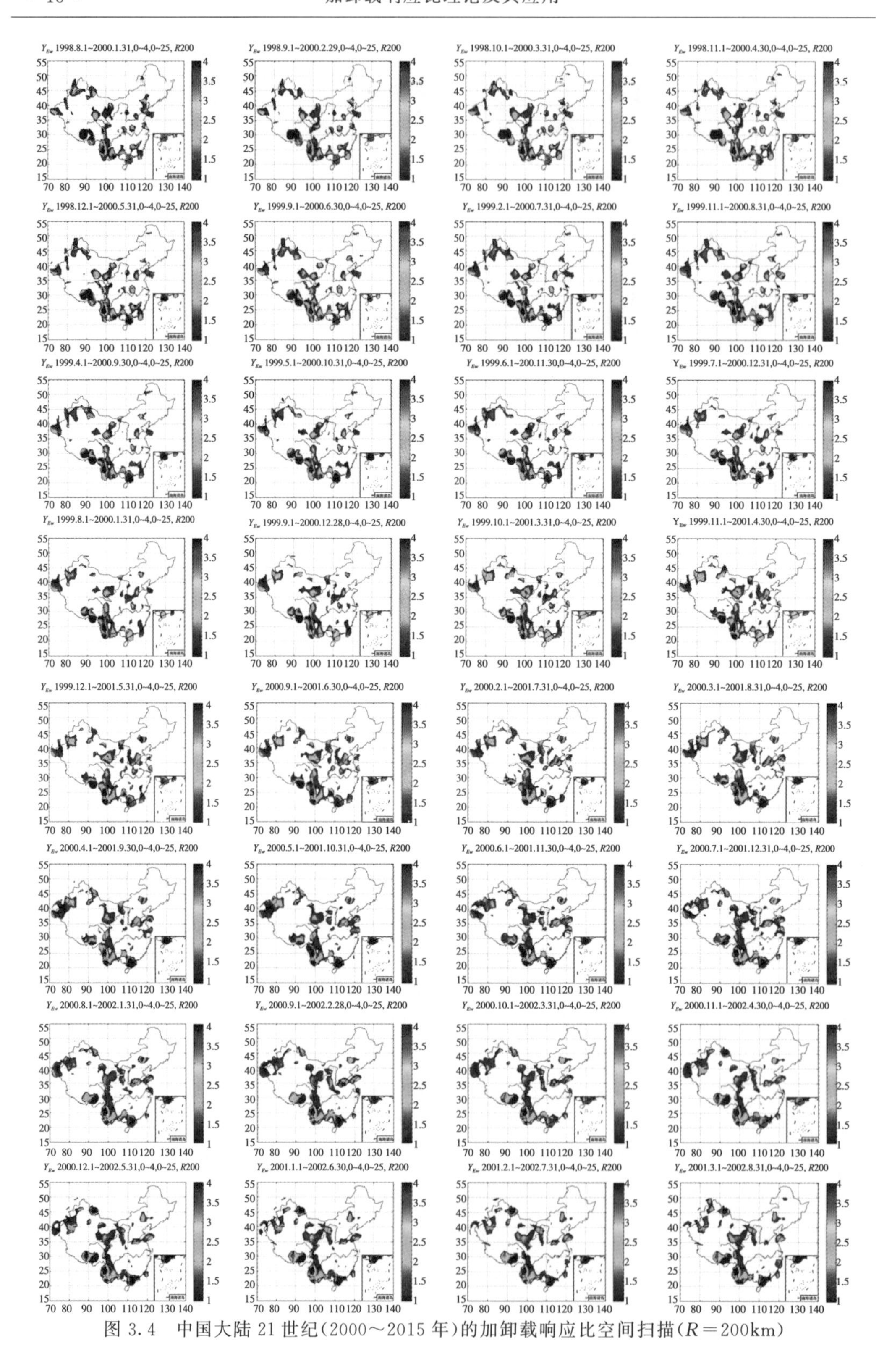

图 3.4　中国大陆 21 世纪(2000～2015 年)的加卸载响应比空间扫描(R＝200km)

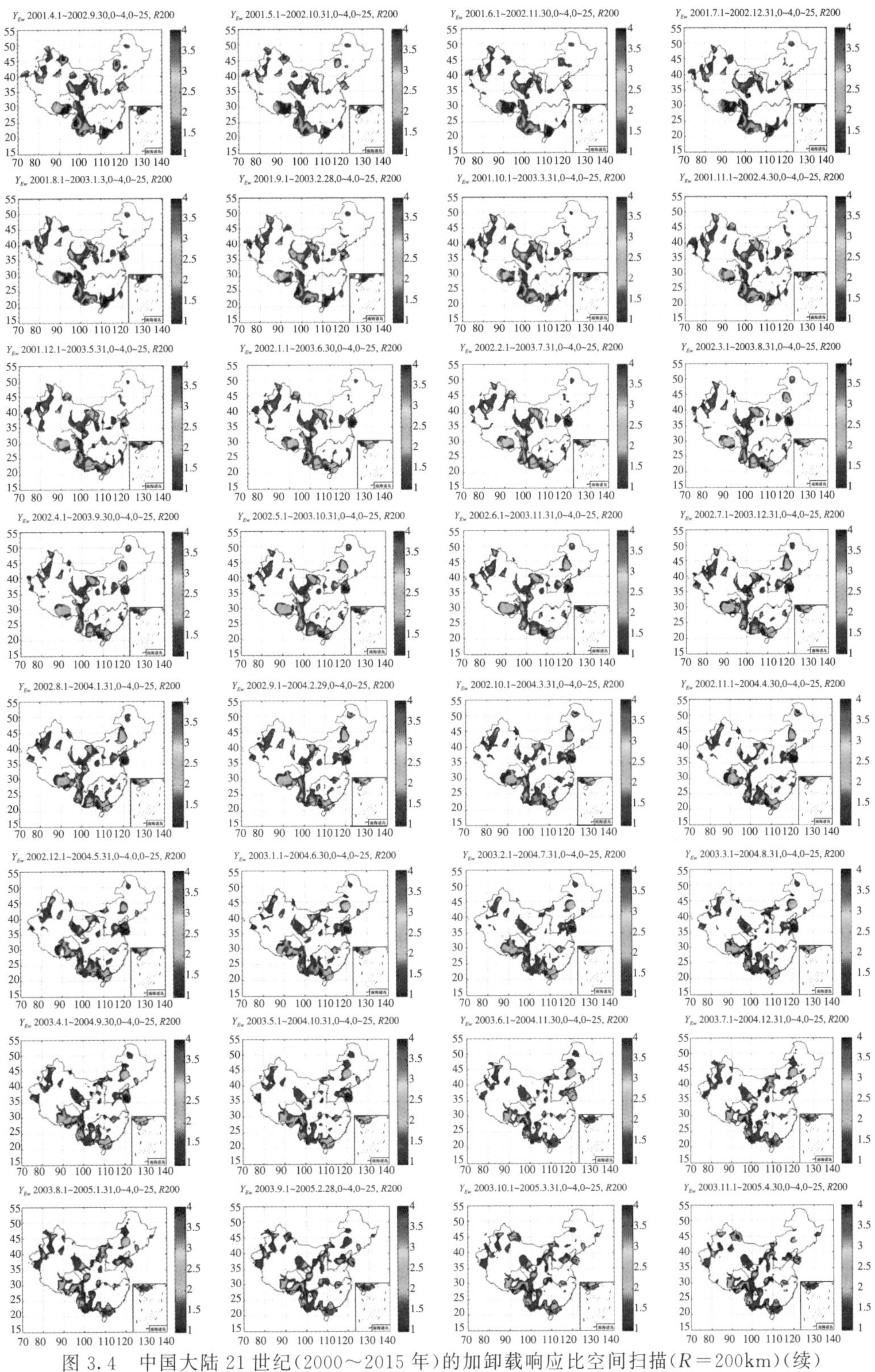

图 3.4　中国大陆 21 世纪(2000～2015 年)的加卸载响应比空间扫描(R＝200km)(续)

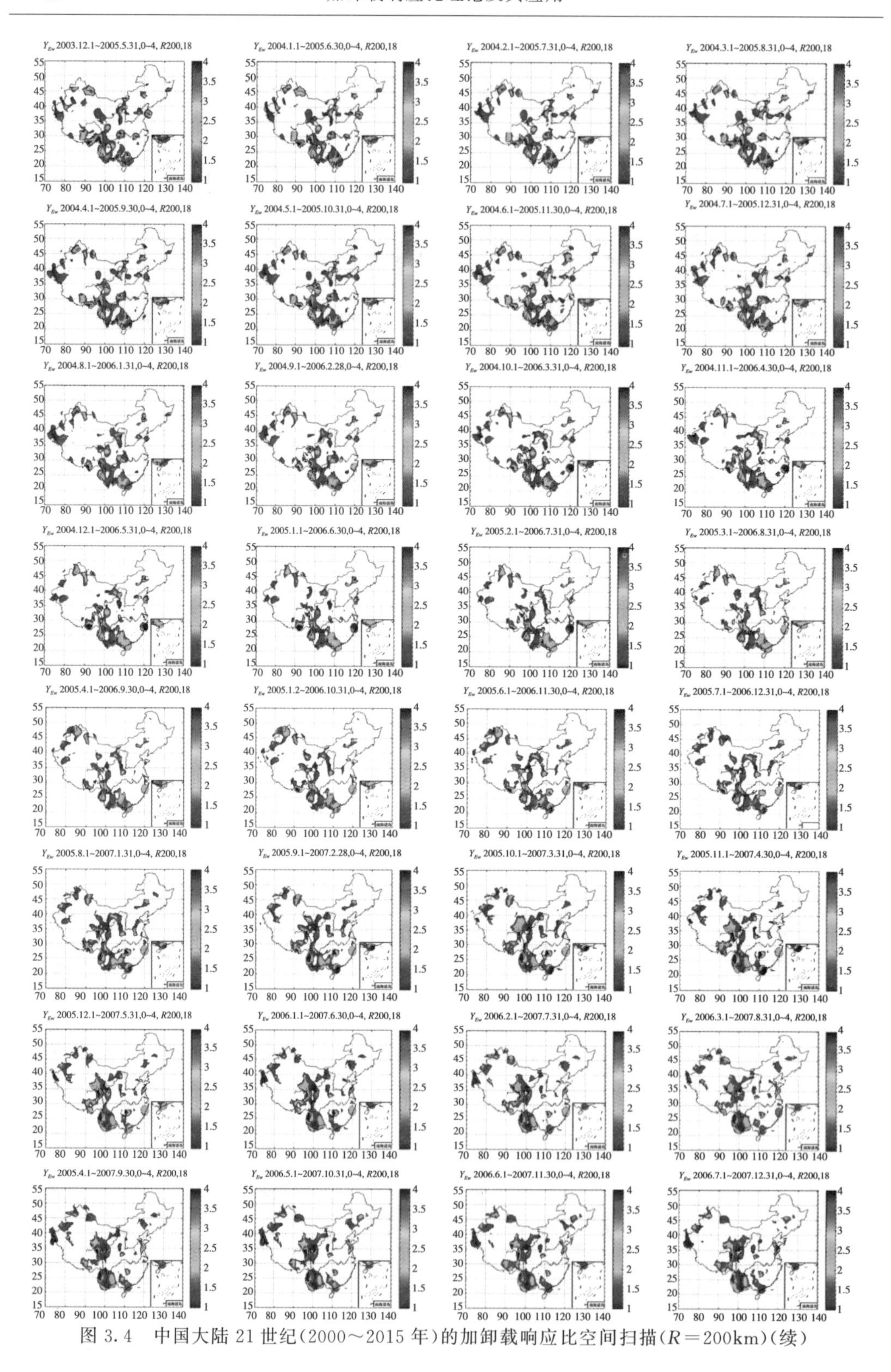

图 3.4　中国大陆 21 世纪(2000～2015 年)的加卸载响应比空间扫描(R=200km)(续)

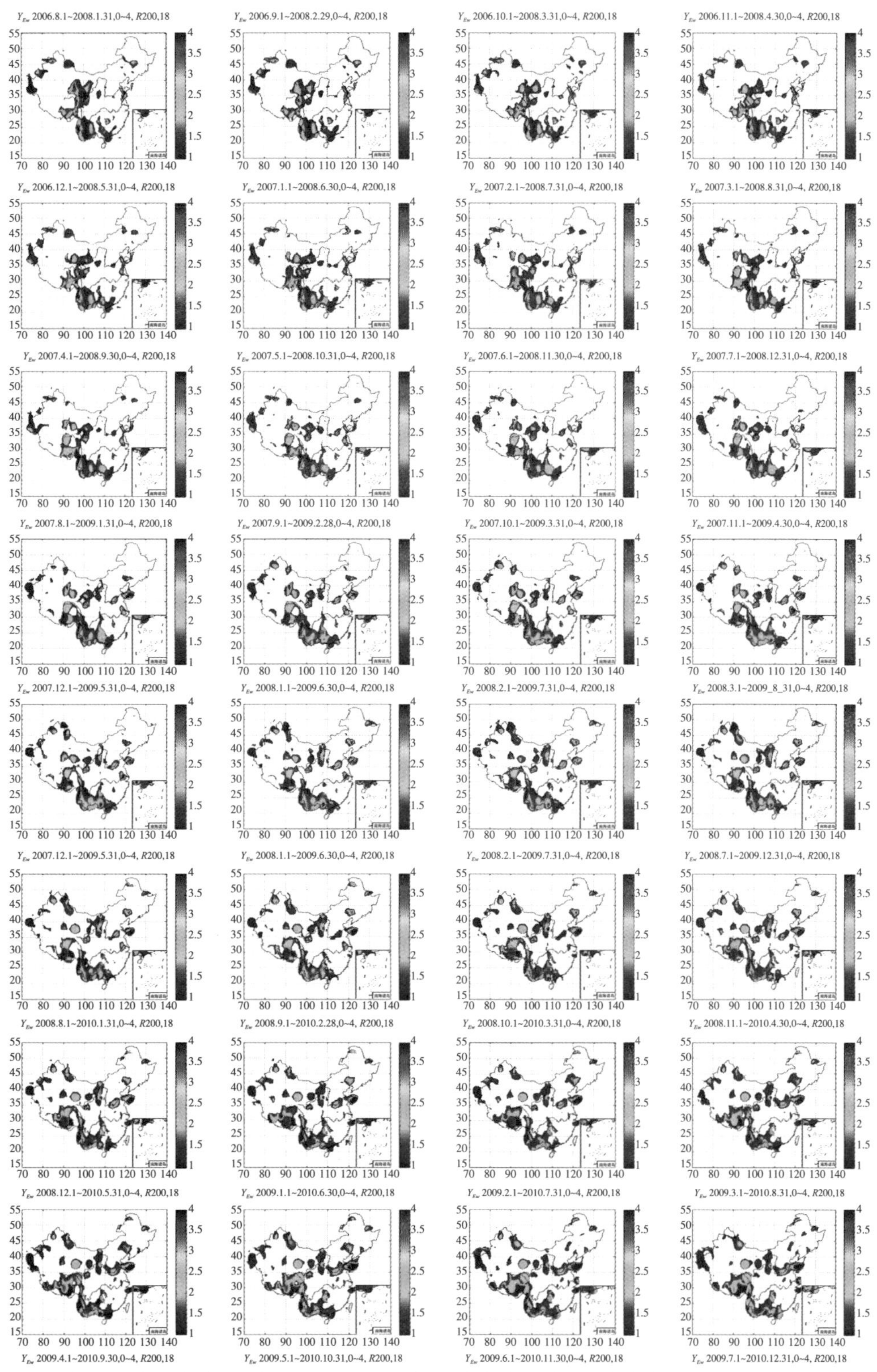

图 3.4　中国大陆 21 世纪(2000～2015 年)的加卸载响应比空间扫描(R＝200km)(续)

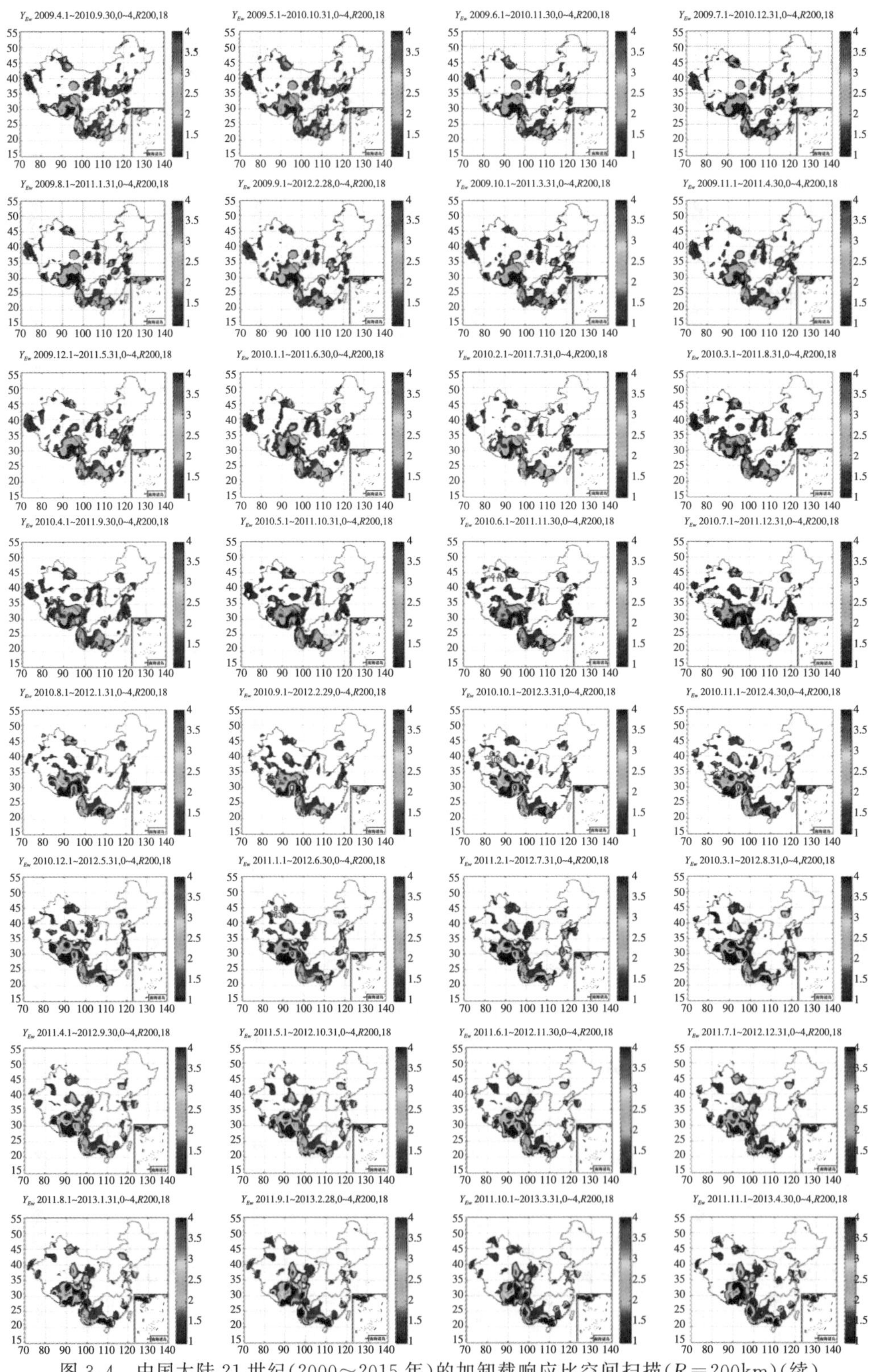

图 3.4　中国大陆 21 世纪(2000～2015 年)的加卸载响应比空间扫描(R=200km)(续)

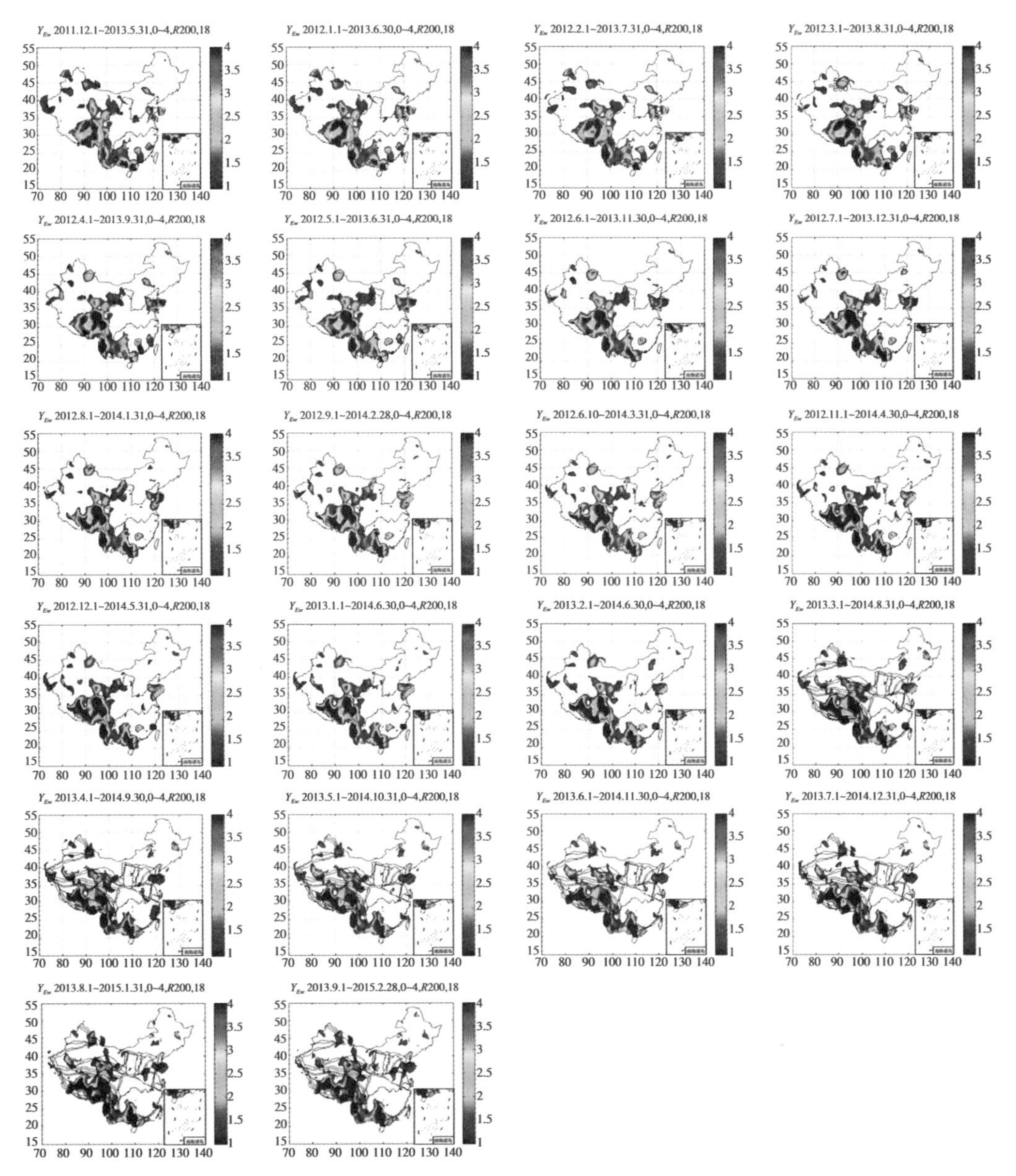

图 3.4　中国大陆 21 世纪(2000～2015 年)的加卸载响应比空间扫描(R=200km)(续)

的主要依据和工作内容，所以我们专辟一章进行介绍和分析。中国大陆的 LURR 扫描也是重要的科学积累和成果。但是，1970 年以来，各种参数下的 LURR 扫描结果的图件，需要上百页的篇幅。经过再三权衡，在图 3.4 中给出了 21 世纪(2000 年 1 月起)以来，以 R=200km 的圆形域的 LURR 扫描结果。

计算不同参数(不同的空间窗半径、扫描步长、时间窗……)，计算量很大，多亏中国科学院计算机网络信息中心超级计算中心的大力支持，在此表示深切的谢意。

第4章 加卸载响应比理论的基础研究——实验研究、数值模拟与理论分析

要对任何现象进行预测，都必须对其过程和机理有规律性的认识。地震预测也是如此。为此必须对地震的孕育过程进行研究，尤其是基础研究。基础研究的优势在于：从自然科学的基本规律出发，对复杂问题进行合理的简化后，在可控和可重复的条件下，探索问题的主要特征和基本机理。

依托中国科学院力学研究所非线性力学国家重点实验室(LNM)，中国地震局地球物理研究所、地震预测研究所和云南省地震局的科研优势(包括科研积累和软硬件条件)以及国家自然科学基金委员会的支持(两期重点项目 1998～2005)，我们进行了大量有关 LURR 的基础研究，包括实验研究、理论分析和数值模拟。

4.1 实验研究

除了在 LNM 和中国地震局地球物理研究所震源物理实验室的实验以外，还组织了两次国际合作，参加的人员包括俄罗斯科学院 Ioffe 物理技术研究所、澳大利亚昆士兰大学、日本茨城大学以及国内 LNM、中国地震局地球物理研究所、云南省地震局和北京大学的专家。

实验主要是岩石试件的力学实验。岩石试件在压机上加载，使试件受力，变形并最终破坏，研究在这一过程中的现象和规律。这是因为，地震的实质就是地壳中岩体的破坏。

实验中着重测量试件内部的声发射(Acoustic Emission，AE)和表面的变形(白光散斑、应变花等)(Куксенко and Иин，2003；Yin et al.，2004；余怀忠，2004；许向红，2005；Zhang H. H. et al.，2006)。实验以岩石试件的声发射为重点。岩石受力变形时，在岩体内发生微破裂，向四周辐射弹性波，这就是岩石力学实验的声发射现象。众所周知，地震也是地壳中岩石破裂时，向周围发射地震波(弹性波)。所以声发射和地震在物理实质上是相同的，至少是相似的。因此，在实验室(小尺度)进行岩石声发射的研究，对了解天然地震(大尺度)的孕育过程和地震预测有重要意义(勝山邦久，1996)。此外，在岩石破裂实验中运用声发射技术具有如下的显著优点：

(1) AE 是一种动态无损检测技术，声发射信号来源于缺陷本身，因而声发射技术具有实时、在线的特性。

(2) AE 是一种整体检测技术。通过按一定阵列布置多个传感器，声发射仪就可获得试件内部声源(微破裂)的多种信息，如微破裂的位置、大小、方位、能量，甚至矩张量。

我们的实验当然首先着眼于岩石在变形及破坏过程中 LURR 的演化规律。试件采用多种岩石材料(大理岩、砂岩、片麻岩、辉长岩和花岗岩)的长方形试件和不同尺寸(图 4.1)，最大尺寸达 1.05m，最小尺寸仅 5mm。3 种岩石材料的主要力学性质列于表 4.1。

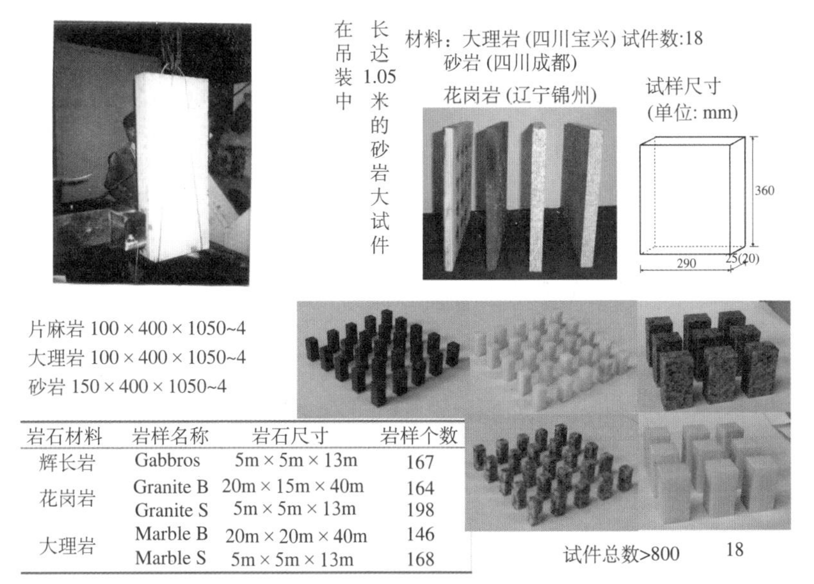

岩石材料	岩样名称	岩石尺寸	岩样个数
辉长岩	Gabbros	5m × 5m × 13m	167
花岗岩	Granite B	20m × 15m × 40m	164
	Granite S	5m × 5m × 13m	198
大理岩	Marble B	20m × 20m × 40m	146
	Marble S	5m × 5m × 13m	168

图 4.1　试验中采用的不同材料和尺寸的试件

表 4.1　岩石试件的基本物理参数

试件类型	密度 /(kg/m³)	弹性模量 /GPa	泊松比	纵波波速 /(m/s)
大理岩	2.7×10^3	64	0.26	5200
砂岩	2.5×10^3	19	0.26	1500
片麻岩	2.6×10^3	27	0.26	2900

为了尽量接近模拟地下岩石的受力状态，实验中采用双向压缩加载方式，使之得到三轴应力状态，即：$\sigma_1\neq\sigma_2\neq\sigma_3=0$。当然更理想的是三向压缩加载方式，即 $\sigma_1\neq\sigma_2\neq\sigma_3\neq0$，但是必须留下两个相对大的平面安装声发射探头、应变片(或白光散斑有关要求)等测量装置，所以退而求其次，采用双向压缩加载方式，即 $\sigma_1\neq\sigma_2\neq\sigma_3=0$。

在试件的两个不受力的大面上，布置声发射探头、应变片(或白光散斑有关要求)等测量装置(图 4.2)。

为了模拟地球内部的构造应力和日月引潮力对地球的加载和卸载作用，实验中一方面对岩石试件以一定加载速率进行加载，以模拟构造应力的加载作用；另一方面又同时作用一个正弦扰动应力，以模拟日月引潮力对地球的加载卸载作用[图 4.4(a)]。其中 P_2 为侧向载荷，在整个加载过程中保持不变；P_1 为轴向载荷，先线性加载到一定值，然后

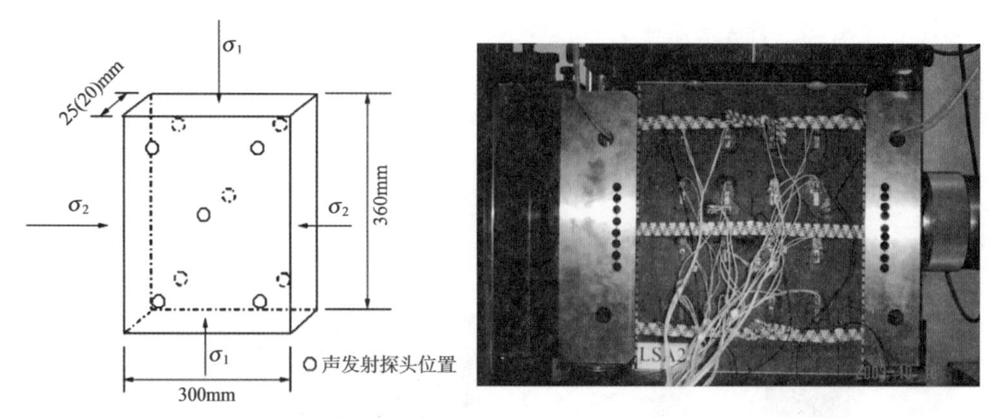

图 4.2 AE 探头和应变片的布置

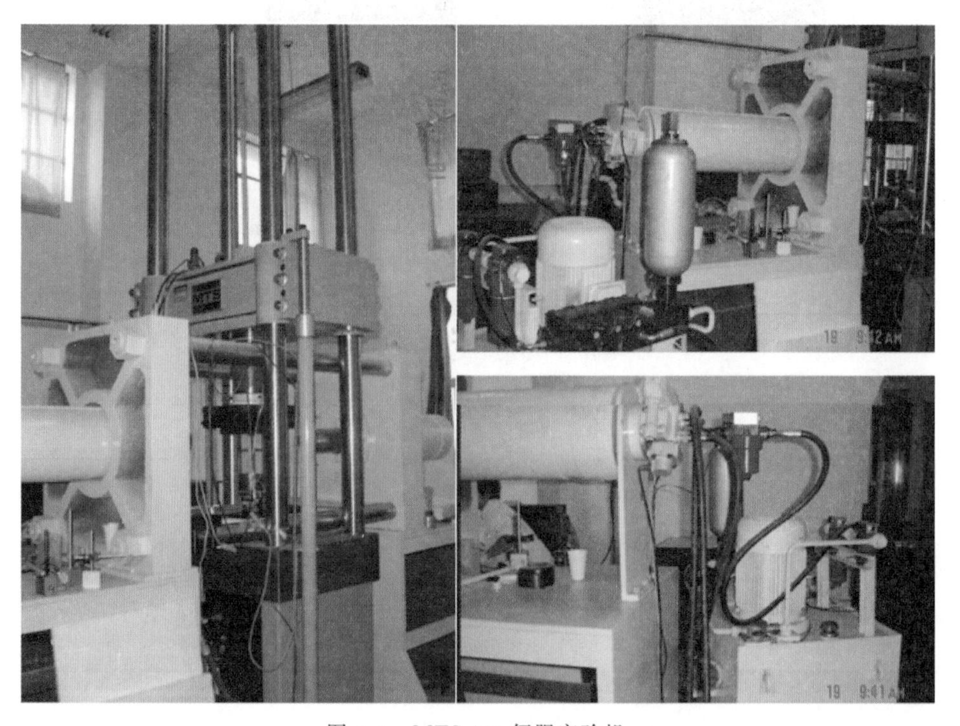

图 4.3 MTS-100 伺服实验机

开始线性加载和循环扰动的叠加，直至最后试件破坏。轴向载荷 P_1遵循以下表达式：

$$P_1 = kt + A\sin\frac{2\pi}{T}t \tag{4.1}$$

式中，第一项用于模拟构造应力对地球的作用，t 为时间，k 为加载率；第二项用于模拟日月引潮力对地球的作用，A 和 T 为周期扰动应力的振幅和周期，用于模拟日月引潮力对地球的作用。

实验中采用的加载设备为中国地震局地球物理研究所震源物理实验室的 MTS-100 伺服实验机(图 4.3)。可进行双向加载，轴向最大载荷可达 100t，侧向最大载荷可达

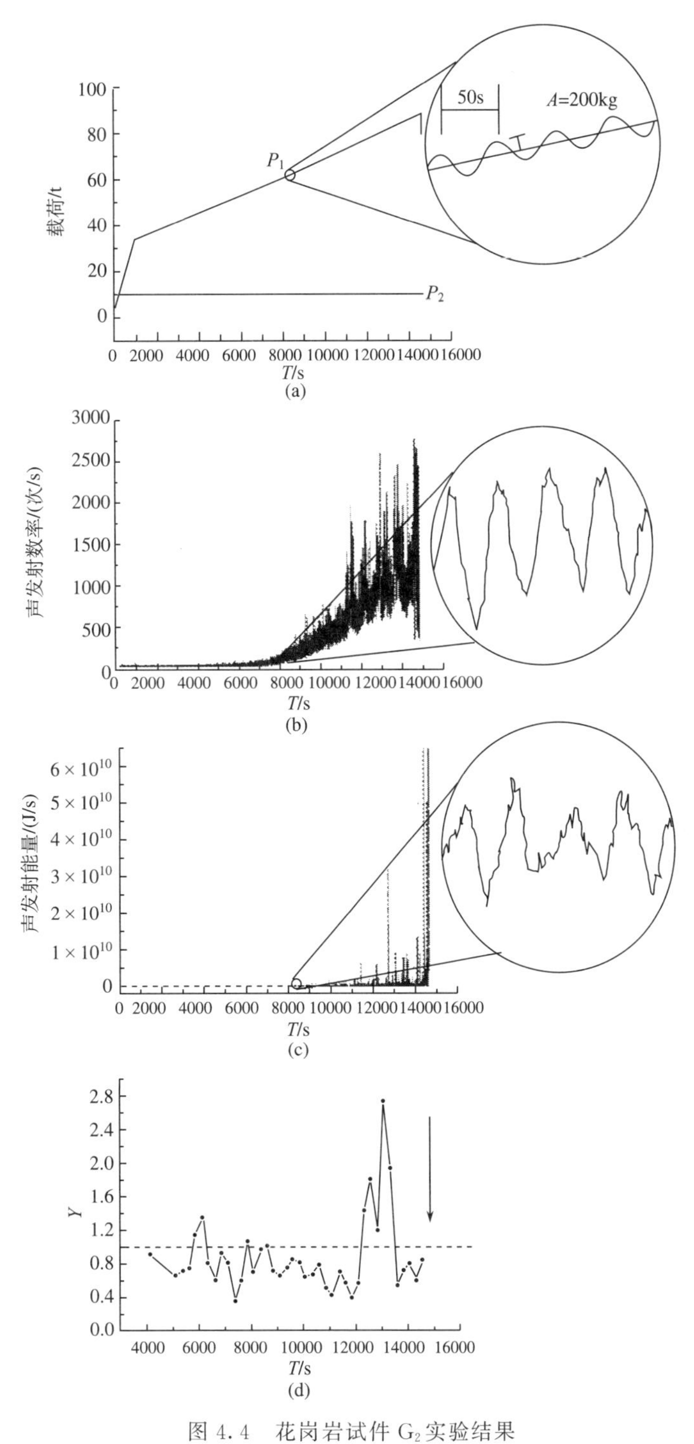

图 4.4　花岗岩试件 G_2 实验结果

(a)加载过程曲线；(b)声发射事件率(单位时间内的事件数)的时间序列；(c)声发射能量率(单位时间内的 AE 能量)的时间序列；(d) LURR 的演化(箭头表示试件破坏)

30t。轴向加载装置以位移控制为主，由计算机自动伺服控制。该实验机配置了基于Windows平台的操作软件，可跟踪记录当前荷载、应力、位移、应变值的大小，荷载-位移，应力-应变曲线等。

先后用不同材料、不同尺寸、不同加载时间曲线的800多块试件做了实验，其中最大的试件尺寸达1.05m（为了提高声发射的相对定位精度）(Куксенко and Иин，2003；Yin et al.，2004；余怀忠，2004；许向红，2005；张晖辉，2006)。

限于篇幅，这里只展示花岗岩试件 G_2 的声发射记录(图4.4)和砂岩试件 S_5 的声发射记录(图4.5)，其中图4.5(a)为加载曲线，图4.5(b)为声发射事件率(单位时间的声发射个数)的时间序列，图4.5(c)为声发射能量率的时间序列，而图4.5(d)则为LURR(Y_E)随时间的演化。

不同的材料，不同的加载历史，其声发射结果有不同的表现，但其LURR的演化却遵循着大致相同的规律：在实验前期，Y_E 在1上下波动，在试件发生灾变破坏(图中箭头所示)前夕，Y_E 急剧增大，至峰值点(显著大于1)后下降，但试件破坏不是发生在 Y_E 的**峰值点**，而是在峰值点之后。从峰值点到地震发生这段滞后时间称为 T_2，它在地震预测时间中有极其重要的作用。图4.4和图4.5所揭示的**峰值点规律**，对于不同材料、不同尺寸、不同加载曲线的试件都适用，具有相当的**普适性**。

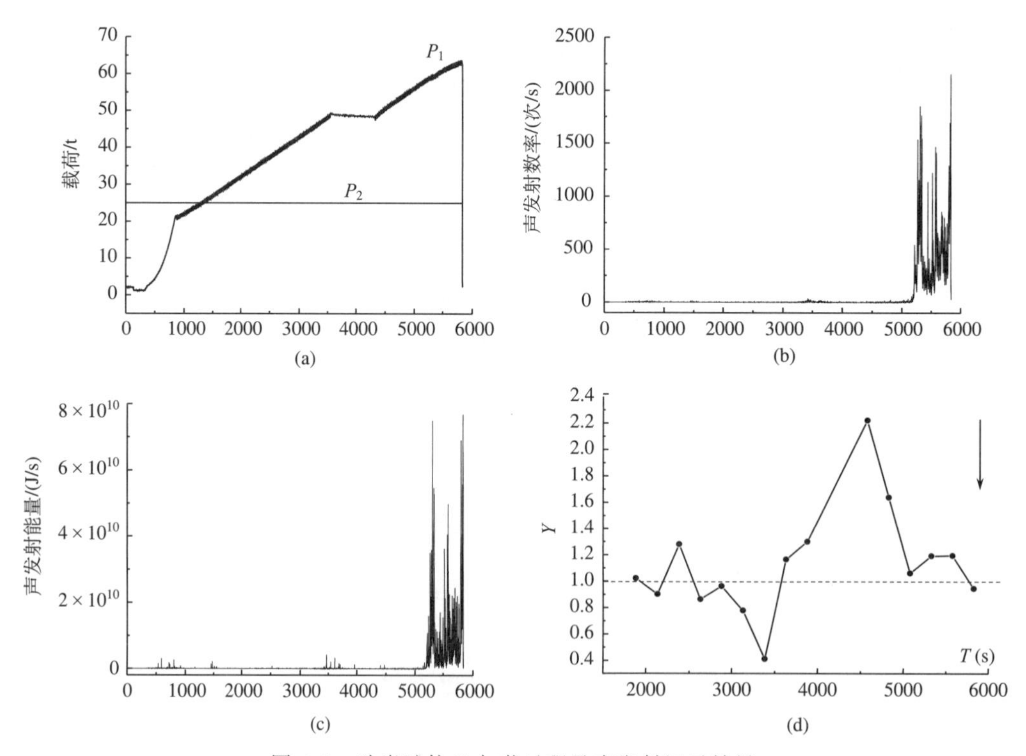

图4.5 砂岩试件 S_5 加载过程及声发射记录结果

(a) 加载曲线；(b) 声发射事件率的时间序列；(c) 声发射能量率的时间序列；(d)LURR随时间的演化

4.2 数 值 模 拟

数值模拟与理论分析和实验研究一起，组成科学研究的三根支柱。我们用离散元、有限元和链网模型等多种方法，模拟地震孕育和岩石破坏实验过程中 LURR 的演化规律。

4.2.1 固体点阵模型

澳大利亚昆士兰大学 Peter Mora 教授及其团队发展的固体点阵模型(Lattice Solid Model，LSM)，在模拟地震问题上取得一系列重要成果，在国际上有较大的影响。加上与我们有良好的长期合作关系，所以共同用 LSM 模型研究地震孕育过程中的 LURR 的演化。

固体点阵模型把研究对象离散成一系列紧密堆积在一起的小球(如图 4.6 所示，对于二维模型，则理解为圆盘)。这些小球形粒子排成三角形点阵，它们是模型中的最小单位，即不可破坏的部分。粒子的尺度可以是从岩石晶粒到较大的一些地质块体，也就是从细观到宏观尺度。

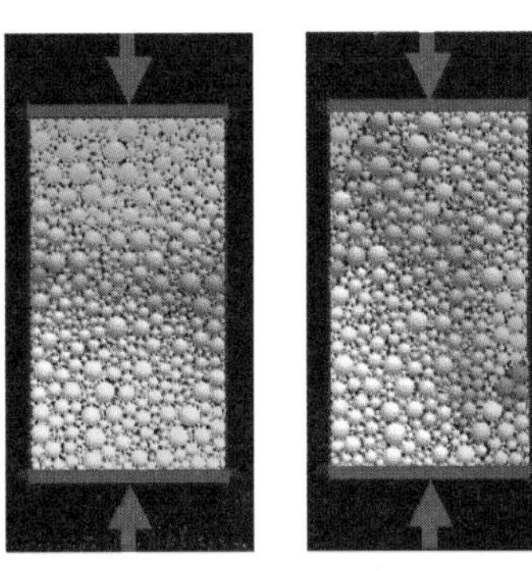
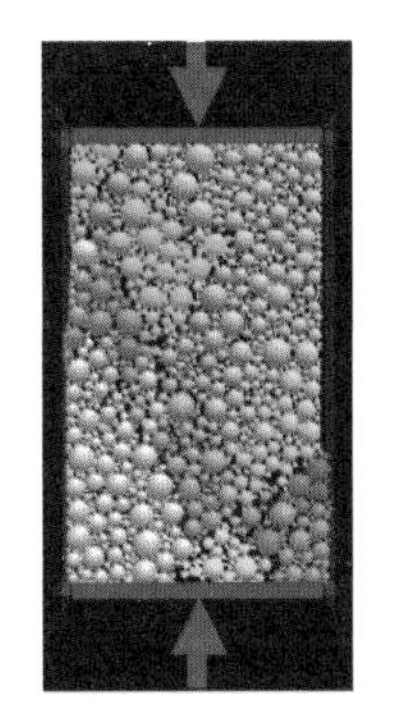

图 4.6　LSM 模型

在固体点阵模型中，相邻粒子之间的相互作用不仅是径向力，还包括切向力和扭矩。这在力学模型上等价于两粒子之间同时连接了三种弹簧，如图 4.7 所示。其中，K_r 为抗拉压刚度，K_s 为抗剪切刚度，K_m 为抗扭转刚度。

Peter Mora 等和我们合作，利用二维固体点阵模型模拟了单轴压缩破坏的加卸载响应比情况(Mora et al.，2002)。分别研究了力控制和位移控制两种情况。图 4.8 和图 4.9 分别为力控制条件下与位移控制条件下应力和加卸载响应比随时间步的变化曲线。结果表明：在试件宏观破坏之前出现了加卸载响应比的异常增高及回落，也即在灾变前出现峰值点。这与大地震和岩石实验试件破坏前观察到的加卸载响应比变化趋势是一致的。Mora 等(2002)认为：“模拟结果说明了加卸载响应比理论的正确性”，“加卸载响应比用于地震预测展示了令人鼓舞的前景”。从我们的角度，最感兴趣的是加卸载响应比峰值点的出现和它与试件灾变破坏的关系。

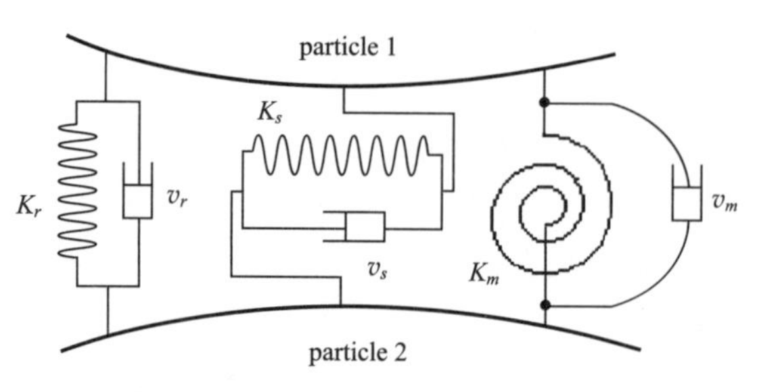

图 4.7 两个粒子之间的三种相互作用

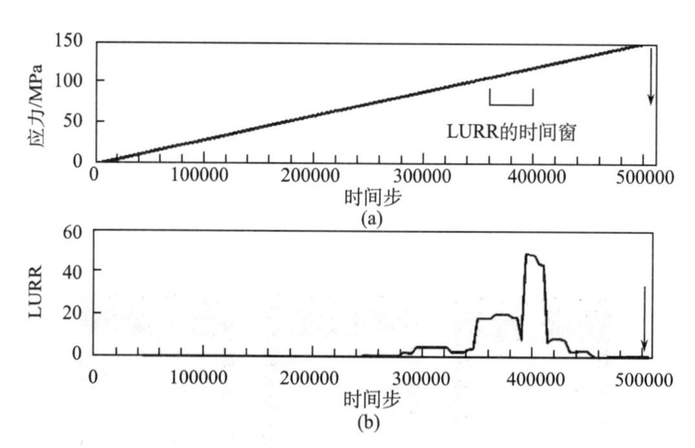

图 4.8 力控制时应力(a) 和加卸载响应比(b) 随时间步的变化

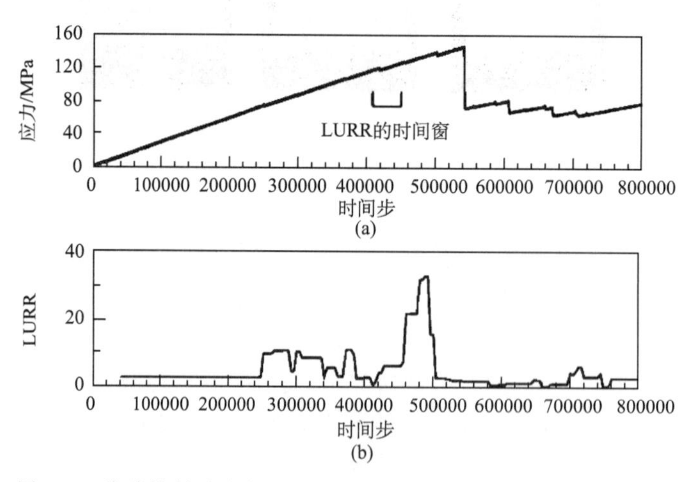

图 4.9 位移控制时应力(a) 和加卸载响应比(b) 随时间步的变化

4.2.2　链网模型

我们更多地用链网模型进行了 LURR 的数值模拟研究。链网模型本质上也是一种离散元模型，它的基本单元是链杆和节点(图 4.10)。基于物质颗粒间的键合力理论，提出了二维(2D)与三维(3D)链网模型。由于损伤的物理本质是上述键合力的丧失，链网模型能更好地用于模拟材料的损伤演化过程及结构破坏临界状态的行为特征。

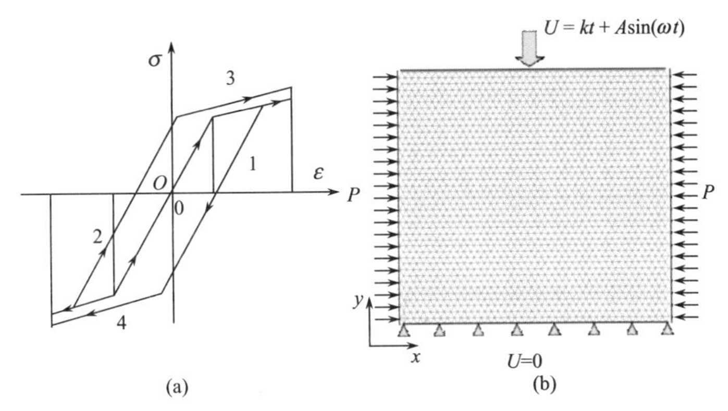

图 4.10　线性强化的应力应变关系(a)和试件的载荷条件(b)

最初提出链网模型是基于对原位增强陶瓷材料和晶须增强陶瓷材料细观结构的研究(梁乃刚等，1997)。在原位增强陶瓷中，将长颗粒与基体分别抽象为链杆单元与节点，构成链网模型。于是，模型的载荷位移曲线可模拟实际材料的宏观力学行为，而链杆的弹性变形与断裂可以反映材料的细观损伤演化。随着研究的深入，发现链网模型实际上可以用来模拟一般的非均匀材料，研究其细观损伤演化和宏观力学行为。因此，在最初链网模型的基础上发展了随机非均匀材料模型和多尺度链网模型。

链网模型具有如下优点：

(1) 模型切实按照细观力学研究问题的方法，提出了一个宏观小、微观大的链杆单元的概念，将链杆单元作为连接微观和宏观两个尺度的桥梁，能够体现微观集团的平均化思想和宏观尺度上各单元存在的差异。

(2) 链网模型有实在的物理背景。模型本来就是从原位增强陶瓷材料的细观结构抽象出来的，并且能体现一般非均匀材料的细观结构。

(3) 链网模型具有较好的可操作性，有利于研究复杂问题，有利于考虑微裂纹、夹杂、颗粒和纤维等问题，也可以采用多重尺度的方法，进行大规模的计算。

(4) 基于所建立的一维材料失效准则，链网模型与边界元、有限元方法相比更适用于模拟大量裂纹相互作用下材料的损伤演化过程。

链网模型经过多年的发展，不断取得新的进展。徐和钦(1999)开发了链网数模软件来模拟非均质材料的损伤破坏以及对强韧化机理展开了研究。刘晓宇(2001)将二维链网推广到三维，并将其应用到短纤维增强复合材料的行为预测中。王裕仓(2000)将链网模型进行改造，将原有的链网程序发展为一个具有 6 个方向承载机制的连续模型，并将其

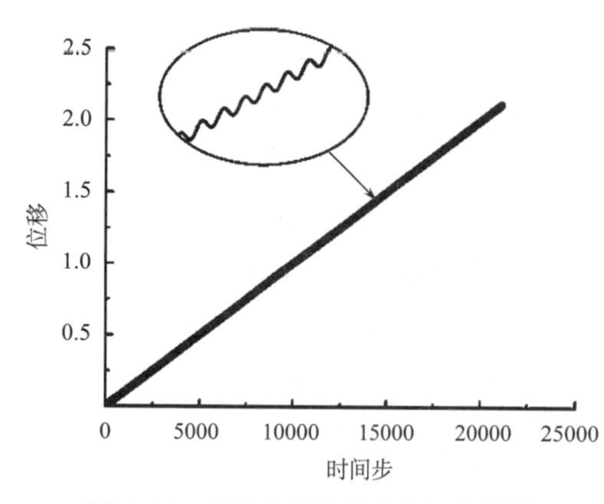

图 4.11　压缩过程采用位移加载曲线

应用到地震孕育过程中的宏–细观力学模拟，对材料损伤破坏的普遍特征进行了研究。张浪平(2009)首次研究了链网模型在地震中的应用。刘月(2014)进一步用链网模型研究了加卸载响应比的许多重要问题，例如 LURR 峰值点出现的机理。

将链网模型用于模拟地震孕育过程中 LURR 的演化规律，必须进行两方面的改进：一是将受拉应力状态改为受压(图 4.11)；二是加载方式，在单调加载的基础上，叠加上短周期的扰动，如图 4.11 所示。

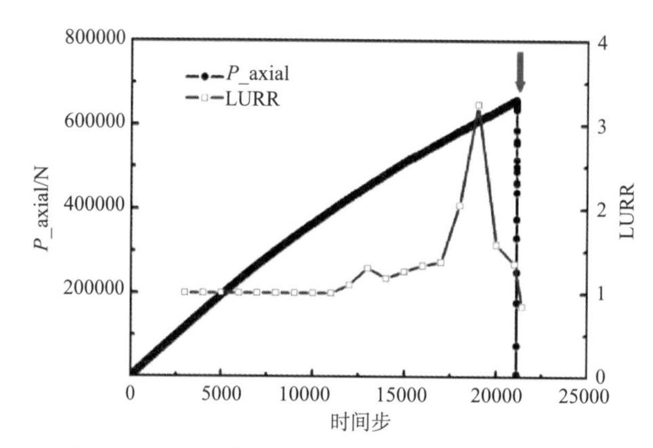

图 4.12　压缩条件下样本的载荷位移曲线和 LURR 演化曲线(箭头表示试件破裂)

图 4.12 是利用链网模型模拟的地震孕育过程中加卸载响应比的变化情况。数值模拟结果表明加卸载响应比的值随着载荷的增加而升高，然后升高到峰值，在主破裂发生之前，加卸载响应比值又出现急剧下落，和固体点阵模型的模拟结果一致。再一次证实了**峰值点规律**。

总之，数值模拟结果、岩石实验结果与地震资料分析结果互相印证。给予**峰值点规律**以令人信服的科学基础。

利用链网模型还进一步探索了延迟时间 T_2 的影响因素、峰值点出现的机理、损伤区大小的影响等问题。囿于篇幅，下面重点介绍介质非均匀性对延迟时间 T_2 的影响和峰值点出现的机理。

1. 介质非均匀性对延迟时间 T_2 的影响

我们用 Weibull 分布(Weibull，1951)作为链杆强度的随机分布函数，来模拟孕震条件下非均匀脆性介质(如岩石)的损伤–破裂过程，

$$h(\varepsilon_c) = m\varepsilon_c^{m-1}\exp(-\varepsilon_c^m) \tag{4.2}$$

式中，m 为 Weibull 指数，m 取值越大，介质的均匀性程度越高。图 4.13 是不同 Weibull 指数 m 条件下，非均匀脆性介质(如岩石)的损伤-破裂过程中的应力-应变曲线及其加卸载响应比的演化过程，图 4.13(a)～(c) Weibull 指数 m 分别为 0.5、1.0 和 4.0。图 4.13 表明，Weibull 指数 m 越大，加卸载响应比出现峰值的时间与试件发生宏观破裂的时间越接近。为了更定量地探讨加卸载响应比峰值出现的时间与介质均匀性程度的关系，进行归一化处理。记试件发生宏观破裂的时间为 T_b，加卸载响应比出现峰值的时间为 T_p，峰值时间 T_p 与破裂时间 T_b 之间的时间长度记 T_2。就可以得出 T_2/T_b 与 Weibull 指数 m 的关系，如图 4.14 所示。

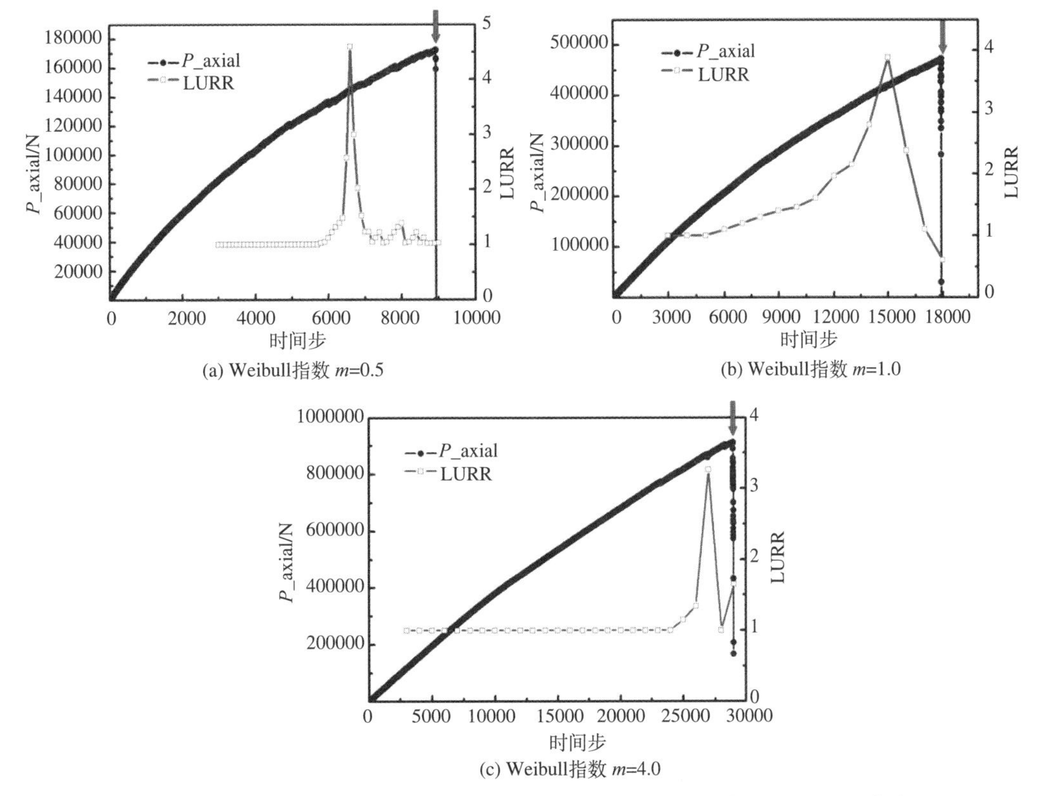

图 4.13　不同 Weibull 指数材料在压缩条件下的载荷位移曲线和 LURR 曲线

箭头表示试件破裂

由上面的分析可以看出，加卸载响应比出现峰值到试件发生最后的破裂之间的滞后时间 T_2(更确切是 T_2/T_b)与介质的均匀性程度有着很大的关系：均匀性程度越高，T_2/T_b 的值越小，这就表明均匀性程度越高的介质(如材料比较均匀的试件和久未地震地区)，破裂的发生可能比预期来得更早。这部分工作将为提高地震预测的时间精度提供一定的线索。

2. 峰值点出现的机理

LURR 的**峰值点规律**(指孕震初期 LURR 在低值涨落，然后逐步升高至峰值点。但

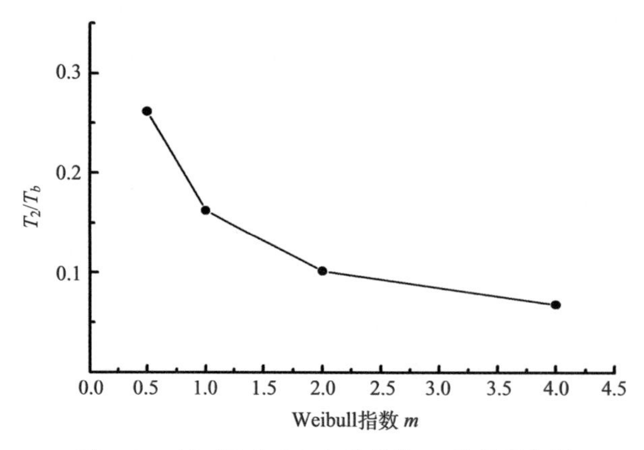

图 4.14　T_2/T_b 与 Weibull 指数 m 的关系曲线

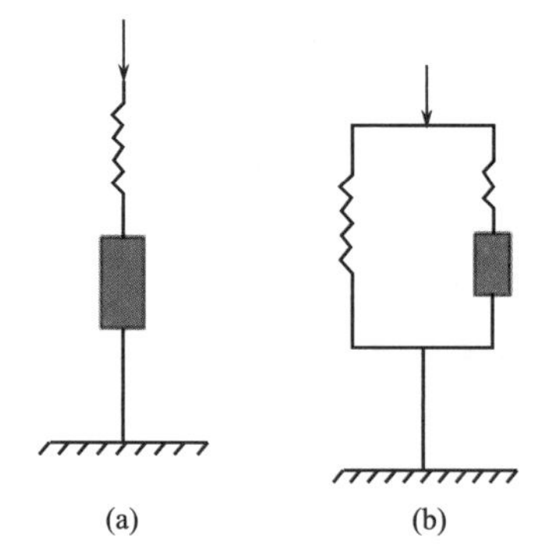

图 4.15　模拟岩石压缩实验峰后性态的示意模型

地震不在峰值点发生，而是延迟时段 T_2 后再发生，T_2 称为**延迟时间**)是加卸载响应比理论的核心结论，它反映了孕震过程中 LURR 的主要规律，又是地震预测时的重要依据。

为什么会出现峰值点？或者说峰值点的机理是什么？

让我们从图 4.15(a)说起。图 4.15(a)是一块岩石试件的压缩破坏实验的示意图。图中的方块模拟岩石试件，而弹簧模拟压机。岩石试件受压后的应力-应变曲线(主要是峰后性能)与压机的刚度(更确切地说，与压机的刚度和试件刚度的比)有关这个结论在岩石力学中有重要意义(Jaeger and Cook，1979)。此后，人们想方设法提高压机的刚度和试件刚度的比，直到伺服压机的出现，才进一步解决了这个问题。

压机的刚度和试件刚度的比对于岩石的峰后性能的影响可以用图 4.16 说明。

图 4.16 所表达的概念，也被用来诠释地震的机理。因为地震的实质也是岩体的破坏(剪切破坏)。把地震的震源区比喻为图 4.16 中的试件，震源区周围的岩体就相当于压机。这个概念很直观，外界向震源区(或压机向试件)提供能量，使震源区得到能量，从而变形，破坏并向外发射能量(地震情况下是地震波，岩石实验时是声发射)。这个模型在国际地震界流行了几十年。21 世纪初，LNM 的郝圣旺在攻读白以龙的博士学位时，在这个问题上有所突破(郝圣旺，2007)。

追溯起来，变形局部化的现象和概念远在 19 世纪末就已经发现和提出，但是直到一个多世纪后，当微观力学迅速发展以后，变形局部化和损伤局部化问题的研究才得到飞速的发展。其中，LNM 的白以龙的研究得到国际好评。他“突破国际惯用的对变形局部化的经验描述，领先建立了热塑剪切模型，得到关于热塑不稳定条件、局部化演化规律和晚期剪切带的创新结论，被国外一些文献称为 Bai 模型、Bai 判据”(Bai and Dobb，1992)。郝圣旺在导师白以龙指导下，提出岩石试件中出现损伤局部化以后，在

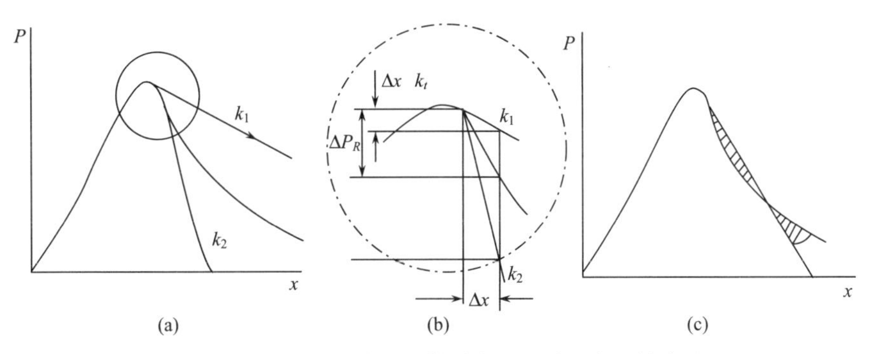

图 4.16　压机的刚度和试件刚度的比对于岩石的峰后性能的影响(此图取自 Jaeger and Cook，1979)

(a) 岩石试样的完整荷载-位移曲线，k_1 表示柔性试验机的行为；k_2 表示刚性试验机的行为。(b) 荷载-位移图峰值部分的放大图，图中表示了当压缩量增加 Δx 时试样强度丧失 ΔP_R，压机荷载丧失 $k\Delta x$。(c) 当储存在试验机中的能量小于完全破裂所需能量时的瞬时不稳定

进一步的演化过程中，非局部化区将向局部化区提供能量。这是一个概念上的突破。郝圣旺并且将这一概念应用于地震。LNM 的博士生刘月在本书作者指导下，将串联模型发展为复联，进而用这一模型研究 LURR 峰值点的机理，发现 LURR 峰值点的机理主要是局部化区的失稳(刘月，2014)。在实际的岩石力学实验或地震孕育过程中，局部化区是自然形成并逐步发展的。也就是说局部化区和非局部化区的边界是变化的，而且是难以确定的。在实际用链网模型进行数值模拟时在链网模型内预置局部弱化区(图 4.17)，使该区域内单元的强度显著低于周边链杆单元强度，在试件加载后，由于弱化区内的链杆强度显著低于周边链杆单元强度，所以弱化区内的一些链杆首先损坏。所以该弱化区内的损伤程度会高于其他区域，而成为损伤局部化区，或简称局部化区。

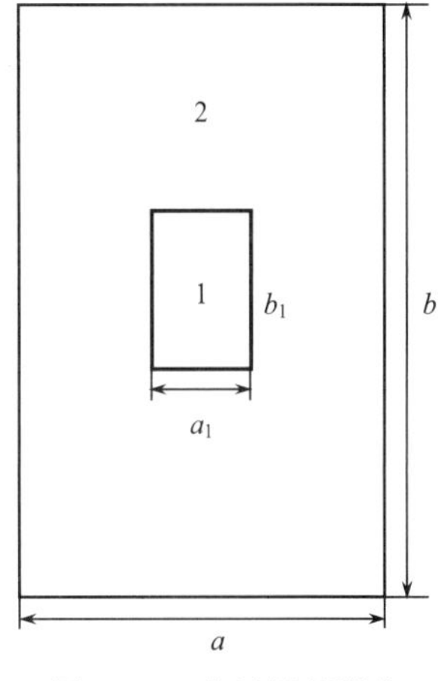

图 4.17　内置局部弱化区(1 区)的链网模型

使用的参数为，整个试样水平方向 200 个节点，竖直方向 403 个节点，共有节点 80801 个，单元 241198 个。局部弱化区(即 1 区)水平方向 60 个节点，竖直方向 123 个节点，共有 21958 个单元，杨氏模量为 60GPa。非局部化区的杨氏模量为 50GPa，平均屈服强度和断裂强度是 1 区的 1.25 倍。所有单元的弹性极限和断裂极限的 Weibull 指数为 $m=2$，侧压 $p=114$MPa。侧压加载完成之后，在轴向施加线性增加叠加正弦扰动的位移加载，$U=kt+A\sin(\omega t)$，线性部分模拟构造应力作用，扰动部分模拟潮汐应力作用。其中，线性部分斜率为 $k=1.0\times10^{-5}$；扰动部分振幅 $A=2.0\times10^{-4}$，扰动周期 $T=40$，40个位移增量步为一个周期。

加载过程中模型的损伤演化如图 4.18 所示。可以看到：在加载初期，即图 4.18(a)，损伤弥散地分布于整个试件内；随着加载的继续，到图 4.18(b)状态，1 区的损伤

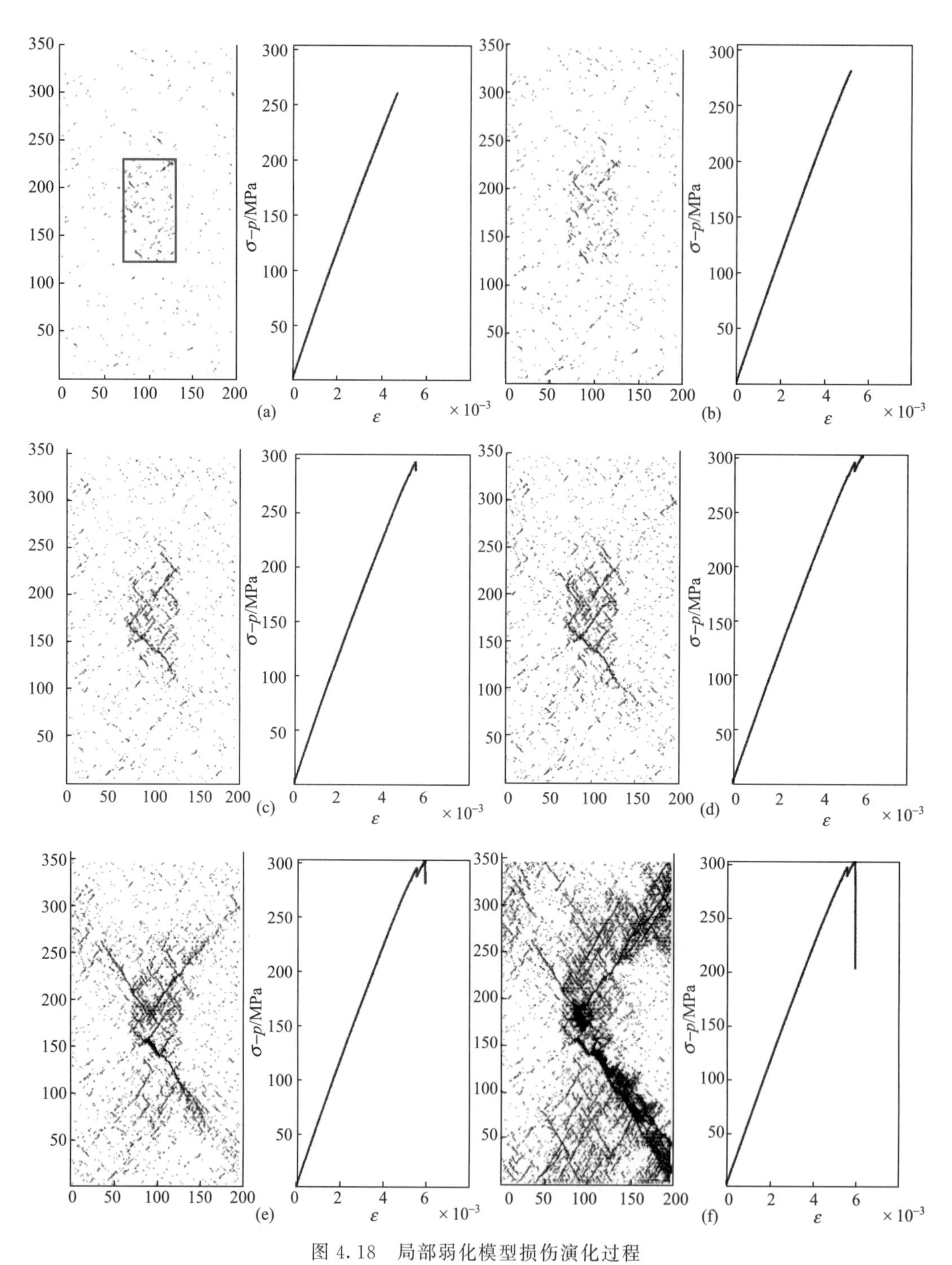

图 4.18　局部弱化模型损伤演化过程

(a)～(f)的加载步分别为：16560、18120、19460、20780、20800、20821。每幅图中，左图是该加载步的损伤演化图像，右图是对应的应力-应变曲线

程度明显高于 2 区，此时试样(指整个试样，包括局部弱化区和非局部弱化区，下同)的应力-应变曲线仍呈上升阶段；直到图 4.18(c)，局部弱化区内形成宏观裂纹，模型的应力-应变曲线才开始出现下降；继续加载，到图 4.18(d)状态，局部化区的损伤继续增加，宏观裂纹的尺度变大，并且延伸至非局部化区，但是应力没有持续下降，反而随着应变的增加而增大。这说明在模型内部一些强度较大的单元未发生破坏，承载能力继续上升；但是不久之后，在模型内形成较大尺度的宏观裂纹，即图 4.18(e)状态，这时模型的承载能力下降，最后灾变发生，引发灾变的两条宏观裂纹在模型的右侧，沿对角线方向。

下面来看在加载过程中，局部化区与整个试样的宏观力学性能随时间的变化，如图 4.19 所示。

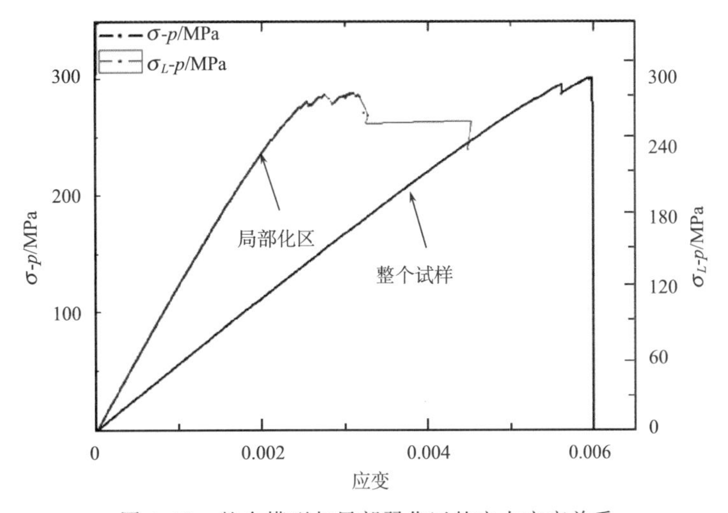

图 4.19　整个模型与局部弱化区的应力应变关系

图 4.19 是整个模型与局部弱化区各自的应力应变曲线。纵、横坐标分别表示整个试样和局部化区各自的应力和应变。在初始阶段，局部弱化区的应力与应变都呈线性增长；当局部化区的应变约为 $\varepsilon_L=0.002$ 时，其曲线斜率明显降低，这是由于局部化区内不断出现损伤，导致有效弹性模量降低；随着损伤的进一步演化，应力出现降低—增大—再降低—再增大的复杂变化，这可能是由于周围(非局部化区)单元的作用导致的，即环境刚度对局部化区力学性能的变化起着重要作用；灾变发生时，局部化区的应变发生非线性跳跃，应力降低。而整个模型的应力应变关系却没有出现这么复杂的变化特点。当总应变为 $\varepsilon=0.0056$ 左右时，整个试样的名义应力出现突降，但降低到某一值之后，出现回升，然后发生宏观破坏，应力急剧下降。灾变发生前，也只出现了一次应力突降。这说明宏观破坏前，损伤局部化区力学性质的变化，比整个模型的更敏感。

根据加卸载响应比的定义，可以通过加载响应量与卸载响应量的差别来反映介质的损伤程度。如果选取整个模型应力峰值点之前杨氏模量的变化 ΔE 作为加载与卸载响应量，定义加卸载响应比为

$$Y_E=\frac{\Delta E_+}{\Delta E_-} \tag{4.3}$$

模型发生宏观破坏前，应力与加卸载响应比 Y_E 随时间的变化如图 4.20 所示。加卸载响应比值 Y_E 的变化呈典型的峰值点律——随着加载时间的增加而上升，上升至峰值点，然后回落，灾变发生。值得注意的是：Y_E 峰值点出现的时间，与局部弱化区承载能力发生转折的时间一致或非常接近。多个模拟结果都证实了这种现象。不同样本的最终破坏形式与应力和加卸载响应比的变化如图 4.21 所示。参数相同，但模型的破坏形貌和宏观力学性能均不相同，存在一定差异，这是由于介质非均匀性导致的样本个性(Xia et al.，1996)。但在这些结果中存在着一些共同点：局部弱化区的损伤程度明显高于其他区域，随着不断加载，加卸载响应比值 Y_E 呈上升趋势，当加载到某一程度时，Y_E 达到峰值点，峰值出现的时间，与局部弱化区承载能力的转折点一致或非常接近。这说明，当加卸载响应比值比较低时，介质的力学性能较稳定，即损伤程度较低；随着损伤的不断增加，Y_E 上升，当损伤局部化区的稳定性发生或将要发生质的转变时，Y_E 达到峰值，然后回落，裂纹不断扩展至非局部化区，直到灾变发生。

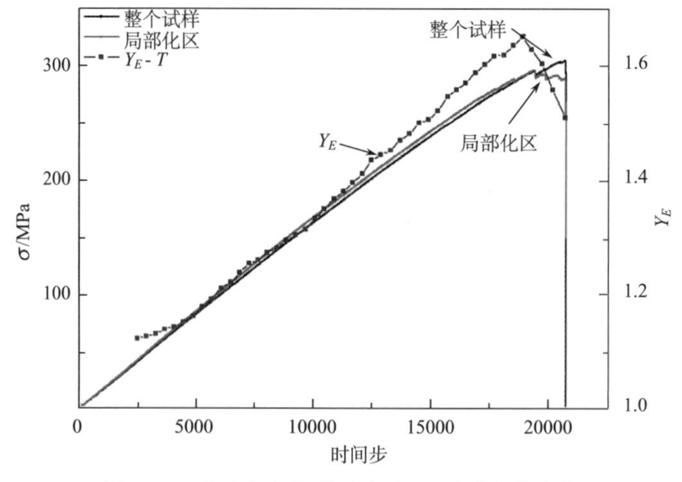

图 4.20　应力与加卸载响应比 Y_E 随时间的变化

同时还采用了不同的物性参数(如 Weibull 指数 m)，不同的几何参数(如局部化区的相对大小，位置等)进行数值模拟，结果都证实了这个结果。由此推断，加卸载响应比 Y_E 形成峰值点的物理机制是：损伤主要集中在局部化区内，损伤局部化区的力学性能发生转变，而且已不再具备稳定承载的能力。

此外，还利用联网模型模拟了局部化区的大小，位置对模型损伤演化和 LURR 的变化的影响。囿于篇幅，只得割爱。这里只介绍一个有趣的结果，如图 4.22 所示。

图 4.22 给出了破裂链杆数目随位移的变化曲线，轴向位移较小的时候，试件内破裂杆数量增加比较缓慢。随着位移的增加，破裂杆增加的速率加快，在整体破裂发生之前有一个明显的拐角。拐角放大后如图中椭圆，可以看出即使位移减少，破裂杆数量也会继续增加，这就是意味着系统进入了自驱动模式。外界的载荷发生改变已经不能影响系统内部链杆发生破裂，也就是说进入自驱动模式以后，“加载”与“卸载”对系统损伤的增加就不再有多大影响，所以加载段与卸载段由于损伤导致的能量释放也就大致相当

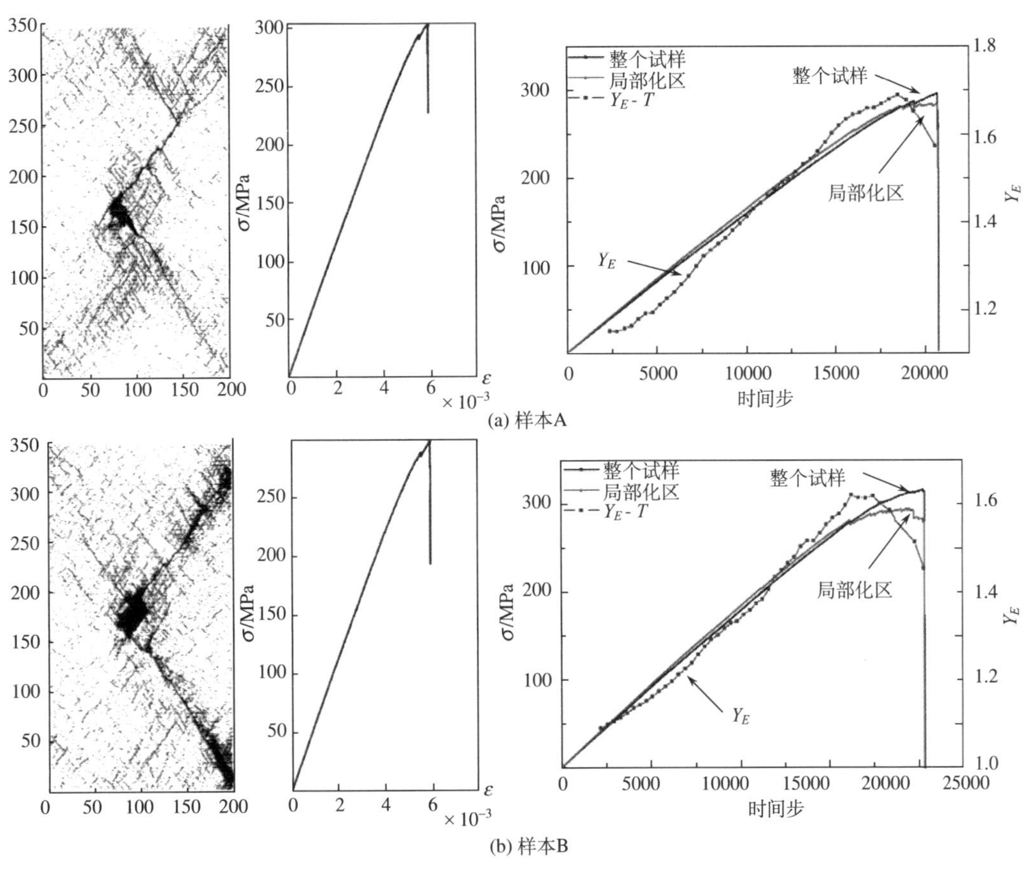

图 4.21　参数相同，样本个性的差异

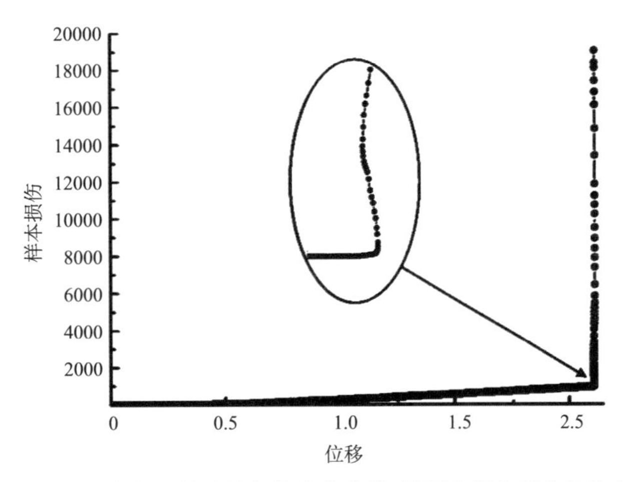

图 4.22　压缩条件下样本的损伤演化曲线(椭圆为拐角部分的放大图)

了，这就解释了加卸载响应比的急剧回落。这种现象，也为实现地震短临预测开辟了新的思路。

4.3 损伤力学分析

既然地震孕育过程的物理实质在于孕震区介质的损伤过程，Kachanov（1980，1986)开创的损伤力学，顺理成章地成为研究地震孕育问题的有效工具(Krajcinovic，1996；余寿文、冯西桥，1997)。郑哲敏先生开创的中国科学院力学研究所非线性力学国家重点实验室(郑哲敏，1993)，尤其是白以龙课题组用统计细观损伤力学研究介质灾变(地震)方面的工作(Bai et al.，1993，1994，2005；夏蒙棼等，1995，1997；Xia et al.，1996；白以龙等，2006)具有根本性的意义，所采用的基于细观描写的模型，虽远比实际系统简单，却有利于分析破坏过程的主要特征和基本机理，加深对破坏过程本质的理解，从而提出了E1C(演化诱致突变)、样本个性、临界敏感性等和临界幂律奇异性一系列新概念，使人有如醍醐灌顶，茅塞顿开。当然，它距离解决实际问题还有一定的差距。

我们也仿效类似的手法，对LURR进行了一些分析，并得到一些有趣的结果。

4.3.1 加卸载响应比与损伤变量

对于简单应力状态，如单轴拉伸或压缩，加卸载响应比与损伤变量(D)之间存在着如下关系：

引入真实应力与名义应力之间的关系(Kachanov，1980，1986；Krajcinovic，1996；余寿文等，1997)。

$$\sigma_n = \sigma_a(1-D) \tag{4.4}$$

$$d\sigma_n = (1-D)d\sigma_a - \sigma_a dD \tag{4.5}$$

式中，σ_n为名义应力；σ_a为真实应力；D 为损伤变量。

假设介质在卸载过程中，损伤不会增加也不会减少，也就是卸载过程中 $dD=0$，从而有

$$\left.\begin{aligned} d\sigma_{n(+)} &= (1-D)d\sigma_{a(+)} - \sigma_a dD \\ d\sigma_{n(-)} &= (1-D)d\sigma_{a(-)} \end{aligned}\right\} \tag{4.6}$$

式中，“+”表示加载；“-”表示卸载。并有

$$\left.\begin{aligned} d\sigma_{a(+)} &= E_0 d\varepsilon_{(+)} \\ d\sigma_{a(-)} &= E_0 d\varepsilon_{(-)} \end{aligned}\right\} \tag{4.7}$$

式中，E_0为介质的初始弹性模量。

根据式(1.5)、式(4.5)和式(4.6)就可以分别得到加载响应量与卸载响应量：

$$\left.\begin{aligned} X_+ &= \left[E_0(1-D) - \frac{\sigma_a dD}{d\varepsilon_{(+)}}\right]^{-1} \\ X_- &= [E_0(1-D)]^{-1} \end{aligned}\right\} \tag{4.8}$$

再由加卸载响应比的定义式(1.6)可得到

$$Y=\frac{1}{1-\dfrac{\varepsilon}{1-D}\dfrac{\mathrm{d}D}{\mathrm{d}\varepsilon_{(+)}}} \tag{4.9}$$

设介质强度服从 Weibull 分布，那么损伤函数就可以表示为

$$D(\varepsilon)=\int_0^{\varepsilon}h(\varepsilon_c)\mathrm{d}\varepsilon_c=1-\mathrm{e}^{-\varepsilon^m} \tag{4.10}$$

进而得到

$$Y=\frac{1}{m(\varepsilon_F^m-\varepsilon^m)} \tag{4.11}$$

式中，ε_F 为在破坏点的应变值，且有

$$\varepsilon_F=\left(\frac{1}{m}\right)^{\frac{1}{m}} \tag{4.12}$$

将 ε_F 代入式(4.10)就得到破坏点对应的损伤和 LURR 为

$$D_F=1-\mathrm{e}^{-(1/m)} \tag{4.13}$$

$$Y=\frac{1}{1+m\ln(1-D(\varepsilon))} \tag{4.14}$$

式(4.13)给出了加卸载响应比与损伤变量之间的关系。当 Weibull 指数 $m=1，2，4，8$ 时，D/D_F 与 Y 的关系曲线如图 4.23 所示。

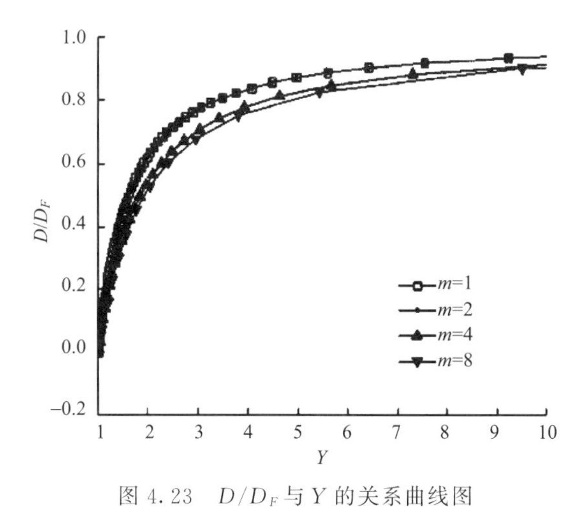

图 4.23　D/D_F 与 Y 的关系曲线图

式(4.13)和图 4.23 表明，对于所研究的模型而言，加卸载响应比 Y 和损伤变量 D 之间存在明确的对应关系。

4.3.2　Lyakhovsky 的损伤力学模型

Lyakhovsky 等(1997a，1997b) 提出的损伤力学模型在地球科学中得到重视。按照

Lyakhovsky 的损伤力学模型，弹性势能定义为

$$U=\frac{1}{\rho}\left(\frac{\lambda}{2}I_1^2+\mu I_2-\gamma I_1\sqrt{I_2}\right) \tag{4.15}$$

其中，λ 和 μ 为通常的拉梅系数；γ 为本模型所特有的材料参数；I_1 和 I_2 为应变张量的第一不变量和第二不变量，$I_1=\varepsilon_{kk}$，$I_2=\varepsilon_{ij}\varepsilon_{ij}$.

对应变求导可得到应力张量为

$$\sigma_{ij}=\left(\lambda-\gamma\frac{\sqrt{I_2}}{I_1}\right)I_1\delta_{ij}+\left(2\mu-\gamma\frac{I_1}{\sqrt{I_2}}\right)\varepsilon_{ij} \tag{4.16}$$

引入新参量 $\xi=\dfrac{I_1}{\sqrt{I_2}}$，应变张量可表示为

$$\varepsilon_{ij}=\frac{\xi\sigma_{ij}-(\lambda\xi-\gamma)I_1\delta_{ij}}{(2\mu-\gamma\xi)\xi} \tag{4.17}$$

损伤程度可由损伤变量 $D(0<D<1)$ 来表示，没有出现损伤时，$D=0$；完全破坏之后，$D=1$。常数 λ、μ 和 γ 可分别由损伤变量 D 表示为

$$\lambda=\lambda_0,\qquad \mu=\mu_0+D\mu_r,\qquad \gamma=D\gamma_r \tag{4.18}$$

其中，

$$\begin{cases}\gamma_r=0.5\xi_0\left(\dfrac{3\lambda_0+2\mu_0}{3-\xi_0^2}+\lambda_0\right)+\sqrt{\left[0.5\xi_0\left(\dfrac{3\lambda_0+2\mu_0}{3-\xi_0^2}+\lambda_0\right)\right]^2+2\mu_0\dfrac{3\lambda_0+2\mu_0}{3-\xi_0^2}}\\ \mu_r=\xi_0\gamma_r\end{cases} \tag{4.19}$$

损伤变量 D 可由下式确定：

$$\frac{\mathrm{d}D}{\mathrm{d}t}=\begin{cases}c_d I_2(\xi-\xi_0), & \xi\geqslant\xi_0\\ c_1\exp\left(\dfrac{D}{c_2}\right)I_2(\xi-\xi_0), & \xi\leqslant\xi_0\end{cases} \tag{4.20}$$

ξ_0 由下式决定：

$$\xi_0=\frac{-\sqrt{3}}{\sqrt{2q^2\left(\dfrac{\lambda_0}{\mu_0}+\dfrac{2}{3}\right)^2+1}} \tag{4.21}$$

式中，c_d，c_1，c_2，q，λ_0，μ_0 可由实验测定。根据我们的实验（Куксенко and Иин，1993；Yin et al.，2004；余怀忠，2004；Yu et al.，2006；张晖辉，2006），取各项参数为：$\xi_0=-1.2$，$\lambda_0=2.88\times10^4$ MPa，$\mu_0=1.92\times10^4$ MPa，$c_d=40$，$c_1=1.0\times10^{-10}$，$c_2=8.0\times10^{-2}$。把轴向应变作为响应 R，按照式(1.2)可以将其定义如下：

$$Y=\frac{\Delta(\varepsilon_1)_+}{\Delta(\varepsilon_1)_-} \tag{4.22}$$

在给定加载条件及加载历史后，可用数值方法求解上述方程组，得到其损伤演化过程及在此过程中的能量释放和 LURR 的演化(余怀忠，2004)，如图 4.24 所示。它与岩

石力学实验、数值模拟和地震资料得到的地震(或试件破坏)前 LURR 的演化规律互相印证。因此，我们锁定某一地区，并追踪其 LURR 的演化，当峰值点出现后，地震就将来临。这对地震预测有极其重要的意义。

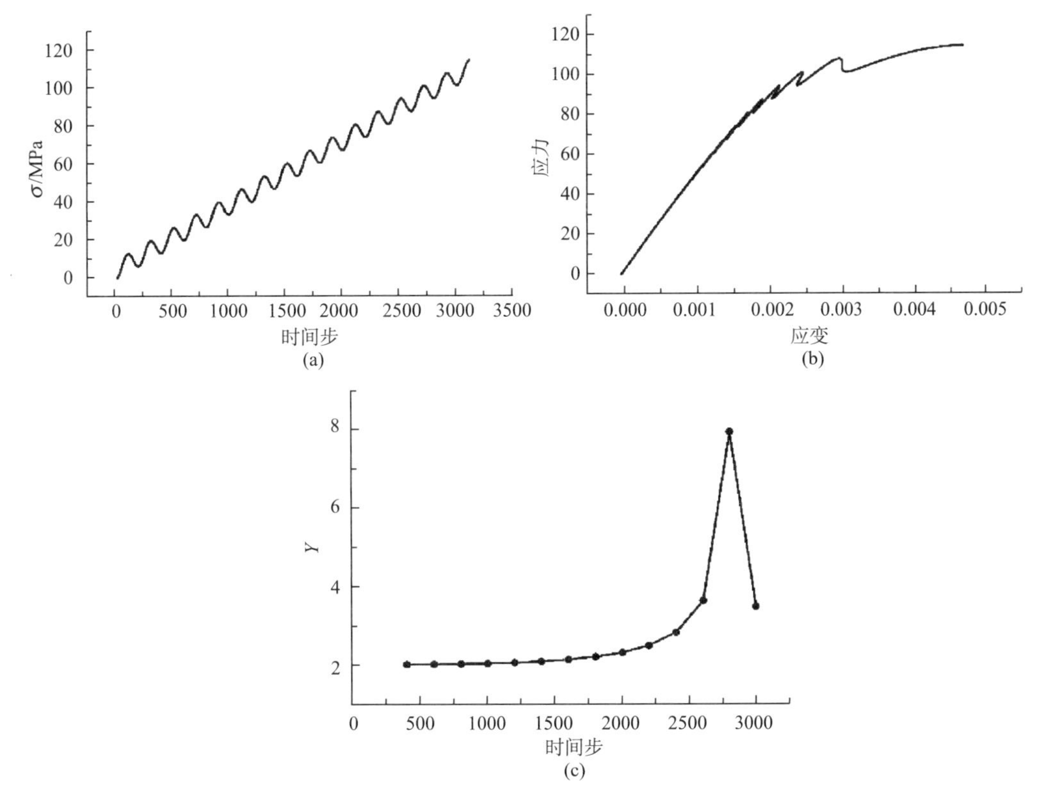

图 4.24　Lyakhovsky 模型的计算结果，参数由实验结果确定

(a)轴压加载方式；(b) 应力-应变关系；(c) LURR 的演化

第5章　加卸载响应比理论的地震预测实践

我们深知地震预测这个科学难题的艰难性和严肃性，因此，在很长一段时间里，只限于理论研究，而对地震预测实践不敢问津。我们也深知，任何地震预测的思想、理论和方法，最终要接受实践的检验，而且也必须在实践中逐步发展、提高和完善。地震系统有一个“边研究，边实践”的方针。根据这一方针，我们抱着尝试、谨慎、小心的心情开始了地震预测实践。起初，预测失败和成功都兼而有之，随着对强震前LURR的演化规律(峰值点规律)认识的深化，加上标度率(scaling law)、地震的概率问题研究以及预测经验的积累，尤其是量纲分析方法的引入，我们的地震预测实践与时俱进，不断提高，并取得一些进展。

众所周知，地震预测必须包括时、空、强三个要素，缺一不可。下面先介绍一下从加卸载响应比的角度，预测地震三要素(地点、震级和时间)的一些考虑和发展历程，再回顾一些具体震例的预测经历及经验、教训。

5.1　地震三要素的预测

5.1.1　地点(未来震中)的预测

很自然地会想到，LURR空间扫描的异常区就是未来地震的发生地点。事实上，我们也正是这样做的，而且比较成功。中国地震局地震预测研究所在《中国大陆强震趋势预测研究(2009年度)》一书的“震情研究汇总报告”中写道：“以落在加卸载响应比区内的地震数与中国大陆监测能力较强地区内发生的5.0级地震数之比，作为预测效果检验指标，2004～2007年连续4年里，平均检验指标为95%。”(请注意，这是中国地震局地震预测研究所的评价，不是个人意见)。

对于M 5～6级(或者再稍大一点)地震，LURR异常区的线尺度大致在一两百千米，因此，这样的精度能够被社会和公众接受(参看表8.1)。比如预测北京发生中强地震，人们一般不会在意地震到底发生在顺义还是昌平，抑或是怀柔甚至延庆。

2004～2007年中国大陆正好是地震平静期，没有发生7级以上地震，所以，根据LURR的异常区来预测地震的地点得了“高分”。

对于大地震($M \geqslant 7$)，LURR异常区的尺度很大(参看表8.1)，达到上千公里甚至更大。这时，只凭LURR异常区来确定未来的震中，不确定性太大。起初我们希望从LURR的分布得到进一步的信息。例如，Y_{max}的点是否就是未来的震中，但检验了一些震例，并不支持这个想法。宋志平提出：未来的震中在LURR的最大梯度的点上，他做过一些尝试，也没有得出肯定的结论(宋志平，1996)。张浪平提出将LURR异常区和中国地震带分布图(图5.1、图5.2)画在同一张图上，二者的交集是值得重视的地区

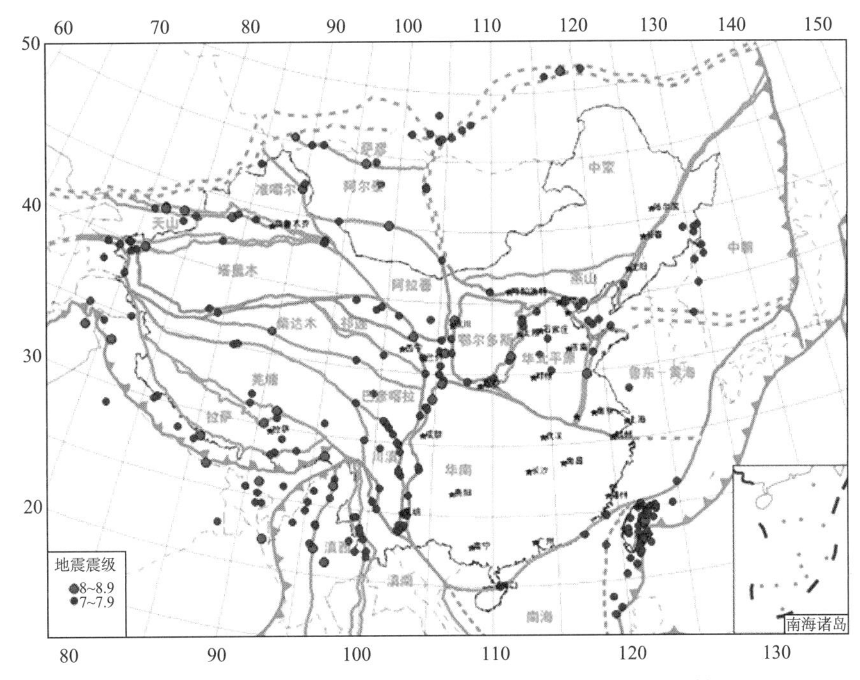

图 5.1　中国地震带和大地震分布情况(张国民教授提供)

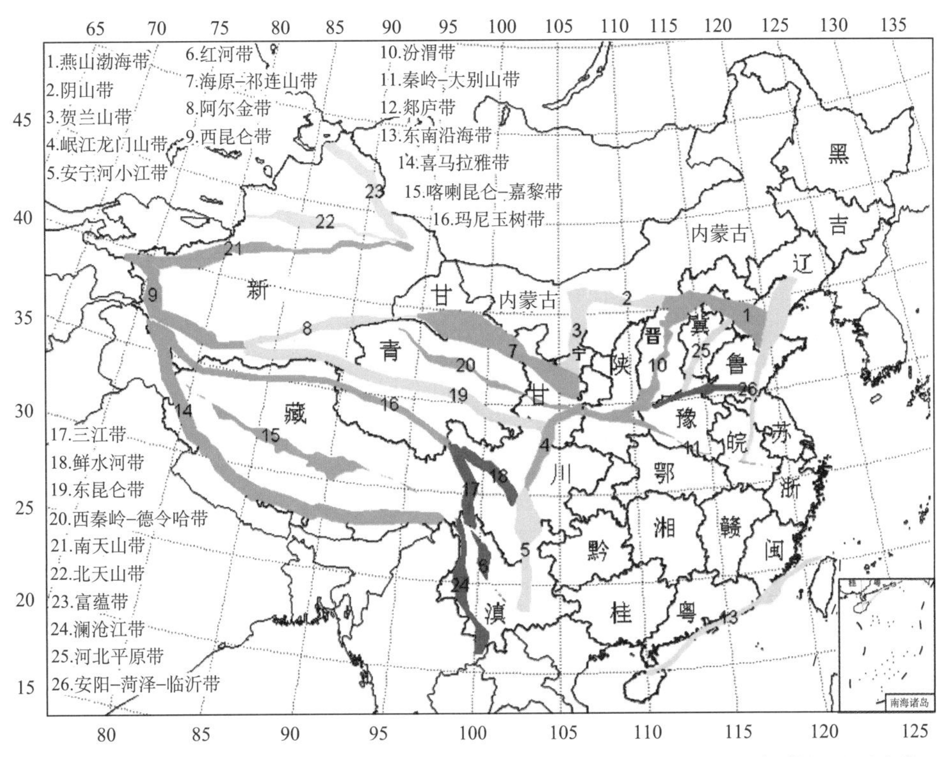

图 5.2　地震带和 LURR 分布结合(引自张浪平的 PPT，根据张培震教授提供的原图改绘)

(张浪平，2009)。这一想法的优点是突破了 LURR 的圈子，将 LURR 的信息和其他领域的信息结合起来。这正是作者长期以来思考的问题，希望和不同专业的专家合作，互相取长补短。近年来余怀忠等的工作(Yu et al.，2015)值得推荐，有兴趣的读者可以参考本书 A.6.1。

5.1.2　震级的预测

根据实际工作的要求，目前并不要求精确预测未来地震的震级，而只是要求未来地震的震级的范围，例如，预测某地区在明年将发生中等地震、大地震、特大地震，或者 5～6 级、6～7 级、6 级左右地震等。根据 LURR 异常区的尺度，再加上一定的经验，可以做到。尤其是对于一些孤立型的 LURR 异常区和中等强度的地震，效果不错。前些年的实践经验也证明了这一点。

引入量纲分析方法后，能够定量地预测未来地震的震级(参考第 6 章)。但对于非孤立型的 LURR 异常区和一个大地震序列中的个别地震，其结果的不确定性增大(参考第 6 章)。

5.1.3　发震时间的预测

现有的地震预测方法的能力和实际需要之间的矛盾，在这一点上比较突出。

加卸载响应比方法在这点上有一定的优势。这主要归功于峰值点律。根据峰值点律，只要确定峰值点以后，就可以按照式(8.6)或表 8.3 确定延迟时间 T_2，发震时间就“指月可待”。

上面提及的用 LURR 预测地震，在 2004～2007 年连续 4 年里，效果较好，正是因为这几年发生的都是中强地震，其滞后时间 T_2 正好在一年左右(表 8.3)，所以前一年年底预测的地震刚好在第二年内发生。

引入量纲分析方法后(参考第 6 章)，根据当地的地球物理参数，能够定量地预测未来地震的震级及滞后时间 T_2，所以首先要确定未来震中的位置，之后，要对该地追踪其 LURR 的演化，确定峰值点时间，然后按第 6 章的相应公式，求出震级和发震时间。到目前为止效果都相当好，但震例数不够多，有待更多的震例检验。

5.2　若干典型震例的回顾

下面我们再按照时间顺序回顾一些震例的预测。可以看出，预测的进展和 LURR 研究的进展密切相关。分国内和国外两部分，进行梳理。

5.2.1　国内震例

大体上可以分成 4 个阶段：初期阶段、中期阶段、后期阶段和近期阶段。

1. 初期阶段

这个阶段是 LURR 的研究刚刚起步的阶段。当时的主要认识就是，如果一个地区

LURR 增高，显著大于 1，这个地区未来可能发生较强地震。当时还不能做出地震的震级和发震时间的进一步预测。

令我记忆犹新的震例是 1990 年 9 月 22 日北京亚运会期间的 $M4.5$ 地震和 1994 年年底的北部湾地震。

1990 年 9 月初的一个周末，尹灿(我的最早从事 LURR 研究的研究生)跑来告诉我，他计算得到的结果，北京地区的 LURR 现在很高。当时正值北京亚运会召开的前夕，北京亚运会是中华人民共和国在自己的土地上举办的第一次综合性的国际体育大赛，所以受到全社会的重视。正因为如此，我将这个情况向所里(指中国地震局地球物理研究所，我当时在此工作)的一位领导做了汇报。没想到，1990 年 9 月 22 日，正值北京亚运会开幕的当天，上午 9 时 3 分，在北京昌平果然发生了 $M_L4.5$ 地震，北京城区震感相当强烈。

北部湾地震的情况就更有些戏剧性。2003 年年底，中国地震局分析预报中心的会商会上(分析预报中心主要从事全国的地震预测，我当时在该单位工作)，我根据中国大陆的加卸载响应比空间扫描结果，预测次年(2004 年)在北部湾地区可能发生中强地震。会下，分析预报中心一位资深地震预测专家提醒我，该区域历史上很少发生过中强地震。我如实相告，我没有这方面的经验，只是根据加卸载响应比空间扫描结果，做出这样的预测，仅供大家参考。日子一天天过去，转瞬间，又到年底，2004 年中国地震局分析预报中心的会商会又如期召开。因为北部湾地区的加卸载响应比还是很高，会上，我仍把北部湾地区划入危险区。有人问："老尹，去年你把这里划了一块，现在还划这一块，可是一年都快过完了，怎么还没见地震呀?" 我当时的确无言以答，突然急中生智说："大家别着急，1994 年还没过完呢，今天是 11 月 15 日，到 12 月 31 日还有一个半月呢!"引起大家哈哈一笑，谁会相信这预报了一年的地震这么长时间都没有一点动静，偏偏会在最后这几十天里发生！谁也没有把这个回答当真。但是，俗话说，无巧不成书，这一年里，364 天北部湾都风平浪静，单单在 1994 年的最后一天，12 月 31 日 10 时 57 分 16.1 秒，北部湾(位于 20°26′N，109°21′E)发生 $M_s6.1$ 级($M_L6.4$ 级) 地震。

这些"成功"使我的学生们热情高涨，我虽然心中暗喜，但没有外露。不过，却的的确确增添了信心。当然，不成功的例子也不少：有些区域加卸载响应比异常很显著，没有发生地震；有些区域发生地震了，加卸载响应比异常不显著，甚至没有异常。这促使我们更深地思考，更努力地探索。

2. 中期阶段

这个阶段的特点是国家自然科学基金支持的两期重点项目接近完成，经过和俄罗斯、日本、澳大利亚等国的两次国际合作声发射实验及一系列基础研究，对加卸载响应比演化的峰值点规律和时空标度律都有一定的认识。在进行加卸载响应比的时空扫描时，追踪某一地区，当其达到峰值后，按照式(8.4)就能预测未来地震的发震时间。2004～2007 年基本上属于这一段。2004～2007 年的 4 年里，中国大陆的地震活动性水平较低，没有发生过 $M\geqslant7$ 地震。所以，根据每年年底的加卸载响应比的时空演化，预测次年的地震，效果不错，分别如图 5.3～图 5.6 所示。2004～2007 年 4 年的统计数据见表 5.1。

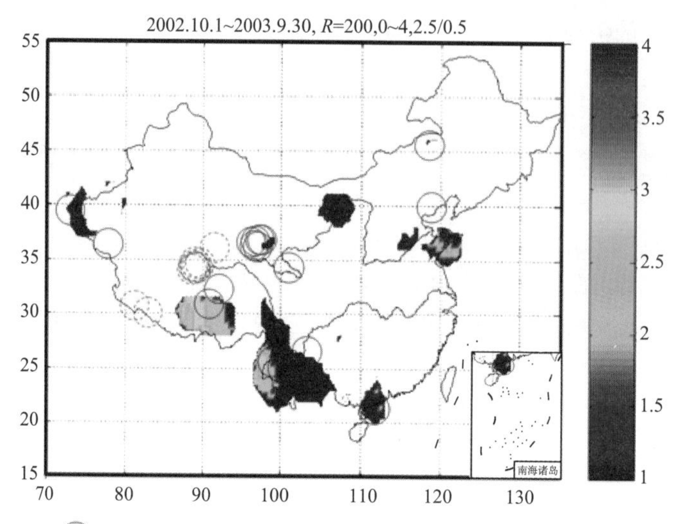

图 5.3　中国大陆地区 2003 年年底的预测情况
与 2004 年实际发生地震对应情况

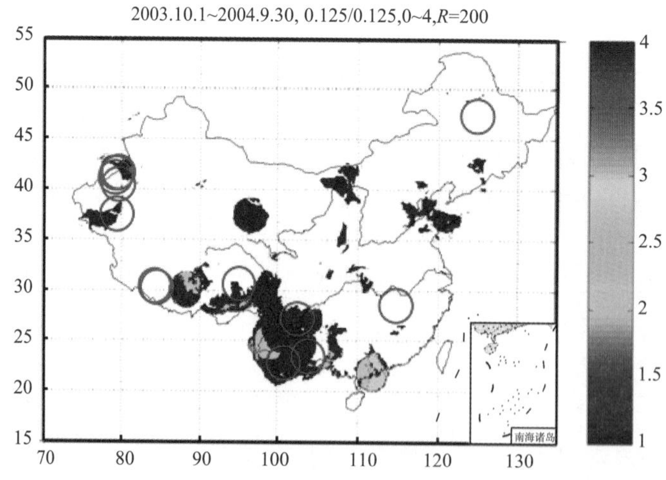

图 5.4　中国大陆地区 2004 年年底的预测情况
与 2005 年实际发生地震对应情况
2005 年实际发生的 $M \geqslant 5.0$ 地震震中用圆圈表示

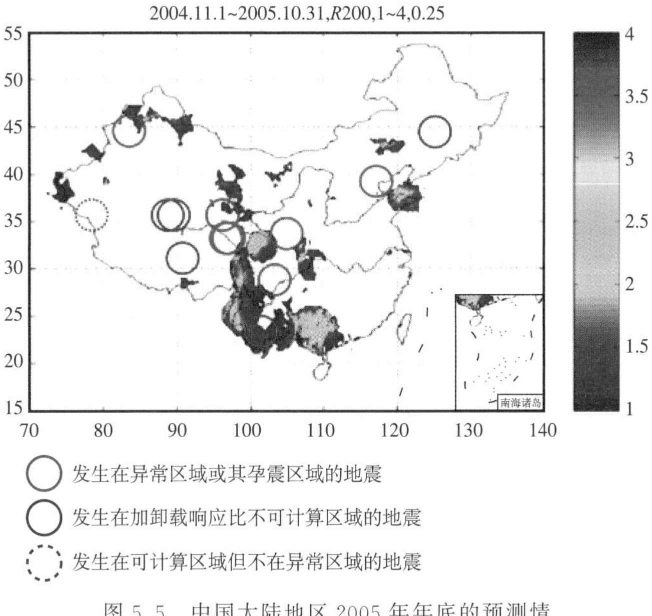

图 5.5　中国大陆地区 2005 年年底的预测情况与 2006 年实际发生地震对应情况

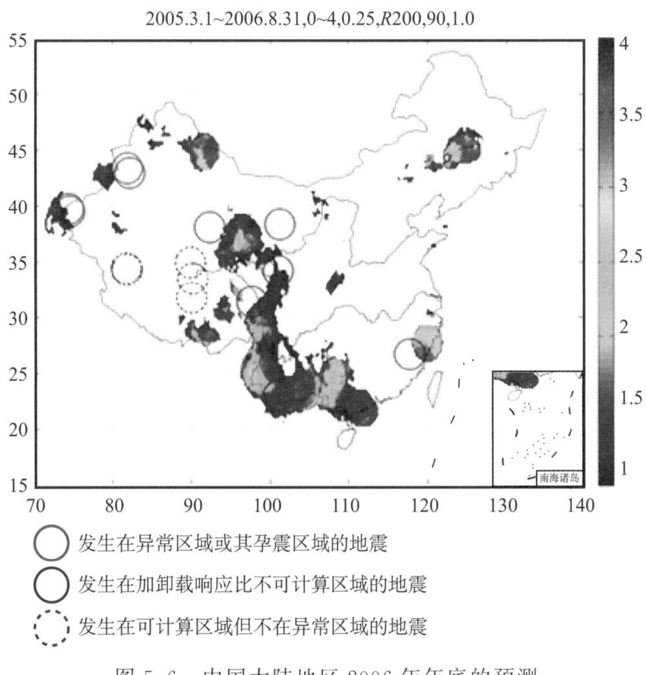

图 5.6　中国大陆地区 2006 年年底的预测情况与 2007 年实际发生地震对应情况

表 5.1 2004～2007 年 4 年中 LURR 方法预测中国大陆地震($M \geqslant 5$)情况统计表

年份	地震总数	预测成功数	百分比/%
2004	17	15	88
2005	13	12	92
2006	9	8	89
2007	12	12	100
平均：92%			

注：第 3 章中曾经讨论过，在计算加卸载响应比时，数据样本的最小地震数 $N_{\min}=20$ 的规定，在统计时仍然遵守。如果在选取的时间窗和空间窗内地震数 N 小于 20，则认定该数据不合格，不予统计。

3. 后期阶段(2008～2011)，汶川地震的经验与教训

2008 年中国大陆地震形势风云突变，1 月 9 日 16 时 26 分在西藏改则县(32.5°N，85.2°E)发生 7.1 级地震(M_L7.1，M_s6.9)，3 月 21 日 6 时 33 分在新疆于田(35.8°N，81.43°E)发生 7.2 级地震，尤其是 5 月 12 日 14 时 28 分在四川汶川(31.11°N，103.25°E)发生 8.0 级特大地震。譲我们在预测大地震这个难题上经受考验。

下面我们先重点回顾加卸载响应比在预测汶川地震的基本情况，再分析其成败和教训。

1) “部分成功的”中期预测

2005 年，我们已经发现龙门山地震带的 LURR 异常。2006 年年底，根据当时的加卸载响应比空间扫描的结果，在四川的龙门山断裂带上有显著的加卸载响应比异常，我们预测该地将发生 5～6 级地震，时间是“未来 18 个月内(从 2006 年 8 月起算)”。此预测见尹祥础等的论文《从加卸载响应比的时空演化预测我国大陆 2007 地震趋势的初步研究》，此文载于中国地震局地震预测研究所编《中国大陆强震趋势预测研究(2007 年度)》一书，第 90～95 页，该书由地震出版社于 2006 年年底正式出版。图 5.7(a)是该书的封面，图 5.7(b)、(c)是有关该预测的内容的截图。中国有句俗话：白纸黑字，铁板钉钉。我们对汶川地震的中期预测毋庸置疑。

从 2006 年 8 月起算，加上 18 个月，就是 2008 年 2 月了，离 2008 年 5 月 12 日仅仅两个多月。所以这次预测在发震时间和发震地点上是可以接受的，主要的问题是震级偏低。在当时的条件下，中国大陆长期处于低地震活动期，对龙门山断裂带上的地震预测到 8 级特大地震，的确有点苛求。不过，8 级地震和 6 级地震实在相差太远。而更加令人惋惜的不仅是震级偏低，而是以下失误。

2) “临门一脚”的失误

我们每月一次，对中国大陆进行加卸载响应比空间扫描，几十年从未间断。2007 年，每次中国大陆的加卸载响应比空间扫描结果出来时，我们总是首先把目光停留在龙门山断裂带上。发现该条带上的加卸载响应比异常一直存在，但却在减弱。本来，按照

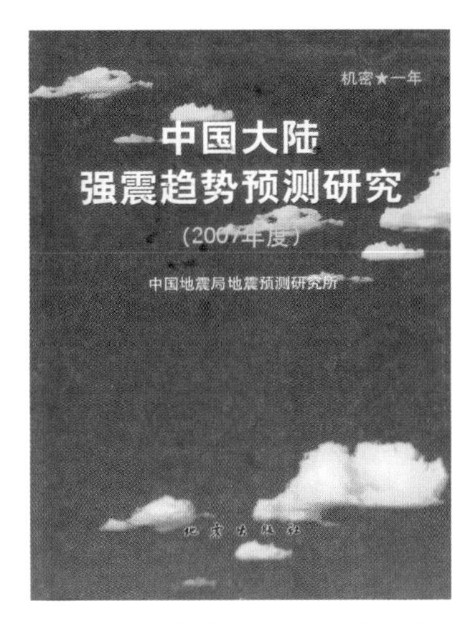

(a) 刊载用LURR预测汶川地震论文的论文集封面

表2　根据图3作出的分析和预测统计结果

地点[φ_N/(°), λ_E/(°)]	异常开始时间	异常最大年、月	异常结束时间	备注
青海扎多 (33°N,92.5°E)	2006年1月	2006年6月	2006年7月	未来1年内(从2006年8月起算)可能发生$M\approx5.0$
广西西部	2004年9月	2005年8月	2006年7月	未来18个月内(从2006年8月起算)可能发生M5.0~6.0
青海德令哈附近 (37°N,96°E)	2005年9月	2006年6月	2006年7月	未来1年内(从2006年8月起算)可能发生$M\approx5.0$
浙江南部至福建北部	2006年2月	2006年3月	2006年7月	未来1年内(从2006年8月起算)可能发生$M\approx5.0$
黑龙江、内蒙古、吉林交界处	2005年4月	2006年7月		未来1年内(从2006年8月起算)可能发生$M\approx5.0$
江西南部 (26°N,115°E)	2004年12月	2005年5月	2006年7月	未来1年内(从2006年8月起算)可能发生M4.0~5.0
广西西部	2004年9月	2005年8月		未来18个月内(从2006年8月起算)可能发生M5.0
新疆(38°N,75°E~45°N,90°E)	该条带长期LURR异常，但不很高			未来1年内(从2006年8月起算)可能发生M5.0
重庆	2005年1月	2005年4月	2006年4月	未来1年内(从2006年4月起算)可能发生M4.0~5.0
四川西部	该条带长期LURR异常			未来18个月内(从2006年8月起算)可能发生M5.0~6.0
云南西部	该条带长期LURR异常			未来18个月内(从2006年8月起算)可能发生M5.0~6.0
广东阳江				1年内M4.0~5.0

(b) 2006年年底对中国大陆未来地震形势的预测意见 (截图)

图 5.7　用 LURR 预测 2008 年汶川地震的有关资料

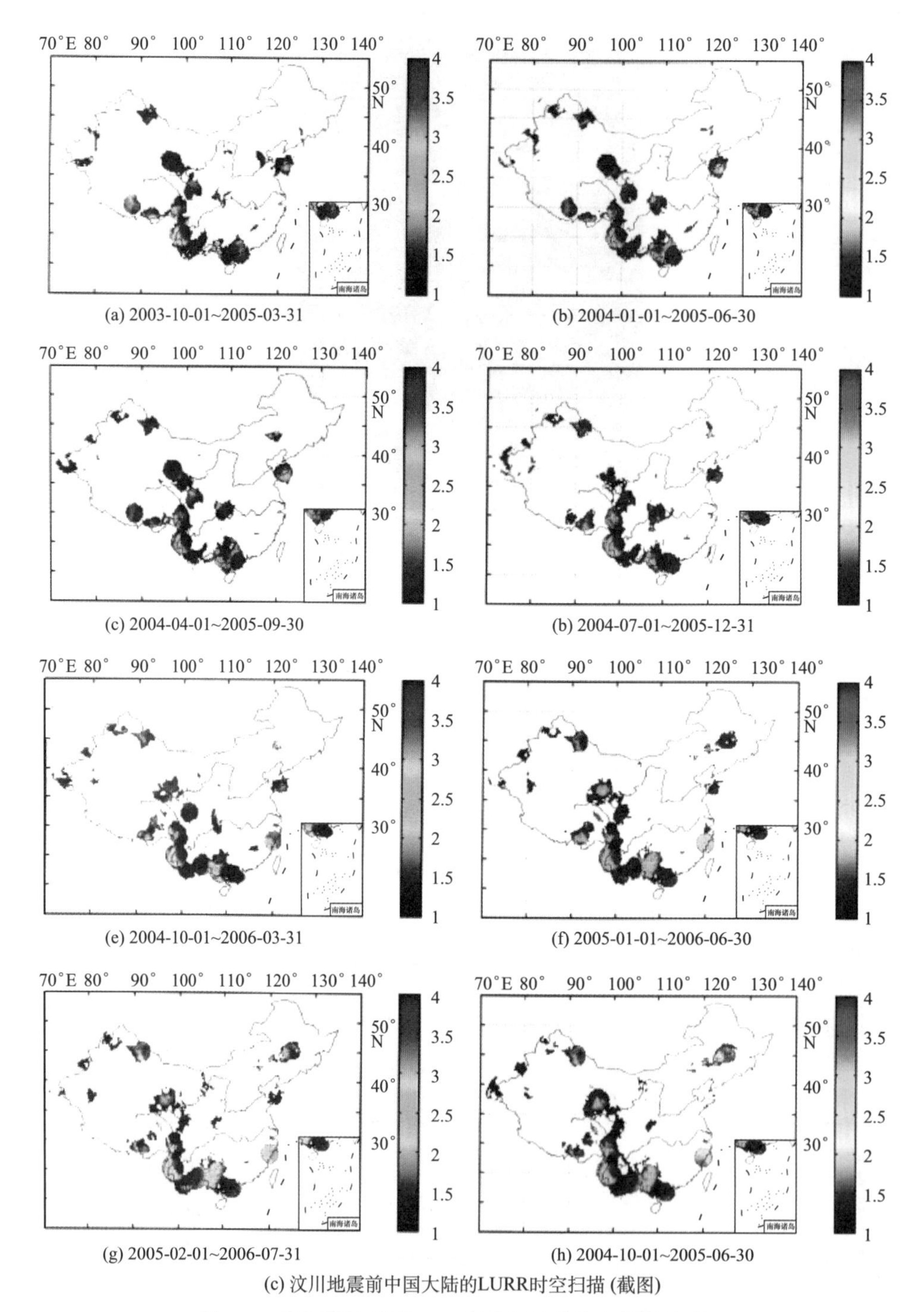

(c) 汶川地震前中国大陆的LURR时空扫描 (截图)

图 5.7 用 LURR 预测 2008 年汶川地震的有关资料(续)

峰值点规律，过了峰值点后，加卸载响应比异常就是应该减弱，然后地震发生(参看第3章和第4章)。但是，该条带上的加卸载响应比异常存在了好几年，却始终没发生。虽然从8.1节的研究知道，大地震的异常范围(空间)和时间都是很大的，例如，8级地震的(参看第8章表8.3)的T_2长达3年(28+8=36个月)，但当时，我们从未有过8级特大地震的经历，的确没有认识到一个8级特大地震正在孕育。所以，在2007年年底的报告中，就没有再坚持龙门山断裂带的地震预测。从而，犯下了“临门一脚”的失误。这是血的教训，镂骨铭心，没齿难泯。

3）地震序列的早期判定

一个大地震发生后，最迫切的问题之一是地震序列的早期判定(几天以内)。地震序列通常有3种：双震或多震型，孤立型和主余震型。双震或多震型最可怕，这意味着，随后还将发生与刚刚发生过的大震震级相近的地震。在前一个大地震的基础上，震害可能更加严重。主余震型最多，重点是预测随后的强余震，因为强余震也可能引起较大的震害。孤立型地震，意味着之后不会有严重的震害发生。

我们的想法是：在震后尽快计算该地区的加卸载响应比Y。如果震后$Y>1$，在一定程度上反映出孕震系统的非稳定状态继续存在或加剧，可能是双震或多震型；如果$Y<1$，可能是主余震型或孤立型。但按照表8.3，通常计算Y采用的时间窗T_w都是1年以上，这当然不能满足地震序列的早期判定的要求。我们分析一下，表8.3中的T_w之所以取得比较长，主要原因是考虑到：在时间窗T_w内计算样本中的最小地震数$N_{min}=20$的要求。大地震发生后，余震大多数很密集，1天内就可能发生成百上千个余震(图5.9)。但是，时间窗不可以取为1天，因为加卸载准则是根据当地的CFS(Coulomb Failure Stress)的变化，参看图8.11和图8.12，CFS变化的最小周期是1天的量级(CFS变化与各地的经纬度和震源机制解等多种因素有关，但这个规律大致不变)。所以T_w最少取3天，最好取4天或5天(参考7.1节)。

这个想法，在1997年年初的新疆伽师强震群得到验证(王海涛等，1998)。新疆伽师强震群始于1997年1月21日9时47分的$M_s=6.4$级地震(震中位置：39.6°N，76.9°E)。在震后第5天计算，$Y=1.5>1$。判定为震群型。实际情况是：截至1997年5月31日，发生6级以上地震7次，最大为1997年4月11日6.6级地震。证实了预测的正确，王海涛(当时是新疆地震局分析预报中心主任，同时在作者指导下攻读博士学位)及其团队为此受到新疆维吾尔自治区政府的嘉奖。

4）强余震预测

由于余震序列频度高，计算LURR时，可以将时间窗缩短至几天，为预测震后强余震创造了条件。1997年伽师震群的LURR时程曲线和汶川地震的M-T如图5.8和图5.9所示。由图可见，每出现一次高LURR，其后就出现一个或多个强地震。虽然伽师震群是震群，不是余震，但道理是相通的。我们把这一方法用到汶川地震的余震预测取得较好结果。

赵翠萍等(2008)利用全球台网体波波形数据反演汶川地震的破裂过程，参考美国地

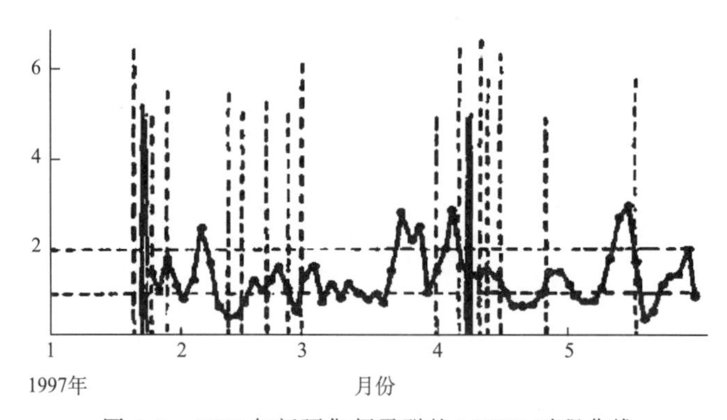

图 5.8 1997 年新疆伽师震群的 LURR 时程曲线

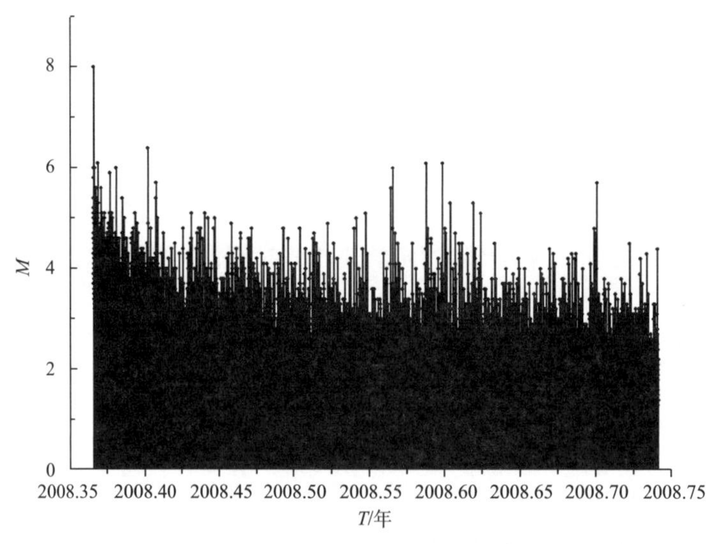

图 5.9 汶川地震余震 M-T 图

质调查局(USGS)公布的结果，给出断层参数为：走向 229°，倾向 33，滑动角 141°。从汶川地震构造分析，滑动角随着地震破裂带方向发生改变(张培震等，2008)，以岷江断裂带分界，将地震破裂带按照断层参数的不同，沿通过点(33°N，104°E)、(29.5°N，106°E)的直线把破裂带分成西南、东北两段，如图 5.10 所示。图 5.11(a)和图 5.12(a)分别是西南、东北两段的加卸载响应比时程曲线和强余震的 M-T 图。图 5.11(b)和图 5.12(b)分别是西南、东北两段的 CFS 的时程曲线。整个汶川地震的余震 M-T 图，参见图 5.9。

由图 5.11 和图 5.12 可见，加卸载响应比的演化和强余震($M\geqslant5$)之间是有规可循的。以图 5.11 为例：主震后多次出现加卸载响应比的峰值，分别标注为 $P_{\mathrm{sw}}1$，$P_{\mathrm{sw}}2$，$P_{\mathrm{sw}}3$，…(P 表示峰值点，SW 表示西南段，1、2、3 则表示峰值点出现的顺序)，每一次峰值点后(几天到十几天)就会发生一个或多个强余震。我们据此较成功地预测了好几次强余震。其中一次还正式地填写了“中国地震局短临预报卡片”(图 5.13)(填表人张浪

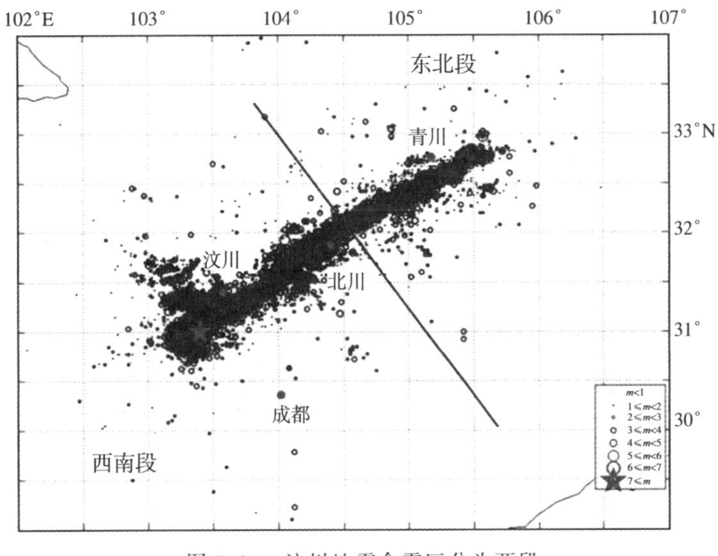

图 5.10　汶川地震余震区分为两段

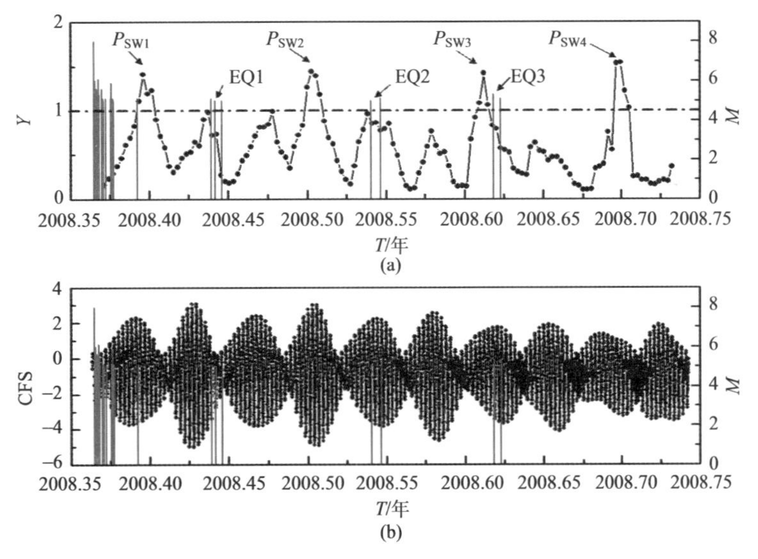

图 5.11　汶川地震余震带东北段的 LURR 变化和 M-T 图(a)及 CFS 的变化(b)

平和袁帅都是我当时的在读研究生）。汶川地震后，强余震的预测报告非常多，但成功的、正式的预测只有 4 个，图 5.13 是其中之一。

图 5.11 和图 5.12 的横坐标是时间，单位是年。当时因为时间紧，任务急迫，为了抢时间，来不及换算。现在为了保持原貌，在引用时，没做变动。这会给读者带来一些不便。图 5.11 和图 5.12 中，计算加卸载响应比时的滑动步长是 1 天，所以每一个点和邻近的点之间的时间差是 1 天，用这个办法去看图 5.11 和图 5.12 里的时间可能更方便些。

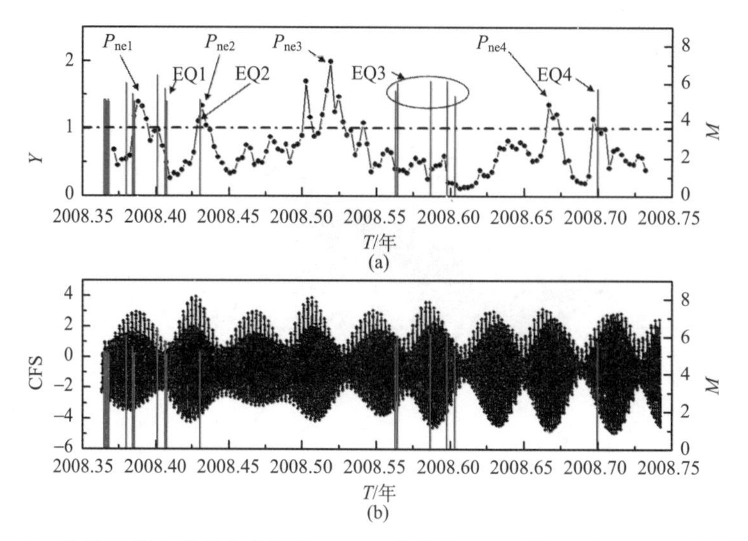

图 5.12　汶川地震余震带东北段的 LURR 变化和 M-T 图(a)及和 CFS 的变化(b)

证　　明

中科院力学所张浪平、袁帅（2008 年 079 号预测卡）

预测：2008 年 9 月 9 日～9 月 24 日，以 32.8° N，105.4° E 为圆心，半径 50 公里，震级 5.0～5.4 级

依据：加卸载响应比

实况：9 月 12 日宁强（32.9° N，105.6° E）5.5 级

初评：（079 号预报卡）预测意见对应 9 月 12 日宁强 5.5 级地震。震级差 0.1，属基本正确。

中国地震局短临预测意见卡片管理者

孙happy宏研究员

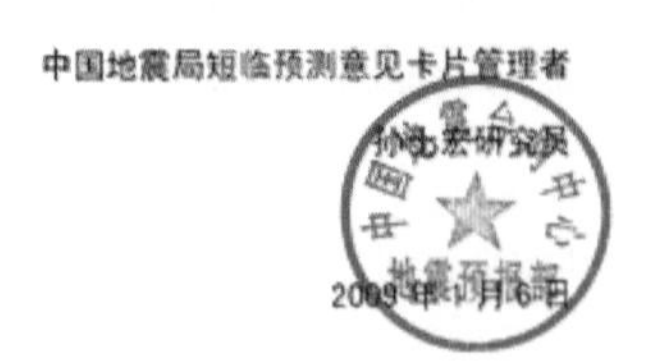

2009 年 1 月 6 日

图 5.13　成功预测汶川地震强余震的证明

4. 新阶段（2012 年至今）

反思我们预测汶川地震的经验教训，最根本的失误在于对震级估计不足。随后我们就集中注意力于震级的预测。要使预测震级定量化，就必须考虑发震地区的具体条件

(地球物理条件，地质条件)，这使我想起钱学森先生在上课时一再提倡的量纲分析方法，它是探讨科学规律，解决工程问题非常有效的工具(Sedov，1959；钱学森，1980；钱伟长，1993；郑哲敏，1996；谈庆明，2007)。预测震级的定量化，又进一步优化了发震时间的预测。总之，量纲分析方法的引入，使加卸载响应比的地震预测进入一个新阶段。这将在第6章中用专门的一整章予以阐述。

5.2.2　国外震例

用LURR方法对国外(美国、日本、澳大利亚、伊朗、意大利……)和我国台湾地区的地震预测也进行过研究和尝试，而且取得了较好的结果(Hosono et al.，1996；宋治平，1996；王裕仓等，1998；宋治平等，2000；Zhang Y. X. et al.，2004，2006，2013；Zhang et al.，2007，2008；邵宜莲，2012)。

对国外和我国台湾地区的地震预测，大致分为两种情形：一种是应国外同行的要求进行的；另一种是我们出于科学上的兴趣，主动进行的。

1. 美国加利福尼亚州

我们最早进行地震预测尝试的国外地区是圣安德列斯断层，它是一段长一千多千米、横跨美国加利福尼亚州西部及墨西哥下加利福尼亚州北部的断层，位于太平洋板块和北美洲板块的交界处，是地球表面最长和最活跃的断层之一。在圣安德列斯断层上或断层附近常发生地震，其中包括1906年强度达里氏震级7.9(M_w)的旧金山大地震。因此它成为地震学家，尤其是美国的地震学家最为关注的断层之一。著名的地震弹性回跳理论，就是地震学家Henry Fielding Reid在1906年旧金山大地震后，根据观测圣安德列斯断层在地表的破裂面而提出的一种假说，在地震学中有重要意义。对圣安德列斯断层地震趋势的预测不仅是美国地震学家们所重视的课题，也吸引着全球地震学家们的眼球(图5.14)。

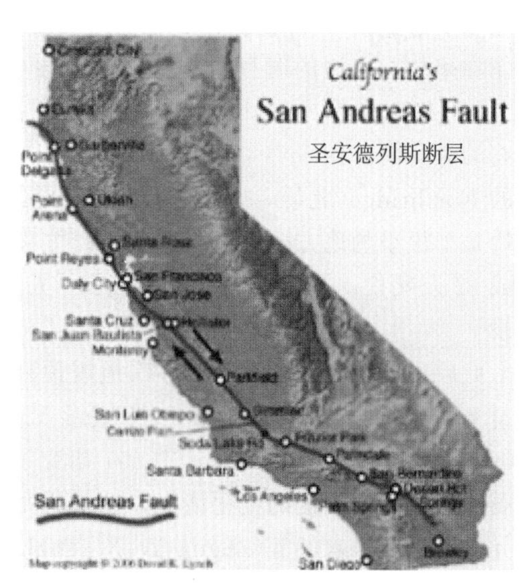

图5.14　圣安德列斯断层(图中红线)
断层左侧是太平洋板块，右侧是北美洲板块

“1992年，为了尝试加卸载响应比对国外地震的预报能力，尹祥础向USGS索取美国的地震资料。美国的同行表现得很合作，1993年春天，他们把美国加里福尼亚州从20世纪70年代至1992年7月的详细地震目录寄给了尹祥础。在进行了大量的研究之后，1993年10月28日，尹祥础将结果寄回美国，可是他并没有立即得到回信，他所预报的结果也未能受到美国同行的重视。

1994年1月17日，也即在尹祥础发出预报结果不到三个月，里氏6.6级的大地震震撼了洛杉矶。地震发生时，正值国际地震联合会(IASPEI)在新西兰举行年会，尹祥础通过电话与曾经给他寄资料的美国同行重新取得联系。此时，这位美国同行才记起这位未曾谋面的中国人曾预报过此次大地震。在尹祥础寄给他的信中清清楚楚地写着："从现在起，在未来一年内，在 SA6 (洛杉矶附近)等区域内发生中强(M_s6～7 级)地震的可能性很大。"

1994 年 2 月 8 日美国同行回复尹祥础的信中说："我相信你对此次成功的预报一定欣喜万分!"

上面这段记载，引自《科技日报》记者阎新华发表在 1994 年 12 月 16 日的《科技日报》上的长篇报道"地震，难逃中国人的慧眼"。该报道的全文见本书附录 A. 5. 1 节(媒体有关加卸载响应比理论的报道选辑)。

更值得介绍的是国家地震局(现在的中国地震局)科技监测司当时分管地震预报的副司长李宣瑚同志，在《国际地震动态》杂志上发表了一系列文章，介绍国家地震局"八五地震预报攻关"的成果。第一篇就介绍用加卸载响应比理论成功预测洛杉矶地震(李宣瑚，1994)。有兴趣的读者可参看本书附录 A. 5. 4 节("八五" 地震预报理论及方法攻关新进展之一——加卸载响应比理论预测洛杉矶地震获得成功)。

需要补充的有两点：一是阎新华的报道中提及的那位美国同行是 USGS 的 ISOP (International Seismological Observation Period)的 Eric A. Bergman 博士；二是按照美国地震学家 Nishenko 的做法，当时把圣安德列斯断层分成 10 段(Nishenko，1991)，每段作加卸载响应比的时程曲线。在第 6 段(SA6)发现加卸载响应比异常。据此于 1993 年 10 月 28 日给 Bergman 博士的信中预测：从现在(1993 年 10 月 28 日)起算，在 1 年左右的时间内，在 SA6 将发生中强地震。1994 年 1 月 17 日，在洛杉矶市西北约 35km 处的 Northridge(北岭，34°13′N，118°32′E)发生 M_s6. 6 级地震，北岭就在 SA6。由于北岭是个很小的地方，所以有些中国媒体称北岭地震为洛杉矶地震。据统计，这次地震造成 62 人死亡，9000 多人受伤，25000 人无家可归，经济损失达 200 亿美元，创历史纪录。

此后我们还对美国进行过多次地震预测(Yin et al. , 1995；宋治平等，2000；Zhang et al. , 2004；张晖辉等，2005b；Zhang Y. X. et al. , 2006；张浪平等，2008；张浪平，2009)。尹祥础等(Yin et al. , 1995) 研究了美国南加利福尼亚州 1980～1994 年中强度地震前加卸载响应比的变化情况，在所研究的地震发生之前加卸载响应比均出现了明显的异常变化。张永仙等(Zhang Y. X. et al. , 2006)将美国南加利福尼亚州分成 11 个区域，利用该地区的断层机制解和应力场等数据，对发生在该地区 1980～2001 年 6. 5 级以上的强烈地震进行了研究，结果发现该地区 6 个强烈地震中的 5 个在地震前1～2年时间内加卸载响应比出现了异常变化。该研究成功地预测了 2003 年 12 月 22 日 San Simeon M 6. 5 地震。论文的第一作者张永仙因此获得 2004 年"李善邦青年优秀地震科技论文奖"二等奖和 2006 年"第二届(2004 年度)马塔切纳青年优秀论文奖"。张晖辉等(2005) 对美国西部地区(圣安德列斯断层带及其周围地区)进行了加卸载响应比的时空扫描，得出了加卸载响应比具有普适性的结论。囿于篇幅，不可能对每一次研究展开论述。下面仅介绍比较后期的张浪平等的工作(张浪平等，2008；张浪平，2009)。

预测的大致程序是：① 搜集该地区的地震目录及有关的地质、地球物理资料。②作出该地区的 M-T 图和震中分布图，了解其地震活动性的总体情况。③对该地区进行加卸载响应比的时空扫描。④作出指定地区的孕震积分 $I(t)$（参看第 6 章），确定峰值点，再根据峰值点规律预测发震时间；或根据量纲分析方法进行预测。

首先给出美国西部从 1930 年以来发生的 5 级以上地震的 M-T 图及震中分布图，如图 5.15 所示。然后根据加卸载响应比的空间窗（半径为 R 的圆形区域）以及与之相对应的时间窗长来计算加卸载响应比的扫描结果，以 0.25°为空间滑移步长、2 个月为时间滑移步长，计算中取震级范围 0.0～4.0，扫描半径分别用 100km、200km、300km。在本节中只给出取扫描半径 R＝100km 时从 2005 年 4 月至 2007 年 10 月每隔两个月的扫描结果（图 5.16）。

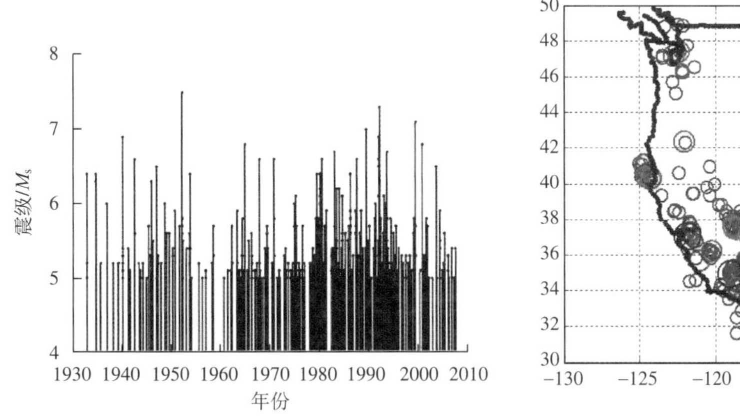

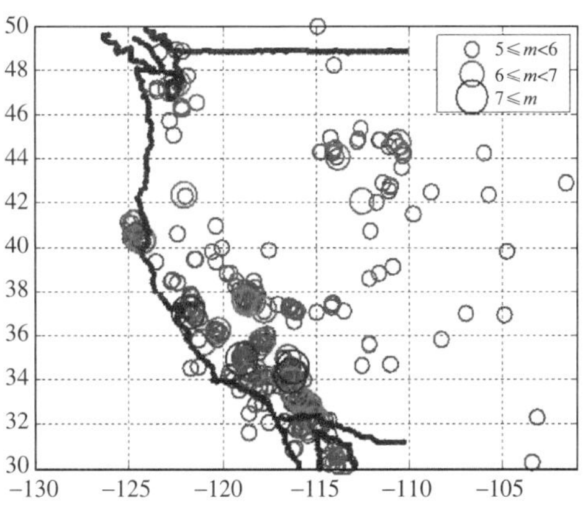

图 5.15　美国西部 1930 年以来发生的 5 级以上地震的 M-T 图及震中分布图

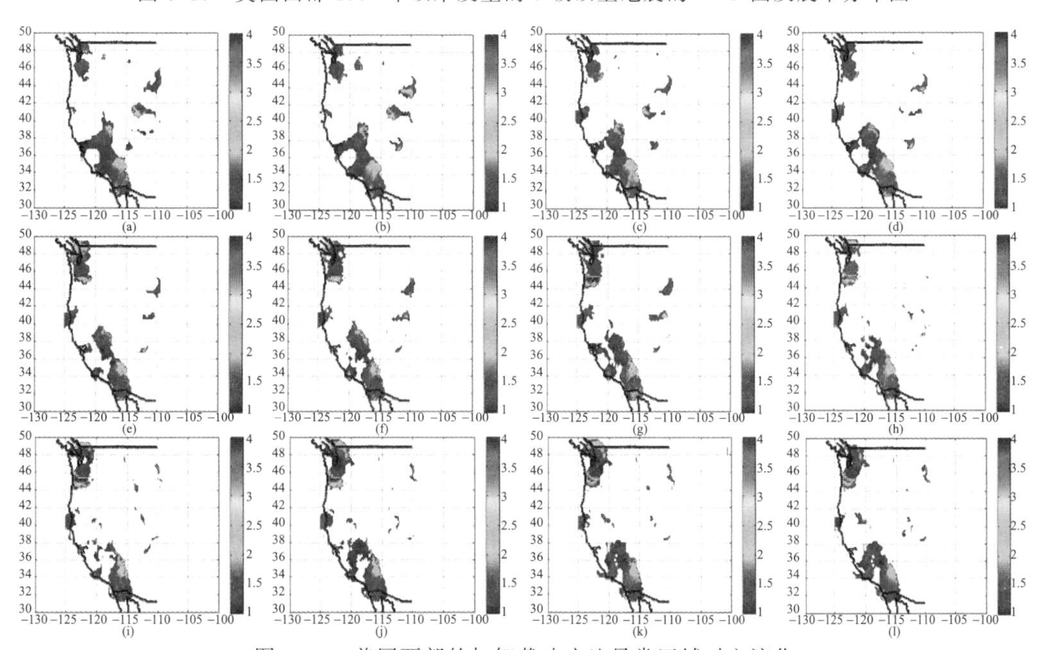

图 5.16　美国西部的加卸载响应比异常区域时空演化

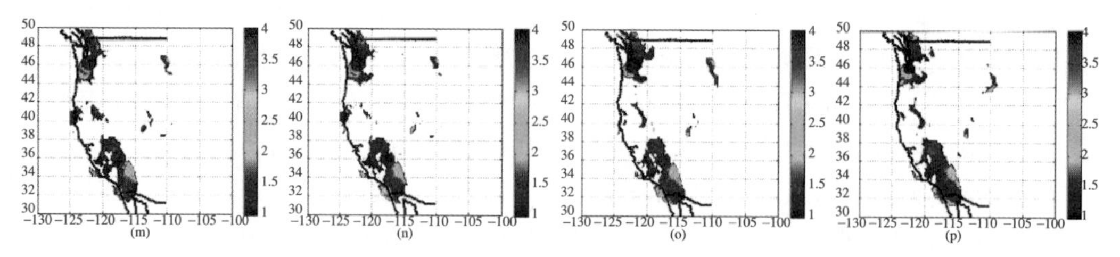

图 5.16 美国西部的加卸载响应比异常区域时空演化(续)

对应的计算时间窗口分别为：(a) 2004.02.01～2005.04.30；(b) 2004.04.01～2005.06.30；(c) 2004.06.01～2005.08.31；(d) 2004.08.01～2005.10.31；(e) 2004.10.01～2005.12.31；(f) 2004.12.01～2006.02.28；(g) 2005.02.01～2006.04.30；(h) 2005.04.01～2006.06.30；(i) 2005.06.01～2006.08.31；(j) 2005.08.01～2006.10.31；(k) 2005.10.01～2006.12.31；(l) 2005.12.01～2007.02.28；(m) 2006.02.01～2007.04.30；(n) 2006.04.01～2007.06.30；(o) 2006.06.01～2007.08.31；(p) 2006.08.01～2007.10.31

表 5.2 美国西部实际发震情况与预测结果的对比统计

序号	时间(年-月-日-时.分.秒)	纬度/(°)	经度/(°)	震级	深度/km	半径 R=100km		半径 R=200km	
						预测效果	最小距离/km	预测效果	最小距离/km
1	2002-02-22-19.02.41	32.31	−115.32	5.7	7	yes	9.38	yes	9.38
2	2002-06-17-16.06.07	40.80	−124.55	5.0	18	yes	33.66	yes	17.75
3	2003-12-22-19.12.56	35.70	−121.09	6.5	8	yes	9.85	yes	9.85
4	2004-01-07-07.01.37	43.57	−110.38	5.0	3	yes	12.43	yes	12.43
5	2004-09-18-23.09.17	38.00	−118.67	5.5	5	yes	7.02	yes	7.02
6	2004-09-18-23.09.41	38.01	−118.66	5.4	10	yes	7.97	yes	7.97
7	2004-09-28-17.09.24	35.81	−120.36	5.9	8	yes	11.97	yes	11.97
8	2004-09-29-17.09.04	35.95	−120.50	5.0	11	yes	5.56	yes	5.56
9	2004-09-29-22.09.54	35.38	−118.62	5.0	3	yes	17.23	yes	17.23
10	2004-09-30-18.09.28	35.98	−120.53	5.0	10	yes	3.50	yes	3.50
11	2005-03-02-11.03.57	34.71	−110.97	5.1	5	scarcity	—	scarcity	—
12	2005-04-16-19.04.13	35.02	−119.17	5.1	10	yes	7.62	yes	15.66
13	2005-04-27-00.04.59	30.25	−114.13	5.1	10	scarcity	—	yes	56.83
14	2005-06-12-15.06.46	33.52	−116.57	5.2	14	yes	6.87	yes	6.87
15	2005-07-26-04.07.36	45.34	−112.61	5.6	10	failure	109.29	failure	275.22
16	2005-08-10-22.08.22	36.94	−104.83	5.0	5	scarcity	—	scarcity	—
17	2005-09-02-01.09.19	33.15	−115.63	5.1	9	yes	15.77	yes	15.77
18	2006-05-01-21.05.42	30.19	−114.33	5.1	10	scarcity	—	yes	38.17

续表

序号	时间（年-月-日-时．分．秒）	纬度/(°)	经度/(°)	震级	深度/km	半径 R=100km		半径 R=200km	
						预测效果	最小距离/km	预测效果	最小距离/km
19	2006-05-24-04.05.26	32.30	−115.22	5.3	6	yes	6.24	yes	6.24
20	2006-07-19-11.07.43	40.28	−124.43	5.0	20	yes	6.82	yes	6.82
21	2007-02-26-12.02.54	40.64	−124.86	5.0	5	yes	15.36	yes	15.36
22	2007-06-25-02.06.24	41.11	−124.82	5.0	3	yes	13.58	yes	13.58
23	2007-10-31-03.10.54	37.43	−121.77	5.4	10	yes	95.32	yes	179.86

注：预测效果栏中的yes表示该地震发生在加卸载响应比异常区域；scarcity表示该地震发生在由于地震资料匮乏不能计算加卸载响应比的区域；failure表示该地震发生在加卸载响应比可计算区域但未在异常区域内。最小距离表示该地震震中位置离加卸载响应比异常数值点的最小距离，若最小距离小于或等于扫描半径 R，则说明该地震发生在异常区域或其孕震区域内。

表5.2说明：加卸载响应比方法不仅适用于中国大陆内部的板内地震，也适用于美国西部走滑型的板间地震或板缘地震。

2. 日本

还应该介绍的是LURR对日本地震的预测。加卸载响应比理论的论文在国际上发表以后，很快就引起了日本同行的注意。有些日本同行在加卸载响应比的中文论文发表以后读得很仔细，来信提出一系列问题，要求解答。日本气象厅(JMA)的细野耕司(Hosono Kohji)博士就是其中之一，他和他的同事，根据我们论文中的原理自己编写加卸载响应比的计算程序，并将其计算结果寄给我，但经过几个来回，还没有上路，以后他们也就知难而退了。1996年年初，Hosono Kohji博士来信说，有位美国专家预测：日本的Wakayama(和歌山)地区即将发生强烈地震。希望得到我的帮助，用加卸载响应比理论研究该地区的地震趋势。我回复他，很乐意提供帮助，并建议：日本的关东地区很受瞩目，愿意一并研究。Hosono Kohji随即提供了Wakayama地区、关东地区和兵库地区(1995年1月17日刚刚发生过阪神大地震)的地震目录(范围很小，1°×1°)。根据对方的资料，我们计算了这3个地区的加卸载响应比时程曲线(图5.17)(由于提供的数据的范围很小，不可能进行加卸载响应比的时空扫描)。我们的结果显示：Wakayama地区加卸载响应比当时无异常，关东地区加卸载响应比异常很明显，而兵库地区在阪神大地震前有非常突出的加卸载响应比异常。1996年3月26日发传真给Hosono Kohji博士及其同事Ito Himedi和Yoshicda Akio博士。

之后，我们将有关内容写成论文《关东等地区加卸载响应比的时间变化及其预测意义》(尹祥础等，1996)向《中国地震》投稿。论文中预测：Wakayama地区加卸载响应比无异常，“在未来不长的时间内发生较大地震($M_s \geqslant 6$，甚至 $M_s \geqslant 5.5$)的可能性不大。而关东地区的加卸载响应比 y 则明显高于1，且高于1的时段已达2年。因此，我们认为：该地区或其邻区的地震危险性较高，有可能在未来1～2年内发生中强以上地震”。

《中国地震》用中、英文发表。在论文的下标注明："于 1996 年 5 月收到本文初稿，同年 6 月收到修改稿。"

1996 年 9 月 11 日，关东地区发生里氏 6.6 级地震，震中(35.5°N；140.9°E)就在对方所给的 1°×1°的范围中。震后日本有名的《新潮周刊》(*Shukan-Shincho*)的 Nakamura Mutsumi 给我来电：我们对你的 LURR 理论很感兴趣，因为日本 JMA 的技术官员 Hosono Kohji 向日本介绍过 LURR 理论，并引起了广泛的注意。按照 Hosono Kohji 的介绍，LURR 理论适用于阪神大地震，而且你相信(原文用 You believe，按字面直译)东京周围在 1～2 年内将发生大地震。我们对此非常感兴趣，很希望详细地知道预测(这里用的是 forecasting)的细节。

Hosono Kohji 怎样向日本介绍 LURR 理论，我们不得而知。我们知道的是 Hosono Kohji 在 1996 年日本地震年会(Japan's Seismological Annual Meeting 1996)上发表了题为"Did the Visitor (the 1995 Hyugoken-nambu Earthquake) come along with the ominous signs?"的报告。报告中引用了我们关于兵库地区的加卸载响应比的时间变化曲线(图 5.17)，说明阪神大地震前加卸载响应比的异常很显著。

我们对美国加利福尼亚州和日本的地震预测研究是有针对性的。中国大陆的地震属板内地震，而美国加利福尼亚州和日本的地震则属于板间地震(inter-plate earthquake)或板缘地震。美国加利福尼亚州的地震和日本的地震又不尽相同，美国加利福尼亚州的圣安德列斯断层属转换断层，而日本的中强地震尤其是大地震则大多数发生在削减带。

上述研究表明，加卸载响应比对于这三种典型的构造上发生的地震都是适用的。

3. 伊朗

我们还尝试过预测伊朗地区的地震。

伊朗 IIEES (International Institute of Earthquake and Seismology)的同行们从各种渠道(期刊，国际会议等)了解到加卸载响应比以后，希望进行学术交流。邀请作者访问伊朗及到伊朗参加学术会议。考虑到伊朗是一个地震频发的地区：仅就本世纪的情况而言，自 2000 年 1 月 1 日至 2006 年 4 月 14 日，该地区共发生了 $M\geqslant6.0$ 地震 8 次。其中 2003 年 12 月 26 日凌晨发生在伊朗东南部克尔曼省巴姆古城西南的 $M6.8$ 级地震，造成了三万多人的死亡和 85%建筑的倒塌，使著名的巴姆古城在瞬间变为废墟；2005 年 2 月 22 日伊朗东南部克尔曼省的扎兰德 $M6.4$ 地震(震中为 30.75°N，56.81° E)，造成至少 500 人死亡，5000 多人受伤；2006 年 3 月 31 日 9 时 17 分伊朗西部洛雷斯坦省的 $M6.1$ 地震(震中为 33.62°N，48.91° E)，至少 66 人死亡，近 1200 人受伤；在构造上，伊朗和我国同处欧亚地震带，有很大的共同性，所以对伊朗地震的研究也可能对我国的地震研究有所裨益。因此在赴伊朗的准备过程中，我们也尝试对伊朗的地震趋势做过一些研究和预测(但后来由于种种原因，访问伊朗未能成行，这是后话)。

首先对前面提及的 3 次地震中的后两次进行尝试：作出它们的加卸载响应比时程曲线，如图 5.18 所示(第一个地震，由于资料不合要求而作罢)。这两次地震都是在加卸载响应比的峰值点后发生，和中国震例的规律相符。2006 年洛雷斯坦地震后该区域的加卸载响应比继续上升，由此预测(Zhang et al.，2007)：该区会再发生中强地震，实际上，在 2006 年 5 月 7 日，该地区(30.79°N，56.70°E)又发生了 5.0 级地震(该文于 2006 年 4 月投稿，5 月发生地震)。

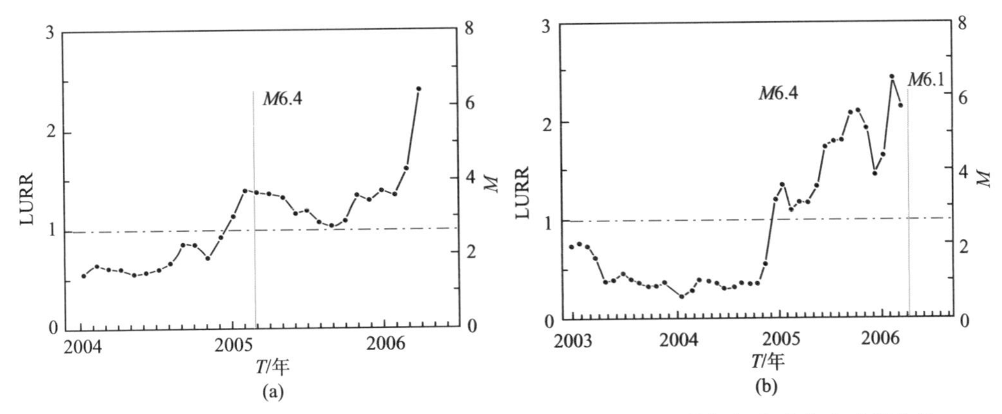

图 5.17　2006 年洛雷斯坦地震(a)和 2005 年扎兰德地震(b)的加卸载响应比时程曲线

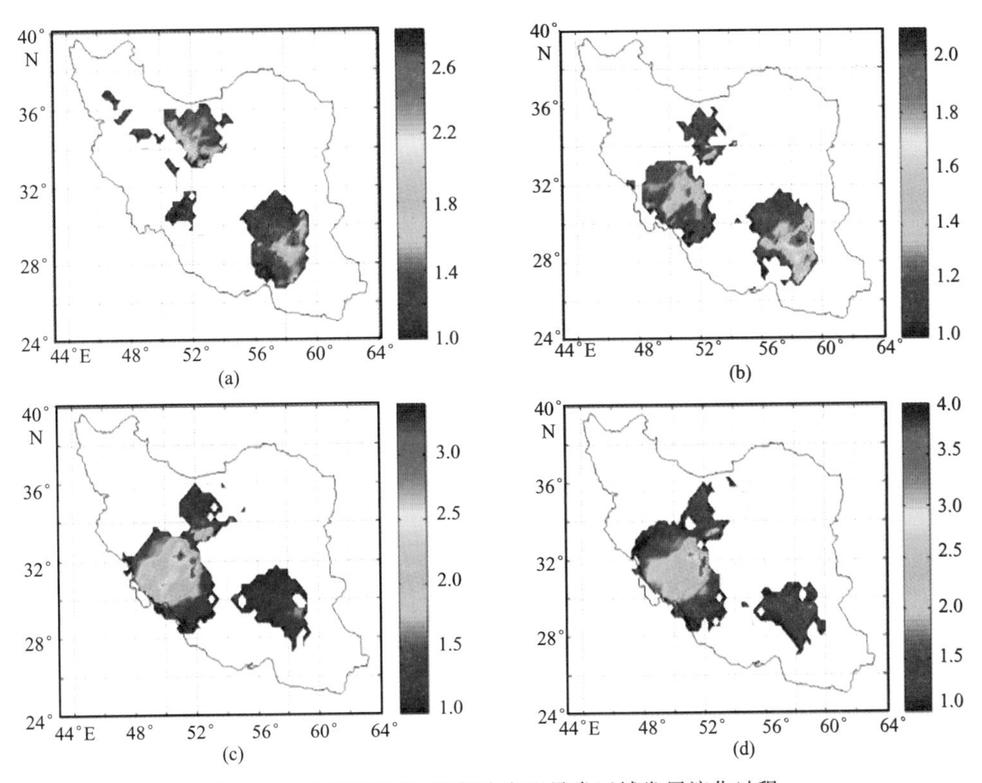

图 5.18　伊朗地区加卸载响应比异常区域发展演化过程

扫描步长为 0.25°，半径 $R=200$km。(a)2004 年 10 月 1 日～2005 年 9 月 30 日异常区域图；(b)2004 年 12 月 1 日～2005 年 11 月 30 日异常区域图；(c)2005 年 2 月 1 日～2006 年 1 月 31 日异常区域图；(d)2005 年 4 月 1 日～2006 年 3 月 31 日异常区域图；色标表示加卸载响应比 Y 值的大小

为了预测伊朗地区地震活动趋势，分别采用半径 R 为 100km、150km、200km、300km，对该地区进行了加卸载响应比的空间扫描。为节约篇幅，图 5.19 给出了半径 R＝200km 几个时间窗的加卸载响应比扫描结果。根据加卸载响应比扫描结果，就可能预测未来的地震。发现和中国的情况相似，效果不错。请看表 5.3。

本节计算所用的地震目录都来源于 IIEES，Iran 网站 http://www.iiees.ac.ir/English/bank/eng _ databank.html。

表 5.3　用 R＝150km，R＝200km 进行时空扫描的预测结果统计

时间	纬度	经度	震级	深度	半径 R＝150km		半径 R＝200km	
年-月-日-时-分-秒	/(°)	/(°)		/km	预测效果	最小距离/km	预测效果	最小距离/km
2006-03-25-07-03-54	27.52	55.77	5.4	14	yes	110.32	yes	81.27
2006-03-25-09-03-14	27.54	56.01	5.1	15	yes	89.06	yes	79.03
2006-03-25-10-03-36	27.47	55.8	5	15	yes	110.62	yes	86.95
2006-02-28-07-02-03	28.18	56.76	5.9	18	yes	20.06	yes	35.63
2006-02-18-11-02-31	30.75	55.89	5	14	yes	10.52	yes	10.52
2006-03-30-19-03-16	33.7	48.86	5.1	14	yes	51.12	yes	11.6
2006-03-31-01-03-02	33.62	48.91	6.1	14	yes	42.02	yes	16.7
2006-03-31-11-03-02	33.89	48.79	5.3	14	yes	71.33	yes	16.01
2005-11-27-10-11-19	26.86	55.83	6.2	10	yes	119.17	yes	60.14
2005-11-27-16-11-38	26.88	55.78	5.9	15	yes	120.19	yes	62.17
2005-03-13-03-03-27	27.32	61.54	6.2	55	scarcity	—	yes	183.02
2005-12-27-21-12-14	28.12	56.07	5.2	14	yes	22.16	yes	16.02
2005-10-20-23-10-19	31.59	50.56	5	18	yes	132.37	yes	157.94
2005-02-22-02-02-21	30.8	56.76	6.4	14	yes	77.16	yes	5.65
2005-05-01-18-05-38	30.8	57	5.1	14	yes	65.74	yes	5.56
2005-05-14-18-05-57	30.72	56.65	5.2	14	yes	77.77	yes	10.13
2005-12-26-23-12-50	32.15	49.23	5.2	18	yes	116.78	yes	170.69
2005-06-19-04-06-04	33.13	58.2	5.2	15	scarcity	—	scarcity	—
2005-01-10-18-01-25	37.38	54.58	5.6	15	scarcity	—	scarcity	—
2004-01-14-16-01-47	28.05	52.33	5.1	15	scarcity	—	scarcity	—
2004-10-06-11-10-27	28.9	57.99	5.2	15	yes	50.61	yes	16.72
2004-10-07-12-10-55	28.41	57.27	5	10	yes	10.21	yes	10.21
2004-10-14-02-10-42	31.73	57.11	5.1	16	scarcity	—	yes	115.21
2004-05-28-12-05-46	36.37	51.64	6.3	28	scarcity	—	scarcity	—
2004-10-07-21-10-15	37.35	54.56	6	15	scarcity	—	scarcity	—

注：预测效果栏中的 yes 表示该地震发生在加卸载响应比异常区域或其孕震区域内；scarcity 表示该地震发生在加卸载响应比不可计算区域；failure 表示该地震发生在加卸载响应比可计算区域但未在异常区域内。最小距离表示该地震震中位置离加卸载响应比异常数值点的最小距离，若最小距离小于等于扫描半径 R 则说明该地震发生在异常区域或其孕震区域内。使用 R＝150km 和 R＝200km 两个半径进行了空间扫描，且分别对 2004 年、2005 年、2006 年发生的地震。

4. 其他地区

此外，用加卸载响应比方法，还尝试过对澳大利亚、意大利、中东等地区和台湾地区的地震预测。大都获得一定的成果，这可以从以下论文中查询(尹祥础等，2003；Yin，2005；张浪平，2009；邵宜莲，2012)。

总的来说，用加卸载响应比方法预测地震，效果不错。而且，随着研究的深入和经验的积累，效果不断改善。另外，还有一个现象：无论是国内还是国外，用加卸载响应比方法预测地震，**虚报多于漏报**，而且是显著地“多于”。虚报是指：某一地区，加卸载响应比出现了异常，而且是显著的异常，但是却没有发生地震。漏报是指：某一地区，加卸载响应比没出现异常，却发生了地震。多年的实践表明，用加卸载响应比方法预测地震，漏报的概率很小。正因为如此，在预测日本 Wakayama 地区近期不会发生地震时，我们很自信。同样，在 2008 年北京奥运会期间，我们预测北京地区不会发生 5 级，甚至 4.5 级以上地震，也是一样。但是，如果某一地区加卸载响应比出现了异常，情况就复杂得多。如果这一地区加卸载响应比的异常在空间上和时间上比较孤立，比较干净，虚报的概率就会小得多。所谓在空间上比较孤立，比较干净，是指加卸载响应比的异常区是孤零零的一片，被非异常区所包围；而不是有多片异常区，彼此“藕断丝连”。时间上比较孤立，是指加卸载响应比的时程曲线是单峰型的，单调上升至峰值点，然后单调下降，而不是起起落落，形成多个峰值点。对于加卸载响应比异常区在时空域上“不干净”的情况，是一个今后值得花大力气研究的课题。

第6章 加卸载响应比理论和量纲分析的结合

请读者和我一起回到第5章的5.2.1节2，相当于时间上回到2007年年底。当时我们对加卸载响应比的峰值点规律和标度律已有一定的认识：当一个地区出现加卸载响应比的异常后，通过加卸载响应比的时空扫描追踪其演化，一旦达到峰值点后，按照式(8.4)就可以算出延迟时间 T_2(从峰值点到地震发生的时间)，地震的发生就“指月可待”了[因为式(8.4)的时间单位是“月”]。但是，式(8.4)里，包含震级 M，通常根据加卸载响应比异常区的面积和其他因素，可以估计出震级 M 的大概值。不过大概值，终究不是精确的量化。而且未来地震的发震时间与震级相关。因此，要更精确地预测发震时间，必须先精确地预测震级。这就提出了未来地震震级预测的定量化问题。

其次，根据我们的经验，对于同样的震级 M，实际上其延迟时间 T_2 也并不完全符合式(8.4)，而且，偏离式(8.4)的程度与地域有关。例如，新疆的地震，其实际延迟时间 T_2 往往比用式(8.4)计算出来的 T_2 要短。这就启示我们：预测地震需要考虑各地域的具体条件(地球物理条件，地质条件等)。

于是，我想到量纲分析方法(Sedov，1959；钱学森，1980；郑哲敏，1982，1993，1996；钱伟长，1993；白以龙，1993；谈庆明，2007)。无论是在清华大学工程力学研究班的课堂上，还是在中国科学院力学研究所的多次会议上，钱学森先生再三强调量纲分析方法的重要性。“量纲分析在科学和技术的各个分支的基础理论和实际问题中得到广泛的应用，它是分析和研究问题的有力手段和方法，是探讨科学规律，解决科学和工程问题的有效工具”(Sedov，1959，谈庆明，2007)。

考虑到有部分读者可能对量纲分析方法比较陌生。所以先对量纲分析方法进行简要的介绍。

6.1 量纲分析方法简介

量纲分析的理论核心是“Π 定理”，这是 Buckingham (1914)在20世纪初提出的：设某物理问题内涉及 n 个物理量 P_1，P_2，…，P_n，而我们所选的单位制中有 m 个基本量($n>m$)，则由此刻组成 $n-m$ 个无量纲的量 Π_1，Π_2，…，Π_{n-m}，在物理量 P_1，P_2，…，P_n 之间存在的函数关系式

$$f(P_1, P_2, \cdots, P_n)=0$$

可表达成相应的无量纲形式

$$F(\Pi_1, \Pi_2, \cdots, \Pi_{n-m})=0$$

通常的力学系统选用3个基本量，如时间、长度和质量(或力)。举个简单的例子，如果

一个系统共有 5 个物理量，存在函数关系式

$$f(P_1, P_2, P_3, P_4, P_5)=0$$

如果 P_1是因变量，P_2，P_3，P_4，P_5是自变量，则

$$P_1=g(P_2, P_3, P_4, P_5)$$

即 P_1是 P_2，P_3，P_4，P_5的函数。如果要通过实验来确定函数 g，通常固定 P_3，P_4，P_5，改变 P_2进行 N 次实验；再固定 P_2，P_4，P_5改变 P_3，进行 N 次实验，如此往复循环。如果取 $N=10$，就要进行 $N^4=10000$ 次实验，而且实验结果的分析也常常并非易事。但是，采用量纲分析方法，组成 2 个($n-m=5-3=2$)无量纲的量：Π_1，Π_2。适当改变 Π_2进行 N 次实验，就可得到 Π_1和 Π_2之间的关系。

以流体力学中管流问题作为具体例子(图 6.1)。流体(油、气、水、酒精、硫酸等化工原料……)在管道中流动是工业中和自然界最常见的问题之一。设密度为 ρ、黏性系数为 μ 的流体在直径为 d 的圆管中流动，平均速度为 v，人们需要知道沿长度 l 的流体压差 Δp，因为这是设计泵站以驱动流体流动的基础。

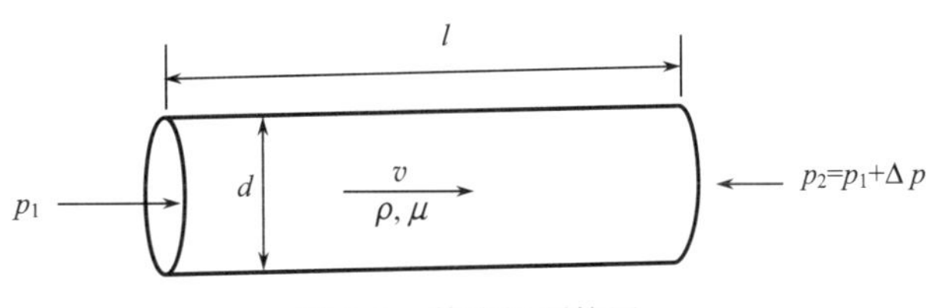

图 6.1　管流问题简图

在应用量纲分析方法以前，人们用不同流体、不同管径、不同流速进行了大量实验，并积累了大量数据，由此形成的资料、手册汗牛充栋。不仅得出这些资料付出了极大的人力、物力，而且用起来还很不方便(钱伟长，1993)。

应用量纲分析方法，这 5 个量(ρ，μ，d，v，$\Delta p/l$)可以组成 2 个无量纲量：

$$\psi=(\Delta p/l)d/(\rho v^2) \tag{6.1}$$

和

$$Re=\rho vd/\mu \tag{6.2}$$

然后把数据整理为 $\psi=f(Re)$。人们惊奇地发现：过去汗牛充栋的资料、手册里的数据，竟然密集地落在 1 条曲线上，如图 6.2 所示。图中的横坐标 $Re=\rho vd/\mu$ 就是流体力学中有名的雷诺数(Reynolds number)，以首次发现它的科学家 Osborne Reynolds 的名字命名。

很容易看到，图 6.2 中的曲线分为两段，一段对应于低速的层流，另一段对应于高速的湍流，二者间在临界雷诺数(1000～1300)发生转捩。层流和湍流是流体流动的两种基本模式，在微观机理和宏观现象(如阻力、换热等)上都存在根本差异。而利用量纲分析方法得到的图 6.2 则揭示了层流和湍流转捩的根本因素是雷诺数(流体流动时的惯性和黏性力的比值)。由此看出：量纲分析不仅是处理复杂问题(多因素)实验结果的有效手段，还是科研中揭示问题的物理实质和基本规律的有力武器。

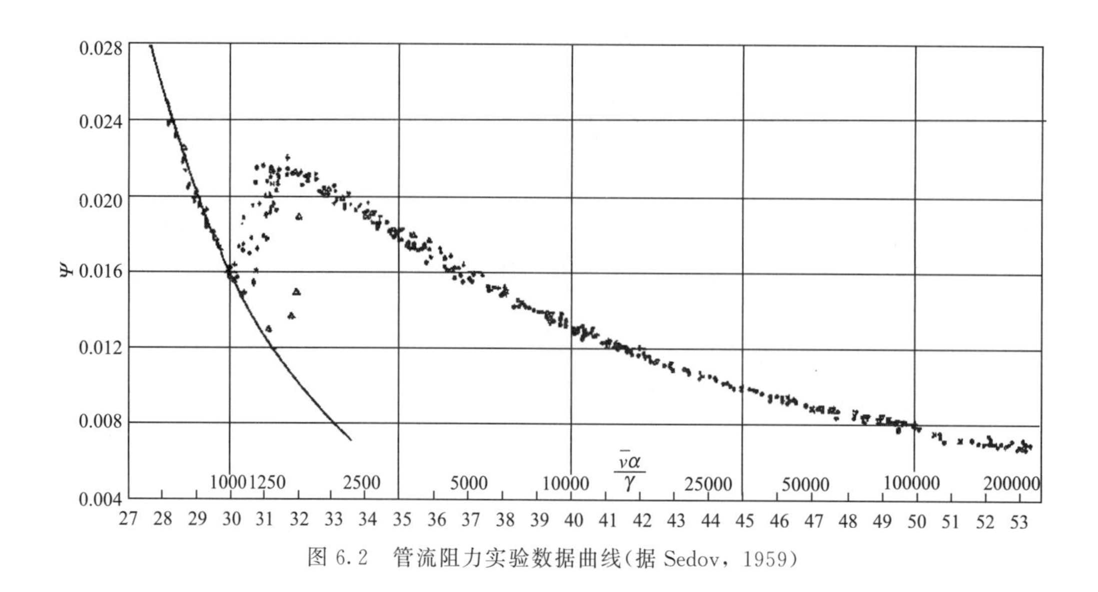

图 6.2　管流阻力实验数据曲线(据 Sedov，1959)

6.2　参数选择

但是，在地球科学中运用量纲分析，常常遇到数据采集的困难。例如，对地震问题，我们首先想到的会是地壳介质力学性能的有关参数，如强度、断裂韧性、弹性模量等。但是要得到全国各地地下深度处的上述参数是很困难的。所以我们改而采用有关的地球物理参数。考虑到资料的可获得性，选取了加卸载响应比的面积分 I_{pp}，平均地震波能量率 E_w，剪切应变率 $\dot{\gamma}$，加卸载响应比峰值异常特征时间 T_2。下面将对各参数进行介绍。

6.2.1　加卸载响应比空间扫描面积分——孕震积分

此前，我们曾经很多次谈到过峰值点，而且认为峰值点规律是加卸载响应比研究中的重要结果。但是，到现在为止，却始终没有给出过峰值点的确切定义。这不是写作上的疏忽，而是出于“不得已的无奈”。这是因为：这个看似简单的问题，其实并不简单。我们原来定义的峰值点，其实是加卸载响应比时程曲线的峰值点。更确切地说，是在某一个固定的空间窗(如通常用的某一个固定的圆形或者矩形)内，计算不同时间窗的加卸载响应比 $y(t)$(我们取时间窗的终端时间 t_e 作为 t)。将 $y(t)$ 画成图，就是加卸载响应比时程曲线。新的问题又随之而来：加卸载响应比的异常区(即 $y \geqslant 1$ 的区域，有时也称为孕震区)是随时间变化的，为了保证不同时间窗的加卸载响应比的异常区始终在固定的空间窗内，就得将空间窗取得足够大。在有些时间窗内，孕震区只占空间窗的很小部分。但是计算加卸载响应比 y 是在整个空间窗内进行的，这样将占大部分非孕震区的信息和占小部分孕震区的信息混淆在一起，自然是不合理的。于是想到只在孕震区内求 y 的面积分

$$\iint_{y\geqslant 1} y\,\mathrm{d}x\,\mathrm{d}y$$

以 I_t 表示：

$$I_t=\iint_{Y\geqslant 1} Y\mathrm{d}x\,\mathrm{d}y=\bar{Y}\times A \tag{6.3}$$

不同的时间窗 I_t 自然不同，所以 I_t 是时间 t 的函数 $I_t(t)$，这里 t 指时间窗的终点 t_e。I_t 被称为孕震积分（Yin et al.，2011；刘月等，2012；刘建明等，2014；刘月，2014）。定义孕震积分的最大极值点为峰值点。

正如式(6.3)所示，孕震积分 $I_t=\bar{Y}A$，其中 A 表孕震区的面积，$\bar{Y}$ 表整个孕震区内加卸载响应比 Y 的平均值。所以它既包含了孕震区尺度的信息，又包含了孕震区损伤程度的信息，所以称为孕震积分。

图 6.3 是河南周口地震前(2010-10-24，M_s 4.7)孕震区的演化情况，图 6.4 是相应的孕震积分 $I(t)$ 随时间的变化情况，2010 年 2 月 $I(t)$ 达最大值，所以这就是峰值点。8 个月后地震发生。

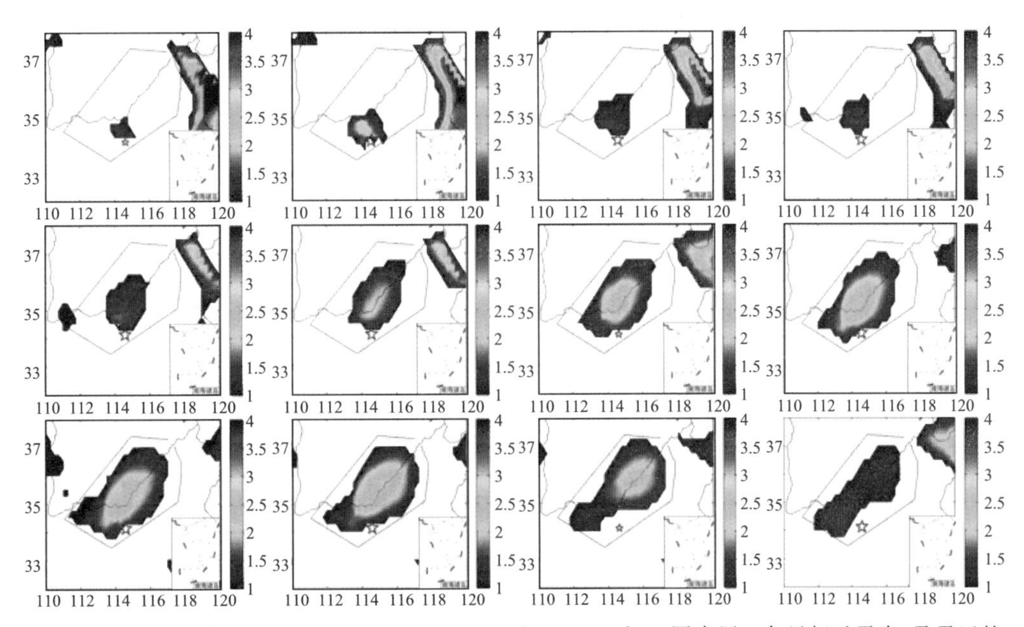

图 6.3　河南周口地震(2010-10-24，M_s4.7，34.1°N，114.6°E，图中用五角星标示震中)孕震区的演化和孕震积分概念的引入

左上角图的时间窗是 2006/7-2008/1，从左至右，从上到下，每两张图的时间步长是两个月，右下角图的时间窗是 2008/5-2009/11。所有图的时间窗是 18 个月，空间窗半径为 200km

在实际工作中，通常圈出一个区域作为工作区(图 6.3 中折线所围的区域)以减少工作量和计算量。

图 6.5 是下面研究用加卸载响应比和量纲分析相结合预测地震震级和发震时间所用到的部分震例的 I_t 的演化图。图中的数字表示该地震发生的日期。

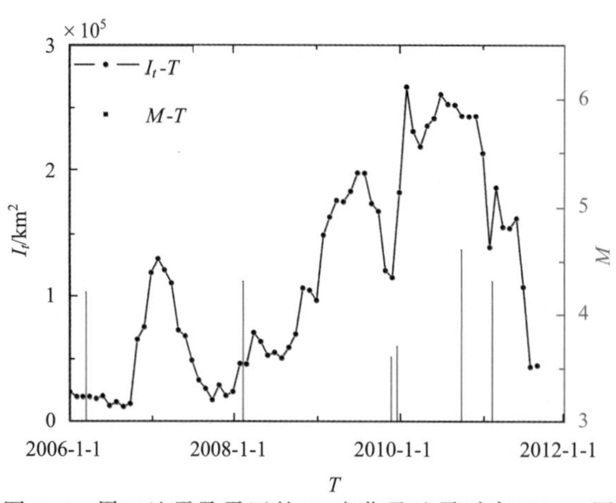

图 6.4　周口地震孕震区的 I_t 变化及地震时序(M-T)图

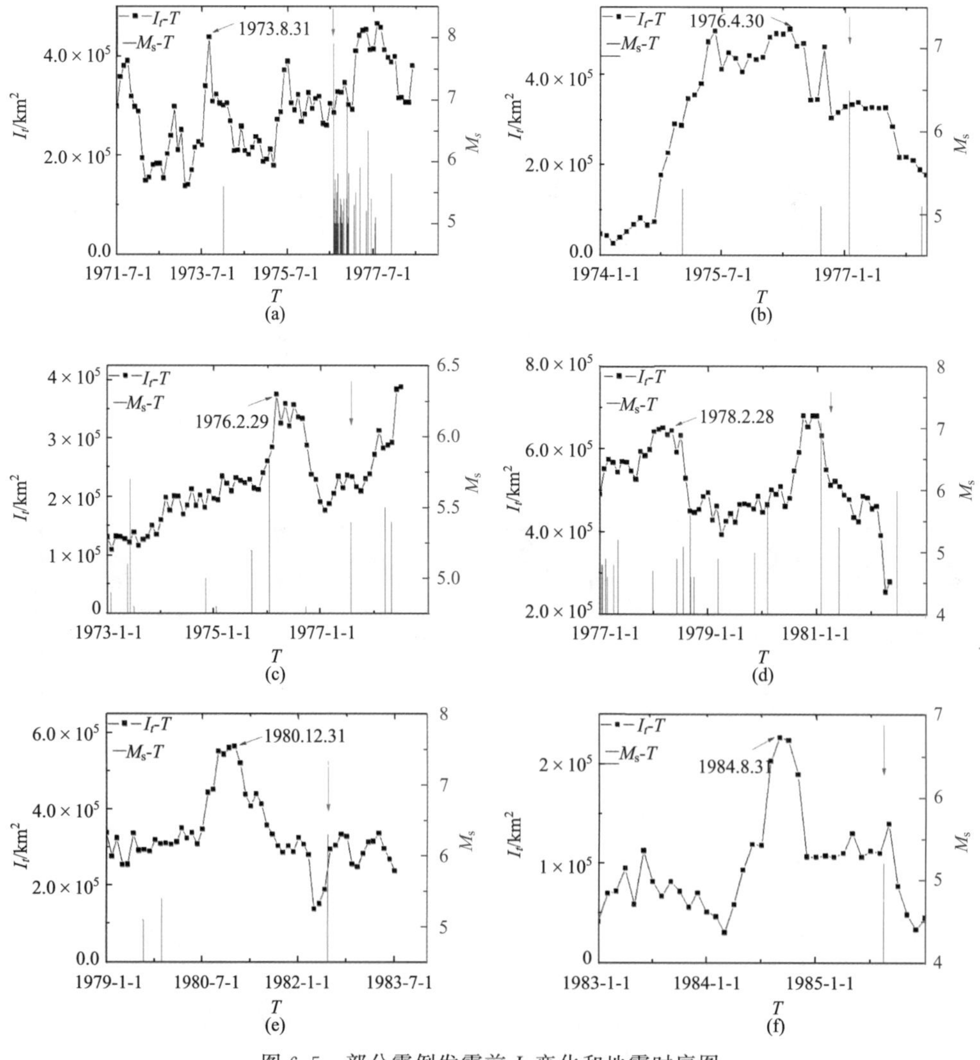

图 6.5　部分震例发震前 I_t 变化和地震时序图

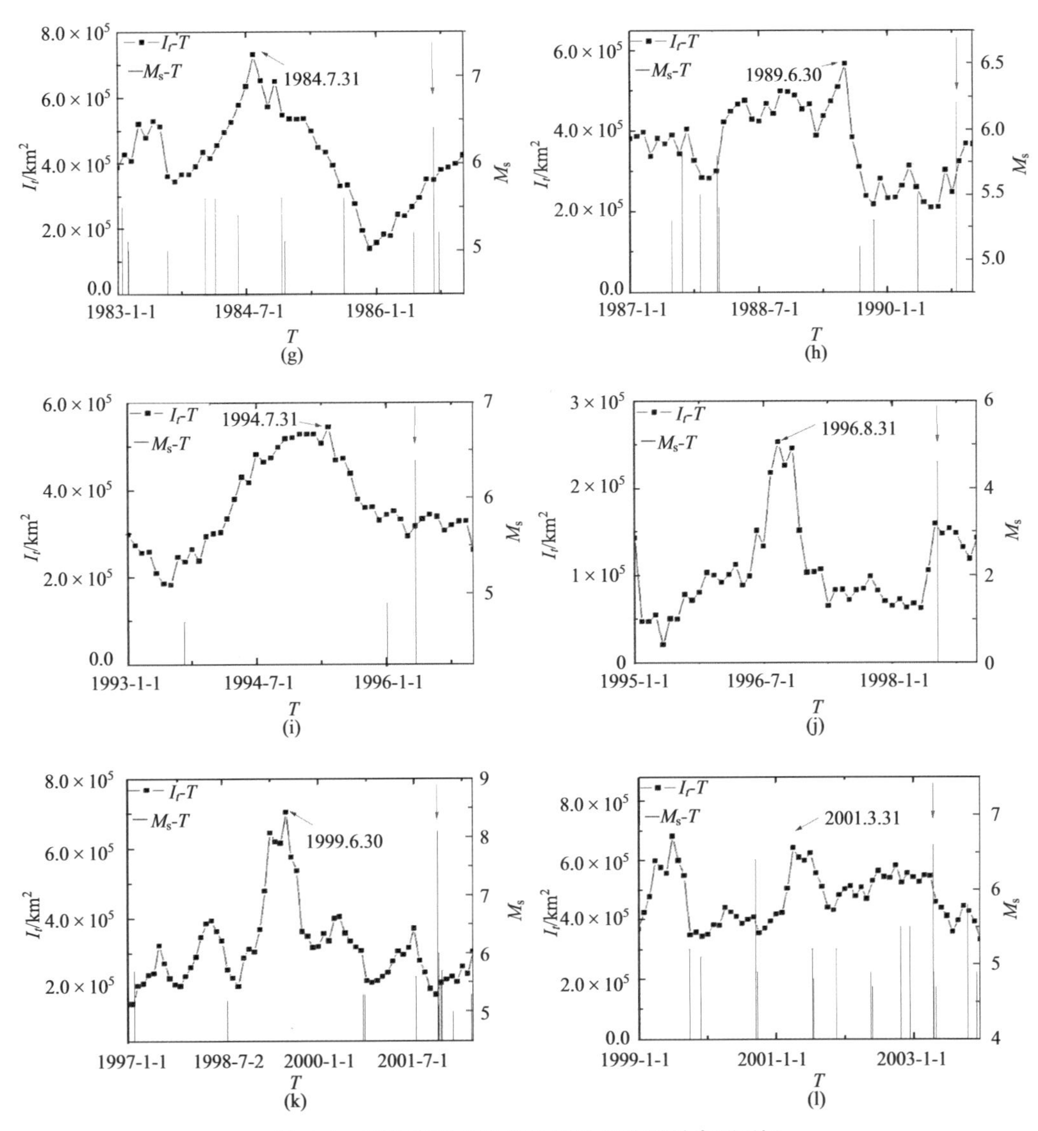

图 6.5　部分震例发震前 I_t 变化和地震时序图(续)

这些震例从左到右，从上到下，分别是：唐山，1976-07-28，M_s7.8；格尔木，1977-01-19，M_s 6.3；新疆库车，1977-07-23，M_s 5.4；道孚，1981-01-24，M_s 6.9；四川甘孜，1982-06-16，M_s 6.0；昆仑山，1985-08-12，M_s 5.3；青海门源，1986-08-26，M_s 6.4；甘肃，1990-10-20，M_s 6.2；新疆拜城，1995-09-26，M_s 5.1；阿图什，1996-03-19，M_s 6.9；包头，1996-05-03，M_s 6.4；山西 1998-07-11，M_s 4.6；昆仑山口，2001-11-14，M_s 8.1；德令哈，2003-04-17，M_s6.6；福建，2007-03-13，M_s4.7；汶川，2008-05-12，M_s8.0；青海海西，2008-11-10，M_s6.3；青海海西，2009-08-28，M_s6.4

从图 6.5 中可以看到：所有震例，I_t的变化都遵从同样的规律，即在孕震初期，I_t上升，至最大值后再下降，I_t达最大值称为峰值点，地震不在峰值点发生，而在 I_t下降的过程中发生。从峰值点到地震发生之间的时间称为延迟时间。I_t的最大值 I_{pp}(即 I_t的峰值)就是下面进行量纲分析时采用的量。它的量纲是长度的平方，以后表示为

$[I_{pp}]=L^2$。

6.2.2 地震活动性的定量化——地震波能量率

从地震学的角度看，某个区域的特性，首先想到的就是地震活动性。地震活动性是指某一区域的地震活动特性。不同地区的地震活动性差别很大，有些地区经常发生地震，如新疆、西藏、青海、四川、云南等地；有些地区很少发生地震，如浙江、江西、贵州等地。通过绘制地震震中图像，可以清晰地看到大地震只在某些条带上发生，也称为地震带。全球地震活动主要分布在环太平洋地震带(Circum-Pacific Seismic Zone，所释放的地震能量约占全世界总能量的 80%)、欧亚地震带(Alpine-Himalayan Seismic Zone，也叫地中海-喜马拉雅地震带)和大洋脊地震带(图 6.6)。

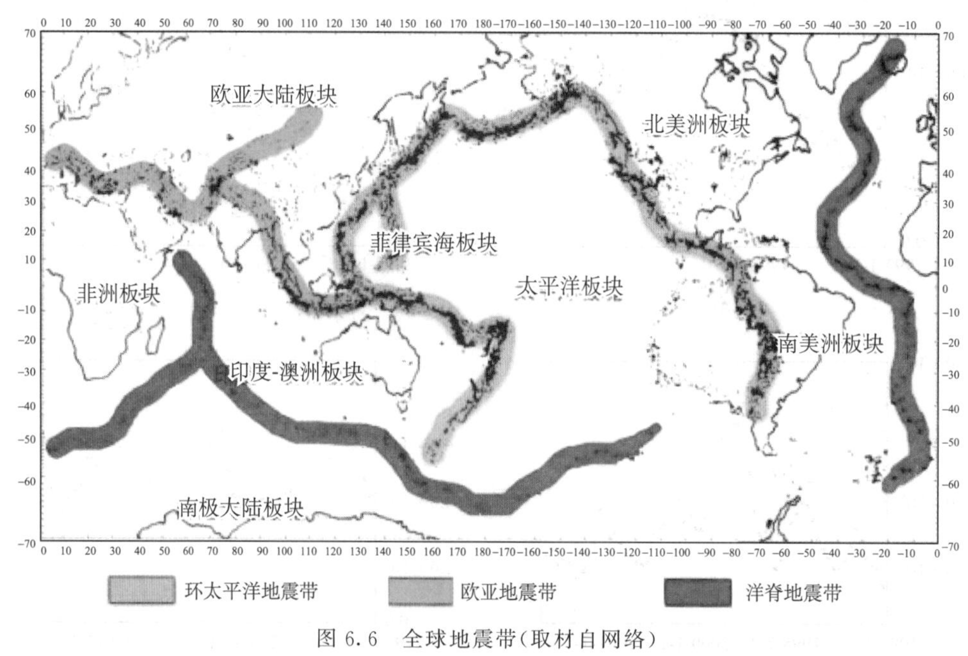

图 6.6　全球地震带(取材自网络)

图中的小点代表地震发生的位置

中国大陆则可分为 26 条地震带(图 6.7)。也有的地震学家分为 23 条或 29 条。

此外，各地的地震活动特性多种多样，如复发间隔、地震序列特征等，但首要的是地震活动性的强弱。

在进行量纲分析时，必须量化，即用一个或几个量来表征。怎样用一个量表征一个地区的地震活动性？我们自然想到各个地区单位面积和单位时间内的地震耗散能量 E_t。地震耗散能量包括通过地震波的形式向外发送的能量、形成地震断层的能量等。其中通过地震波的形式向外发送的能量最有代表性，也最容易量化。根据地震学中有名的古登堡公式（宇津德治，1990）。

$$\lg E = 4.8 + 1.5M_s \tag{6.4}$$

式中，E 的单位是焦耳，M_s是地震的面波震级。所以只要有该地区的地震目录，就能

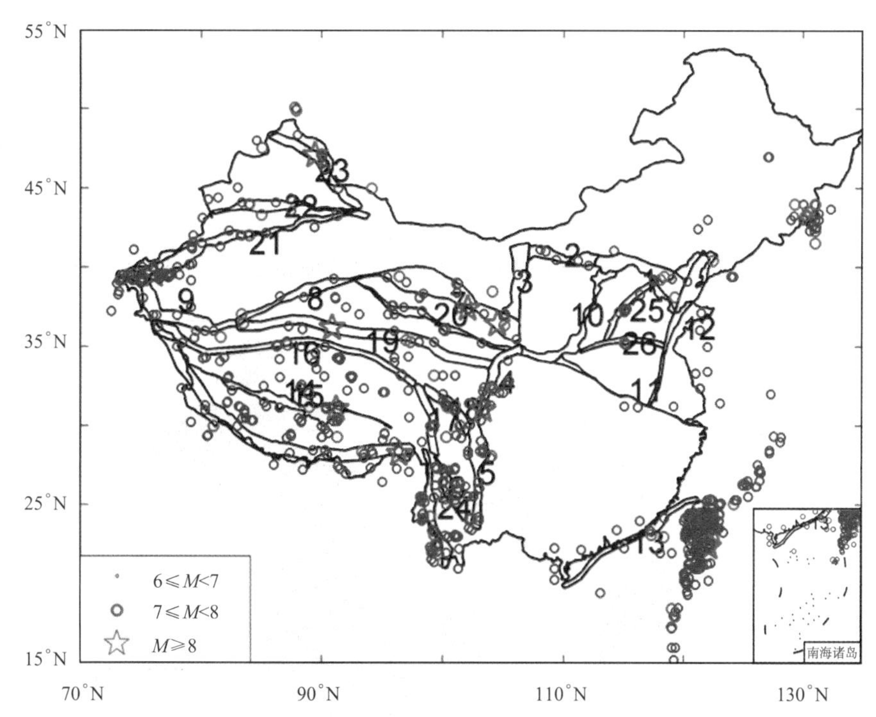

图 6.7　中国大陆的地震带和 1900～2009 年中国 6 级以上地震震中分布图

1. 燕山渤海带；2. 阴山带；3. 贺兰山带；4. 岷江龙门山带；5. 安宁河小江带；6. 红河带；7. 海原-祁连带；8. 阿尔金带；9. 西昆仑带；10. 汾渭带；11. 秦岭-大别山带；12. 郯庐带；13. 东南沿海带；14. 喜马拉雅带；15. 喀喇昆仑-嘉黎带；16. 玛尼玉树带；17. 三江带；18. 鲜水河带；19. 东昆仑带；20. 西秦岭-德令哈带；21. 南天山带；22. 北天山带；23. 富蕴带；24. 澜沧江带；25. 河北平原带；26. 安阳-菏泽-临沂带

计算出相应时段的 E。有时为了简单，把通过地震波的形式向外发送的能量，简称为地震波能量。$E=\eta E_t$，$\eta\leqslant 1$，有些书上称 η 为效率。如果粗略地假设 η 变化不太大，那么用 E 作为地震活动性的量化参数，大致是合理的。进一步，我们引入一个地区单位时间，单位面积的地震波能量，称为地震波能量率，用 E_w 表示。这个问题看似很简单：只要把一定面积(如半径为 R 的圆)内，在一定的时间里发生的所有地震，按照式(6.4)计算后求和，再除以面积(πR^2)和时间就行。但选择不同的 R，结果肯定不同。于是，不妨再换一种思路：我们要确定 O 点的地震活动性，在 O 点周围发生过一系列地震 1，2，3，…，i，…，n，…。每一个地震有一定的影响范围，影响范围的大小显然和其震级有关。我们借用下式

$$\log R = 0.29M + 0.49 \tag{6.5}$$

地震 i 的震级表示为 M_i，它的影响半径为 R_i，R_i 可由式(6.5)确定。如果地震 i 的震中到 O 点之间的距离 $r_i\leqslant R_i$，则计入地震 A 对 O 点的影响，反之，则不计入。此外，地震 i 到 O 点的距离不同，由加权函数 W 考虑。加权函数 W 取为

$$W = (1 - r_i/R_i)^m \tag{6.6}$$

最后得

$$E_w = \frac{kw}{T}\sum_{i=1}^{n}\frac{E_i}{\pi R_i^{\ 2}} \tag{6.7}$$

式中，E_i，R_i和W分别由式(6.4)～式(6.6)计算；k为引入w之后使地震波能量保持不变的系数，当$m=1$时，$k=3$。

我们使用1900～2009年这110年的地震目录，对中国大陆进行逐点扫描，利用式(6.7)得到了不同地区单位时间单位面积的平均地震波能量E_w，如图6.8所示。

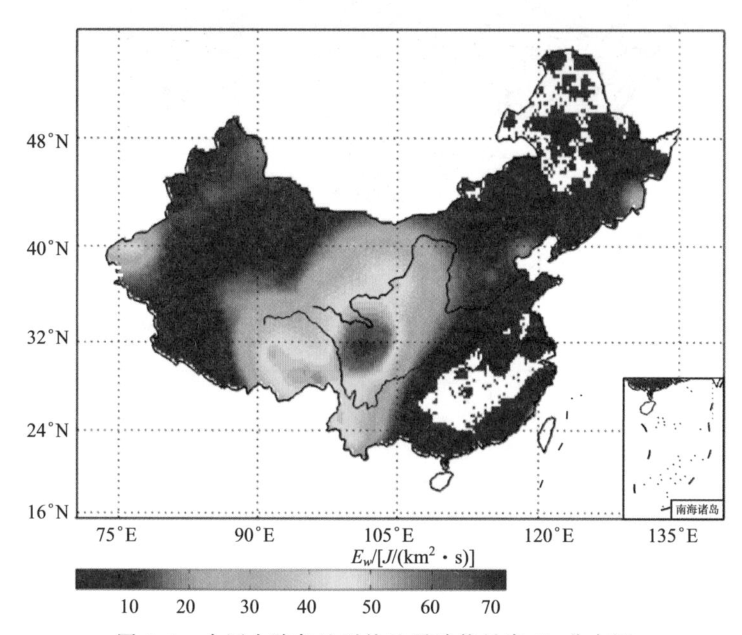

图6.8 中国大陆各地平均地震波能量率E_w分布图

从图6.8可以看出，E_w值较大的地区主要有云南、四川、西藏、青海、甘肃、新疆。E_s的量纲为$[E_s]=L^2M_mT^{-2}$，因而$[E_w]=E_sL^{-2}T^{-2}=M_mT^{-4}$。这里$M_m$表示质量，以别于震级$M$。

6.2.3 剪切应变率$\dot{\gamma}$

从能量的角度看，孕震过程就是：一个地块在构造应力作用下，逐渐积累能量。当能量积累到一定水平，并且满足某些条件后，以地震的方式，快速释放能量。之后又进入孕震过程……如此往复循环。所以，某一地区未来发生地震的大小(震级)以及发生地震的快慢(发震时间)和该地区的应力加载密切相关。更确切地说，和应力加载率密切相关。由于地震主要是以剪切破坏的形式发生，所以孕震过程和剪应力加载率密切相关。剪应力加载率和剪切应变率只差一个剪切弹性常数，但剪切应变率更容易测到(如GPS)。所以我们选取剪切应变率$\dot{\gamma}$作为基本参数之一。下面的计算采用沈正康等(2003)GPS测量数据得到的结果[图6.9，同时参照江在森(2001)，顾国华(2001)等的结果]。

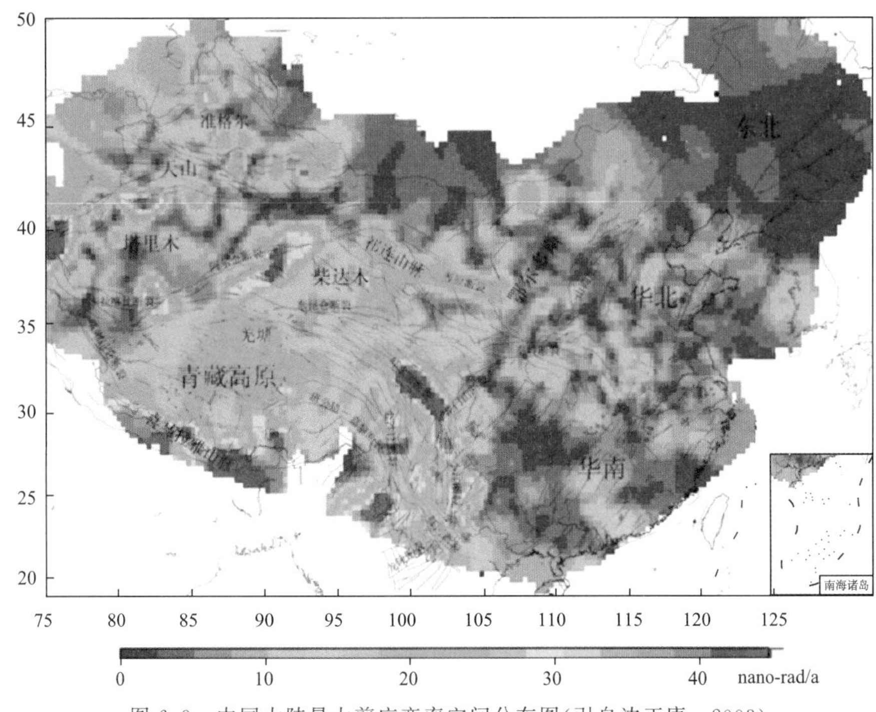

图 6.9　中国大陆最大剪应变率空间分布图(引自沈正康，2003)

最后一个参数是加卸载响应比出现峰值至地震发生的时间间隔 T_2，前面章节已详细介绍，这里不再赘述。

6.3　无量纲量 π_1，π_2和 π_3

基于选取的以上参数，进行量纲分析(袁帅，2011；刘月等，2012；尹祥础、刘月等，2012；刘月，2014)。选取了自 1970 年以来发生在中国大陆的 34 个地震资料(表 6.1)。

表 6.1　选用的中国大陆 34 个地震震例资料

地点	发震时间	东经/(°)	北纬/(°)	M_s	地点	发震时间	东经/(°)	北纬/(°)	M_s
唐山	1976.7.28	118.18	39.63	7.8	西藏芒康	1999.6.1	98.5	29.00	5.0
巴音木仁	1976.9.23	106.35	40.08	6.2	昆仑山口	2001.11.14	90.53	36.93	8.1
格尔木	1977.1.19	95.8	37.1	6.3	甘肃玉门	2002.12.14	97.33	39.82	5.9
新疆库车	1977.7.23	83.50	42.10	5.4	巴楚-伽师	2003.2.24	77.27	39.62	6.8
道孚	1981.1.24	101.17	31.00	6.9	德令哈	2003.4.17	96.57	37.65	6.6
四川甘孜	1982.6.16	99.85	31.83	6.0	甘肃玛曲	2004.3.4	100.97	34.08	4.8
云南禄劝	1985.4.18	102.85	25.87	6.3	福建	2007.3.13	117.73	26.72	4.7
昆仑山	1985.8.12	95.88	36.93	5.3	新疆	2008.1.17	84.27	43.65	4.7

续表

地点	发震时间	东经/(°)	北纬/(°)	M_s	地点	发震时间	东经/(°)	北纬/(°)	M_s
青海门源	1986.8.26	101.57	37.70	6.4	汶川	2008.5.12	103.40	31.00	8.0
云南澜沧	1988.11.6	99.72	22.83	7.6	阿勒泰	2008.8.6	93.12	45.10	4.9
青海共和	1990.4.26	100.13	36.12	6.9	西藏当雄	2008.10.6	90.30	29.80	6.6
甘肃	1990.10.20	103.60	37.12	6.2	青海海西	2008.11.10	95.90	37.60	6.3
新疆拜城	1995.9.26	81.57	41.77	5.1	新疆	2009.1.25	80.9	43.30	5.0
阿图什	1996.3.19	76.63	40.13	6.9	新疆柯坪	2009.2.20	78.70	40.70	5.2
包头	1996.5.3	109.68	40.78	6.4	阿图什	2009.4.22	77.40	40.10	5.0
内蒙古	1996.7.17	120.42	42.07	4.6	云南姚安	2009.7.9	101.10	25.60	6.0
山西	1998.7.11	110.63	34.95	4.6	青海海西	2009.8.28	95.80	37.60	6.4

(1) 把地震波能量 E_s 看作因变量，I_{pp}、E_w、和 $\dot{\gamma}$ 看作自变量，于是有如下的量纲方程：

$$[E_s]=[I_{pp}][E_w][\dot{\gamma}] \tag{6.8}$$

式中，$[X]$表示物理量 X 的量纲，以下同。

量纲分析时，通常选取长度 L、时间 T 和质量 M_m(为了与震级 M 区分，特加下标 m)或力 F 作为基本量纲。本节则选取 L、T、F 这三个量纲作为基本量纲，可以得到

$$\begin{aligned}[E_s]&=FL\\ [I_{pp}]&=L_2\\ [E_w]&=FL^{-1}T^{-1}\\ [\dot{\gamma}]&=T^{-1}\end{aligned} \tag{6.9}$$

把式(6.9)代入式(6.8)，得到

$$[FL]=[FL^{-1}T^{-1}]^{\alpha_1}[L^2]^{\alpha_2}[T^{-1}]^{\alpha_3} \tag{6.10}$$

式(6.10)中等号左右两侧的量纲必须是齐次的，因此

$$\begin{aligned}1&=-\alpha_1+2\alpha_2\\ 1&=\alpha_1\\ 0&=-\alpha_1-\alpha_3\end{aligned} \tag{6.11}$$

解式(6.11)得到 $\alpha_1=1$，$\alpha_3=-1$，$\alpha_2=1$，从而得到此问题的唯一无量纲量

$$\pi_1=\frac{E_s\cdot\dot{\gamma}}{E_w\cdot I_{pp}} \tag{6.12}$$

按理，π_1应该是一个纯数，但从附录 A1(表 6.2)可见，在所研究的 34 个震例中，π_1的大小变化竟达 4～5 个数量级。这说明 π_1是另外某一个(或几个)无量纲量的函数。我们试验过一些无量纲量，但是都没有得到好结果(指二者间存在有规律的关系)。后来将 π_1和震级 M_s相联系，得到非常漂亮的结果(图 6.10)

$$\pi_1=1\times10^{-17}\times e^{3.006M_s} \tag{6.13}$$

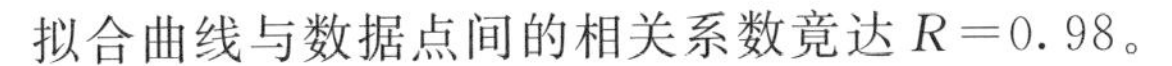
拟合曲线与数据点间的相关系数竟达 $R=0.98$。

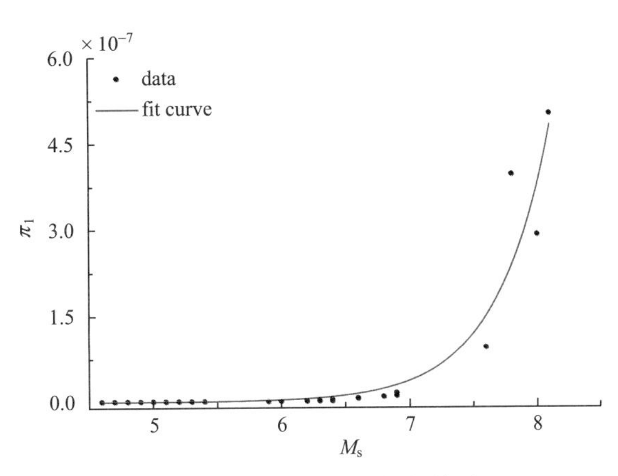

图 6.10　π_1 与震级之间的关系

面对这一结果，起初我相当困惑：π_1 中包含了 E_s，而 E_s 本来就是震级的定量表示。为什么兜了一个圈子，π_1 又与震级挂上了钩？经过多年的思考，我认识到 E_s 只反映了地震波能量的多少，而震级 M_s 可能包含更为丰富的内涵。大小地震的差别不仅仅在于 E_s 数量上的不同，在破裂方式和能量分配上亦大不相同。地壳的厚度为几十千米(大陆地壳的平均厚度为 35km，海洋地壳的厚度只有 6～8km)，地震破裂的尺度从小地震到大地震差别很大。8 级地震的破裂尺度达几百千米(如汶川地震约 300km)，远大于地壳厚度，这时地震断层可模拟为薄板中的穿透裂纹；而小地震的破裂尺度远小于地壳厚度(例如，4 级地震的破裂的尺度大概是 1.6km，3 级地震大概是 0.5km)，所以是裂纹在三维物体内的扩展，用地质的语言说，它不出露到地表，当然就不会引起地貌的显著改变。而大地震则正好相反，我国古代文献形容为“百川沸腾，山冢崪崩。高岸为谷，深谷为陵”(《诗经 · 小雅 · 十月之交》)。所以在能量分配上，大小地震也迥然不同，震级越大，地震波耗散的能量占总能量的比例越小。有些书籍中，引入参数 $\eta=E_w/E_t$，称为地震效率(Kanamori，2001)，大小地震的地震效率 η 差别很大。

科学史上，许多无量纲数，如雷诺数、马赫(Mach)数、傅里叶(Fourier)数、弗劳德(Froude)数等在本学科中起重要作用(钱伟长，1993)，因为它们有明确而深刻的物理意义。我们这里的 π_1 的物理意义是什么？π_1 可以改写为

$$\pi_1=\frac{E_s \cdot \dot{\gamma}}{E_w \cdot I_{pp}}=E_s/E_d \tag{6.14}$$

$$E_d=E_w \cdot I_{pp}/\dot{\gamma} \tag{6.15}$$

E_w 的本义是某一地区单位面积、单位时间内的地震波能量耗散率(长时间的平均值)，也大致反映该地区单位面积、单位时间的地震能量耗散率。从长期的观点看，某一地区的能量耗散率和其能量累积率应该是平衡的。$1/\dot{\gamma}$ 的量纲是时间，可以理解为该地区剪应变的累积达到某个特征剪应变值 γ_c 所需要的时间，或者理解为该地区的特征孕震时间 T_c。I_{pp} 则是孕震区的面积。所以 E_d 可以理解为该孕震区在峰值点所累积的势能，

而 E_s 是未来该地区将要发生的最大地震的能量，而 π_1 就与这两者(后者比前者)的比。

(2) 再把 T_2 看作因变量，E_s、I_{pp}、E_w、和 $\dot{\gamma}$ 看作自变量，于是有如下的量纲方程：

$$[T_2]=[E_s]^{\alpha_1}[E_w]^{\alpha_2}[I_{pp}]^{\alpha_3}[\dot{\gamma}]^{\alpha_4}$$

即

$$[T]=[FL]^{\alpha_1}[FL_1^- T_1^-]^{\alpha_2}[L_2]^{\alpha_3}[T^{-1}]^{\alpha_4} \tag{6.16}$$

显然 $T_2\dot{\gamma}$ 是一个无量纲量，命名为 π_2：

$$\pi_2 = T_2\dot{\gamma} \tag{6.17}$$

发现其余的量$=[E_s]^{\alpha_1}[E_w]^{\alpha_2}[I_{pp}]^{\alpha_3}[\dot{\gamma}]^{\alpha_4-1}$正好是 π_1，即 π_2 是 π_1 的函数。经过试算，新的无量纲量 $\pi_3=\pi_1\pi_2$ 效果更好(图 6.11)，拟合的曲线方程为

$$\pi_3 = 7\times10^{-27}\times e^{3.524M_s/M_0} \tag{6.18}$$

相关系数达 0.97。

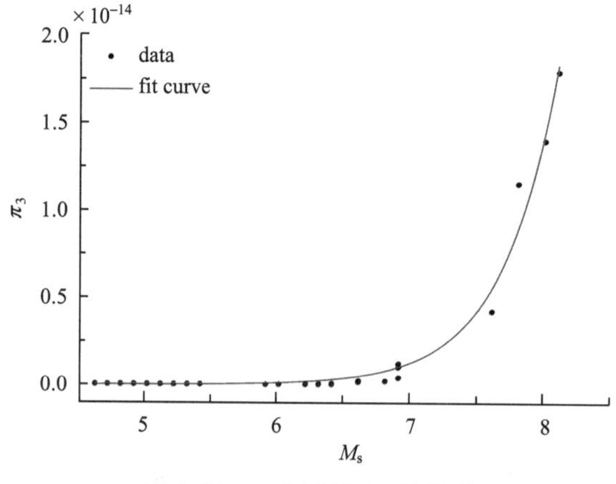

图 6.11　π_3 与震级 M_s 的关系

6.4　未来地震的强度和发生时间的预测

在 6.3 节已经得到无量纲量 π_1 和 π_3 与震级的关系，根据此关系进一步得到预测地震的震级 M_{sp} 和时间 T_{2p}。

由式(6.13)可以得到的震级 M_s，记为 M_{s1}：

$$M_{s1}=5.141\lg\left(\frac{E_d}{J}\right)-112.08 \tag{6.19}$$

其中，J 代表能量焦耳，说明 E_s 以焦耳为单位。经过误差处理后，得到预测未来地震的震级为 M_{sp}：

$$M_{sp}=M_{s1}\pm0.1\times M_{s1} \tag{6.20}$$

上式的系数 0.1 是经过误差处理后确定的(钱伟长，1993)。

由式(6.18)得到的延迟时间记为 T_{21}：

$$T_{21}=\frac{8.5\times(E_d/E_0)\times10^{0.03M_s/M_0}\times10^{-30.8}}{} \tag{6.21}$$

式中，T_{21}单位是月。

把经过误差处理后的特征时间记为 T_{2p}：

$$T_{2p}=T_{21}\pm b\times T_{21} \tag{6.22}$$

b 是数据处理后的误差项系数(钱伟长，1993)。根据以上方法预测未来地震的震级若在 4.5～5.5 内，$b=0.1$；震级在 5.6～6.5 的范围内，$b=0.27$；若震级大于 6.6，则 $b=0.3$。造成误差项系数偏大的原因主要是，大震的震例数目较少。T_{2p}的单位是月，未来地震的发震时间可根据孕震积分的峰值点出现的时间 T_{pp} 再加上 T_{2p} 得到。

这样，在确定研究区域以后，我们就可以将加卸载响应比和量纲分析方法结合，预测该区域未来将要发生的地震的震级和发震时间。效果如何，只能通过实践来检验。

6.5 震例检验

我们首先用过去的震例来进行回顾性的检验。

6.5.1 震例 1——新疆巴楚-伽师 M_s 6.8 级地震

首先以新疆巴楚-伽师 M_s6.8 级地震为例。

2003 年 2 月 24 日，新疆维吾尔自治区发生 6.8 级地震，震中(39.62°N，77.27°E)，震源深度 7.5km。震源机制解为：断层面走向 300°，倾角 48°，滑动角 39°。根据 LURR 时空扫描选取异常区(图 6.12)。加卸载响应比的时空扫描如图 6.13 所示。图 6.13 显示了 70°E～90°E，35°N～45°N 范围内的 LURR 的演化，LURR 扫描半径 $R=$

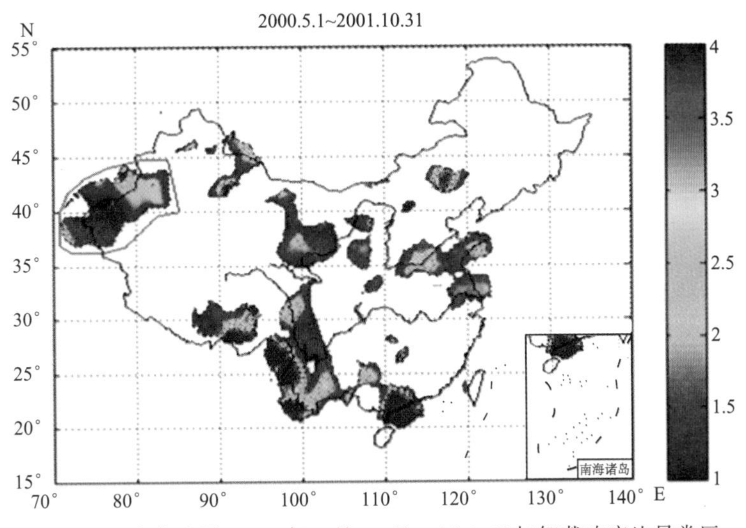

图 6.12　喀什地震(2003 年 2 月 24 日，M_s6.8)加卸载响应比异常区

200km，时间窗 18 个月，时间窗终点为 1999 年 10 月～2002 年 12 月，每两个月一张图（实际上每月扫描一次，为节省篇幅，图 6.13 中只给出每两个月一张图）。

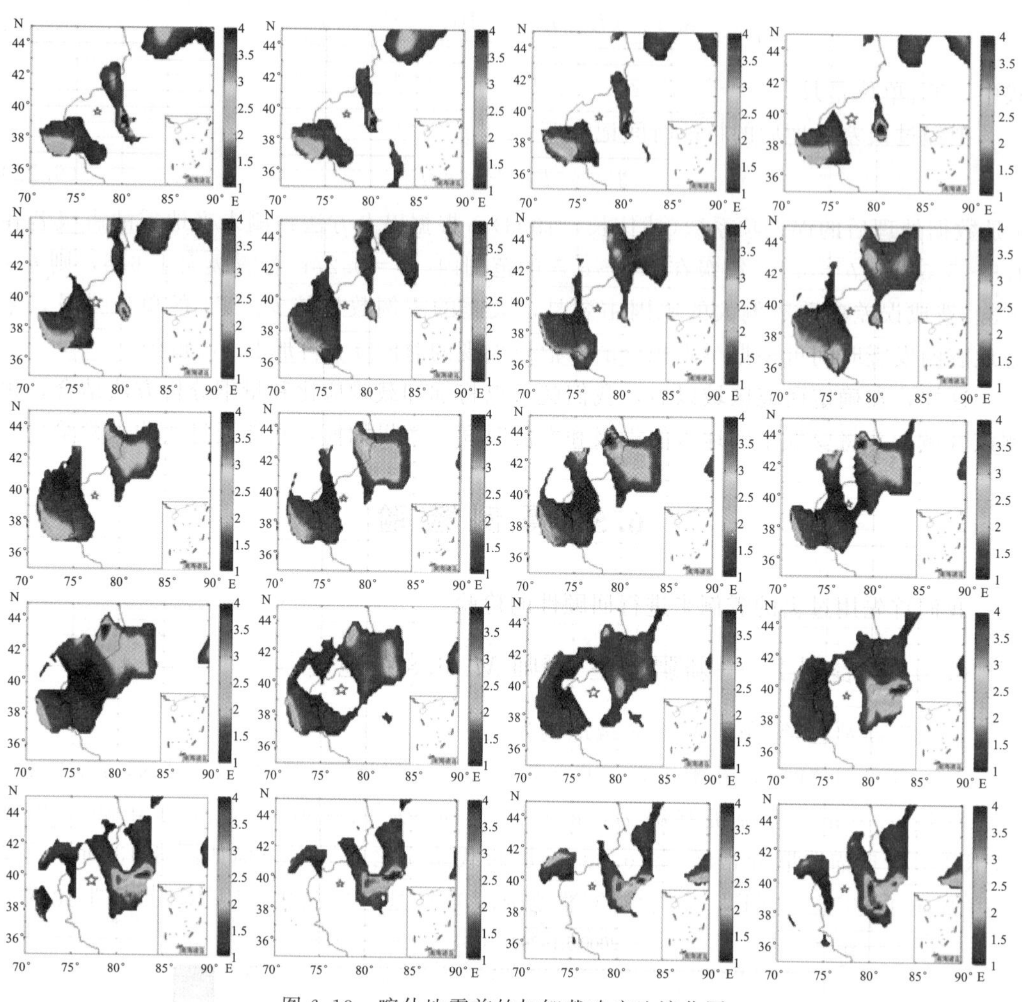

图 6.13　喀什地震前的加卸载响应比演化图

时间窗终点为 1990 年 10 月～2002 年 12 月（每两个月一张图）

根据加卸载响应比演化图，计算出每个时段的孕震积分，异常区内 I_t 变化和地震时序（M-T）如图 6.14 所示。

由图 6.13 及图 6.14 可以看到：在孕震早期，异常区位于震中两侧，随着时间的推移，异常区面积逐渐增大，于 2001 年 8 月连在一起。孕震积分 I_t 于 2001 年 10 月达到峰值，然后回落，地震于 2003 年 2 月 24 日发生。

根据式(6.19)～式(6.22)，“预测”结果为：$M_{sp}=6.7\pm0.6$，延迟时间 $T_{2p}=15\pm3$（月）。T_{pp} 为 2001 年 10 月。所以“预测”地震发生的时间为 2003 年 3 月（±3 个月）。

实际发震时间是 2003 年 2 月 24 日，震级是 $M_s6.8$，都在“预测”范围内。震中也在“预测”范围内。

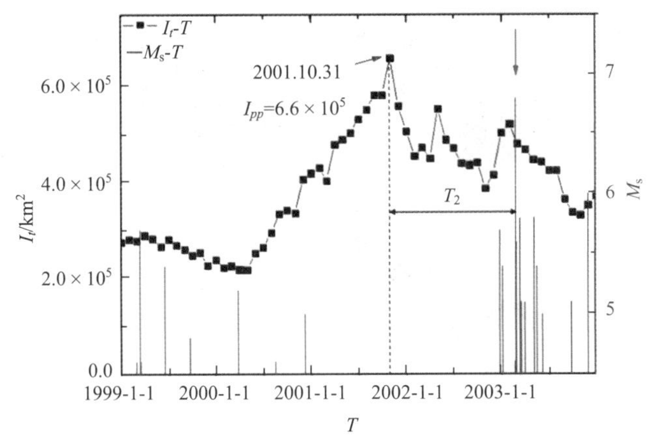

图 6.14　喀什地震(2003，M_s6.8，箭头代表地震发生，异常区的 I_t 变化

6.5.2　震例 2——新疆阿图什 M_s6.9 级地震

地震基本参数：1996 年 3 月 19 日，于新疆阿图什发生 M_s6.9 级地震，震中为(40.13°N，76.63°E)，震源深度 17km。震源机制解为：发震断层的走向为 65°，倾向为 NW，倾角为 60°，滑动角 121°；辅助面的走向为 10°，倾向为 SE，倾角为 40°，滑动角为 47°。

根据 LURR 时空扫描选取工作区，如图 6.15 红色曲线包围的区域。

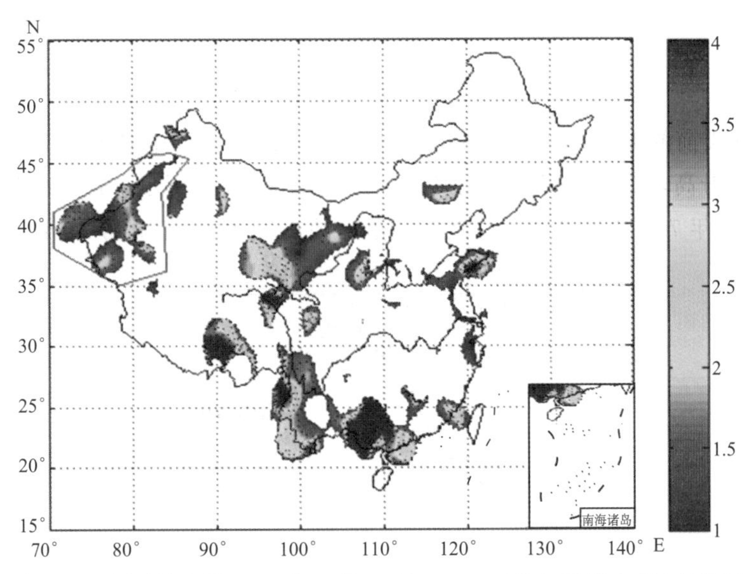

图 6.15　阿图什地震(1996 年 3 月 19 日，M_s6.9)的加卸载响应比异常区

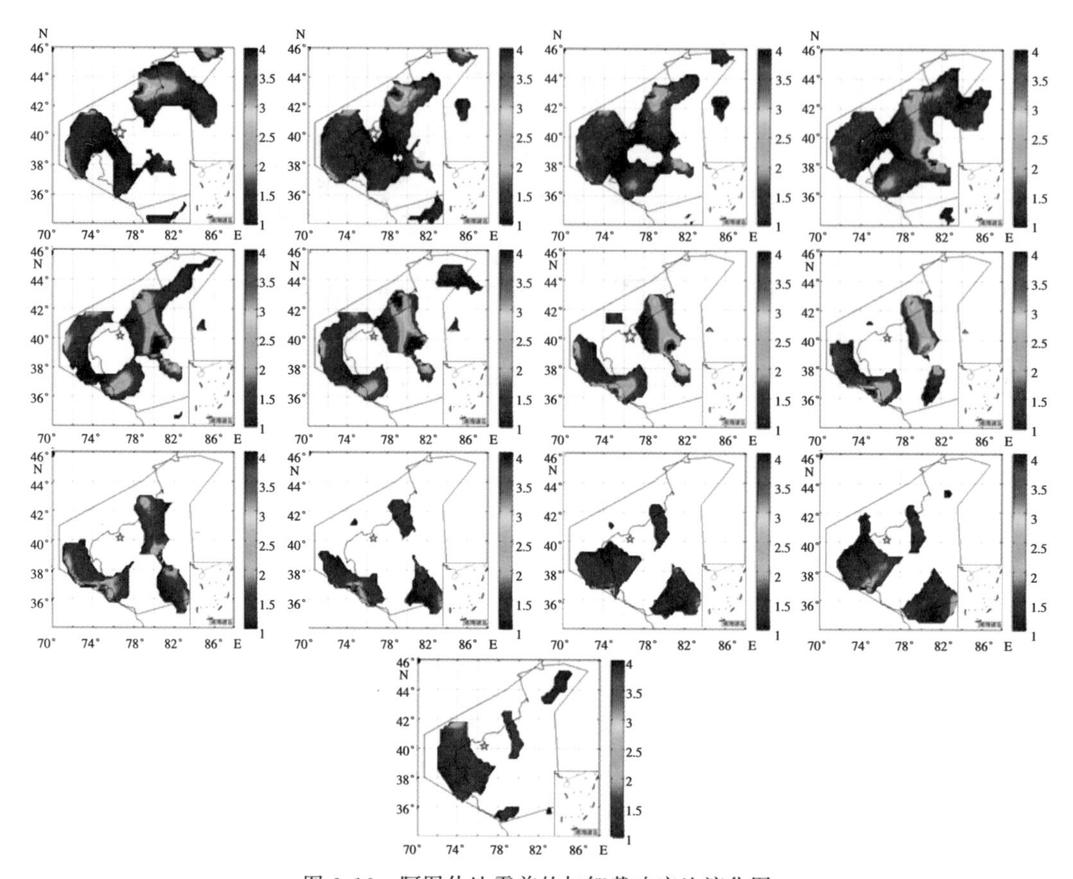

图 6.16　阿图什地震前的加卸载响应比演化图

时间窗终点为 1993 年 1 月至 1996 年 1 月(每三个月一张图)，扫描半径 $R=200\mathrm{km}$，时间窗 18 个月

阿图什地震前的加卸载响应比演化情况如图 6.16 所示。总体趋势是异常区面积和 LURR 值不断升高，之后又降低。更确切的描述如图 6.17 所示。I_t 的变化趋势是：先上升，于 1994 年 7 月达到峰值点，然后回落，地震于 1996 年 3 月 19 日发生，震级为 $M_s6.9$。

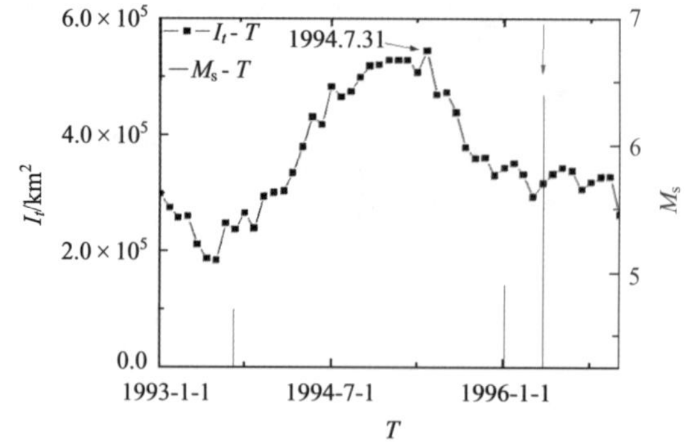

图 6.17　阿图什地震前的 I_t 图

同理，“预测”的震级为 $M_{sp}=6.8\pm0.7$，T_{2p} 为 20±6(月)。T_{pp}(加卸载响应比面积分峰值点出现的时间)为 1994 年 3 月 31 日，“预测”地震发生的时间为 1995 年 11 月(±5 个月)。

实际地震发生于 1996 年 3 月，震级为 $M_s6.9$。实际发震震级和时间都在“预测”的时段内。

6.5.3　震例 3——河南周口 $M_s4.7$ 级地震

2010 年 10 月 24 日在河南周口发生 $M_s4.7$ 级地震，震中(34.1°N，114.6°E)。该地区地震活动性较弱，$M_s4.7$ 地震是该省 30 年来发生的最大地震。首先，通过 LURR 时空演化得到异常区，图 6.18 中红色曲线包围的区域。

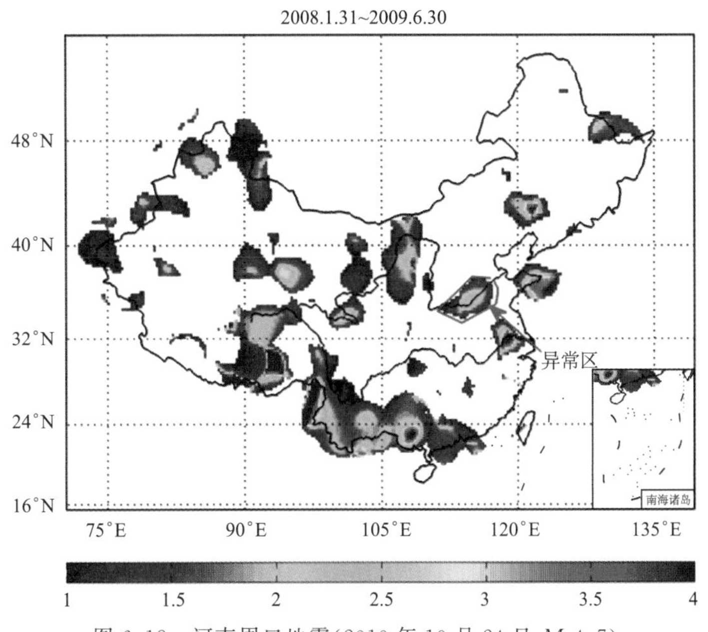

图 6.18　河南周口地震(2010 年 10 月 24 日 $M_s4.7$)
加卸载响应比异常区

按照同样的方法，得到预测震级 $M_{sp}=4.4\sim4.9$，$T_{2p}=11\pm2$(月)。孕震积分峰值点 I_{pp} 出现的时间 T_{pp} 为 2010 年 3 月，进一步得到“预测”地震发生的时间为 2010 年 10 月至 2010 年 2 月，实际发震时间为 2010 年 10 月 24 日。发震震级和时间都在“预测”的时段内(图 6.19、图 6.20)。

经过以上震例的回顾性验证，在一定程度上，初步说明了该方法对不同震级地震预测的可行性。但回顾性验证，终究是地震已经发生后的检验，更加严格、更加有说服力的方式是地震发生前的预测实践。

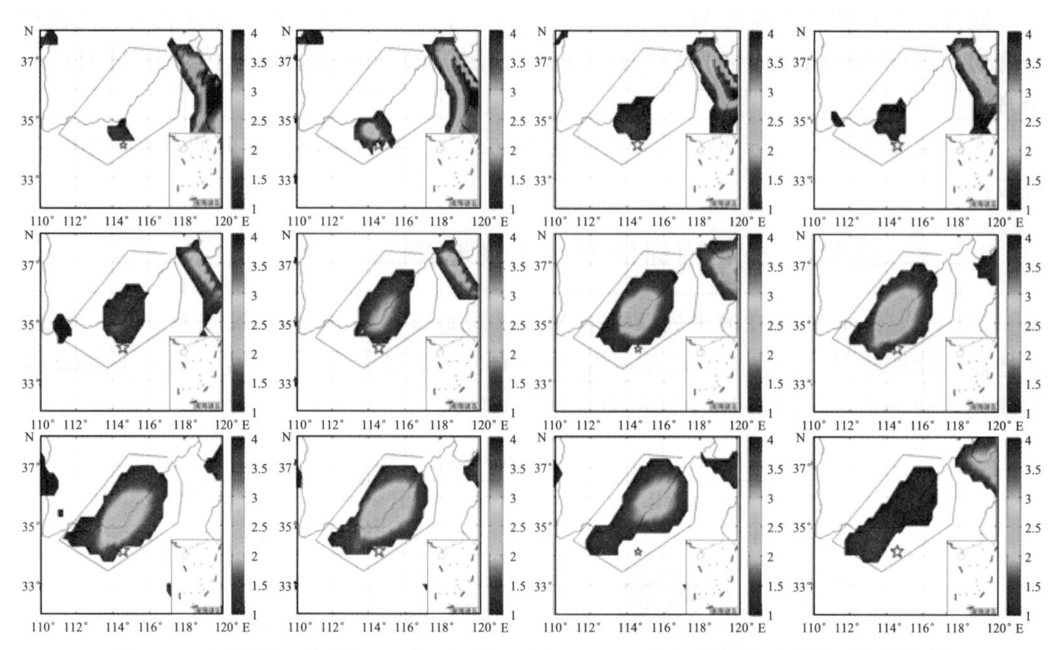

图 6.19　河南周口地震(2010 年 10 月 24 日，M_s4.7)加卸载响应比异常区的演化图

时间窗终点为 2008 年 1 月～2009 年 11 月(每两个月一张图)，扫描半径 R=200km，时间窗 18 个月

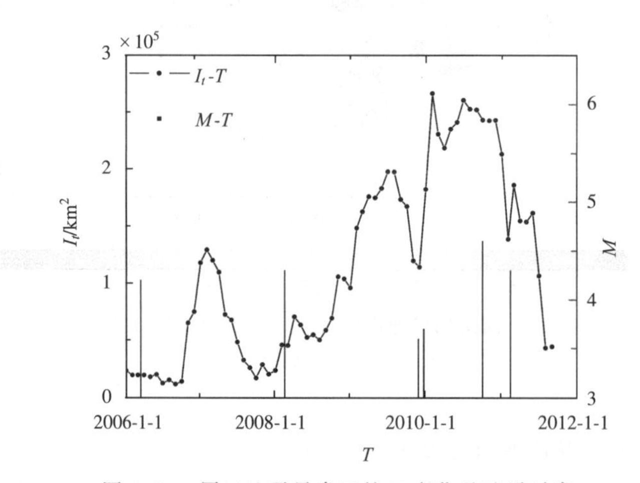

图 6.20　周口地震异常区的 I_t 变化及地震时序

6.6　地震预测实践

我们曾经尝试用加卸载响应比和量纲分析相结合的方法，全面预测地震时、空、强的实践。

6.6.1　新疆哈密 5.3 级地震

新疆属于地震多发地区，地震活动性较强。2011 年下半年我们在中国大陆的加卸载响应比扫描中发现新疆哈密地区开始出现异常。刚好，这时用加卸载响应比和量纲分析相结合，全面预测地震时、空、强的工作有了眉目。于是我们决定将它作为我们的第一个“试验田”。哈密地区的工作区，加卸载响应比扫描和 I_t 变化分别如图 6.21～图 6.23 所示。在这些工作的基础上做出了如下预测(刘月、尹祥础，2012；Yin et al.，2013)：

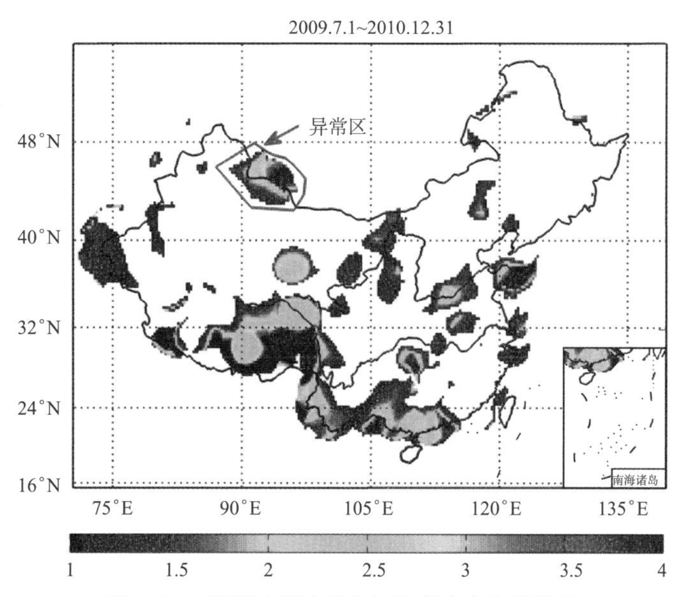

图 6.21　新疆哈密地区的加卸载响应比异常区

震级：5.0～6.0；

发震时间：2012 年 3 月～7 月。

实际结果是：

震中为(44.9°N，东经 93.1°E)，在预测区内；

震级：5.3 级，在预测区间内；

发震时间：2012 年 2 月 10 日，比预测时间窗提前了 19 天。

我们在 2011 年 9 月作出这一预测，这部分内容包含在投给《地球物理学报》和《科研信息化技术与应用》的论文中(刘月、尹祥础，2012；Yin et al.，2013)，《科研信息化技术与应用》(Yin et al.，2013)在发表时还特意加了一个“后记”，注明 2012 年 1 月 23 日收到此稿。说明在地震发生前收到此稿。

哈密 5.3 级地震的预测基本成功(地震发生时间差十几天)，可以说是初战告捷，这对我们是很大的鼓舞。

6.6.2　吉林松原地震

郯庐断裂带是东亚大陆上北东向的一条巨型断裂带，由南向北横穿了江西、湖北、

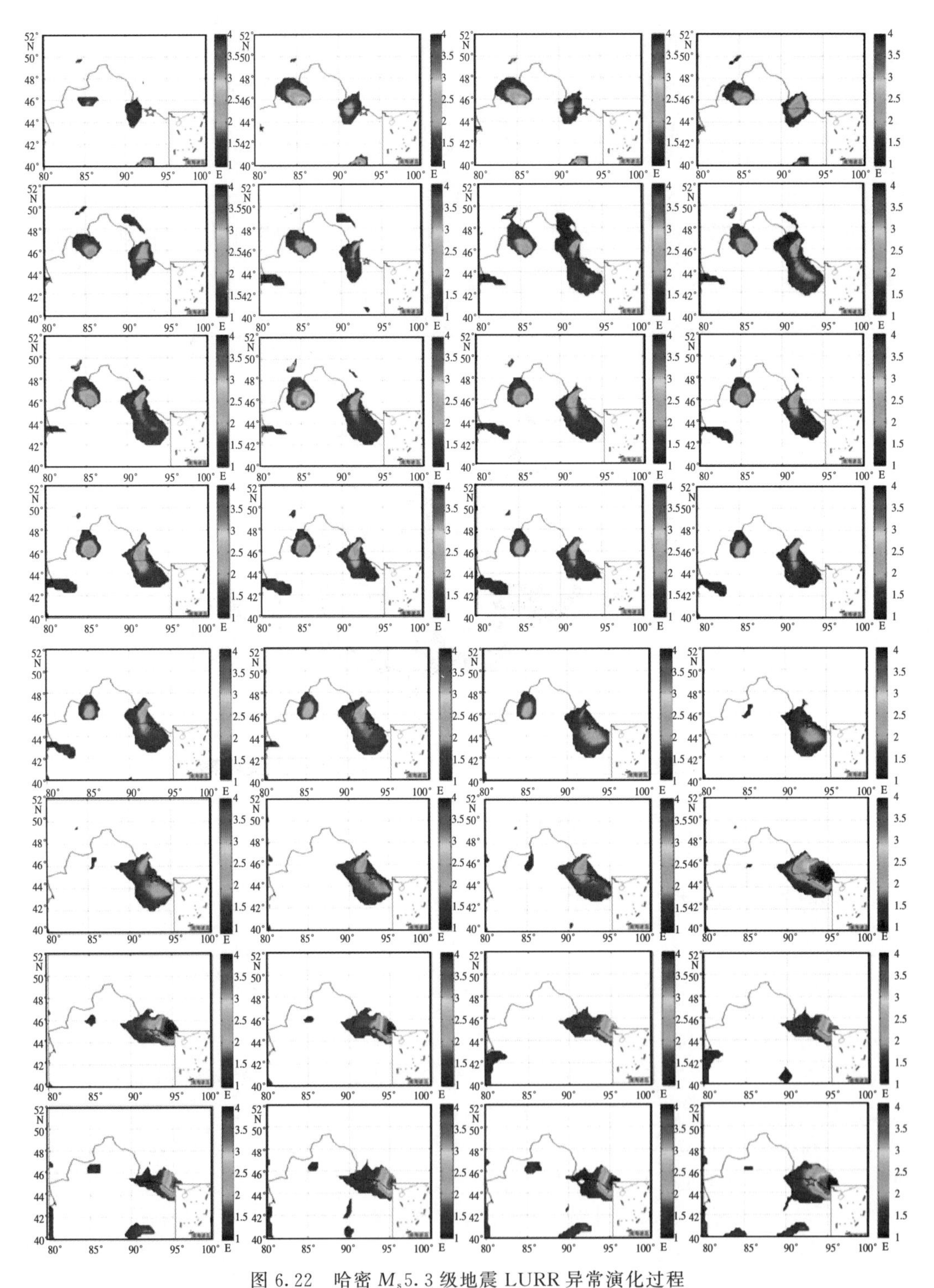

图 6.22　哈密 $M_s5.3$ 级地震 LURR 异常演化过程

扫描半径 $R=200$km，时间窗 18 个月，时间窗终点为 2009 年 1 月～2011 年 8 月，每月一张图

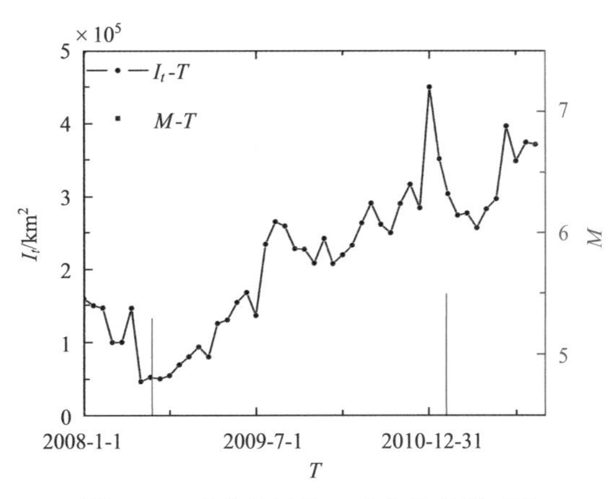

图 6.23　哈密地区的 I_t 变化及地震时序

安徽、山东、辽东半岛和东三省，延伸至俄罗斯，在我国境内长约两千多千米。历史上在该条断裂带及附近曾发生过多次大地震：1668 年 7 月 28 日，山东郯城发生 8.5 级大地震，波及大半个中国，是我国东部千年罕遇的一次特大级地震事件；新中国成立后，1957 年 10 月 6 日渤海中部发生 7.5 级地震，1969 年 7 月 15 日渤海中部再次发生 7.4 级地震，1975 年 2 月 24 日辽宁海城发生 7.3 级地震。它们的震中位置都落在郯庐断裂带上或其附近。日本东海岸 2011 年 3 月 11 日 9 级特大地震后，郯庐断裂带的地震形势令人关注。加卸载响应比的时空扫描结果显示，自 2010 年郯庐断裂带上出现多区域异常，并且异常面积逐渐增大，甚至相连到一起。这一现象不得不让我们对郯庐断裂带的异常发展紧密关注，2012 年 7 月中旬根据量纲分析方法对该异常区进行了研究。LURR 异常区选取见图 6.24 中曲线包围的区域，异常区的时空演化过程及 I_t 与地震时序如图 6.25 和图 6.26 所示。本节给出了时间窗终点为 2010 年 1 月至 2013 年 10 月，

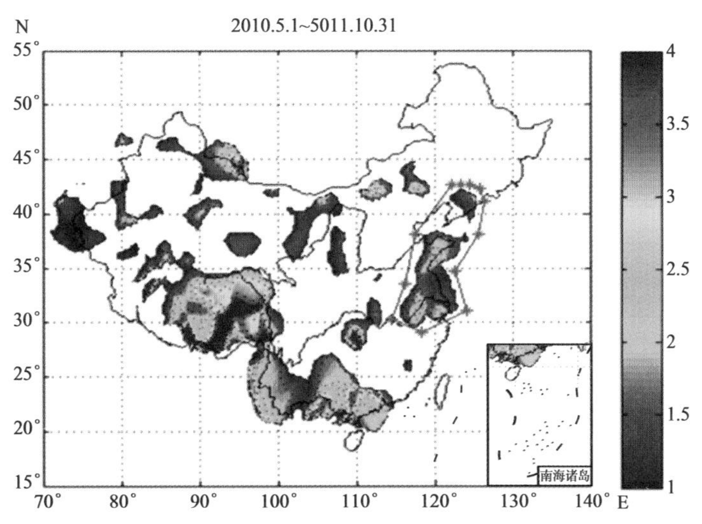

图 6.24　2010 年 5 月至 2011 年 10 月中国大陆 LURR 时空扫描图
郯庐断裂带异常区见曲线包围的区域

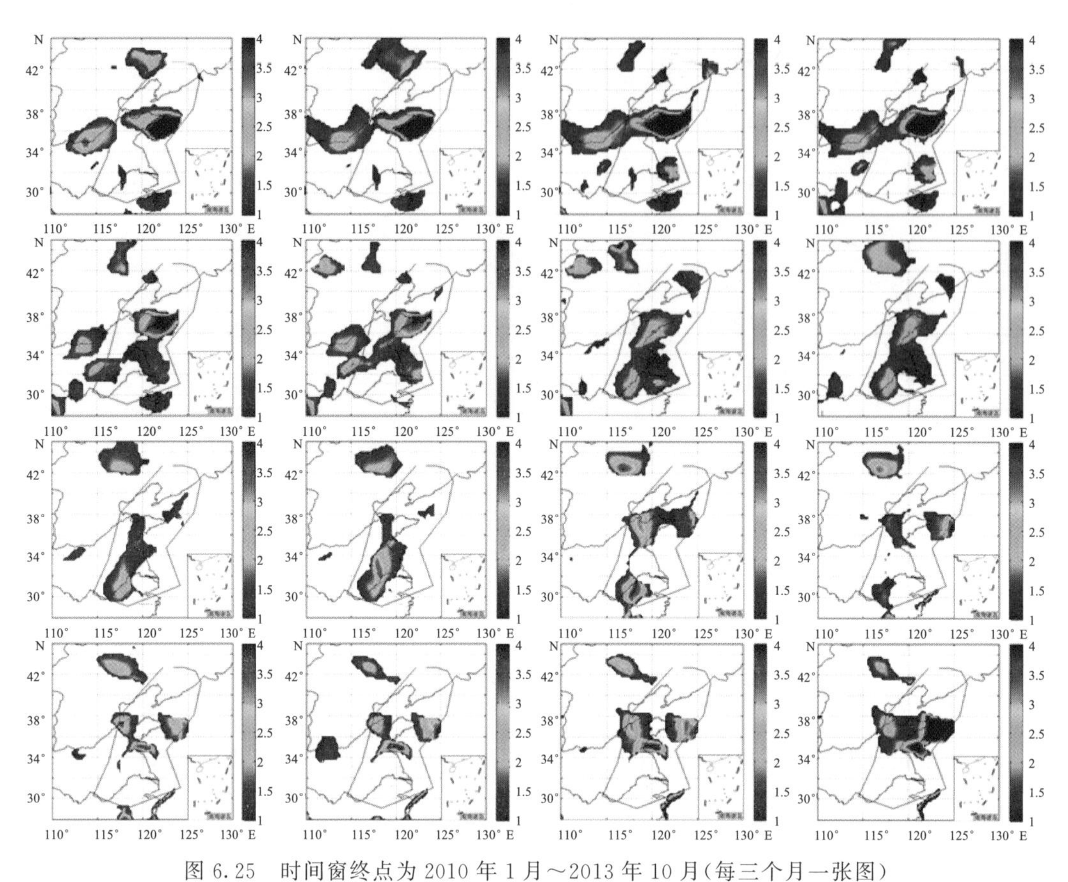

图 6.25　时间窗终点为 2010 年 1 月～2013 年 10 月(每三个月一张图)

110°E～130°E，28°N～45°N 范围的 LURR 演化图像，扫描半径 $R=200$km，时间窗 18 个月

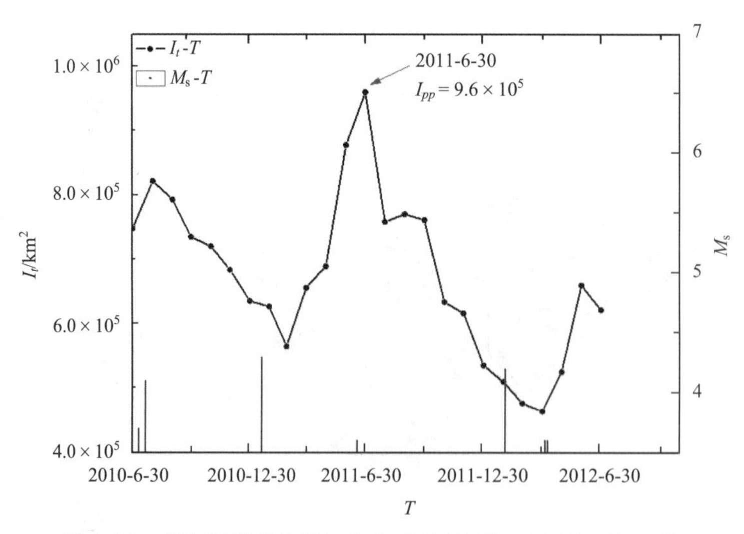

图 6.26　郯庐断裂带异常区的 I_t 变化(I_t 于 2011 年 6 月 30 日达到峰值)与地震时序图

110°E~130°E，28°~45°N 范围的 LURR 异常图像，每三个月一张图。

基于以上结果，我们预测：于 2012 年 9 月～2014 年 2 月，将发生 M_{sp}=5.4～6.7 级地震，预测震中在营口-海城-盘锦间及其以北，主破裂方式由震中沿北北东方向(这一预测于 2012 年 7 月 12 日(地震前 1 年多)用 E-mail 提交中国地震局监测预报司领导)。

一年后，我们的预测结果得到验证：2013 年 10 月 31 日，吉林松原发生 5.7 级地震，震中(44.7°N，124.1°E)，之后还相继发生了多次 5 级以上地震，最大震级为 M_s 5.8，详见表 6.2。震级、时间和地点都符合。由量纲分析方法与加卸载响应比相结合，形成的预测地震时间、地点和强度的新方法又一次得到验证。

表 6.2　吉林松原 2013 年发生的 5 级以上浅源地震

时间	纬度/(°)	经度/(°)	深度/km	震级
2013-10-31	44.7	124.1	10	5.7
2013-10-31	44.7	124.2	10	5.1
2013-11-22	44.7	124.1	8	5.3
2013-11-23	44.6	124.1	9	5.8
2013-11-23	44.6	124.1	8	5.0

6.6.3　内蒙古自治区阿拉善盟阿拉善左旗 M5.8 地震

2014 年 10 月 16 日刘月在中国地震局地震预测研究所的年终会商上报告，根据加卸载响应比的时空扫描结果(图 6.27)和孕震积分(图 6.28)，T_{pp} 为 2013 年 12 月。预测该区域将发生的地震震级为 M5.9～6.9，发震时间在 2014 年 10 月～2015 年 6 月。

实际情况："据中国地震台网正式测定，2015 年 4 月 15 日 15 时 39 分在内蒙古自治区阿拉善盟阿拉善左旗(39.8°N，106.3°E)发生 5.8 级地震，震源深度 10km。"地震发生在预测的地点和时间段。震级比预测的小 0.1 级。

迄今为止，我们用量纲分析和 LURR 相结合的方法总共只进行过 4 次地震预测。前 3 次(指新疆哈密地震，吉林松原地震和内蒙古阿拉善地震)都基本成功。虽然这仅仅是一个开头，但却是一个好的开头。第 4 个预测是对"大西南超大地震"的预测，正当本书快要完成时发生了 2015 年 4 月 25 日的尼泊尔地震。因内容太多，在 6.7 节专门叙述。

6.7　尼泊尔大地震的预测

2015 年 4 月 25 日在中国与尼泊尔边境的尼泊尔一侧(28.2°N，84.7°E)发生 M_s8.1 (M_w7.8)级大地震，震源深度 20km。震中离中国约 50km，它的余震区已延伸到中国

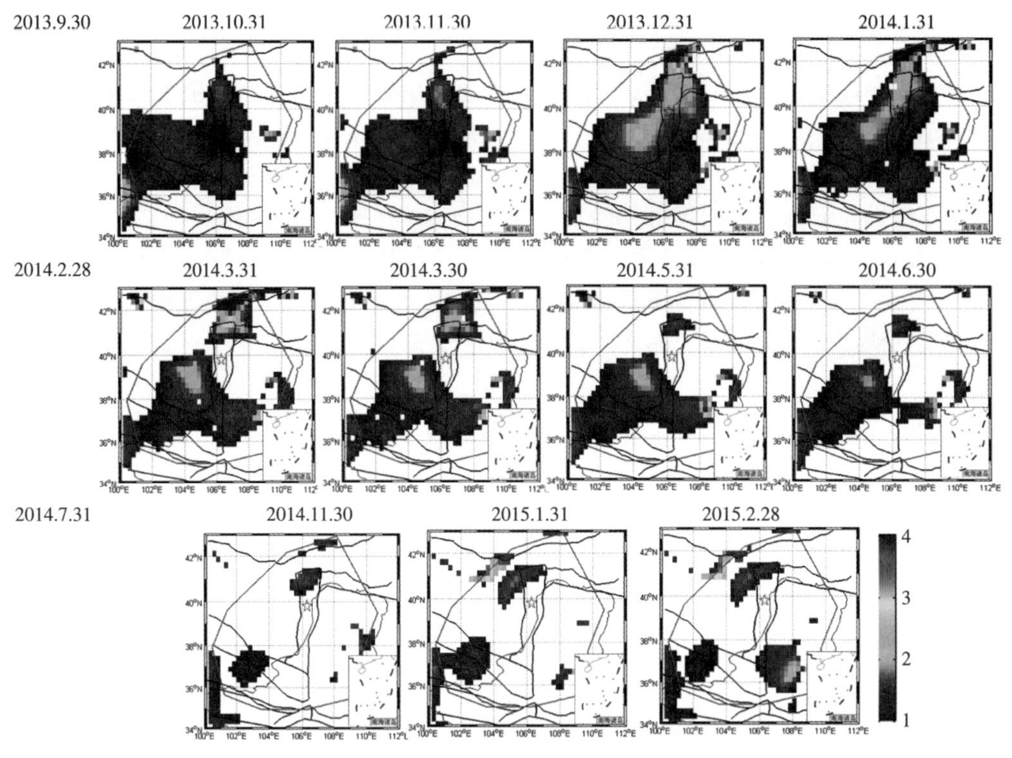

图 6.27　内蒙古阿拉善的加卸载响应比演化图

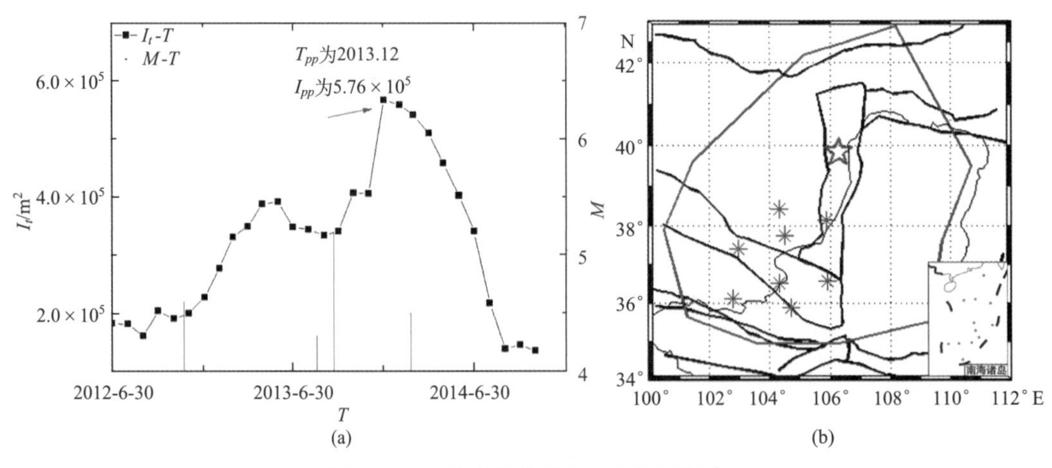

图 6.28　内蒙古阿拉善地震的孕震积分

境内(图 6.29)。地震已导致近万人遇难。

这就是我们多年前开始预测，并且一直在追踪的“大西南超大地震”。

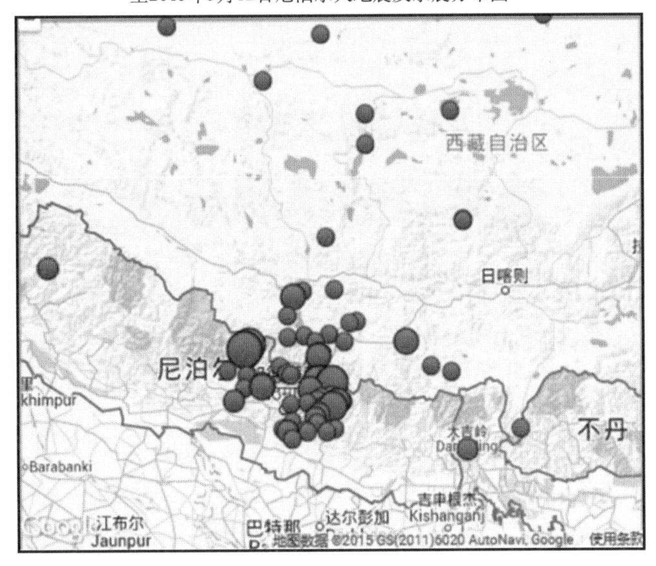

图 6.29　喜马拉雅山大地震及余震分布图

6.7.1　预测概况

21 世纪初，在我国西南地区开始并持续出现大范围的加卸载响应比异常现象，我们初步预测该地区正在孕育大地震，并一直在追踪和研究这一地区，根据加卸载响应比的演化，实时地做出相应的预测：

(1) 2008 年中国地震局地震预测研究所召开年终地震会商会。尹祥础等在题为“大地震前的大时空异常”的报告中首次提出：“根据中国大陆 LURR 的时空演化，一个超大地震正在大西南孕育(大西南指广东西部，广西，云南，西藏和青海，四川南部)，超大地震指 8 级以上地震。这个孕震区区域之大，时间之久(最大线尺度近 2000km，孕震时间已有好几年，但其孕震区连成一片是从 2007 年 8 月左右开始的)。事实上，该区域内，今年已经开始有强震连发的苗头(四川，云南，西藏……)。”并且建议“A. 建议立项‘大西南大地震’课题，组织有关专家研究、追踪。B. 从 LURR 的角度，要缩小预测的时空域，最好能用小时空尺度作 LURR 扫描，这就要求提高该区域的地震监测水平”。

(2) 2008 年在中国地震局地震预测研究所编《中国大陆强震趋势预测研究-2009 年度》发表我们的论文《大地震前 LURR 的大时空异常——预测中国大陆未来大地震的探讨》(尹祥础等，2008)，在该文中，我们正式提出“大西南超大地震”。更主要的，在同书中，中国地震局地震预测研究所在 2009 年度中国大陆强震趋势预测研究总报告中(第1～90 页)，正式确认我们的“大西南超大地震”的预测(第 18 页)。也意味着地震预测研究所参与预测了“大西南超大地震”(图 6.30、图 6.31)。

(3) 2012 年 5 月 29 日向中国地震局陈建民局长汇报“大西南超大地震”的预测。陈

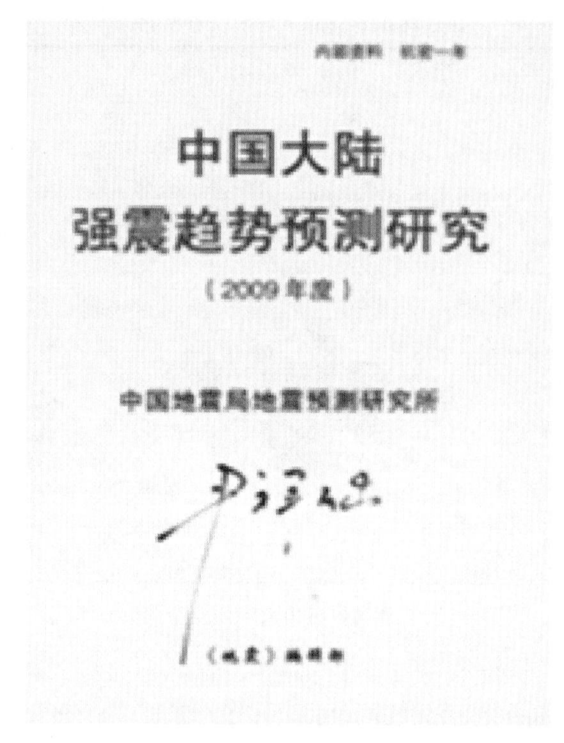

图 6.30 《中国大陆强震趋势预测研究 2009 年度)》一书封面

建民局长**很重视，作了有关部署，包括 2012 年 6 月 4 日，中国地震局监测预报司召集专门会议**，李克司长主持会议，阴朝民副局长(主管地震预报)莅临，地震预测所、地震台网中心等单位的领导和专家参加，听取尹祥础关于“大西南超大地震”的预测，并进行了讨论。

(4) 几年来我们一直在**研究和追踪它**。同时向有关单位和专家求教和交流，并不断修正我们的预测。先后 20 多次，在国内外学术会议上交流我们的研究结果，并发表论文。列举如下：

学术会议报告(PPT)

1. 向陈建民局长汇报 ，2012-05-29，N；
2. 中国地震局监测预报司报告会，阴朝民副局长参加 2012-6-4，N；
3. 中国地震局科技司，2012-06-1，N；
4. SCA 2014 (SCA：全国超算应用大会)，2014-8-21～25，N (在会上报告的 PPT 中，预测 2015 年 4 月 25 日 M 8.1 大地震的截图如图 6.32 所示，PPT 中的全部文字则请参看 10.4.3 节)；
5. 向郑哲敏先生汇报和求教，2014-3-7，N；
6. 中国地震局地质研究所，2012-2-24 ，马瑾院士邀请，X；
7. 中国地震局地震预测研究所年终会商会，2013，X；

8. 新疆强震形势研讨会，2011-9-29，X；

9. 广东地震局，2009-2-7，N；

10. 云南地震局，2013-5-15，N；

11. 7th ACES Workshop (Japan，2010-10-3～7)(ACES-APEC Cooperation for Earthquake Simulation)(We declared “A super-large earthquake with *M*8.7 is preparing”)；

12. 地震咨询委员会2014年咨询会，2014-11-20；

13. SCA，2012 (山东，青岛)；

14. 973课题结题汇报 (北京，2010)(项目名称：活动地块边界带的动力过程与强震预测，课题名称：区域强震活动演化的物理模型和预测模型试验)；

15. 中国地震局地震预测研究所年终会商会，2012；

16. 中国地震局地震预测研究所年终会商会，2008；

17. LNM基金委课题汇报(丹东，2012)(丹东)；

18. LNM基金委课题汇报(云南，2013)；

19. 地震咨询委员会，2013；

20. 在台湾中央大学地球科学学院的学术报告，2010-12-3；

21. 其他。

注：N为预测地震地点包括尼泊尔；X为预测地震地点包括喜马拉雅地震带。

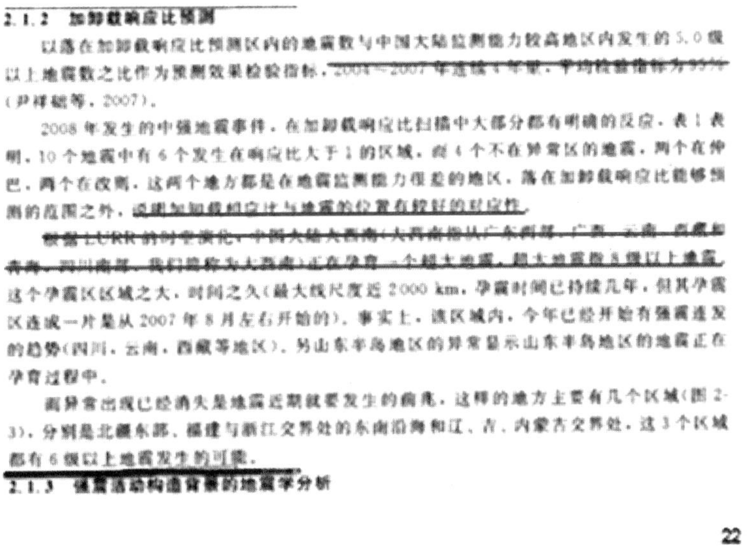

2.1.2　加卸载响应比预测

以落在加卸载响应比预测区内的地震数与中国大陆监测能力较高地区内发生的5.0级以上地震数之比作为预测效果检验指标，2004～2007年连续4年里，平均检验指标为93%（尹祥础等，2007）。

2008年发生的中强地震事件，在加卸载响应比扫描中大部分都有明确的反应，表1表明，10个地震中有6个发生在响应比大于1的区域，而4个不在异常区的地震，两个在仲巴，两个在改则，这两个地方都是在地震监测能力很差的地区，落在加卸载响应比能够预测的范围之外，说明加卸载响应比与地震的位置有较好的对应性。

根据LURR的时空演化，中国大陆大西南（大西南指从广东西部、广西、云南、西藏和青海、四川南部，我们简称为大西南）正在孕育一个超大地震，超大地震指8级以上地震。这个孕震区区域之大，时间之久（最大线尺度近2000 km，孕震时间已持续几年，但其孕震区连成一片是从2007年8月左右开始的），事实上，该区域内，今年已经开始有强震连发的趋势（四川，云南，西藏等地区），另山东半岛地区的异常显示山东半岛地区的地震正在孕育过程中。

高异常出现已经消失是地震近期就要发生的前兆，这样的地方主要有几个区域（图2-3），分别是北疆东部、福建与浙江交界处的东南沿海和辽、吉、内蒙古交界处，这3个区域都有6级以上地震发生的可能。

2.1.3　强震活动构造背景的地震学分析

22

图6.31　地震预测研究所关于大西南超大地震的预测

论文

1. 尹祥础，刘月．2013. 加卸载响应比——地震预测与力学的交叉．力学进展，43：555～580

2. Yin X C，Liu Y，Mora P，et al. 2011. New progress in LURR-integrating with the dimensional method. Pure and Applied Geophysics，170：229～236

3. 刘月，尹祥础，袁帅等．2012. 量纲分析应用于地震预测的探索．地球物理学报，

55(9)：3043～3050

4. 尹祥础，刘月，聂宁明等 . 2012. 加卸载响应比与量纲分析相结合——地震预测的新探索 . 科研信息化技术与应用

5. Yin X C, Liu Y, Zhang L B. 2012. Load-nload response ratio and its new progress. In: Li Y G(ed). Imaging, Modeling and Assimilation in Seismology. Berlim-Boston: High Education Press and Walter De Gruyter GmbH & Co. KG. 219～244

6. 尹祥础 . 2015. 下一个(中国)大地震 . 咨询委通讯(印刷中)(2014 年 12 月交稿)

7. 尹祥础，张浪平，张永仙等 . 2008. 大地震前 LURR 的大时空异常——预测中国大陆未来大地震的探讨 . 见：中国地震局地震预测研究所 . 中国大陆强震趋势预测研究(2009 年度). 北京：地震出版社 . 144～150

8. 中国地震局地震预测研究所 . 2008. 2009 年度中国大陆强震趋势预测研究总报告. 见：中国地震局地震预测研究所 . 中国大陆强震趋势预测研究-2009 年度 . 北京：地震出版社 . 3～90

……

6.7.2 新形势新问题

2015 年 4 月 25 日 M_s8.1 地震后，有几个非常严峻的问题摆在我们面前：这次大西南的孕震区很大(图 6.32)。其中高加卸载响应比区有 3 块：①西藏-青海-尼泊尔块，

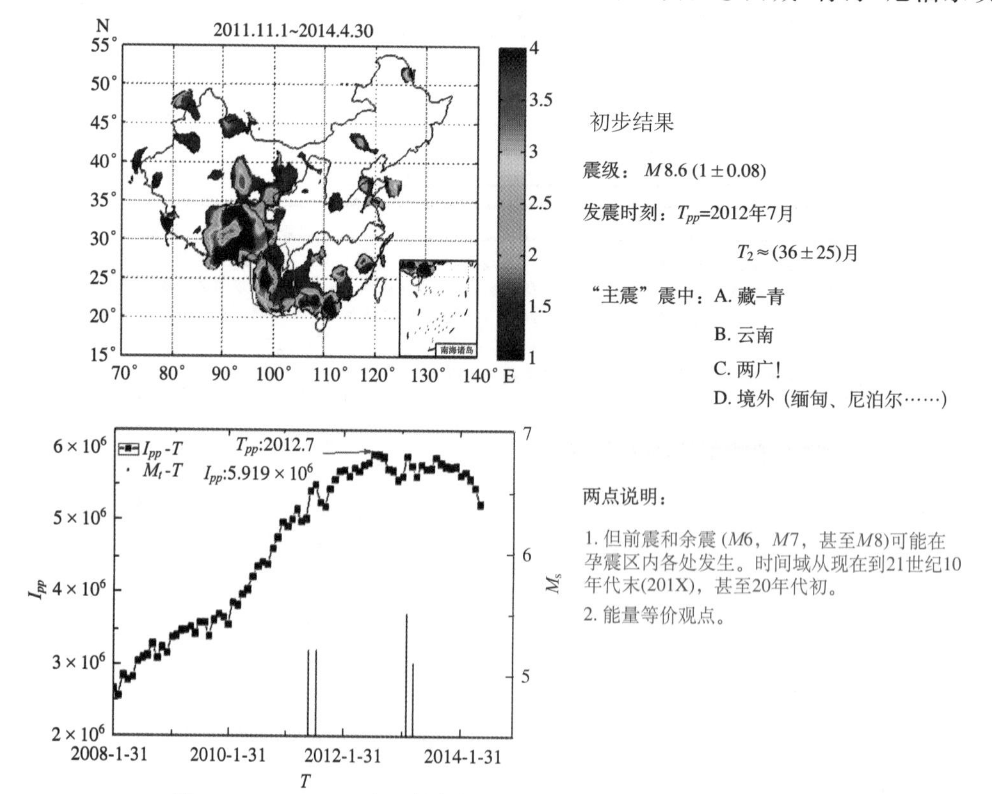

图 6.32 SCA2014 会上报告的 PPT 关于尼泊尔地震预测的截图

②云南(缅甸)块，③广东-广西-海南块。从力学上说，这些地区积累了巨大的能量，蓄势待发。2015 年 4 月 25 日 M_s8.1 地震，并不意味着“大西南超大地震”这个大事件(群)的结束。现在①块震了，②③块呢？什么时候发生？在这两块发生大地震，由于人口密度大，经济发达，后果可能更严重!!!

单就①块来说也有迫切的问题要回答，即尼泊尔地震序列的判定：在中-尼边境(甚至中国境内)会不会还有大地震？这些都是人们希望地震学家回答的难题。

对于这些问题，我们有过一些探索。例如，按照 8.3 节的思路，我们计算了以 2015 年 4 月 29 日(M_s8.1 地震后 4 天)为时间窗终点的全国各地的 LURR(y)和 2015 年 4 月 24 日(M_s8.1 地震前 1 天)为时间窗终点的全国各地的 LURR 的差。对于 $R=$ 200km 的时间窗 18 个月来说，5 天是一个小量，所以，这个差是一个微分增量 dy，它代表这 5 天里的地震事件对于全国各地 LURR 的影响，或者说：M_s8.1 地震对于全国各地 LURR 的影响(图 6.33)。

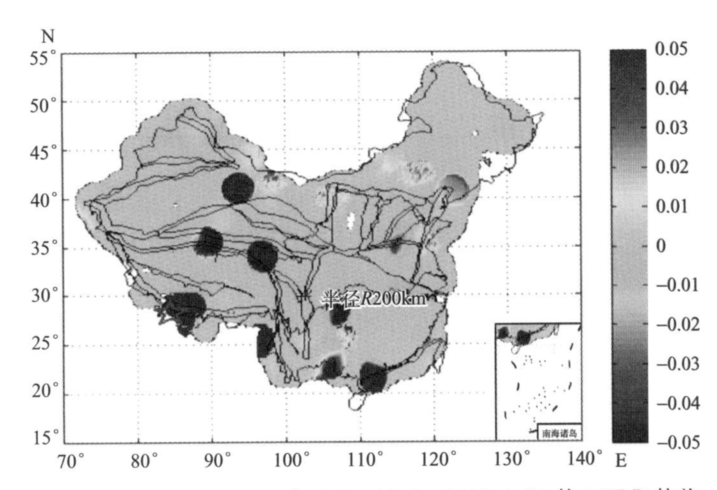

图 6.33　2013.11.1～2015.4.29 与 2013.11.1～2015.4.24 的 LURR 的差，即 ΔY
扫描半径 $R=200$km，$T_w=18$ 月

图 6.33 中 Δy 为正的区域，表示地震危险性增高的区域。当然要和原来的 LURR 的值结合起来。图中红色五角星(M_s8.1 地震的震中)的右下角有一小块紫红色区域，2015 年 5 月 12 日的 M_s7.5 级地震就发生在这个区域里面。

沿着这些思路可能能提供一些结果，我们正在努力。但资料(边远地区)、条件都限制我们。

第7章 加卸载响应比理论的其他应用

到目前为止，我们讨论的内容只限于利用地震活动性资料(地震目录)进行地震预测，而且主要是中期预测。我们也曾经在短期预测方面做过一些探索。此外，利用丰富多彩的前兆资料作为“响应”，计算加卸载响应比有非常广阔的天地。加卸载响应比不仅能用于地震预测，还可能预测许多其他地质灾害，如滑坡、岩爆、水库地震。从原理上讲，也能应用于工程健康检测，事实上，我们进行的初步尝试，也的确显示出良好的前景。本章将围绕着这些题目展开。

7.1 LURR 用于短期地震预测

7.1.1 短时间窗的应用

从表 8.3 和第 3 章可知，在进行 LURR 的时空扫描时，我们的“标准”做法是：对于半径 R 为 100km、200km、300km 时，时间窗 T_w分别选择 15 个月、18 个月、24 个月。用这样的时间窗进行 LURR 的时空扫描，当然不可能进行短期地震预测。众所周知，空间窗尺度 R 越小，LURR 的空间分辨率越高；时间窗 T_w越短，则时间的分辨率越高。要使 LURR 向短期地震预测的应用发展，就要使时间窗 T_w缩短。缩短 T_w的主要障碍是 $N_{min}=20$ 的限制(参看第 3 章)。

在大地震发生后，余震频发，这种情况下，时间窗 T_w可以取得很短，取 5 天、4 天，甚至 3 天(参看 5.2.1 节)。这种大地震发生后强余震的预测属于短期预测。

下面要着重讨论的是，一般情况下，缩短时间窗后，加卸载响应比的演化情况。要缩短时间窗而又满足 $N_{min}=20$，有两种情况：一是该地区地震活动性很高，即地震频度高；二是该地区的地震台网好(密度，仪器性能)，能够测到更小震级的地震。美国的地震台网很先进，所以我们先从美国的震例开始。

我们对美国的一些地震做了分析(袁帅，2011)，包括加利福尼亚州 1992 年 6.9 级地震，加利福尼亚州北部 1997 年 5.6 级地震，中部 2003 年 6.5 级地震，南加利福尼亚州 2005 年 5.2 级地震，蒙大拿州 2005 年 5.6 级地震，俄勒冈州 2008 年 5.3 级地震等。囿于篇幅，这里只展示另外两个地震(图 7.1、图 7.2)，上述 6 个地震的情况，可参看袁帅的原文。图 7.1 所显示的短时间窗计算加卸载响应比的演化，显示了一个共性：在很多地震发生前，长时间窗的加卸载响应比的计算往往会丢失地震前异常及峰值的信息，而缩短时间窗则会捕捉到这些信息，这样，缩短时间窗，计算加卸载响应比就大大增加了地震预测的准确度。以图 7.1 为例，时间窗取 30 天时，该地震前有明显的 LURR 异常；但时间窗加长后(50 天、100 天)，则不显示 LURR 异常，图 7.2 同样显示这样的规律：时间窗取 60 天、90 天和 120 天都出现 LURR 异常，但时间窗取 240 天

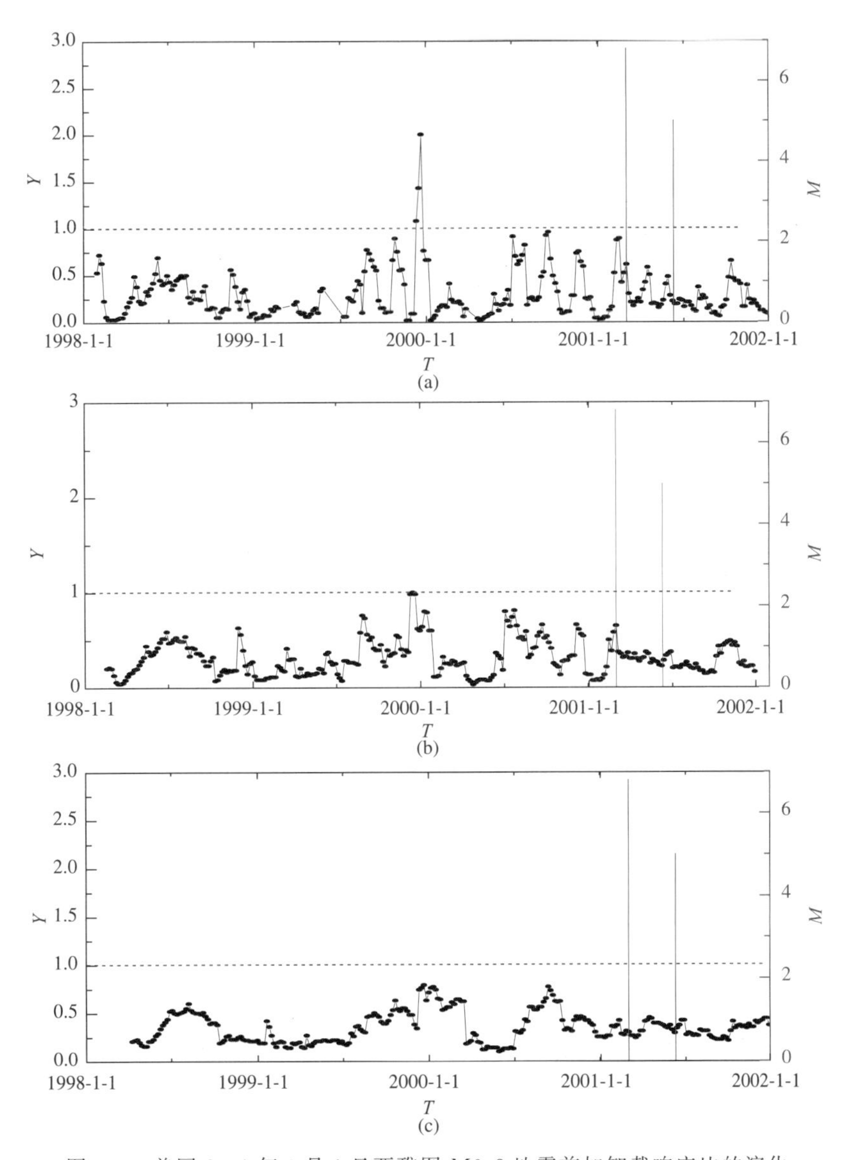

图 7.1　美国 2001 年 3 月 1 日西雅图 $M6.8$ 地震前加卸载响应比的演化

图中的竖线表示在该时刻发生地震，竖线的高度标示震级。

(a) 30 天；(b) 50 天；(c)100 天

时 LURR 的异常就变得难以识别了。

进而，我们选择了两个中国大陆的震例：1999 年 11 月 29 日辽宁岫岩 5.5 级地震以及 2003 年 7 月 21 日云南大姚 6.4 级地震的不同时间窗的加卸载响应比演化，如图 7.3 和图 7.4 所示。从图 7.3、图 7.4 中可以看出，以 30 天和 50 天为时间窗时，辽宁岫岩地震前出现明显的加卸载响应比短期异常及峰值，而以 120 天为时间窗时，加卸载响应比在震前没有出现异常；云南大姚地震前，如果以 50 天和 100 天为时间窗，峰值明显，以 200 天为时间窗时，同样没有异常出现。

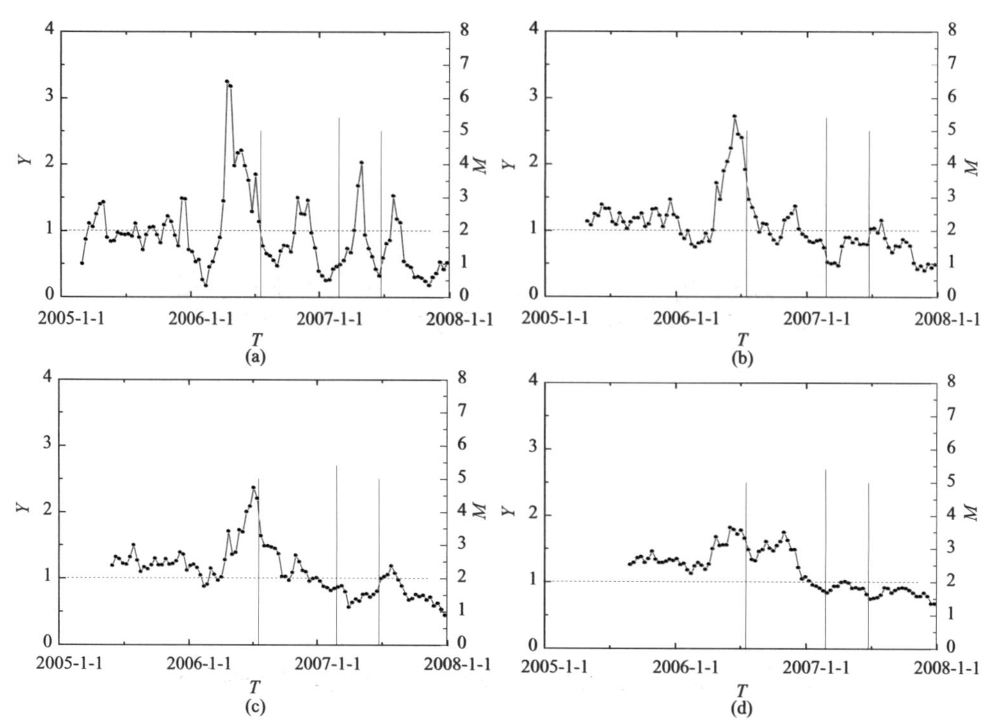

图 7.2　美国加利福尼亚州北部 2007 年 5.4 级地震前不同时间窗加卸载响应比演化

(a)60 天；(b)90 天；(c)120 天；(d)240 天

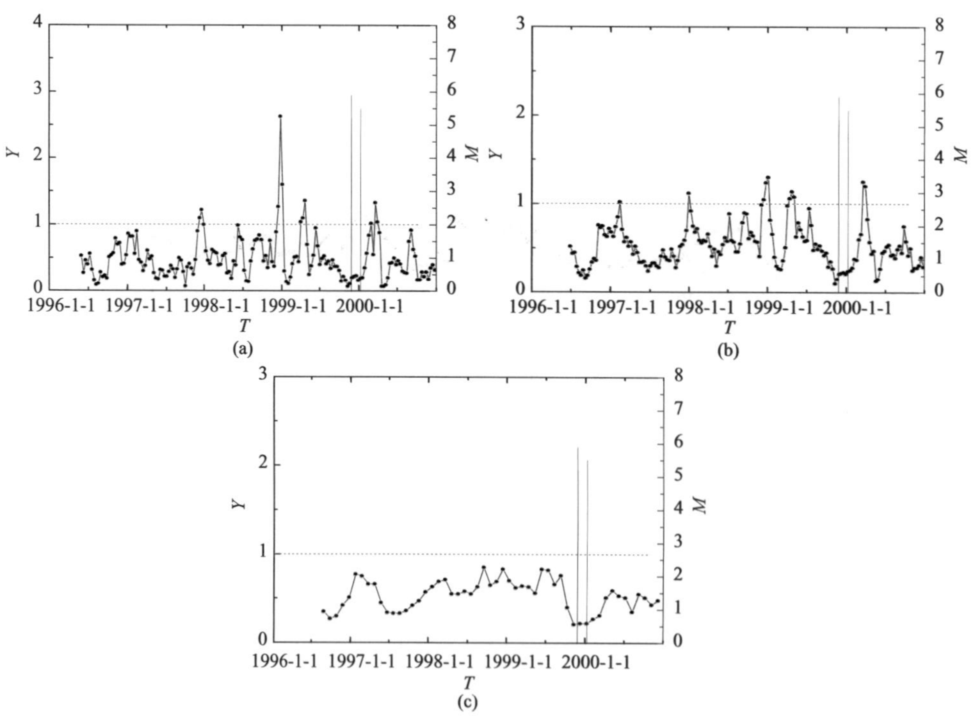

图 7.3　辽宁岫岩 1999 年 5.9 级地震前不同时间窗加卸载响应比演化

(a)30 天；(b) 60 天；(c)120 天

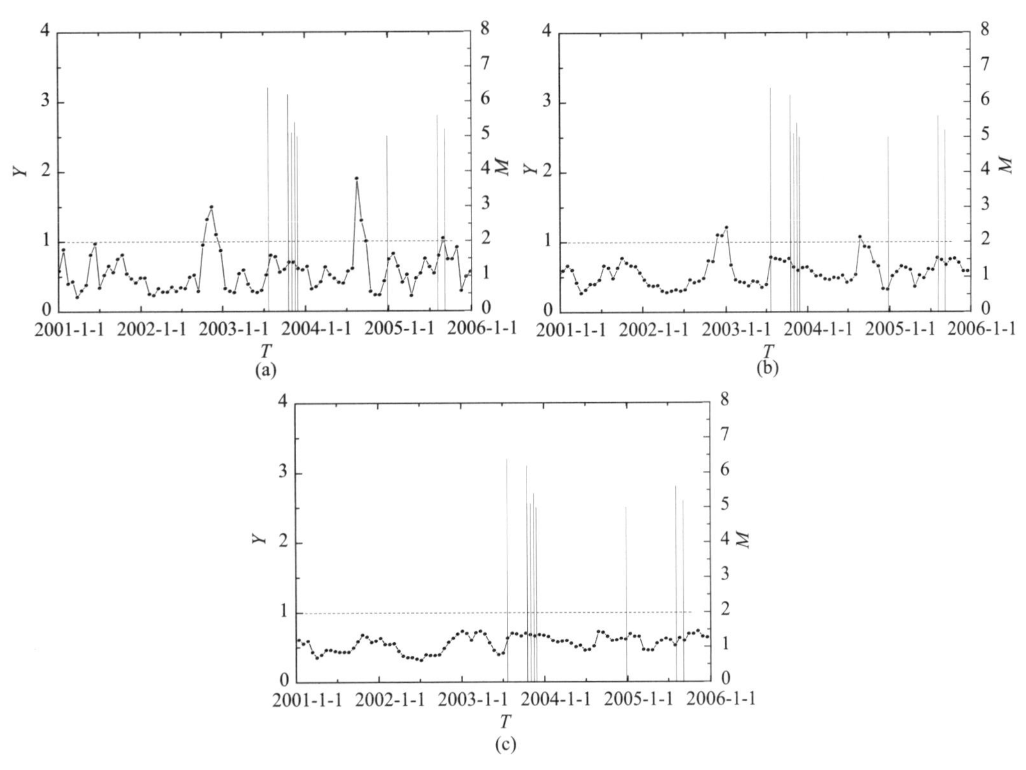

图 7.4　云南大姚 2003 年 6.4 级地震前不同时间窗加卸载响应比演化

(a)50 天；(b)100 天；(c)200 天

上面研究过的震例，汇总于表 7.1 中(袁帅，2011)。

表 7.1　短时间窗计算震例小结

序号	地点	震级	扫描半径/km	发生时间	最大合适时间窗/天	T_2/天	T_2(经验公式)/天
1	47.14，−122.72	6.8	200	2001-2-28	50	435	617±120
2	40.25，−124.31	6.9	200	1992-4-25	100	571	639±120
3	40.27，−124.37	5.6	150	1997-1-22	240	248	324±60
4	35.81，−120.36	6.5	200	2003-12-22	150	506	550±120
5	33.63，−116.59	5.2	200	2005-6-12	100	413	211±60
6	45.34，−112.61	5.6	150	2005-7-26	150	78	324±60
7	40.64，−124.86	5.4	150	2007-2-26	120	237	269±60
8	33.95，−117.76	5.3	150	2008-7-29	120	126	240±60
9	40.36，123.11	5.9	200	1999-11-29	60	338	404±60
10	25.95 101.23	6.4	200	2003-7-21	100	248	526±120

通过美国以及中国大陆的一些震例分析可以发现：加卸载响应比的计算时间窗的选择对其演化趋势有着非常重要的影响，正确选择时间窗，可以大大增加加卸载响应比进行地震预测的时间准确度。在其他参数不变的条件下，适当减少计算时间窗可以增加加卸载响应比进行地震活动性分析的时间灵敏度，从而可能提取到一些短期的地震异常现象，增加加卸载响应比预测的时间精度，使加卸载响应比能够成功地应用于短期地震预测。随着我国国力的增强，地震台网密度增加，仪器性能水平改良，即地震监测水平的提高，越来越多的较小地震能被监测到，这为缩短加卸载响应比计算时间窗提供了条件。但所研究的震例数目有限，有待进行更多震例，也预示这个领域还大有潜力可挖。

7.1.2 加卸载波(主动震源，呼图壁项目)

应力波在介质中的传播速度和介质的变形模量密切相关(王礼立，2005)。当地震波通过受到损伤的介质时，由于受损伤介质的加载变形模量不同于卸载变形模量，所以地震波的加载部分和卸载部分传播速度是不同的。这种波称为**加卸载波**。加卸载波在传播过程中，波形会发生变化。其变化的程度和介质的损伤程度有关。因此，从地震波波形在传播过程中的变化有可能揭示地震波通过的介质的损伤程度，也就是地震的孕育进程。

但是，天然地震的波形是复杂而多变的，也就是说，是未知的。所以，人们就想到：利用人工震源产生波形已知的地震，观测这种地震波波形在传播过程中的变化，进而用于地震预测。其实，用人工震源向地下发射弹性波，利用弹性波在地下的传播来反演地下结构的组成、密度等特征，在地震勘探中，早已得到广泛的应用。早期多在地表利用爆破、落锤、电火花、火车等车辆的通过等人工震源向地下发射弹性波。但是爆破、落锤所产生的波形不能精确地再现。进而发展出气枪和精密人工震源，并得到日益广泛的应用。

1. 气枪震源

气枪震源是一种绿色环保、经济实用的人工震源。气枪激发时，将气枪中的高压空气释放到水中，迅速形成球形的水泡，由于气泡内压力大于周围静水压力，气泡膨胀形成第一个压力脉冲，即气枪的主脉冲，它作用于水池的池壁，传播出去就形成地震波(图 7.5)。

气枪震源最早由美国 Bolt 公司的卡尔·米思克在 1964 年发明。自从 1985 年气枪专利失效后，随着气枪理论和气枪技术的不断发展和完善，气枪震源被大量使用(吴忠良等，2008)。

气枪震源与天然震源及其他人工震源相比较，具有诸多方面的优势：

(1) 低成本：水中的气枪激发比陆地的钻孔爆破等所需费用低得多。

(2) 震源的可重复性：可做到 100 万次无故障工作。由于可重复性好，可获得比较精确的地下物性状态变化情况。

(3) 精确定位：利用 GPS 精确计时和定位。

(4) 可量测的源：通过在气枪船上安置接收器以记录源的特征信号。

(5) 高信噪比：通过源函数叠加以提高信噪比。

(6) 耦合好：近均匀的水和传声介质将使气枪源和水声检波器达到近似完美的耦合。

(7) 工业支持：成熟的工业气枪设计，为项目的开展提供了可靠的技术保障。

近年来，国内外学者应用气枪震源做了大量的实验与研究，比较典型的要数洛杉矶的 LARSE 计划以及新西兰的 SIGHT 计划。在国内，为了解南海东北部海岸带附近和海陆过渡带详细的深部地壳结构，中国科学院南海海洋研究所、广东省地震局、台湾海洋大学和中国科学院海洋研究所联合利用气枪作为震源开展了海陆联合勘探计划。对区内的构造性质和深部地质情况的研究有很重要的意义。

中国地震局的陈颙院士等(陈颙、朱日祥，2005；陈颙等，2007)，创意建立地震发射台，在国家自然科学基金委员会、中国地震局地球物理研究所等单位的支持下，开展了利用气枪震源这一工具，进行地震科学(包括地震预测)的系统研究。他们将地球科学、现代信息处理技术和气枪震源技术结合，取得一系列令人瞩目的成果。

新疆地震局和陈颙院士及其团队合作，在新疆维吾尔自治区政府、中国地震局和国家自然科学基金委员会的支持下，建立了呼图壁主动震源试验场。试验场的气枪激发水池直径 100m，深 18m (相当于 6 层宿舍楼的高度)。工程浩大，设备精良。现在已经完工，并开始实验。实验结果表明：采用编码技术后，200km 范围内(约合面积 10 万 km^2)的地震台，能够接收到气枪激发的地震波。有望利用气枪激发的地震波将该区域(包括乌鲁木齐市)的地下“照亮”，也就是说，将该区域内的地震结构搞得更清楚。在此基础上连续监测气枪激发的地震波的传播，同时运用加卸载波的理论分析，就可能比较可靠地监测该地区内地壳的孕震进程，进而预测地震。其最新进展，可参看 A.6。

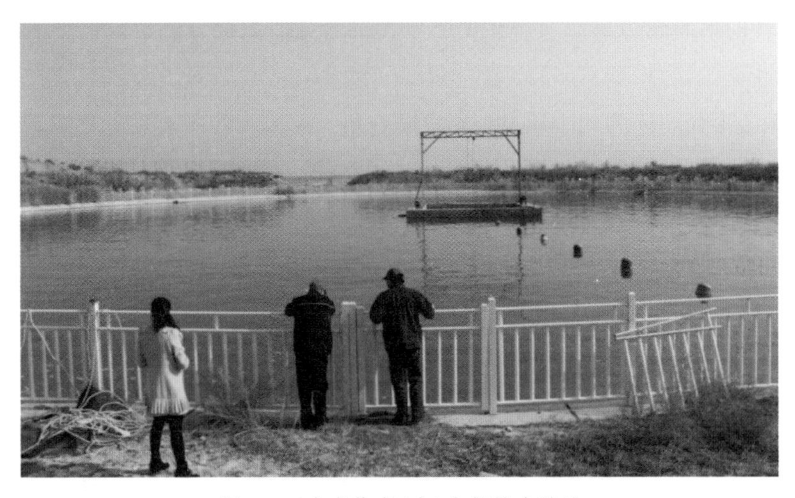

图 7.5　本书作者(中)在气枪水池边

2. 精密人工震源

精密可控主动震源是 20 世纪 90 年代发展起来的新型人工震源设备，它以精确控制两台伺服电机带动两个相向旋转的偏心质量体为动力源，在指定时间和地点向地下观测目标输出与设计模式一致的弹性波，通过布置在远端的数据接收系统接收信号，再对接收信号进行处理，提取地下介质信息。它具有高精密控制、连续、重复运行等特点。

在精密人工震源的发展过程中，比较著名的有俄罗斯的可控震源 CV 和日本的 ACROSS。其中俄罗斯的可控震源是垂直作用力的线性震源，以作用力大、传播距离远见长，日本的 ACROSS 为水平旋转震源，其显著特点是精密控制、长时运行。这两种震源分别在俄罗斯和日本都有大量应用，取得了大量的成果(图 7.6)。

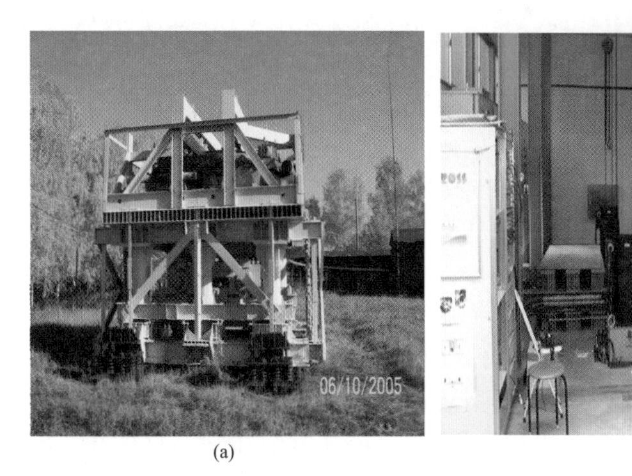

图 7.6　俄罗斯(a)与日本(b)的精密人工震源

在国内，北京港震机电技术有限公司已生产了精密可控主动震源，如图 7.7 所示。它由两个旋转的偏心轮组成，所产生的不平衡的合力垂直向下，为

$$F = 2rm\omega^2\cos\phi \tag{7.1}$$

式中，r 为偏心半径，m 为偏心质量，ϕ 为偏心角，ω 为旋转角速度。可以通过调整旋转

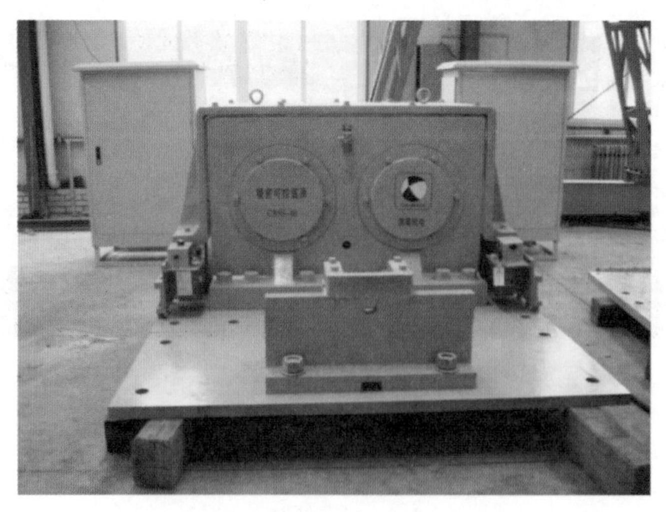

图 7.7　北京港震机电技术有限公司生产的精密人工震源

速度的大小改变不平衡力的频率，但是由于功率一定，当频率增加的同时，力的大小会随着减少。从式(7.1)中可以看到，精密控制人工震源产生的地震波是简谐波(图7.8)。

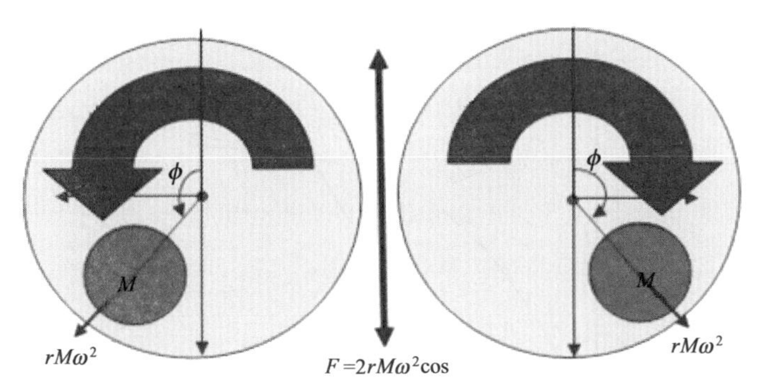

图7.8　精密控制人工震源示意图

该精密控制震源有如下特点：

(1) 属于旋转震源，震源特性清楚，高度可重复；

(2) 对地输入能量强度低，对附近建筑、人员无影响，对地震台站正常观测无影响；

(3) 在数百千米(150km)外可以检测到信号；

(4) 配合数字处理技术，可以提取高精度走时数据。

应力波在理想弹性介质中传播时，不会发生色散。也就是说，波形不会改变。由精密人工震源产生的简谐应力波穿过孕震区时，由于孕震区内的介质受到损伤，简谐应力波变成加卸载波，在传播过程中，波形必然发生变化。变形的程度和孕震区内的介质的损伤程度直接相关。从理论上讲，只要对由精密人工震源产生的简谐应力波穿过孕震区后的波形作一个 傅里叶变换就可能测量出介质损伤的程度。

当然，从人工源发出的波，到周围地震台的传播是非常复杂的。下面仅就一维情形(例如，杆件中传播的波)做一些分析(袁帅，2011)。

加卸载波理论的一维分析(王礼立，2005；袁帅，2011)

一维情况下应力波传播问题处理简单、概念明确、结果表达直观，并且一维情况下应力波的一些研究结果具有典型性。因此首先研究一维情况下应力波传播。

研究的一维模型简化如图7.9所示，E_+和E_-分别代表加载和卸载弹性模量。可以通过调整F_0的大小来调整杆件的应力状态。F为叠加于F_0之上的一个正弦干扰，通过研究F在杆件内部传播时的变化来反演杆件所受的应力状态F_0。首先介绍一下一维应力纵波研究的两个基本假定：

(1) 杆件在变形时截面保持为平面，沿着截面只有均匀分布的轴向应力。于是各运动量都只是杆件位置和时间的函数，这个问题简化为一维问题。这实际上是一个近似处理，忽略了杆件横向运动的惯性作用，即忽略了杆的横向收缩或膨胀对动能的贡献。

(2) 应变率无关理论，即应力只是应变的函数，材料的本构关系可以写为

$$\sigma=\sigma(\varepsilon) \tag{7.2}$$

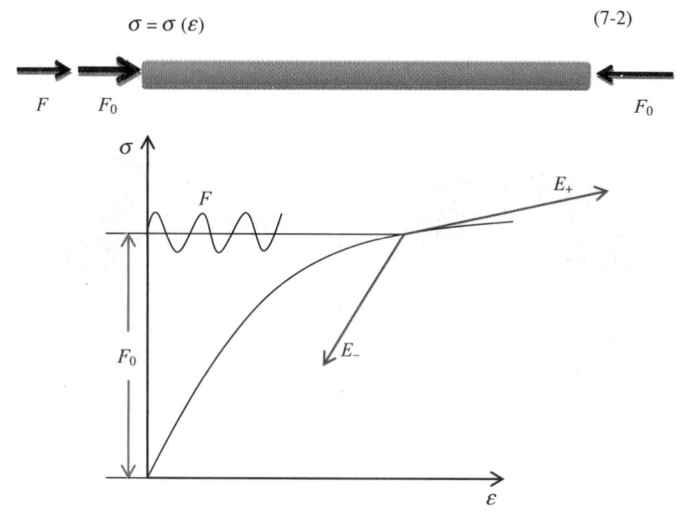

图 7.9　一维模型简化图

经过简单的推导(袁帅，2011)可得

$$\frac{\partial^2 u}{\partial t^2}-C^2\frac{\partial^2 u}{\partial x^2}=0 \tag{7.3}$$

其中，u 为沿杆长 x 方向的位移，

$$C=\sqrt{\frac{E}{\rho}} \tag{7.4}$$

为一维杆中纵波的波速，式(7.3)即为杆中纵波的运动微分方程。

从式(7.3)中可以看出，一维纵波波速与杆的杨氏模量有关，当杆处于弹性阶段时，加载模量与卸载模量相等，也就是说加载波波速与卸载波波速相等；相反，当杆处于损伤阶段时，加载模量小于卸载模量，即加载波速小于卸载波速。当杆端有一微小应力波扰动传播到杆中时，如果杆处于弹性阶段，则扰动在杆中传播时波形保持不变；如果杆处于损伤阶段，则扰动在杆中传播时会由于加卸载波速的不同，发生波形的改变，从而可以通过波形的改变来反演杆所处的应力状态。在数值模拟一维弹塑性纵波传播时，通常采用著名的 Godunov 方法(林晓，2008)。在数值模拟一维加卸载波的传播问题时，同样可以采用 Godunov 方法。在 Godunov 方法里面，第一步要解黎曼问题：

令 $w=(\rho v,\ \varepsilon)^{\mathrm{T}}$，$f=(\sigma,\ v)^{\mathrm{T}}$，$v$ 表示杆中质点速度，假设两杆的初始状态为 σ_1，ε_1，v_1 和 σ_2，ε_2，v_2，单元长度为 Δx，时间步长为 Δt，两者共轴撞击以后，分别向左右两杆传播中心波，这些波成为弹性波或者塑性波，撞击后的状态分别为 σ_3，ε_3，v_3 和 σ_4，ε_4，v_4，边界条件是在边界上应力和速度相等，这被称为黎曼问题(如图 7.10 所示)。Godunov 方法的第一步就是求解单元 j 与单元 $j+1$ 之间的黎曼问题，得到单元边界的 $f_{j+\frac{1}{2}}$。

第二步，在曲面 $S=\{|x-x_j|\leqslant\Delta x/2,\ t^n\leqslant t\leqslant t^{n+1}\}$ 进行如下积分：

$$I=\iint_S\left(\frac{\partial w}{\partial t}-\frac{\partial f}{\partial x}\right)\mathrm{d}x\,\mathrm{d}t \tag{7.5}$$

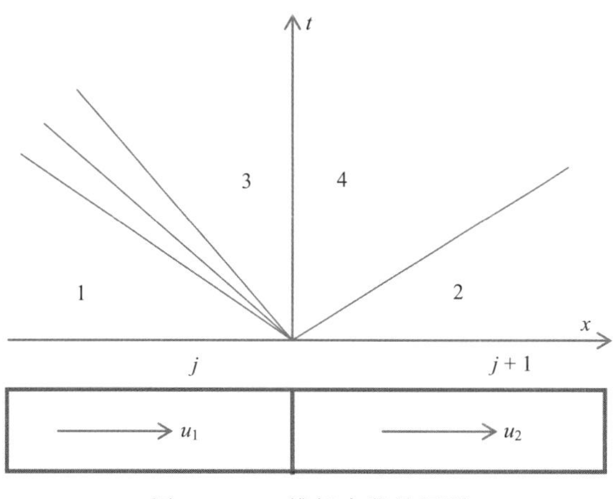

图 7.10　一维杆中黎曼问题

由于

$$\frac{\partial w}{\partial t} \equiv \frac{\partial f}{\partial x} \tag{7.6}$$

所以式(7.5)中 $I=0$，积分得到

$$w_j^{n+1} = w_j^n + \frac{\Delta t}{\Delta x}\left(f_{j+\frac{1}{2}} - f_{j-\frac{1}{2}}\right) \tag{7.7}$$

其中，上标表示时间步，下标表示单元号。然后通过应力-应变关系得到下个时间步长的应力值。这就是 Godunov 方法的基本思想和算法，本节中使用的是 Godunov 二阶方法，此处不再详细介绍。

在这里，我们应用的材料模型为：材料所受应力绝对值增大时为加载，减小时为卸载，不考虑材料因塑性产生的强化效应。设**卸载模量与加载模量的比值为** k，即定义加卸载模量比为

$$k = \frac{E_-}{E_+} \tag{7.8}$$

则卸载波速与加载波速的比值为$\sqrt{k}$ 。在模拟中为了模拟地壳内的实际应力状态，应力取负值(按固体力学习惯，拉应力为正，压应力为负)。取各个量的无量纲量，设屈服极限为 1，卸载模量为 1，单元长度为 0.001，时间步长为 0.001。计算杆端扰动在长为 20 的杆件中传播情况。讨论两种典型情况：

A. 矩形波情况

假设杆中初始条件为

$$v(x) = 0; \quad \sigma(x) = \varepsilon(x) = -1, \quad 0 \leqslant x \leqslant 20 \tag{7.9}$$

其中 $v(x)$为坐标 x 处横截面的速度。杆端扰动 F 为(图 7.11)

$$F = \begin{cases} -1, & t \leqslant 2;\ t \geqslant 4 \\ -1.2, & 2 \leqslant t \leqslant 4 \end{cases} \tag{7.10}$$

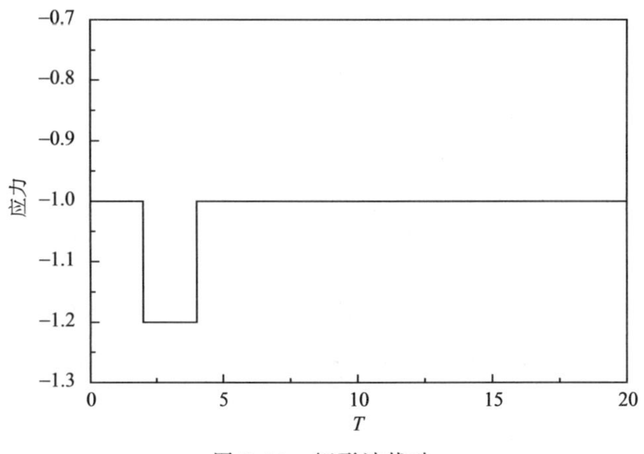

图 7.11　矩形波扰动

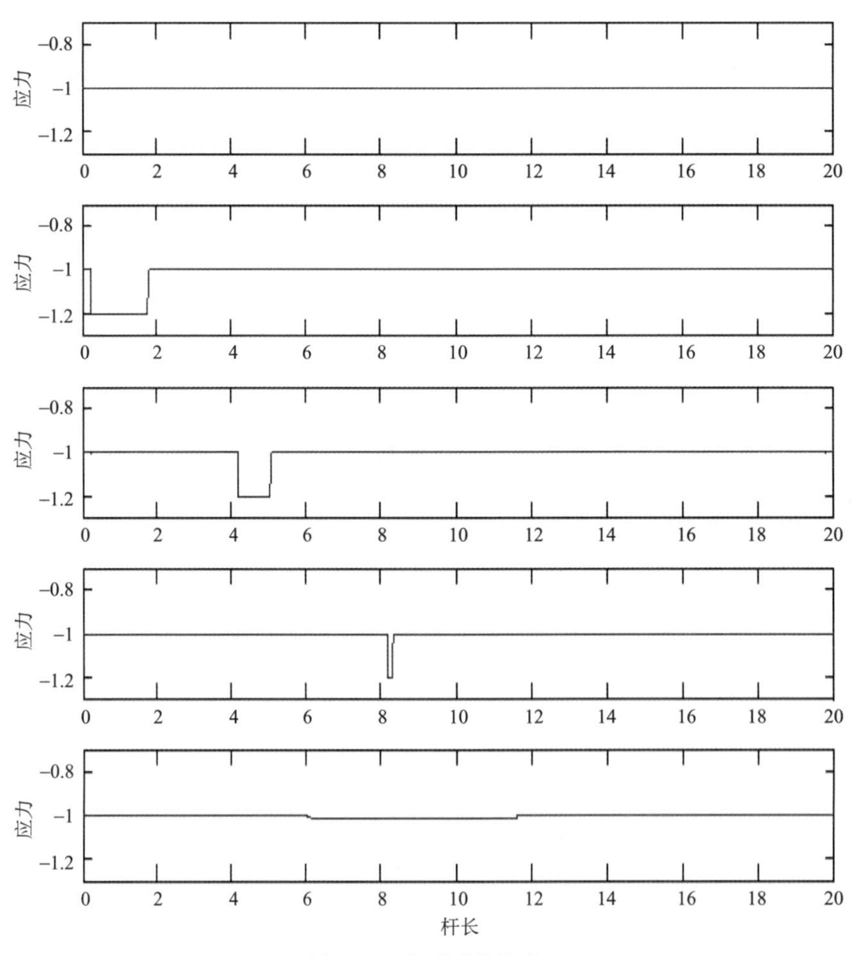

图 7.12　矩形波的演化

图 7.12 为当 $k=1.5$ 时，在初始时刻($t=0$)和 $t=4$、8、12、16 单位时间时，杆中的应力分布，图中纵坐标为无量纲应力，横坐标为无量纲杆长。从图中可以看到，由于卸载波速大于加载波速，应力波传播过程中，卸载波会逐渐追赶加载波，直至两者发生相互作用，产生内反射波。设初始状态为 σ_0，ε_0，v_0，加、卸载波传播过后杆中状态分别为 σ_1，ε_1，v_1 和 σ_2，ε_2，v_2，两者相互作用以后的状态为 σ_3，ε_3，v_3，加卸载波的应力扰动分别为 $-\Delta\sigma$ 和 $\Delta\sigma$。由一维纵波波阵面上的动力学相容条件

$$D=C\Delta\sigma=-\rho D\Delta v \tag{7.11}$$

其中，当应力波是右行波时，$D=C$，反之，左行波时有 $D=-C$，C 为杆中一维纵波波速。将式(7.11)分别应用于加载波、卸载波波阵面以及向左右传播的内反射波，分别有

$$\sigma_1-\sigma_0=-\rho C_+(v_1-v_0)=-\Delta\sigma \tag{7.12}$$

$$\sigma_2-\sigma_1=-\rho C_-(v_2-v_1)=\Delta\sigma \tag{7.13}$$

$$\sigma_3-\sigma_0=-\rho C_+(v_3-v_0) \tag{7.14}$$

$$\sigma_3-\sigma_2=\rho C_+(v_3-v_2) \tag{7.15}$$

$$C_-=1,\qquad C_+=\sqrt{\frac{2}{3}} \tag{7.16}$$

联立式(7.12)～式(7.16)得到

$$\sigma_3=\sigma_0-C_+v_3=\sigma_0-\frac{\sqrt{k}-1}{2\sqrt{k}}\Delta\sigma=-1.0184 \tag{7.17}$$

用 Godunov 方法算出数值结果与理论值一致，这说明 Godunov 方法具有较高的计算精度。由式(7.17)可以推出内反射波的幅值

$$\Delta\sigma'=|\sigma_3-\sigma_0|=\frac{\sqrt{k}-1}{2\sqrt{k}}\Delta\sigma \tag{7.18}$$

从式(7.18)中可以看出，内反射波的幅值与加卸载模量比 k 有关。由于 $k\geqslant 1$，因此，内反射波的幅值随着 k 的增加而增大。

此时产生的内反射波称为一次内反射波，当内反射波传播到杆端以后会发生应力波反射，然后可能会发生二次内反射，出现二次内反射波……此处不再赘述。

B. 正弦波的情况

由于精密控制人工震源发射的是正弦地震波，我们重点研究一下正弦波的演化。令杆左端扰动为

$$F=-1-0.2\sin(\pi t) \tag{7.19}$$

杆中的初始状态仍如式(7.9)所示。当 $k=1.5$ 时数值模拟的结果如图 7.13 所示，图中所显示的是 1、2、4、8、16 单位时刻应力波在杆中的分布，图中纵坐标为无量纲应力，横坐标为无量纲杆长。从图中可以看出，正弦波在杆中传播时，由于加卸载波的相互作用，正弦波波形发生变化。由于波前为卸载波，而波尾为加载波，因此波前与波尾的距离越来越远；波前的形状在传播过程中不发生变化，而波尾却逐渐演化为阶梯波，并且阶梯的幅度越来越小，波尾的应力值趋近于初始状态；波前扰动幅值相应于初

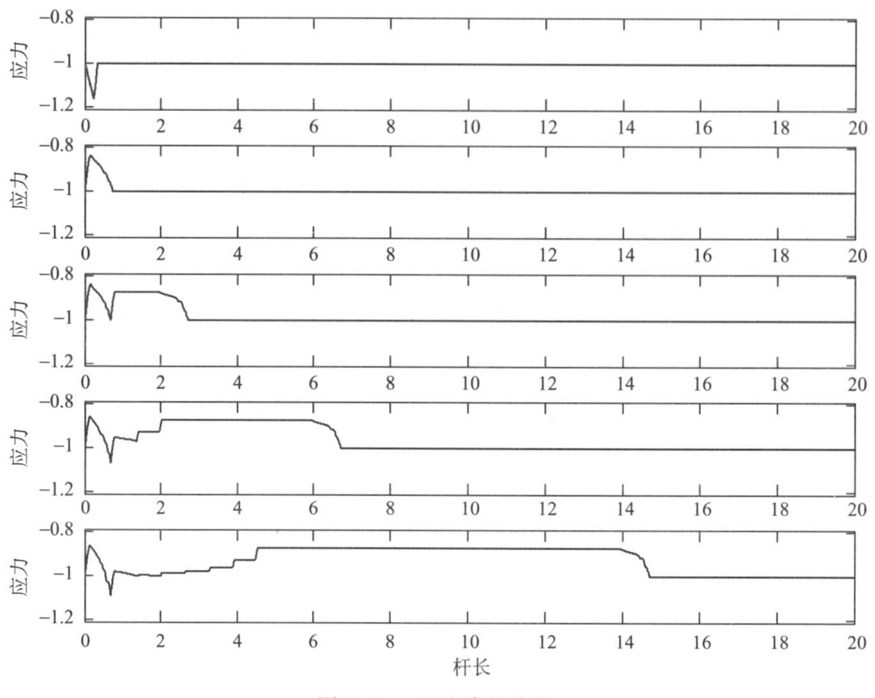

图 7.13　正弦波的演化

始正弦扰动有所降低；波前速度有微小降低。

同时计算了在 20 单位时刻，加卸载模量比取不同值时的正弦应力波的演化，如图 7.14 所示。从图中可以看到随着加卸载模量比的增加，波前应力扰动幅值以及波速都会相应的减小。

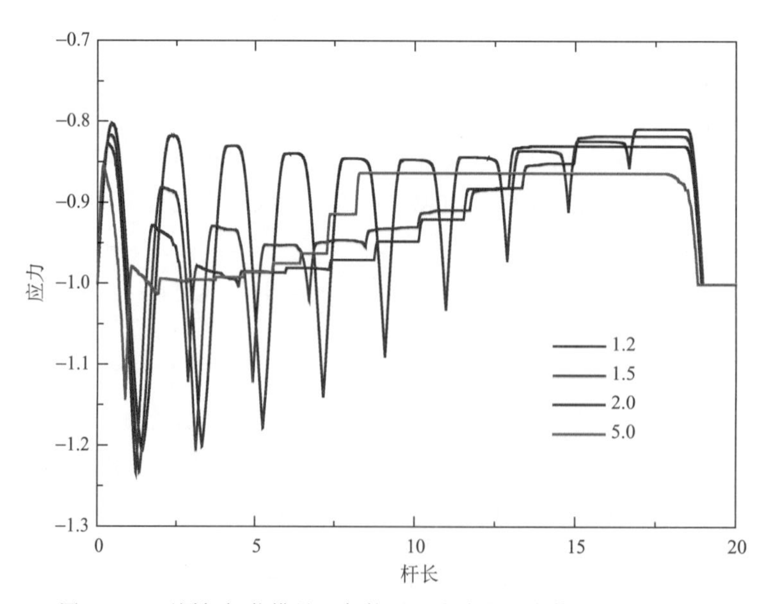

图 7.14　不同加卸载模量比条件下正弦波在杆中传播时应力分布

为了研究加卸载模量比 k 与波前扰动幅值之间的关系，同样计算了 k 取不同值条件下的波前扰动幅值 A 的变化，如图 7.15 所示。从图 7.15 也可以看出正弦波在受损介质中传播时，也会相应加卸载模量比的增加出现波前应力扰动幅值的降低，同样的，通过数值拟合建立起两者之间一一对应的关系，拟合公式在图中给出。

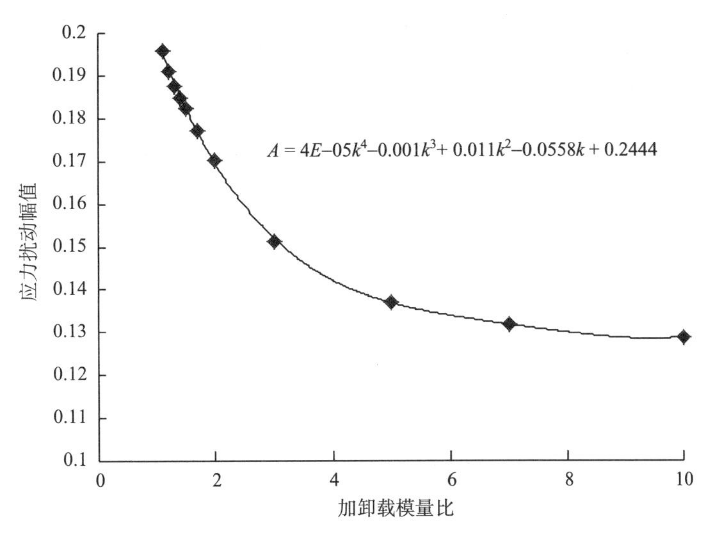

图 7.15　正弦波波前应力扰动幅值随加卸载模量比的变化

下面研究一下正弦应力波在杆中传播时波的频谱的变化。当 $k=1.5$ 时，在杆中的不同点处，记录了应力随时间的变化，并对结果做了快速傅里叶变换，来分析应力波传播过程中频谱的变化，图 7.16～图 7.19 分别表示第 1、3、5、7 个单位长度处应力波

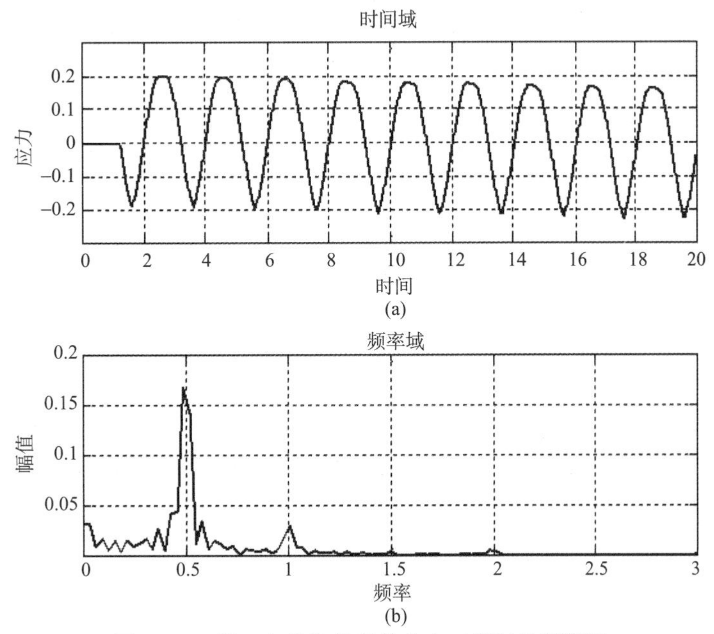

图 7.16　第 1 个单位长度处应力时程以及频谱图

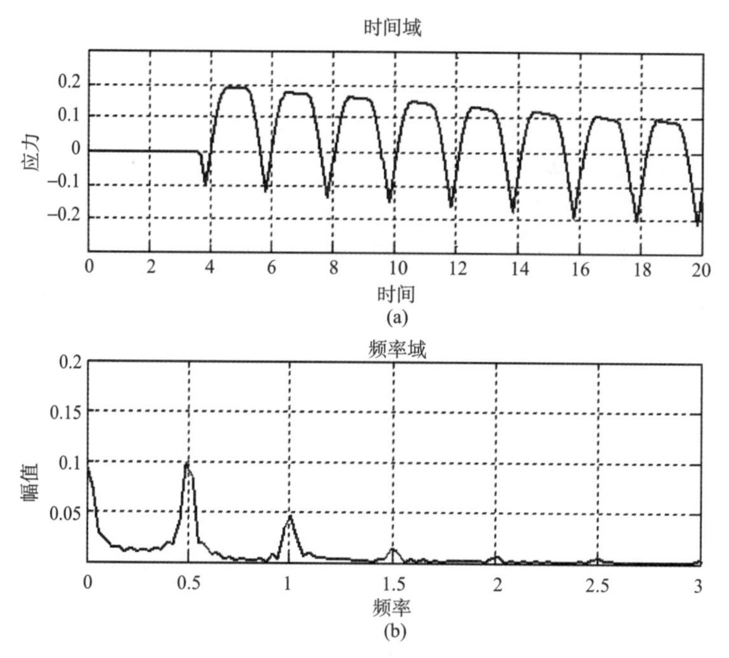

图 7.17 第 3 个单位长度处应力时程以及频谱图

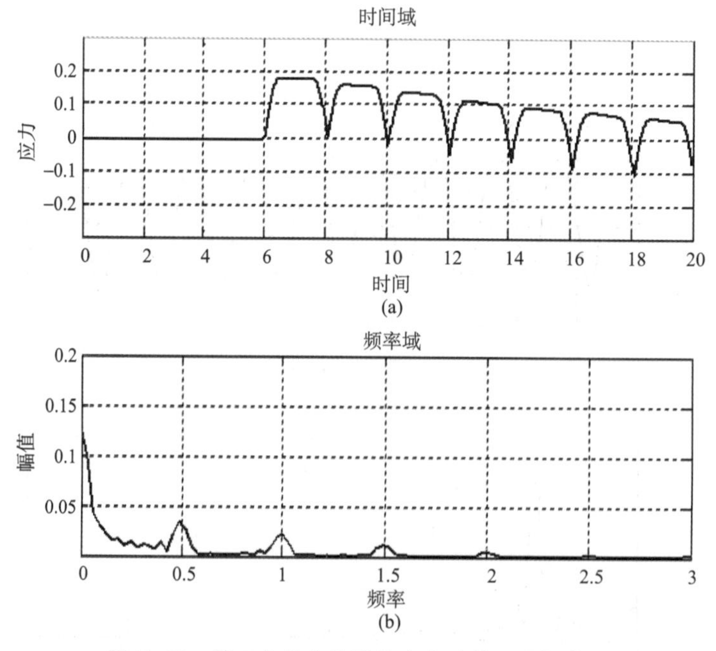

图 7. 18 第 5 个单位长度处应力时程以及频谱图

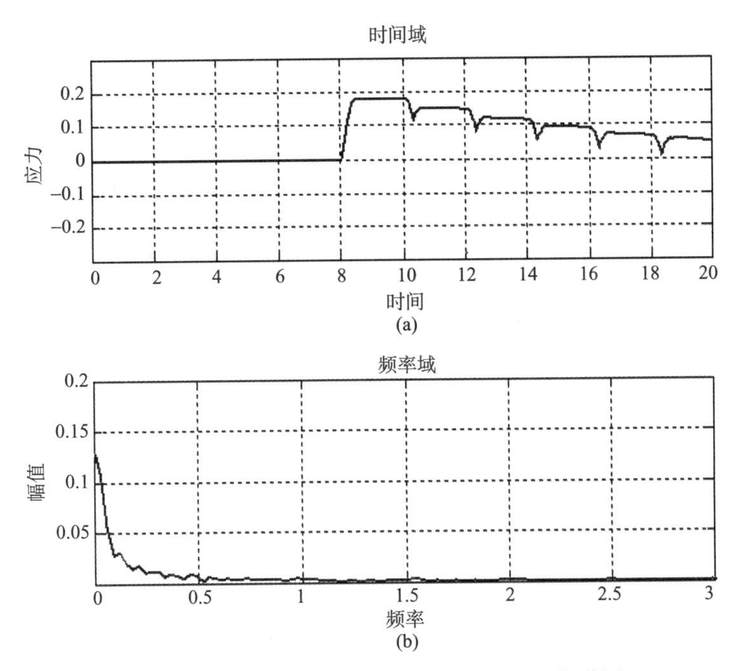

图 7.19　第 7 个单位长度处应力时程以及频谱图

随时间的变化及其频谱图，其中每幅图的第一部分为应力的时程曲线，第二部分为相应点的频谱图。为了频谱分析的方便，对于所有的应力值都加上 1，即去掉了初始条件的影响。从图中可以看出，随着正弦应力波的不断向前传播，由于加载波与卸载波的相互作用，正弦波发生畸变，出现高频成分，并且基频的幅值越来越小，正弦形式越来越不明显。同时，零频的成分逐渐增大，逐步成为最主要的部分，这说明平均应力发生明显的改变。

那么加卸载模量比 k 对应力波时程及其频谱有什么影响呢？计算了不同加卸载模量比条件下杆的第 3 个单位长度处应力波时程曲线及其频谱分析，分别如图 7.20～图 7.23 所示，分别表示 $k=1.2$、1.5、2、3 时的情况。从图中可以看出，与应力波在杆中传播的规律类似，随着加卸载模量比的增加，高频成分相对来说有所增加，基频的幅值逐渐减小，零频的成分越来越明显，即平均应力有更明显的改变。

于是，介质的损伤程度也通过正弦波传播过程的频谱反映出来。当介质处于弹性阶段时，正弦波的波形是不会变化的，也就是说，只有一个频率成分出现。而如果正弦波由于加卸载相互作用发生畸变时，则会出现高频成分，而且高频成分随着传播过程相对于基频来说有所增大。同时，随着传播距离的增大与损伤的增加，波形变化有着类似的规律。

至此，模拟了一维情况下应力纵波在受损介质中传播的情况，得到了加卸载模量比与应力波传播时波形变化的关系，这样就可以通过观察波形发生的改变来反推介质的损伤状态。

回想加卸载响应比定义我们会发现，加卸载模量比 K 即为加卸载响应比 Y(参看

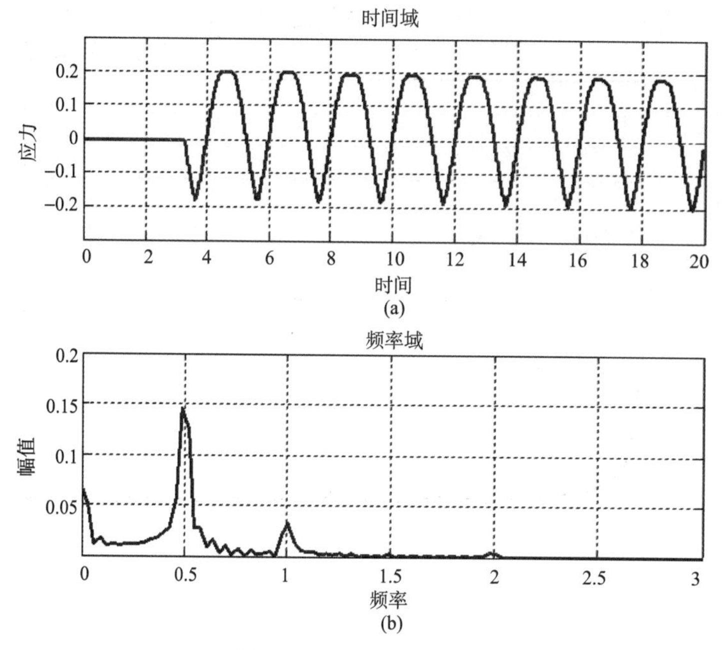

图 7.20　$k=1.2$ 的情况

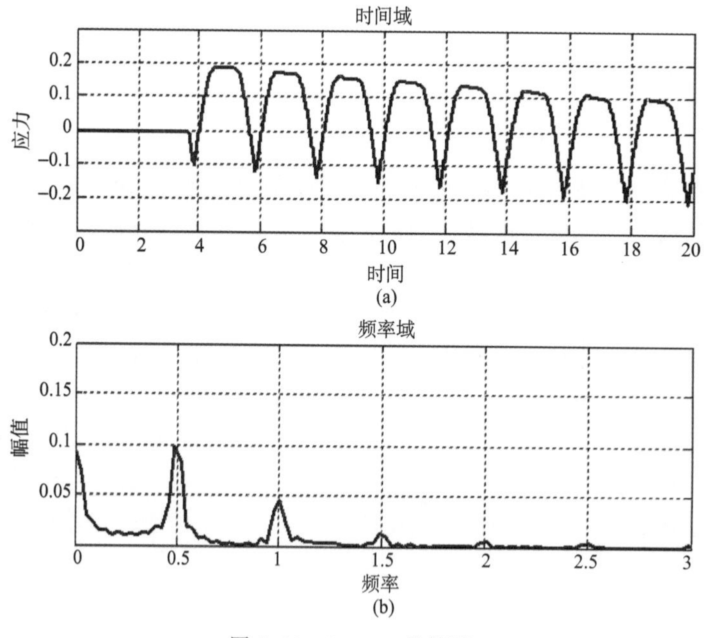

图 7.21　$k=1.5$ 的情况

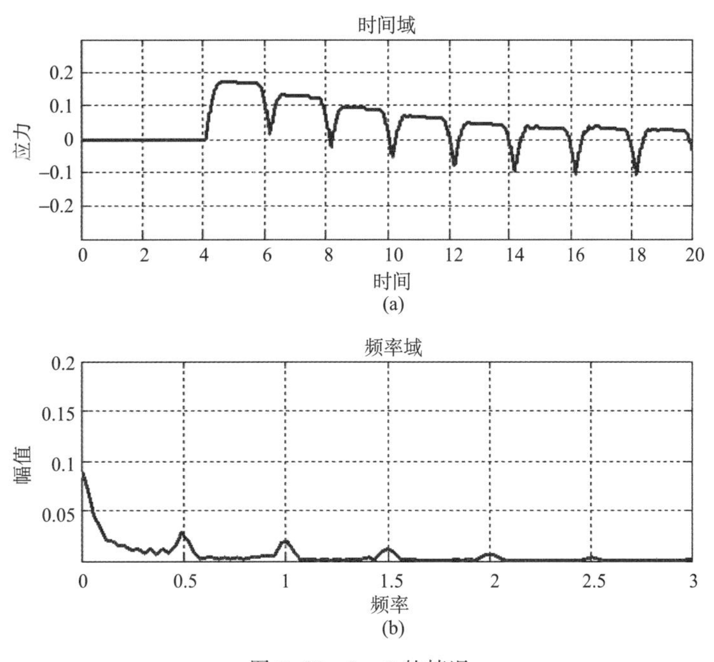

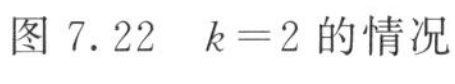
图 7.22　$k=2$ 的情况

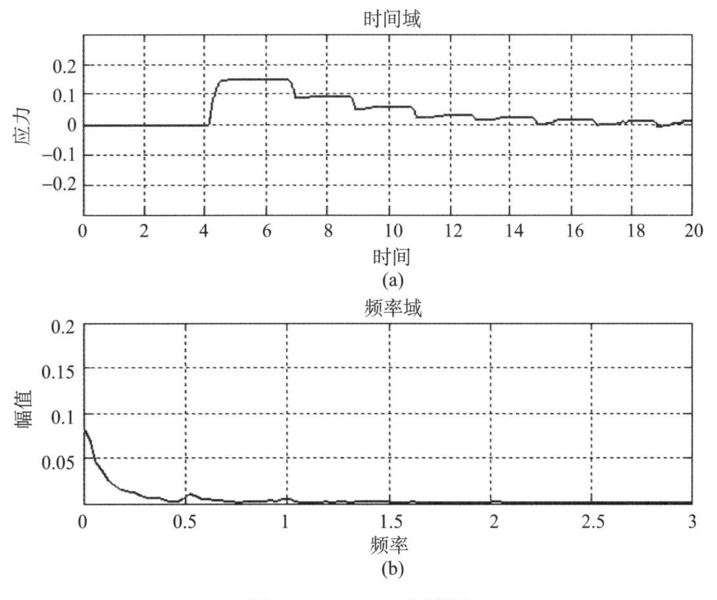

图 7.23　$k=3$ 的情况

1.2节)。也就是说，加卸载响应比与波在损伤介质中传播时波形的改变有一定的关系，这就为人工震源在加卸载响应比理论里面的应用提供了思路。由于加卸载响应比在实际计算中以天然地震地震能量为响应，这就大大限制了加卸载响应比的计算时间窗，使加卸载响应比方法应用于地震短期预测受到限制。而精密控制人工震源的测试却不受时间的限制，可以随时测试危险区域加卸载波的波形变化，从而推导出加卸载响应比的演化，为地震短期预测提供新的思路。

进一步设想，我们可以通过以地震能量作为响应的加卸载响应比时空扫描，得到中长期地震预测的结果，然后在中长期预测的危险区域进行人工震源测试，随时监测加卸载响应比的变化，为地震的短期预测提供重要的参考。这样，就将地震中长期预测和短临预测紧密结合起来。

以上只是对一维杆中纵波做了模拟，而实际地震总是发生在三维介质，因此这些结果虽然清楚地说明了加卸载波的概念和特征，却不能直接用于地震情况。为了更好地模拟三维条件下，损伤介质中加卸载波的传播，我们借助商业有限元软件ABAQUS来模拟应力波的传播。由于三维问题相对于一维问题来说复杂得多，囿于篇幅，我们只得割爱。有兴趣的读者请参看论文(袁帅，2011)，但也只限于比较简单的情况。

7.2　前兆资料用作“响应”的加卸载响应比

到目前为止，我们的讨论还限于利用地震资料研究地震预测。可是，地震的孕育过程中，还可能出现其他前兆。基于这样的思路，我国地震界(国际地震界也大致相同)已建立了多种测量系统，测量很多地球物理参数，如地形变、倾斜和应变、断层蠕动异常、波速比、地磁、地电、电阻率、地下水(水位、水温、水化学成分等)、油井流量等(参看1.2节)。这些参数大都可能作为“响应”，研究加卸载响应比。在“八五”期间，国家地震局(即现在的中国地震局)的“八五攻关”项目中，加卸载响应比是一个二级课题，下设地下水、地形变、地倾斜等多个“子课题”。经过5年研究，取得相当好的成果。此后，许多科学家基于对LURR的理解和需要，在更广泛的领域里研究和应用LURR，形成百花盛开、经久不衰的局面，至今已在中外期刊上发表的论文达182篇(参看A.3节)，为LURR做出新贡献。有兴趣的读者请参看A.3节，并进一步参考源文献。纵观这些研究，有两个问题需要和读者讨论：

1. 标度律(参看8.1节)

在研究和应用不同的参数作为“响应”时，请特别注意其时空标度。时间上，用该参数测出的加卸载响应比出现异常时，未来的地震将在什么时间尺度上发生？以水井水位的加卸载响应比为例。张昭栋和刘庆国(1999)研究了大华北地区11口水井的水位加卸载响应比在地震前的变化。发现在地震前1～13个月出现加卸载响应比升高异常变化，如图7.24所示。表7.2更明确地显示了图7.24中的主要结果。陈建民等(1994)的研究得到的结果也大致相同。所以，水井的水位加卸载响应比可能包含短期地震预测的信息，而形变资料加卸载响应比则往往携带中期地震预测的信息。不同前兆资料的加卸载响应比，就可能蕴藏着长、中、短、临不同时间尺度的孕震信息，为地震的长、中、短、临预测提供支撑。同理，空间上的标度律也很重要。

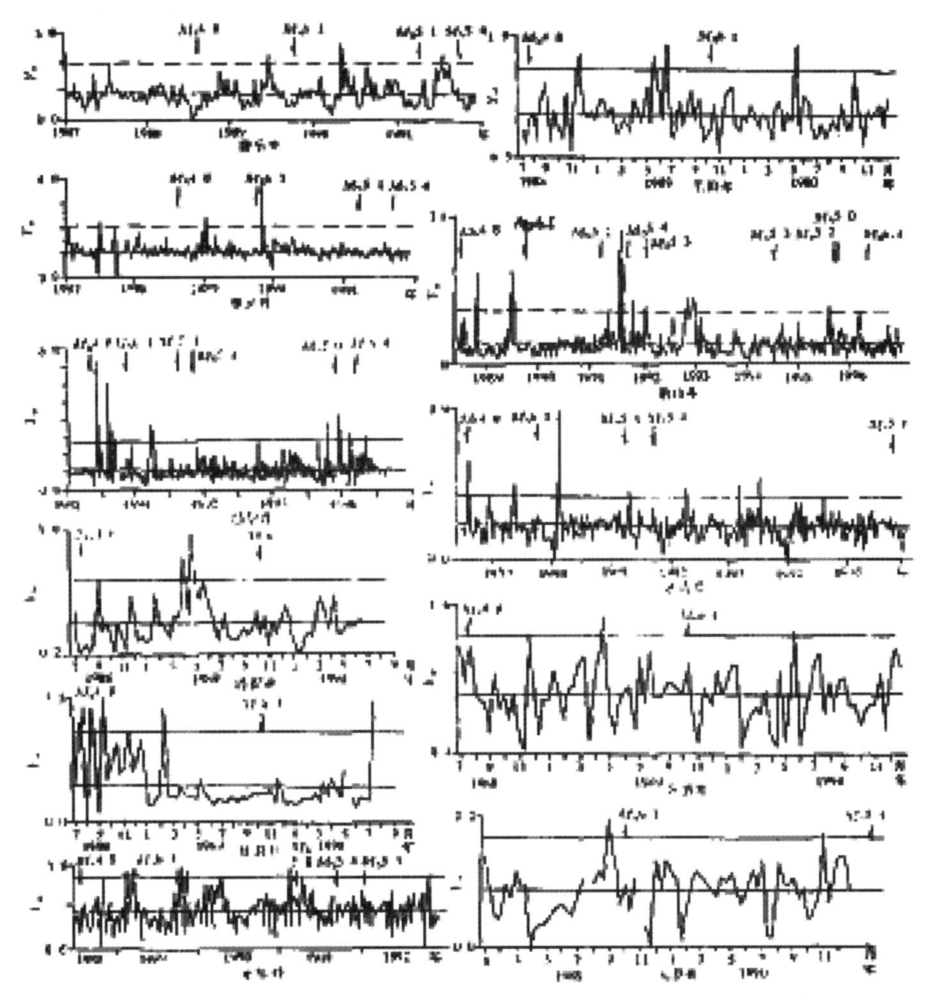

图 7.24　大华北地区 11 口水井的水位加卸载响应比在地震前的变化

从论文(张昭栋、刘庆国，1999)截图(原文图件就不够清楚，请读者谅解)

2. 加卸载准则

用各种前兆资料作为“响应”研究加卸载响应比时，首先遇到的问题就是：如何判断加卸载。这是一个非常重要问题。现在，各种前兆大都采用各自的准则。但是，最科学、最严密的方法是 1.1 节中的方法，就是根据潮汐应力和构造应力的叠加的关系，但是这种方法目前还不好直接用于前兆资料的加卸载响应比情况。我们正在努力，在汇总尽可能完整的地震震源机制解的基础上，编写一套程序，使各种前兆数据能够使用。做到这一步将是加卸载响应比的一个阶段性进步，期待着这一天。

表 7.2 华北地区 11 口水井的水位加卸载响应比与地震关系的统计结果

水井序号	井名	井位		资料时段	地震次数	异常次数	有震有异常次数	有震无异常次数	无震有异常次数	有震异常在震前出现的时间
		$\lambda_E/(^\circ)$	$\varphi_N/(^\circ)$							
1	静乐	111.9	38.2	1987-01-01—1991-12-31	4	3	3	1	0	3,11 个月
2	孝义	111.8	37.1	1987-01-01—1991-12-31	4	3	2	2	1	13,8 个月
3	昌黎	119.2	39.7	1988-01-01—1997-12-31	5	7	4	1	1	3~13 个月
4	永年	114.5	36.7	1988-07-01—1992-12-31	4	3	2	2	1	40 d,8 个月
5	唐山	118.2	39.6	1988-07-01—1996-12-31	7	8	4	3	2	2~5 个月
6	深县	115.6	38.1	1988-07-01—1990-12-31	1	3	1	0	2	6~11 个月
7	永清	116.4	39.2	1988-07-01—1995-12-31	5	7*	6	1	3	6~13 个月
8	滦南	118.7	39.5	1988-07-01—1990-12-31	1	2	1	0	1	6 个月
9	玉田	117.8	39.9	1988-07-01—1990-12-31	1	3	1	0	2	6 个月
10	完县	115.1	38.9	1989-01-01—1990-12-31	3	3	3	0	0	30 d,60 d
11	雄县	116.1	39.0	1988-07-01—1990-12-31	1	2	1	0	0	12 个月

注：从论文(张昭栋、刘庆国，1999)截图(原文图表不够清晰，请读者谅解)。

7.3 LURR 用于其他地质灾害的预测

到此为止，我们讨论的只限于天然地震的预测。水库地震、矿震以及滑坡等地质灾害，从力学机制上看，都是非均匀脆性介质的灾变性破坏。都有可能运用加卸载响应比理论进行预测。我们自己在这方面做的工作不多(陈学忠、尹祥础，1995；尹祥础等，2004；李世愚等，2010)，但是却显示了良好的前景。例如，房山煤矿的矿震，1992 年 8 月～1993 年 7 月，一年间，发生了 $M2.1$ 级矿震 7 次(组)，在 5 组矿震前出现明显的加卸载响应比异常。

由于加卸载响应比概念清楚，思路新颖，科学基础扎实，而且操作简便，便于应用，从而得到许多国内外同行的厚爱和支持。他们将加卸载响应比应用到自己的工作中，预测水库地震、矿震以及滑坡等地质灾害(请参看 A.3)。尤其是在滑坡问题上，在国内外期刊上发表论文达几十篇之多，还包括多篇学位论文。更令人欣喜的是出现了多个以加卸载响应比为主要手段研究滑坡的研究团队，如青岛理工大学、浙江大学等。建议有兴趣的读者参考本书的参考文献以及 A.2 节和 A.3 节中的有关文献。

7.4 LURR 用于工程健康监测

重大工程的健康监测是一个新的工程科学命题。而加卸载响应比是实现工程健康监测的科学而又巧妙的方法，其基本思路是：在工程结构上加上一定的载荷(加载)，并同时测量相关的参数(如变形，表示为 ε_+)，然后卸去载荷(卸载)，并同时测量卸载过程中发生的变形 ε_-，如果 $\varepsilon_-=\varepsilon_+$ 或者 $\varepsilon_+/\varepsilon_-=1$，说明该结构呈弹性性态，即结构未发生损伤；如果 $\varepsilon_-<\varepsilon_+$ 或者 $\varepsilon_+/\varepsilon_-=Y>1$，表明结构已发生损伤。至于结构的损伤程度

和加卸载响应比 $\varepsilon_+/\varepsilon_-=Y$ 之间的关系，则要根据具体的结构和材料进行具体分析。

实例：在意大利那不勒斯大学进行的二层楼房结构的加卸载实验，对实验过程进行加卸载响应比分析；然后利用加卸载响应比与损伤变量之间的关系对楼房结构的损伤程度展开讨论(张浪平等，2010)。

实验结构是一个二层的砖墙楼房，楼房结构的纵剖面图如图 7.25(a)所示，整体如图 7.25(b)所示，在楼房的一侧通过钢架对楼房进行加载和卸载，如图 7.25(c)所示。实验过程经历加载、卸载，反向加载、再卸载等多个循环。记录了实验过程的载荷值，以及相应载荷下一层、二层顶部的平均横向位移，实验过程中的载荷-位移曲线如图 7.26 所示。从图 7.26 可以看出，当载荷达到 2500kN 时，楼房结构失去承载能力。

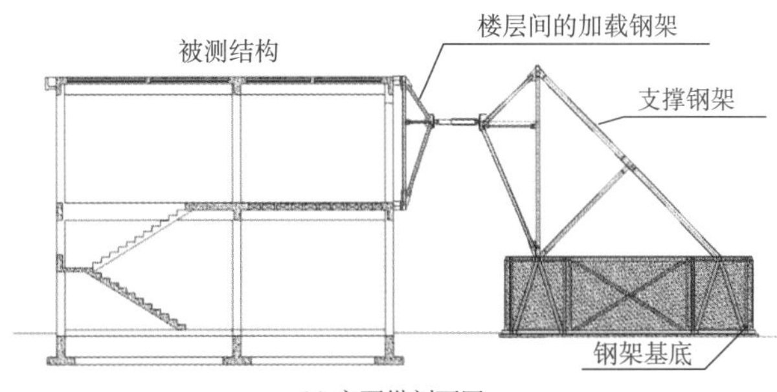

(a) 主要纵剖面图

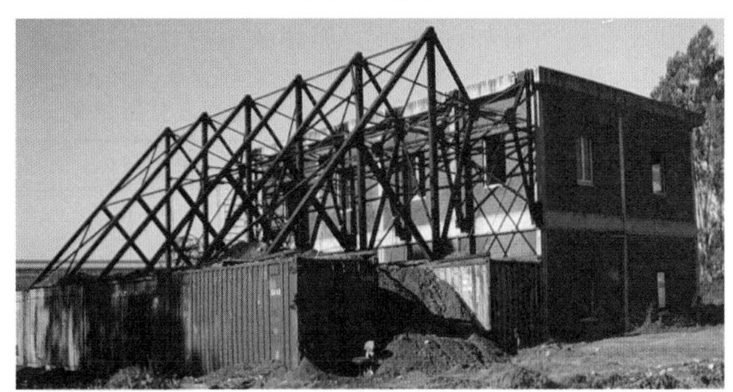

(b) 整体图

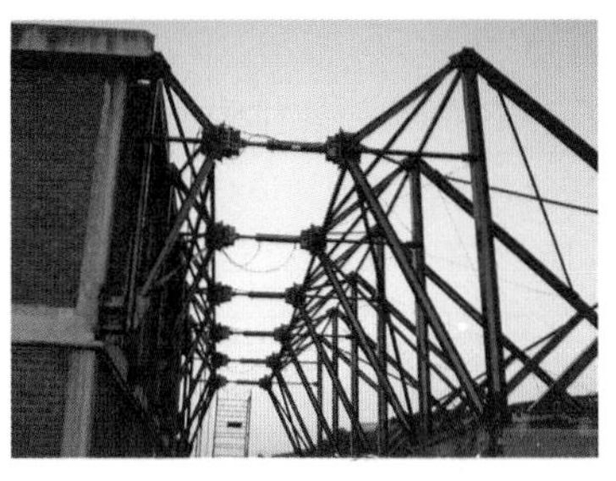
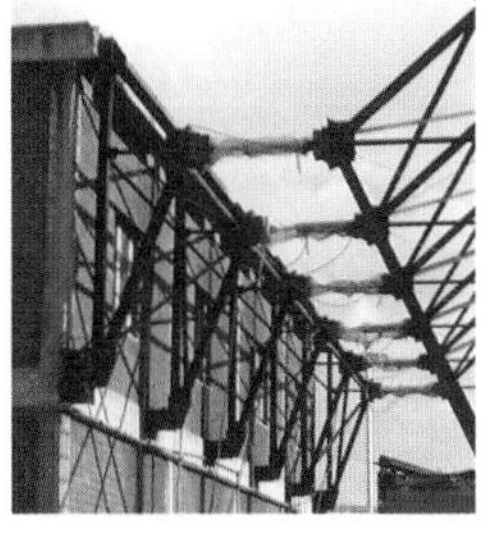

(c) 加载用的钢架

图 7.25　两层楼房加卸载实验(实验照片和数据均由意大利那不勒斯大学 Federico M. Mazzolani 教授提供，在此致谢)

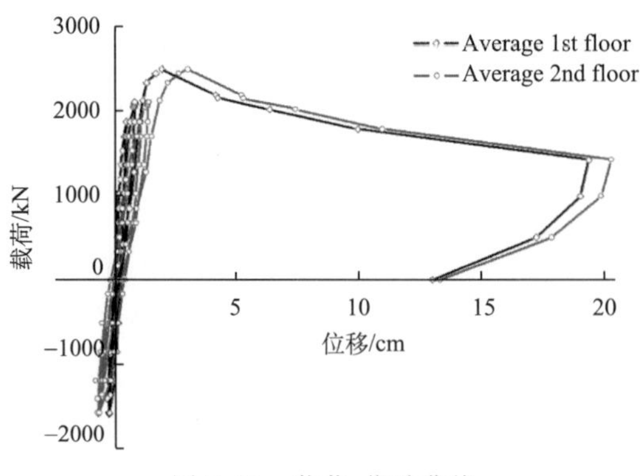

图 7.26　载荷-位移曲线

以楼房结构一层、二层顶部的横向位移作为响应，按照式(1.1)，对经历先加载、后卸载，或是反向加载、再卸载的点进行响应比计算，并把这些点称为加卸载点。

实验过程中第一层的第一个加卸载点记为Ⅰ-1点，第一层的第二个加卸载点记为Ⅰ-2点，第二层的第一个加卸载点记为Ⅱ-1点、第二个记为Ⅱ-2点，依次把实验过程中所有的加卸载点进行标记。以Ⅰ-1点为例，先将该点加载路径和卸载路径的数据点进行拟合，再计算出该点的加载斜率与卸载斜率，如此就得到了该点的加卸载响应比值。按照此方法，对实验过程中所有的加卸载点进行分析，如图7.27所示，通过加载响应与卸载响应的比值计算出所有加卸载点的加卸载响应比值，见表7.3。

表 7.3　楼房结构加卸载响应比、损伤程度分析结果

加卸载点编号	载荷/kN	第一层			第二层		
		位移/cm	LURR	D/D_F	位移/cm	LURR	D/D_F
1	1871.76	0.4135	3.8667	0.7872	1.0035	3.7139	0.7779
2	−1583.40	−0.3045	3.1275	0.7460	−0.7568	3.1275	0.7328
3	−1402.44	−0.3708	0.8373	—	−0.7838	1.4213	0.3501
4	−1572.09	−0.3345	2.6869	0.6847	−0.7868	1.9108	0.5389
5	2105.73	0.7790	8.7330	0.9092	1.3180	9.5638	0.9173
6	−1572.09	−0.2948	1.2696	0.2560	−0.7173	2.3175	0.6288

分别将一层、二层所有加卸载点的响应比值按照实验过程的先后顺序进行排列，这样就得到了楼房实验过程中的加卸载响应比时间序列，如图7.28所示。从图7.28中可以看出，整个实验过程加卸载响应比的值在加载初期比较低，而在载荷较大、结构破坏之前出现了明显的异常、然后回落的现象，这表明加卸载响应比是可以用来预测结构破坏的。

结构损伤程度的讨论

根据式(4.14)以及楼房结构实验的加卸载响应比值就可以反推出结构的损伤值，见表7.3。从表7.3中可以看出，Ⅰ-3点的响应比值小于1.0，以至于由式(4.14)得出的

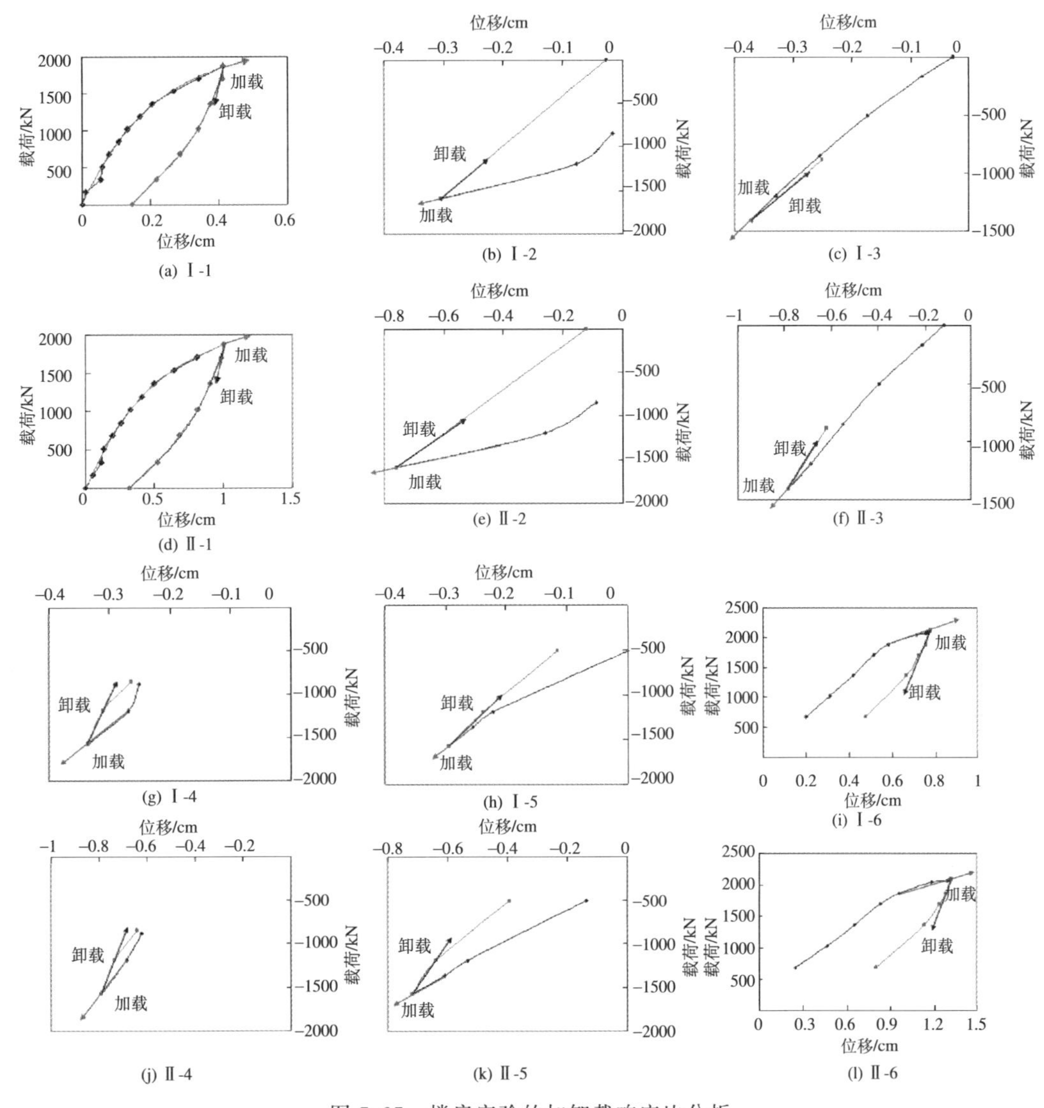

图 7.27　楼房实验的加卸载响应比分析

损伤出现了负值，这可以考虑为实验误差带来的影响。式(4.14)给出的加卸载响应比与损伤变量是一一对应且单调递增的关系，而从表 7.3 中可以看出结构损伤值在加载过程中并不是单调递增的，出现了减小的情况。这首先是因为式(4.14)成立条件是简单加载过程。而在楼房的加卸载实验中载荷方向发生了改变，导致了加卸载响应比值波动，也就造成了损伤变量值减小的情况，但这并不是意味着结构出现了愈合的情况。也就是说当一个方向上的载荷小于该方向历史最大载荷时，加卸载响应比值就会出现小于历史最大载荷下对应的加卸载响应比值。

因此我们分正向、反向两类载荷点进行分析。先看Ⅰ-1 点和Ⅰ-5 点，都是正向载荷，Ⅰ-5 点的载荷值比Ⅰ-1 点高，对应的响应比值也比Ⅰ-1 点高，而且最后造成结构失

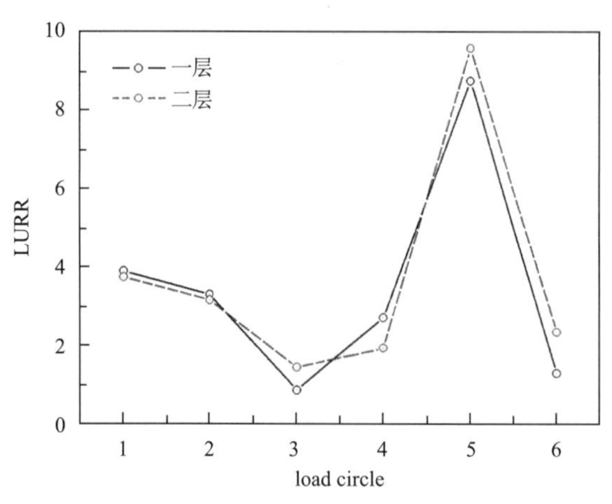

图 7.28　楼房实验加卸载响应比的时间序列

稳的载荷也是正向的 2500kN，这表明如果载荷是单调递增，那么响应比值、损伤值都将是递增的。Ⅰ-5 点的载荷值是 2105.73kN，响应比值是 8.7，对应的损伤值为 0.91，这时响应比出现峰值，这就意味着如果载荷超过 2105.73kN，结构就很有可能发生失稳；此时对应的损伤值为 0.91，意味着结构的损伤程度很高。

Ⅰ-2、Ⅰ-3、Ⅰ-4 点是反向载荷，也呈现出载荷越高，响应比值和损伤值也越高的规律。比较Ⅰ-4 和Ⅰ-6 点，虽然载荷相同，但是响应比值并不相同，这是两点之间经历了Ⅰ-5 点的正向载荷造成的。分析第二层各加卸载点，发现也有类似的规律。这个现象似乎类似于经典塑性力学中的包氏效应。

由上面的分析可知，我们可以通过实验得出结构的加卸载响应比值，再根据式(4.14)计算出对应的损伤值，这就说明加卸载响应比不仅可以用来预测结构的破坏，而且还有可能定量分析结构的损伤程度。倘若可以通过实验手段对大型结构、古建筑进行加卸载响应比值的测定，进而就可以对结构的健康水平进行估计，将使得加卸载响应比方法有可能成为大型结构健康评估和工程灾变预测的一种新方法。

第8章　和加卸载响应比有关的某些专题

8.1　和加卸载响应比有关的标度律

标度律在许多学科中都很重要，在地震学中也是如此。本章只限于和加卸载响应比有关的标度问题。

首先是不同震级地震的破裂长度(宇津德治，1990；国家地震局震害防御司，1992；Mark，2010)，有很多经验公式，大都采用如下的形式：

$$\lg L = AM + \mathrm{B}$$

其中常用的是

$$\lg L = 0.5M_s - 1.8 \tag{8.1}$$

式中，L 的单位为 km，M_s表示面波震级。

L 受很多因素影响，如震源机制类型、地质构造、地壳厚度、介质性质等。但式(8.1)大体上反映了问题的主要方面。

和加卸载响应比的应用密切相关的是孕震区的尺度。很难对孕震区下一个严格的定义，更难以准确测定孕震区的大小。通常用前兆分布区来衡量孕震区的大小。同一个地震，不同的前兆，其分布区的大小亦不同。中国的地震学家在长期的实践中得到的认识是：一些6级地震前，某些前兆可出现在距震中数百千米的范围内，一些7级以上地震前兆出现的范围甚至达到上千千米。多数西方学者则认为孕震区的空间尺度要小得多。有人根据连续介质力学中的圣维南原理，认为地震的影响范围是震源区尺度的3～5倍。按照式(8.1)，5级地震的破裂尺度大约为5km，6级地震的破裂尺度约为16km，7级地震的破裂尺度约为50km[参照式(8.1)(宇津德治，1987)]。据此推算，5级地震的影响半径约为20km，6级地震的影响半径约为50km，7级地震的影响半径约为200km。最具代表性的是美国帕克菲尔德地震预报实验场，为预测预期即将发生的6级地震，在几十千米的断层上密布了几千台各种观测设备，而对断层以外的区域则很少予以考虑。原因是，他们认为一次6级地震只能影响到几十千米的范围。这可能是帕克菲尔德地震预报实验场失败的原因之一。其实，用圣维南原理讨论这个问题的方法，本身就是有瑕疵的。圣维南原理讨论局部影响的范围，其前提是密实的三维物体，对于板、壳和桁架构造是不适用的(Fung，1965；尹祥础，2012)。再者，地震发生后，其发震断层的影响范围和孕震区也不完全是一个概念。

中外学者这种认识上的差异长期存在，直到近年来地震临界点理论(CPH)被许多地震学家所接受后，改变了人们的看法。大地震前地震矩/能量呈幂律形式加速释放是地震临界点理论中，大地震的前兆之一。在研究大地震前地震矩/能量呈幂律形式加速释放时，选用的空间域，其尺度比用式(8.1)计算出来的发震断层常常大一个数量级(Bufe and Varnes，1993；Bowman et al.，1998)。由此，越来越多的西方地震学家也逐渐认识到孕震区的范围比实际破裂区域大得多。

关于地震临界点理论，请注意不要和自组织临界理论(Self-Organized Criticality，SOC)混淆。自组织临界理论(Bak and Tang，1989)认为地壳处于一种临界状态，地震的形成强烈地依赖于地壳的微小细节，因此地震是无法预测的。Gellar 等在 *Science* 发表了论文《地震不能预测》(*Earthquakes cannot be predicted*)，其主要根据即在于此。临界点理论也认为，地震是一种临界现象。但该理论认为，地壳并不一直处于临界状态，而是在趋近和远离临界点的过程中相互转换。地震的孕育过程就是趋于临界点的过程，在此过程中，地壳会表现出两个特征：对外部载荷的敏感性增强和地壳内部不同部分之间强烈相关。前者将会导致潮汐力对地震的诱发作用，大地震前加卸载响应比的异常升高就很好地反映了这一特征。后者将导致地壳内部应力场长程相关性的建立和大地震前中等强度地震的活动性增强，换句话说，大地震前地震矩/能量呈幂律形式加速释放。而研究大地震前地震矩/能量加速释放时发现：选取的空间尺度必须足够大，和中国地震学家的经验不谋而合。

彭克银等(2003)用中国数据研究了这个问题。选取了如下 8 个地震：

(a) 1973 年 12 月 31 日河北河间 $M5.3$；(b)1980.2.10 内蒙古博克图 $M5.6$；(c) 1976 年 7 月 28 日河北唐山 $M7.8$；(d) 1976.8.16 四川松潘 $M7.2$；(e) 1989 年 10 月 18 日山西大同 $M5.7$；(f)1990.4.26 青海共和 $M7.0$；(g) 1995 年 10 月 24 日云南武定 $M6.5$；(h)1997.11.8 西藏玛尼 $M7.5$。

采用严格的方法(彭克银等，2003)确定每个地震显示地震前地震矩/能量加速释放的最佳空间尺度(半径 R_{AMR})，汇总的结果示于图 8.1。

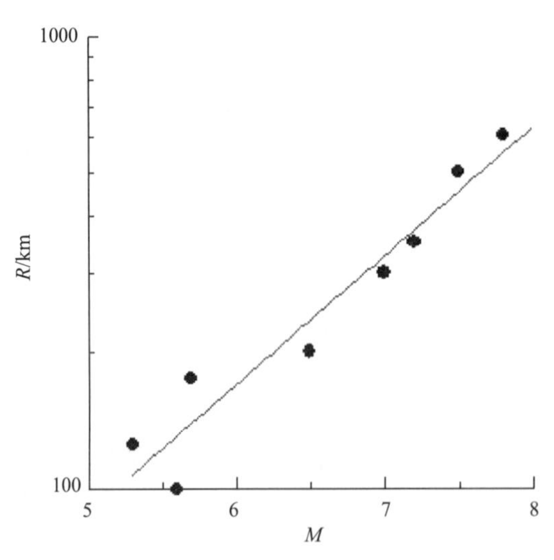

图 8.1　R_{AMR}(以 km 计)和震级的关系

图 8.1 中的数据拟合的结果为

$$\log R_{\text{AMR}} = 0.29M + 0.49 \tag{8.2}$$

式中，M 为震级，R 的单位是 km。为区别于下面将要出现的 R_{LURR}，图 8.1 和式(8.2)中的 R 称为 R_{AMR}。

进而研究加卸载响应比的时间标度。首先考察上述 8 次地震的加卸载响应比的演

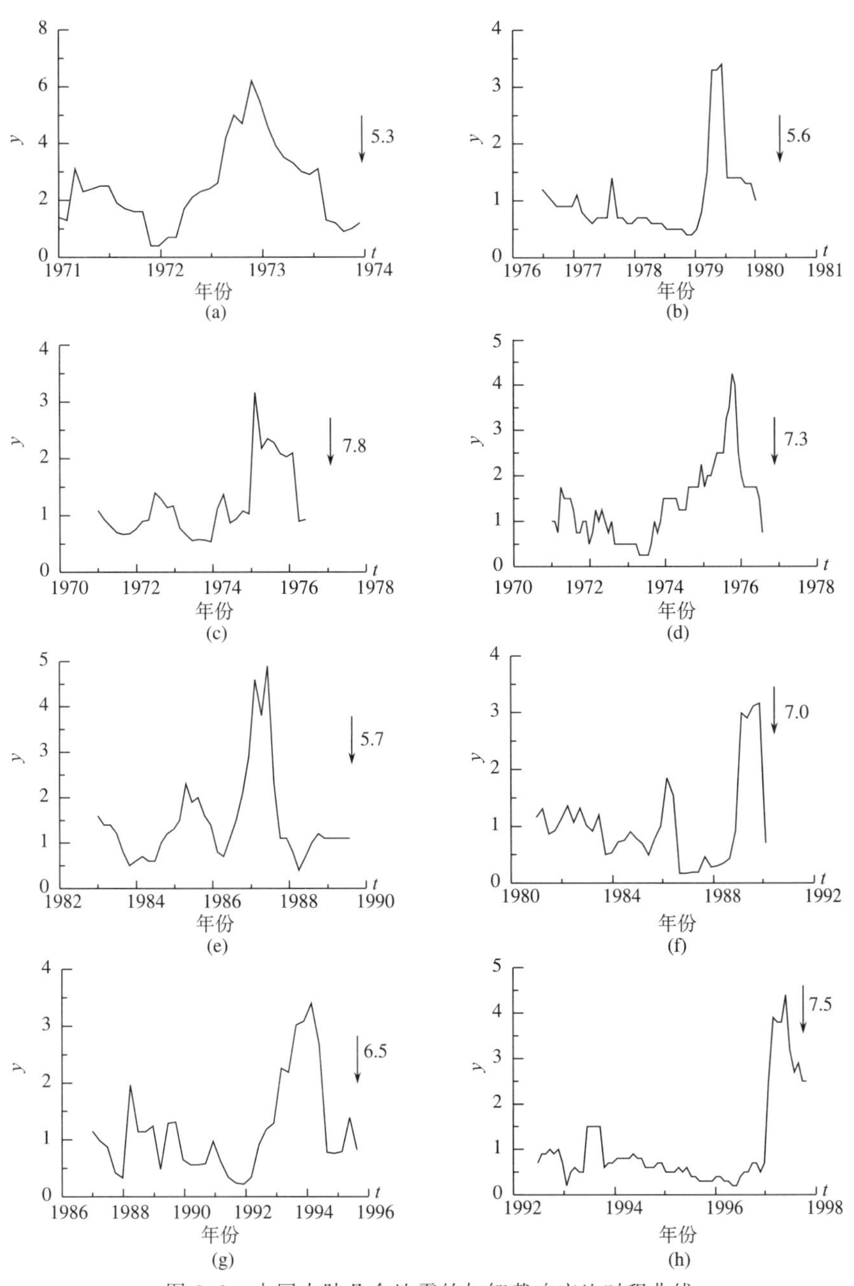

图 8.2　中国大陆几个地震的加卸载响应比时程曲线

图中数字为地震震级，箭头表示发震时间

化。图 8.2 是上述 8 次地震的加卸载响应比的时程曲线，可以看出 8 次地震前加卸载响应比在地震前均出现明显高值异常。

继而对以上 8 次地震进行加卸载响应比计算，每个地震以其震中为圆心，取不同半径，并对其结果进行比较。

由于不同 R 的区域所包含的地震个数不同，而不同地震个数所得结果的信度不同，难以直接比较。庄建仓和尹祥础(1999)对加卸载响应比进行数值模拟计算，得出不同模型下加卸载响应比的随机分布和置信区间(参看 8.2 节)。先将不同半径所计算的加卸载响应比值归算到 95 %的置信度，即计算 Y/Y_c，取其最大值 Y_{max}/Y_c，然后进行对比分析。

图 8.3 为上述 8 次地震的 Y_{max}/Y_c 随半径变化的曲线。由图可见，其变化有一共同特征：先上升到最大值，然后下降，即对于某一个半径 R，Y/Y_c 得到最大值 Y_{max}/Yc。

将图 8.3 中每个地震最大 Y_{max}/Y_c 所对应的区域半径 R 与相应地震的震级标于图 8.4 中，发现地震的震级越大，所对应的使 Y_{max}/Y_c 达峰值的区域半径越大，且此半径 R 的对数也与震级具有明显的线性关系。

更加有趣的是，将图 8.1 与图 8.4 的结果进行对比，发现二者高度一致。这表明二者之间可能存在相同的物理机制。从地震临界点理论的角度，二者都是孕震系统进入临界状态的标志。

R_{AMR} 是从地震前的地震矩/能量加速释放的角度确定的孕震区的空间尺度，R_{LURR} 是从加卸载响应比的角度确定的孕震区的空间尺度，二者高度一致，互相支持。这样就加强了该结果的科学性和可用性。这样我们也就不必区分 R_{AMR} 和 R_{LURR}，而统一用 R 来表示(图 8.5)：

$$\log R = 0.29M + 0.49 \tag{8.3}$$

R 可以作为其他前兆分布范围的参考，至少是进行加卸载响应比时空扫描时选取空间尺度的准则之一。

为了加深对式(8.2)的具体印象，表 8.1 列出了不同震级所对应的 R。

表 8.1　不同震级的 R 值[按式(8.1)计算后取整]

震级 M	R/km
5	90
6	170
7	330
8	650
9	1260

将表 8.1 的数据绘成图 8.6，更加直观。表 8.1 和图 8.6 给人们的印象是，大地震的孕震区尺度是出奇的大。例如，7 级地震的 R 达 330km，而 8 级地震的 R 竟达 650km (直径就是 1300km)。

继而，我们来研究加卸载响应比在时间域的标度律。加卸载响应比演化的特征时间

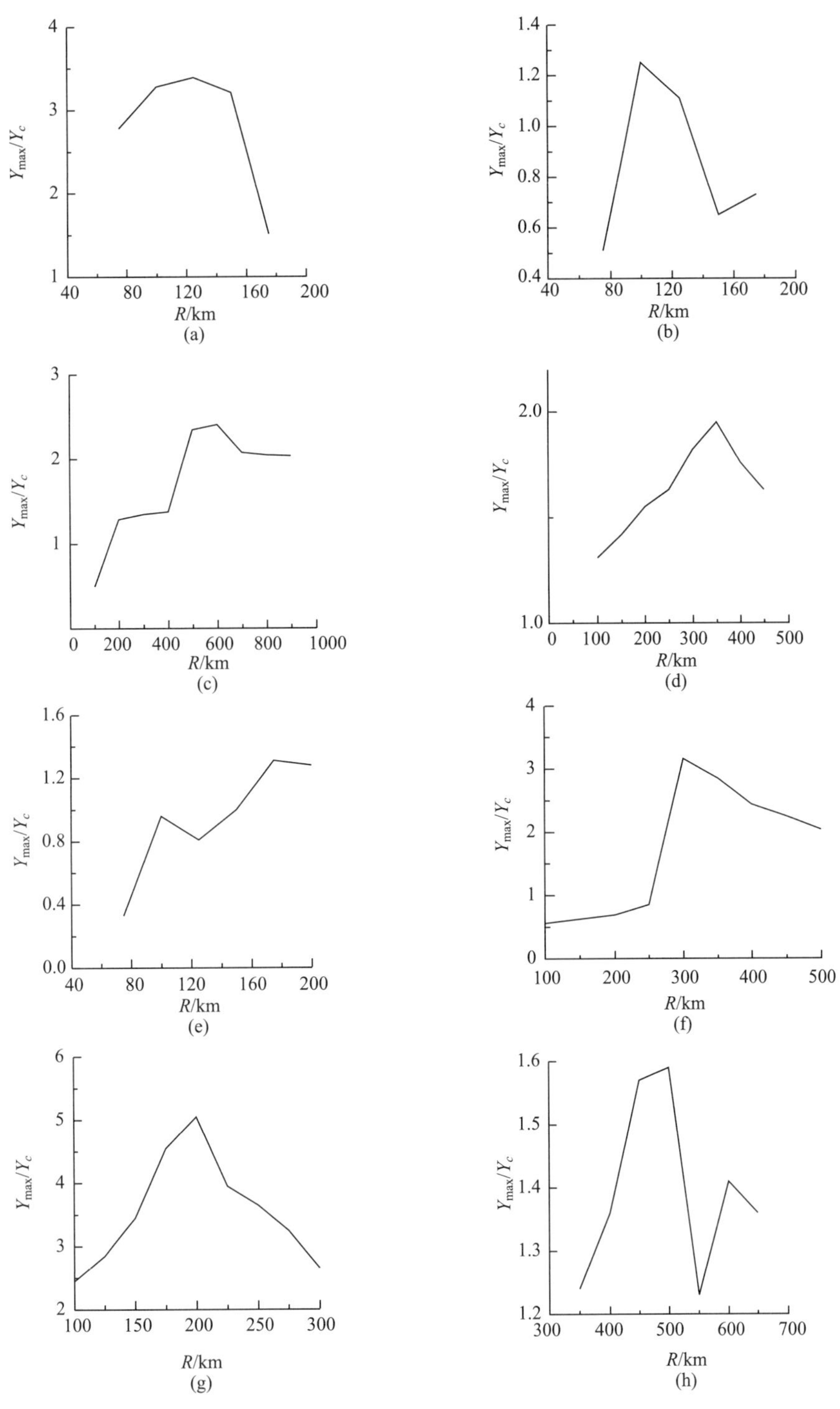

图 8.3　加卸载响应比峰值随研究区域半径变化曲线

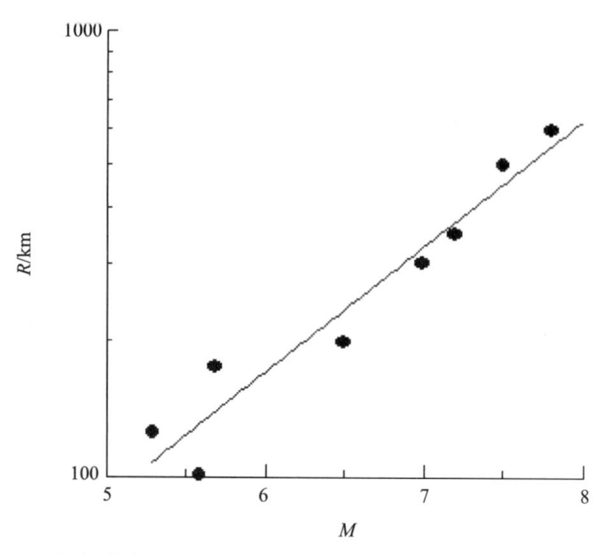

图 8.4　加卸载响应比达峰值所对应的区域半径与地震震级的关系

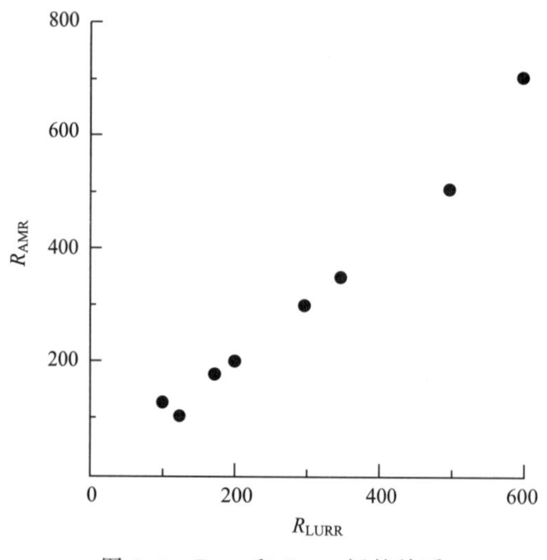

图 8.5　R_{AMR}和R_{LURR}间的关系

可以用两个参数表示：一是指加卸载响应比值由 $Y \geqslant 1$ 开始，一直持续到发震的时间间隔 T，也就是加卸载响应比的总异常时间 T，T 可以理解为地震孕育的总时间；另一个是指从加卸载响应比的峰值点到地震发生的时间间隔 T_2，T_2 常称为滞后时间(图 8.7)。

图 8.7 以 1989 年 10 月发生在美国加利福尼亚州 Loma Prieta M 7.0 地震前的加卸载响应比的变化为例，具体说明 T 和 T_2 的意义。

T 和 T_2 是非常重要的参数，尤其是 T_2，对此做过不少研究。

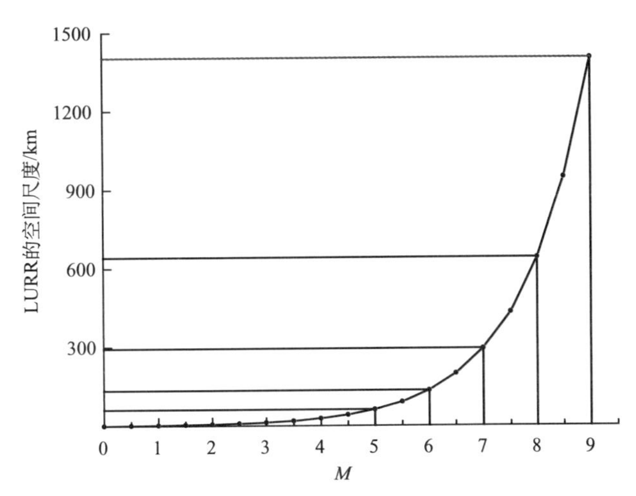

图 8.6　震级与 LURR 的空间尺度(半径 R)之间的关系

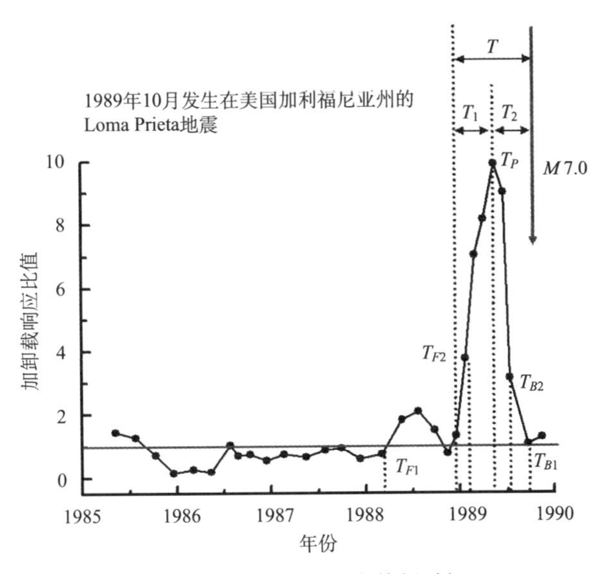

图 8.7　LURR 的两个特征时间

刘桂萍等(1994)通过对首都圈地区 9 个 4.0 级以上地震的研究，发现加卸载响应比的高值出现在震前 1～4 个月。尹祥础等(1994)通过对发生在中国大陆的多次地震研究认识到：加卸载响应比的高值异常时间和震级有关。进而，为了进一步明确加卸载响应比异常时间与地震震级的关系，对加卸载响应比异常时间进行范围更广的统计(张晖辉等，2005；张晖辉，2006)。1970 年以来发生在中国大陆地区部分 5.0 级以上中强地震的 30 个震例的资料，列于表 8.2。

表 8.2　中国大陆地区部分 5.0 级以上中强地震前 LURR 异常时间尺度的统计结果

编号	地震时间（年-月-日）	地点	震中位置		震级 M_s	计算区域的半径 R/km	T_2/月	T/月
			纬度/(°)	经度/(°)				
1	2001-11-14	昆仑山口西	35.93	90.53	8.1	600	35	51
2	1988-11-06	云南澜沧	22.38	99.72	7.6	400	23	41
3	1976-05-29	云南龙陵	24.55	98.75	7.5	350	18	50
4	1985-08-23	新疆乌恰	39.58	75.60	7.4	350	25	39
5	1975-02-04	辽宁海城	40.70	122.70	7.3	350	11	25
6	1976-08-23	四川松潘	32.48	104.15	7.3	300	23	43
7	1990-04-26	青海共和	36.12	100.13	7.1	350	13	26
8	1996-03-19	新疆伽师	40.13	76.63	7.1	300	11	27
9	2003-04-17	青海德令哈	37.65	96.57	6.8	250	9	17
10	1973-08-16	云南龙陵	22.82	100.97	6.7	250	18	27
11	2000-01-15	云南大姚-姚安	25.58	101.12	6.7	280	13	24
12	1996-05-03	内蒙古包头	40.78	109.68	6.6	350	6	19
13	2000-09-12	青海兴海	35.57	99.62	6.6	250	11	18
14	1986-08-26	青海共和	37.70	101.57	6.4	280	21	32
15	1997-01-21	新疆伽师	39.65	76.93	6.4	250	20	28
16	1998-11-19	云南大姚	27.23	100.98	6.4	250	8	19
17	2003-07-21	云南大姚	25.95	101.23	6.4	200	10	22
18	1998-01-10	河北张北	41.10	114.30	6.2	250	9	16
19	2001-05-24	云南大姚	27.63	100.80	6.1	200	11	25
20	2003-05-04	新疆巴楚	39.40	77.17	6.1	250	8	20
21	1990-10-20	甘肃天祝	37.12	103.60	6.0	230	6	17
22	2004-08-10	云南鲁甸	37.12	103.60	5.9	280	4	19
23	2002-10-27	青海都兰	35.18	96.12	5.8	300	16	23
24	2002-12-14	甘肃玉门	39.82	97.33	5.8	280	11	19
25	1999-11-01	山西大同-阳高	39.92	113.92	5.7	150	1	9
26	2001-07-11	青海德令哈	39.03	97.50	5.6	250	8	17
27	1995-10-06	河北唐山	39.67	118.33	5.4	230	6	15
28	2004-09-17	广东阳江	21.77	111.87	5.2	200	5	18
29	1999-03-20	内蒙古中部	39.82	106.67	5.1	250	9	12
30	1998-04-14	河北滦县	39.68	118.47	5.0	150	2	3

图 8.8 为根据表 8.2 绘制的加卸载响应比特征时间尺度 T_2 与地震震级之间的关系图，由图中可以看出，T_2 与地震的震级大致呈正变关系，即震级越大，T_2 越长。

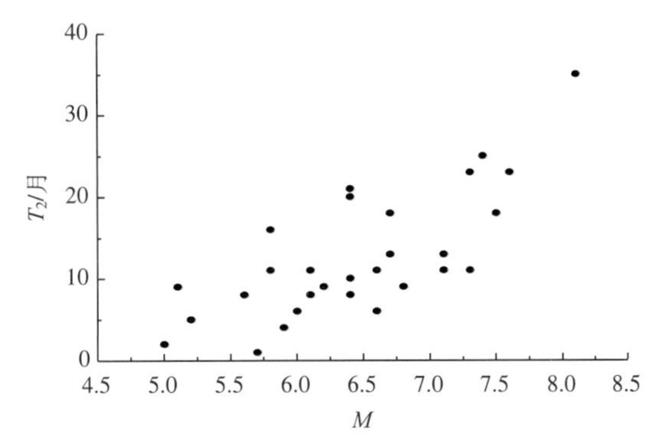

图 8.8　加卸载响应比特征时间 T_2 与地震震级之间的关系

参考尹祥础和郑天愉(1982)，郑天愉和尹祥础(1983)与 Ohnaka (2000，2004)的地震成核模型，地震的成核时间与震级应该有如下形式的函数关系：

$$\Delta T = A(1 - B \times 10^{-CM}) \tag{8.4}$$

根据图 8.8 及表 8.2 中的数据得到 T_2 与地震震级之间的拟合结果为

$$T_2 = 60(1 - 2.3 \times 10^{-0.08M}) \text{ 或者 } T_2 = 113.4\lg M - 74.2 \tag{8.5}$$

式中，M 为未来地震的震级($M \geqslant 5.0$)；T_2 是指从加卸载响应比的最高值到地震发生的滞后时间 (通常称为滞后时间，单位为月)。式(8.5)在地震预测中有重大的实际意义。因为，对于某一区域，实时地跟踪其加卸载响应比的演化，一旦出现加卸载响应比的峰值点，该地区发生所预测的地震就“指月可待”了。图 8.9 是根据式(8.4)绘制的 T_2 与 M 的关系图。

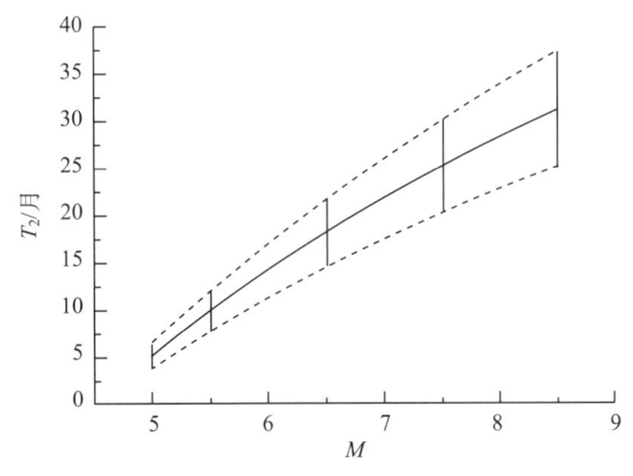

图 8.9　根据式(8.4)绘制的 LURR 特征时间 T_2

同理，拟合了 T 与地震震级之间的关系，如下式：

$$T = 80(1 - 2.5 \times 10^{-0.09M}) \tag{8.6}$$

表 8.3 综合了 T，T_2 和 T_w (推荐用的时间窗)。综合表 8.1 和表 8.3 可见，大地震的孕震区很大(8 级地震的孕震区上千千米)，大地震的孕震期也是很长的(长达几年，

甚至更长)。归结为一句话：大地震的前兆必定表现为大时空异常(尹祥础等，2008)。

表 8.3 T_w，T，T_2 与震级的关系

目标震级	圆形空间窗半径 R/km	T_w/月	T/月	T_2/月
5	100	15	9	5±2
6	200	18	22	14±4
7	300	24	33	22±6
8	600	30	38	28±8
9	1300	36	49	34±10

8.2 和加卸载响应比有关的概率问题

地震的孕育和发生过程不仅受确定的动力学规律控制，也会受到一些随机因素的影响。先后有不少人研究过和加卸载响应比有关的概率问题(陈棋福等，1996；王海涛等，1999；王海涛，1999；庄建仓、尹祥础，1999；庄建仓，1999)，尤其是庄建仓，其硕士学位论文就是围绕这一课题展开的(庄建仓，1999)。

核心问题是随机因素对加卸载响应比的影响，哪些因素？影响有多大？囿于篇幅等原因，不拟过多展开。

为了判断在特定的可信度条件下(即 90%、95%、99%)，加卸载响应比值 Y 达到多高就可能发生地震，我们研究了随机因素对加卸载响应比的影响(庄建仓、尹祥础，1999；庄建仓，1999)。用泊松模型[式(8.7)]或二项式分布[式(8.8)]来描述地震。假设一个地区地震的发生遵循下面的基本假设：

(1) 地震的发生服从泊松模型[式(8.7)]或二项式分布[式(8.8)]，发生在时间间隔[0，T]的地震数目是一个期望值为 λT 的泊松分布，即

$$\Pr\{N=n\}=\frac{(\lambda T)^n}{n!}\mathrm{e}^{-\lambda T} \tag{8.7}$$

或

$$\Pr\{\xi=k\}=C_n^k p^k(1-p)^{n-k}, \quad k=0, 1, 2, \cdots, n \tag{8.8}$$

(2) 震级分布遵循 Gutenberg-Richter 规律，即以指数分布或截断的指数分布为概率密度函数(PDF)。

(3) 地震发生在加载段和卸载段的概率相等，均为 1/2。

基于上面的假设，计算加卸载响应比值分布和可信度的计算格式如下：

(1) 对每一个时间间隔(单位时间间隔)，分别计算服从参数为 $\lambda/2$ 的泊松分布的两个随机变量 P，Q，其中 λ 为地震发生率，P，Q 分别表示单位时间间隔内加载地震数和卸载地震数。

(2) 根据所给的 b 值，分别计算加载地震 P 的震级和卸载地震 Q 的震级。

(3) 计算加卸载响应比 Y 的值。

(4) 重复步骤(1)～(3)一百万次，并画出 Y 值的柱状图，该图表示的就是加卸载响应比的概率密度函数，图 8.10 给出的就是 $b=1$，$\lambda T=40$，$m=1/2$[参考式(1.7)]时的结果。

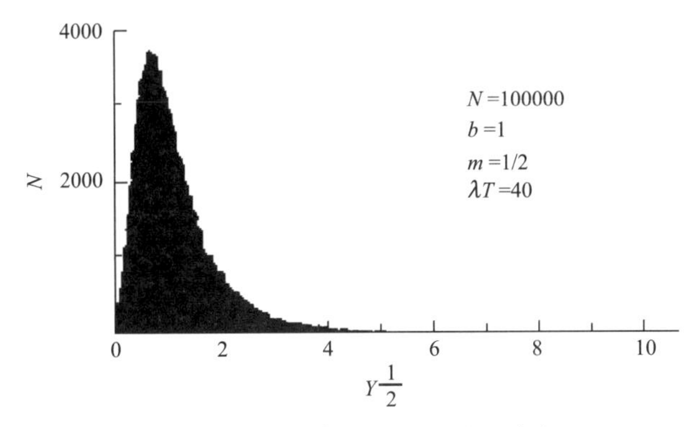

图 8.10　给定条件下 Y 的随机分布

(5) 分别从加卸载响应比的概率密度函数中找出可信度为 0.90、0.95、0.9 的可信度带。计算结果列于表 8.4～表 8.7。为节省篇幅，只将表 8.7 中的数据绘成图，示于图 8.11。举个例子，取地震发生率 $\lambda-50$，$b-1$，$m-1/2$，可信度为 95%，判断加卸载响应比是否异常的值就是 2.4，这数值用 Y_c 表示，Y_c 称为加卸载响应比的门槛值。若加卸载响应比值大于等于 Y_c，就表示异常。今后就用参数 Y/Y_c 代替 Y 来判断加卸载响应比值是否异常。当 $Y/Y_c>1$ 时就认为加卸载响应比值异常。Y/Y_c 的值越大，则该区域在该时间窗内发生强震的可能性越大。

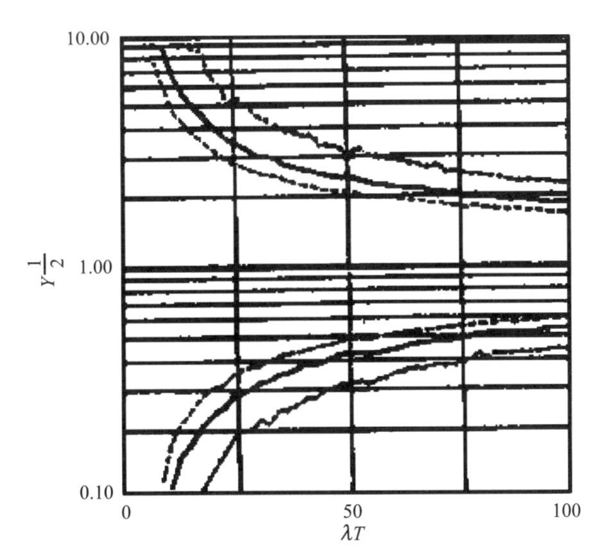

图 8.11　根据表 8.7 数据绘成的加卸载响应比 Y 的可信度和地震发生率的关系

图中的纵坐标 $Y\frac{1}{2}$ 是指用式(1.7)或式(1.8)时，参数 $m=\frac{1}{2}$

表 8.4　泊松模型下，震级为指数分布时加卸载响应比的 90%、95%、99%的置信区间 ($b=1$，$m=1/2$)

λ	90%	95%	99%	λ	90%	95%	99%
10	7.00	10.99	28.63	60	2.89	3.91	9.18
11	6.50	10.18	28.41	62	2.87	3.89	9.09
12	6.25	9.85	26.11	64	2.85	3.90	9.05
13	5.99	9.39	24.13	66	2.82	3.81	9.02
14	5.60	8.56	22.92	68	2.78	3.72	9.00
15	5.51	8.46	23.17	70	2.76	3.71	8.99
16	5.21	7.81	20.78	72	2.80	3.79	8.83
17	4.98	7.37	20.23	74	2.73	3.68	8.72
18	4.87	7.05	19.19	76	2.67	3.57	8.58
19	4.66	6.86	18.05	78	2.66	3.59	8.45
20	4.50	6.64	17.14	80	2.65	3.55	8.75
21	4.46	6.44	16.76	82	2.65	3.58	8.63
22	4.28	6.20	16.16	84	2.64	3.57	9.08
23	4.21	6.11	15.60	86	2.64	3.53	8.44
24	4.13	5.96	15.88	88	2.61	3.52	8.49
25	4.06	5.87	14.44	90	2.58	3.44	8.22
26	3.97	5.65	14.16	92	2.58	3.43	8.31
27	3.92	5.56	14.14	94	2.56	3.45	8.47
28	3.85	5.41	13.20	96	2.54	3.37	8.17
29	3.81	5.37	13.74	98	2.52	3.37	8.17
30	3.69	5.22	12.73	100	2.52	3.35	8.32
31	3.66	5.16	13.16	105	2.49	3.35	7.78
32	3.63	5.10	12.90	110	2.48	3.27	7.79
33	3.57	5.03	12.64	115	2.45	3.29	8.04
34	3.56	5.01	12.12	120	2.41	3.18	7.48
35	3.51	4.98	12.67	125	2.40	3.19	7.63
36	3.44	4.84	12.05	130	2.37	3.11	7.36
37	3.42	4.74	12.10	135	2.34	3.10	7.34
38	3.40	4.65	11.36	140	2.33	3.06	7.06
39	3.36	4.72	11.58	145	2.30	3.04	6.99
40	3.30	4.64	11.48	150	2.31	3.05	7.18
42	3.25	4.51	11.69	155	2.28	2.99	7.23
44	3.19	4.47	11.44	160	2.28	3.01	7.00
46	3.17	4.36	11.03	165	2.24	2.91	6.92
48	3.12	4.34	10.69	170	2.22	2.94	6.59
50	3.08	4.22	10.39	175	2.24	2.95	7.04
52	3.03	4.14	10.34	180	2.19	2.84	6.37
54	3.02	4.15	9.98	185	2.20	2.88	6.68
56	2.96	4.08	9.32	190	2.19	2.82	6.49
58	2.91	3.98	9.28	200	2.15	2.81	6.60

表 8.5　泊松模型下，震级为截断指数分布时加卸载响应比的 90%、95%、99%的置信区间($b=1$, $m=1/2$)

λ	90%	95%	99%	λ	90%	95%	99%
10	6.60	9.95	21.87	60	2.50	2.99	4.20
11	6.21	9.25	20.66	62	2.44	2.93	4.14
12	5.88	8.66	18.72	64	2.43	2.89	4.08
13	5.54	8.15	17.24	66	2.41	2.85	3.99
14	5.28	7.65	16.29	68	2.38	2.83	3.88
15	5.06	7.25	15.00	70	2.35	2.78	3.87
16	4.83	6.73	13.66	72	2.34	2.76	3.78
17	4.61	6.45	12.78	74	2.31	2.72	3.76
18	4.49	6.13	11.98	76	2.27	2.67	3.63
19	4.25	5.82	11.12	78	2.24	2.65	3.59
20	4.13	5.59	10.30	80	2.23	2.62	3.56
21	4.08	5.46	10.01	82	2.22	2.60	3.52
22	3.94	5.23	9.35	84	2.20	2.58	3.47
23	3.83	5.16	9.19	86	2.18	2.55	3.39
24	3.78	4.97	8.62	88	2.17	2.52	3.35
25	3.69	4.82	8.34	90	2.14	2.51	3.31
26	3.59	4.71	8.05	92	2.13	2.48	3.28
27	3.55	4.63	7.81	94	2.11	2.45	3.25
28	3.46	4.47	7.44	96	2.10	2.44	3.22
29	3.42	4.44	7.29	98	2.09	2.41	3.16
30	3.33	4.30	7.10	100	2.06	2.38	3.14
31	3.27	4.20	6.77	105	2.04	2.35	3.04
32	3.22	4.11	6.59	110	2.01	2.30	2.99
33	3.22	4.08	6.43	115	1.98	2.26	2.92
34	3.17	4.02	6.44	120	1.97	2.25	2.89
35	3.12	3.95	6.20	125	1.93	2.20	2.78
36	3.06	3.85	6.08	130	1.91	2.16	2.77
37	3.02	3.79	5.93	135	1.90	2.14	2.70
38	3.01	3.77	5.86	140	1.86	2.11	2.67
39	2.96	3.71	5.62	145	1.85	2.08	2.60
40	2.92	3.67	5.63	150	1.84	2.07	2.61
42	2.88	3.56	5.39	155	1.82	2.05	2.56
44	2.79	3.43	5.16	160	1.80	2.03	2.51
46	2.75	3.39	5.07	165	1.78	1.99	2.49
48	2.70	3.32	4.91	170	1.77	1.98	2.44
50	2.66	3.25	4.75	175	1.76	1.97	2.42
52	2.62	3.18	4.65	180	1.75	1.94	2.38
54	2.59	3.12	4.45	185	1.74	1.93	2.38
56	2.55	3.07	4.43	190	1.73	1.91	2.34
58	2.51	3.03	4.26	200	1.70	1.88	2.29

表 8.6　二项分布模型下，震级为指数分布时的加卸载响应比的 90%、95%、99% 的置信区间($b=1$, $m=1/2$)

λ	90%	95%	99%	λ	90%	95%	99%
10	5.31	7.73	18.15	60	2.25	2.76	5.01
11	5.00	7.17	16.90	62	2.21	2.71	4.83
12	4.57	6.46	15.03	64	2.20	2.69	4.80
13	4.39	6.12	13.32	66	2.17	2.66	4.64
14	4.23	5.93	12.45	68	2.15	2.62	4.50
15	4.00	5.49	11.46	70	2.14	2.60	4.47
16	3.89	5.28	10.80	72	2.12	2.58	4.53
17	3.76	5.07	10.19	74	2.11	2.56	4.46
18	3.60	4.84	9.51	76	2.09	2.52	4.39
19	3.56	4.77	9.59	78	2.07	2.51	4.36
20	3.43	4.55	8.88	80	2.07	2.50	4.31
21	3.35	4.44	8.75	82	2.05	2.48	4.24
22	3.28	4.35	8.33	84	2.04	2.45	4.20
23	3.17	4.18	8.40	86	2.02	2.43	4.23
24	3.12	4.09	7.91	88	2.00	2.41	4.17
25	3.09	4.00	7.45	90	2.00	2.41	4.31
26	3.04	3.93	7.79	92	1.99	2.39	4.10
27	2.99	3.86	7.34	94	1.99	2.38	4.10
28	2.94	3.80	7.04	96	1.98	2.38	4.08
29	2.91	3.75	7.08	98	1.96	2.35	4.11
30	2.82	3.61	6.87	100	1.96	2.34	4.02
31	2.81	3.57	6.60	105	1.91	2.29	3.95
32	2.77	3.55	6.66	110	1.90	2.27	3.89
33	2.73	3.48	6.38	115	1.90	2.27	3.88
34	2.71	3.46	6.35	120	1.88	2.23	3.84
35	2.68	3.39	6.53	125	1.85	2.20	3.75
36	2.65	3.35	6.13	130	1.83	2.17	3.57
37	2.61	3.32	6.03	135	1.81	2.14	3.65
38	2.61	3.28	6.08	140	1.80	2.11	3.52
39	2.58	3.21	5.90	145	1.79	2.10	3.51
40	2.54	3.19	5.84	150	1.77	2.09	3.48
42	2.52	3.13	5.56	155	1.77	2.06	3.35
44	2.47	3.07	5.66	160	1.75	2.05	3.45
46	2.43	3.05	5.66	165	1.76	2.05	3.29
48	2.38	2.96	5.35	170	1.74	2.04	3.41
50	2.38	2.95	5.19	175	1.73	2.01	3.27
52	2.32	2.86	5.11	180	1.72	2.00	3.18
54	2.31	2.87	5.35	185	1.71	1.99	3.16
56	2.27	2.79	5.01	190	1.70	1.98	3.32
58	2.26	2.76	5.00	200	1.69	1.96	3.09

表 8.7　二项分布模型下，震级为截断指数分布的加卸载响应比的 90%、95%、99% 的置信区间($b=1$，$m=1/2$)

λ	90%	95%	99%	λ	90%	95%	99%
10	5.08	7.06	15.07	60	1.93	2.17	2.80
11	4.80	6.59	13.16	62	1.91	2.15	2.73
12	4.42	5.96	11.68	64	1.89	2.13	2.70
13	4.15	5.55	10.01	66	1.87	2.10	2.65
14	3.92	5.20	9.24	68	1.85	2.07	2.62
15	3.78	4.92	8.34	70	1.84	2.07	2.59
16	3.58	4.56	7.54	72	1.82	2.04	2.57
17	3.47	4.43	7.18	74	1.81	2.02	2.53
18	3.37	4.29	7.05	76	1.80	2.01	2.51
19	3.23	4.05	6.43	78	1.78	1.99	2.47
20	3.16	3.92	6.16	80	1.77	1.98	2.44
21	3.07	3.77	5.79	82	1.75	1.96	2.39
22	2.98	3.68	5.63	84	1.74	1.94	2.38
23	2.88	3.54	5.32	86	1.73	1.92	2.35
24	2.84	3.47	5.13	88	1.72	1.91	2.33
25	2.79	3.39	4.88	90	1.71	1.90	2.31
26	2.73	3.28	4.83	92	1.70	1.88	2.28
27	2.68	3.23	4.69	94	1.69	1.87	2.28
28	2.62	3.14	4.54	96	1.69	1.87	2.28
29	2.58	3.08	4.40	98	1.68	1.86	2.24
30	2.53	3.02	4.23	100	1.67	1.84	2.21
31	2.50	2.97	4.23	105	1.64	1.80	2.18
32	2.46	2.91	4.05	110	1.63	1.78	2.13
33	2.43	2.85	3.99	115	1.60	1.76	2.10
34	2.40	2.83	3.92	120	1.59	1.74	2.07
35	2.36	2.77	3.83	125	1.58	1.72	2.02
36	2.35	2.76	3.78	130	1.56	1.70	2.00
37	2.31	2.71	3.67	135	1.55	1.69	1.99
38	2.29	2.68	3.64	140	1.53	1.67	1.96
39	2.27	2.66	3.59	145	1.53	1.66	1.95
40	2.23	2.60	3.52	150	1.52	1.64	1.92
42	2.21	2.56	3.43	155	1.50	1.62	1.90
44	2.17	2.50	3.34	160	1.50	1.61	1.88
46	2.12	2.44	3.23	165	1.49	1.60	1.86
48	2.08	2.39	3.14	170	1.48	1.60	1.84
50	2.06	2.36	3.10	175	1.46	1.58	1.82
52	2.03	2.31	2.98	180	1.46	1.57	1.82
54	2.01	2.29	2.96	185	1.45	1.56	1.80
56	1.98	2.26	2.90	190	1.44	1.55	1.77
58	1.95	2.20	2.86	200	1.43	1.53	1.75

8.3 加卸载响应比变化率(dy/dt)或微分增量的研究

加卸载响应比是地壳介质失稳程度的定量反映，加卸载响应比的演化反映了孕震区的地震孕育过程。首先定义加卸载响应比的变化率为

$$Y' = \frac{\mathrm{d}Y}{\mathrm{d}t} \approx \frac{\Delta Y}{\Delta t} \tag{8.9}$$

在这里我们取 $\Delta t = 2 \sim 5$ 天。因为在实际计算时，加卸载响应比计算时间窗与半径 $R=200\mathrm{km}$ 对应取的是 540 天，2～5 天相对于 540 天是一个小量，因此可以用两天前后 Y 的变化与时间的比值来近似表示 Y 的微分增量。一般情况下，两天 Y 的变化是很小的，如图 8.12 所示，其变化最大值仅为 0.2，而且 Y 值增加区域的面积很小(参照图 8.12)。

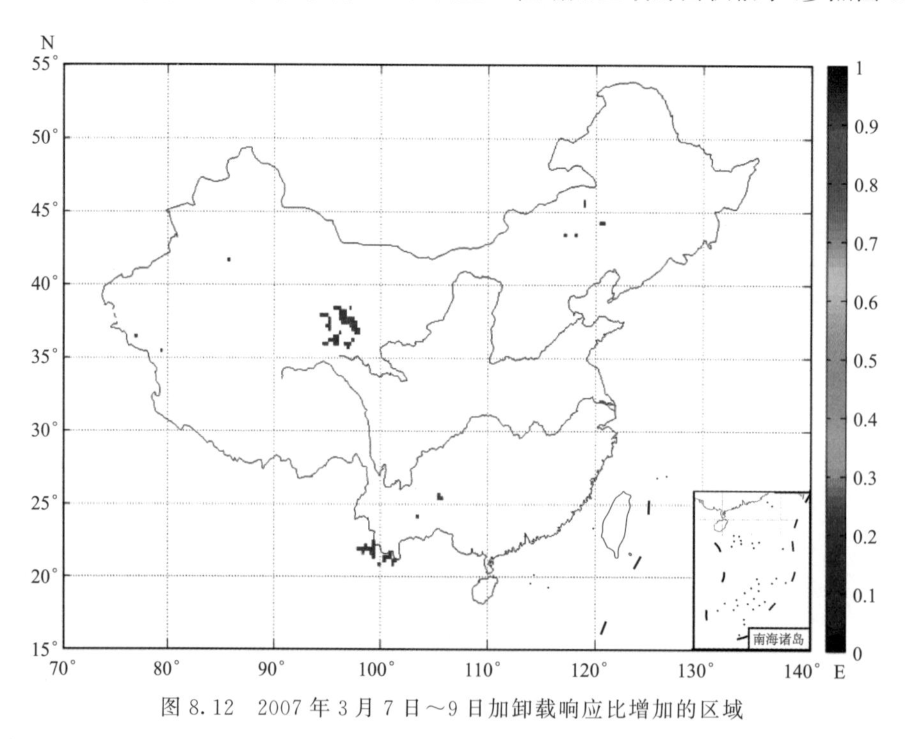

图 8.12　2007 年 3 月 7 日～9 日加卸载响应比增加的区域

但是，大地震以后，人们非常关心：该地震发生后对其他地区(尤其是其相邻区域)有什么影响？这种情况下研究地震前后的加卸载响应比的变化就很有意义。以汶川地震为例进行分析。取 $\Delta t = 2$ 天，因此只需考察汶川地震前后 Y 值的变化，即 $\Delta Y = Y_{2008.5.13} - Y_{2008.5.11}$ 的分布($R=200\mathrm{km}$，$T=18$ 个月)，如图 8.13 所示。其中，中国大陆内没有颜色的区域是不可计算区域，即缺乏资料的区域。从图中可以看出，汶川地震过后，加卸载响应比 Y 既有增加的区域又有减小的区域，从地震预测的角度出发，我们主要考虑 Y 值升高的区域，如图 8.14 所示，Y 值升高的最大值达 0.81，是图 8.12 中 Y 值升高最大值(0.2)的 4 倍多。可见，由于汶川地震的发生，某些区域的加卸载响应比值明显升高。这意味着这些区域的稳定性明显下降，未来的地震活动性可能升高。图

8.14 中的红色圆圈表示 2008 年 5 月 13 日到 2008 年 12 月 31 日发生在中国大陆的 4 级以上的地震，红色点包围的区域为 2008 年 5 月 12 日的不可计算区域。从图中可以看出，从汶川地震发生到 2008 年年底，地震主要发生在加卸载响应比增加的区域，与加卸载响应比微分增量有一定对应关系。

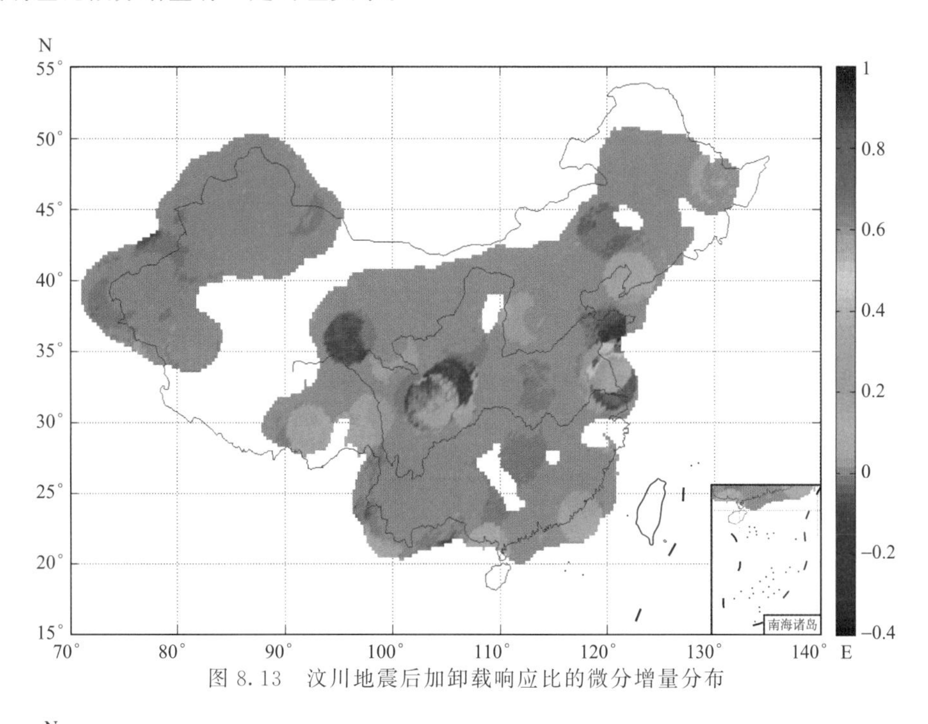

图 8.13 汶川地震后加卸载响应比的微分增量分布

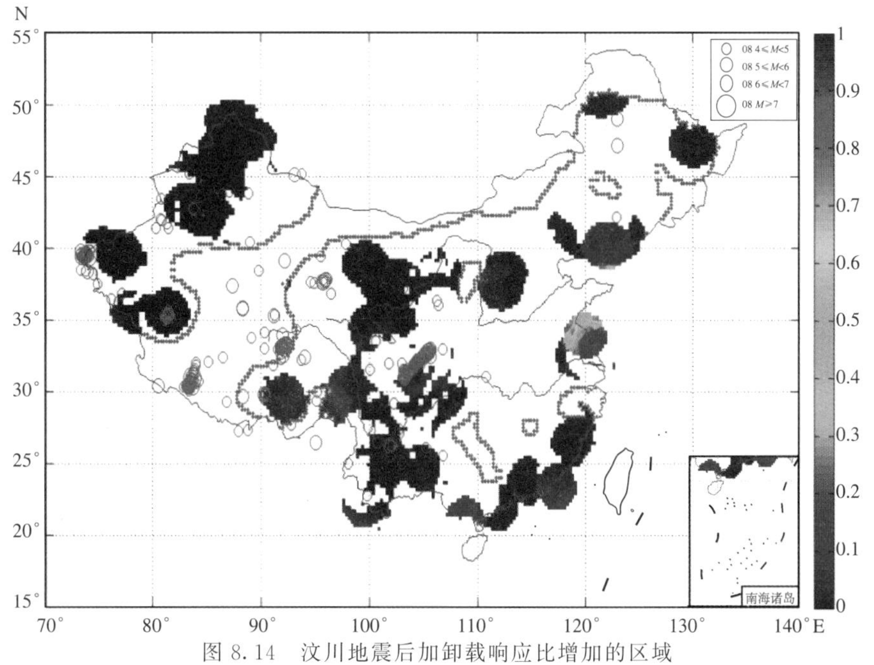

图 8.14 汶川地震后加卸载响应比增加的区域

某一地区中$\frac{\Delta Y}{\Delta t}$较大，说明该地区经过某一大地震后$Y$的增加，但是该地区未来地震活动性首先还取决于该地区Y的本底值。如果该地区本来的Y值较高，再加上，$\frac{\Delta Y}{\Delta t}>0$，将进一步增加该地区未来发生较大地震的危险性；反之，如果该地区属于Y值较低的地区，即使$\frac{\Delta Y}{\Delta t}>0$也不预示着将来较大地震的危险性。

我们还计算了中国大陆2000年以后的其他两次特大地震：昆仑山地震(M_s8.1)，玉树图8.15 昆仑山地震前后加卸载响应比增加的区域

另外也计算了2010年4月14日玉树M7.1地震和2004年12月26日印尼M_s 9.3地震加卸载响应比的微分增量，分别如图8.15～图8.17所示。其中图8.15表示昆仑山地震前后加卸载响应比增加的区域；图8.16中的红色圆圈表示2010年4月15日到2010年7月11日发生在中国大陆的5级以上的地震；图8.17中红色圆圈表示2005年发生在中国大陆5级以上的地震。从图8.15中可以看出，昆仑山地震过后加卸载响应比增加的区域和幅度都很小，实际上，昆仑山地震过后几年内中国大陆的地震活动性一直处于较低阶段，没有较大的破坏性地震发生，这和上述结果是相互印证的；从图8.16、图8.17中也可以看出，玉树地震和印尼地震以后，加卸载响应比的增加比较明显，此后地震发生情况与加卸载响应比增加区域的对应情况也比较好。这都说明：大地震发生后加卸载响应比的变化率为未来地震的发生提供了重要的参考。

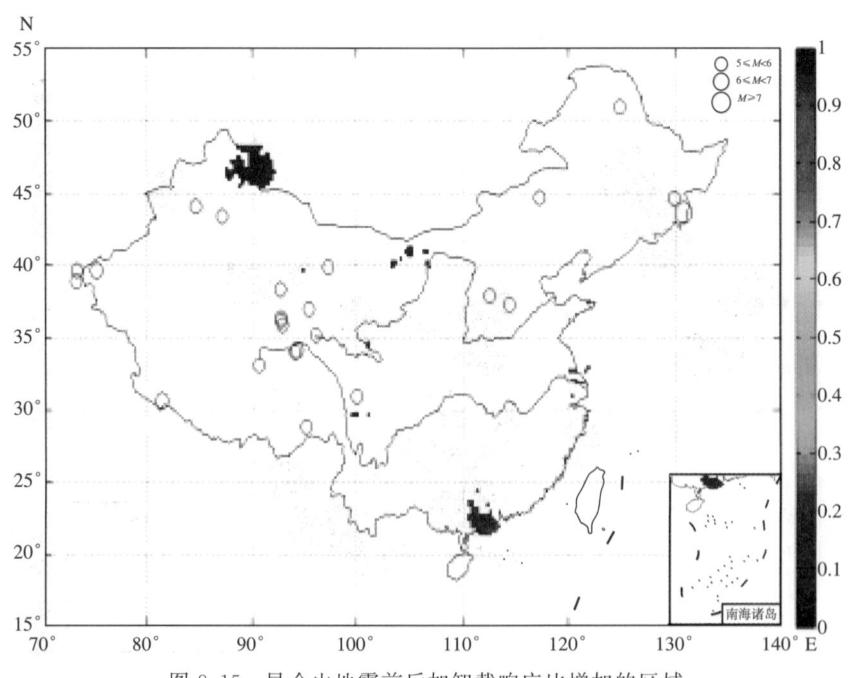

图8.15 昆仑山地震前后加卸载响应比增加的区域

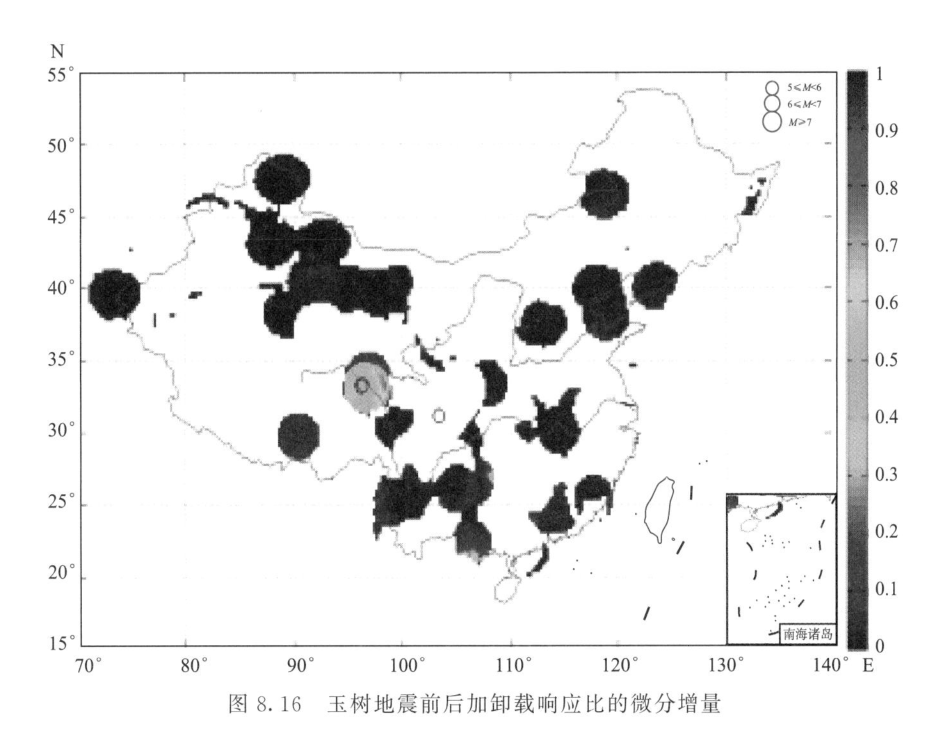

图 8.16　玉树地震前后加卸载响应比的微分增量

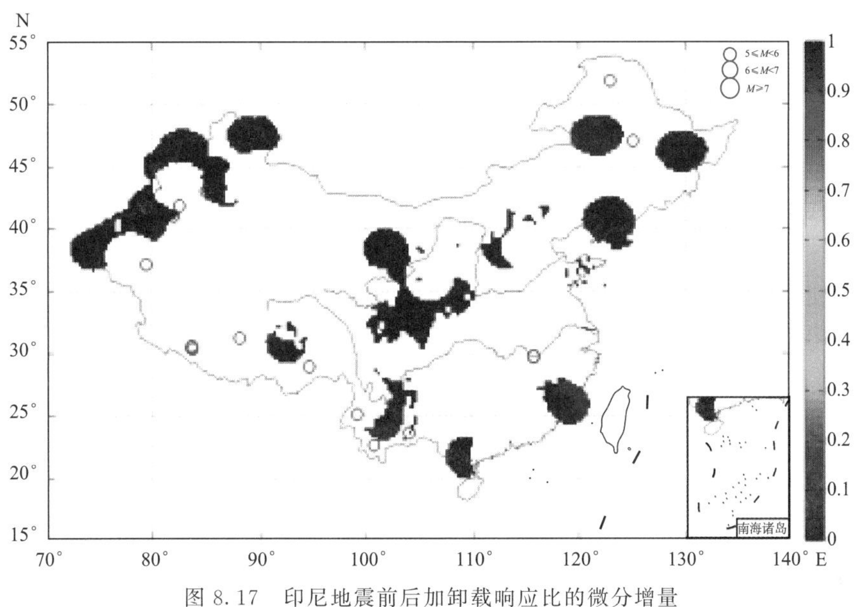

图 8.17　印尼地震前后加卸载响应比的微分增量

如何理解这样的结果？强震发生以后，它的影响范围是非常巨大的，除了地震后发生的应力重分布以外，地震所产生的地震波从震中向四周发散，这相当于给震中四周的介质一个扰动。可以通过地壳介质对这个扰动的反应来说明该区域的敏感性。如果某区域地壳介质处于较为稳定的状态，则地震波传播对该区域不会产生明显影响。反之，如果该区域处于临近失稳阶段，则对强震产生的地震波的反应比较敏感，加卸载响应比的值会明显增加。因此可以通过分析强震发生时加卸载响应比变化率来反映地壳介质的地震稳定性。

最明显的震例是2015年4月26日尼泊尔$M_s8.1$($M_w7.9$)级地震前后的LURR微分增量(见图6.33)。震后(5月12日)发生的最大强余震(M 7.5)就发生在图6.33 LURR增量最显著的一小块区域内。

8.4　和加卸载响应比有关的点滴回忆

(1)加卸载响应比思想的由来。

1966(邢台地震)～1976(唐山地震)年间，在中国发生的一系列大地震，尤其是唐山地震，给中国人民带来了巨大的灾难，亦引起了中国人民，尤其是知识分子的思考。联想起钱学森先生提出力学工作者"上天，入地，下海"的口号，深思之后，我决心投身地震事业，并于1978年进入中国科学院地球物理研究所工作(后来该所一分为二，我就职于国家地震局地球物理研究所)。

在地球物理研究所的头几年，除了完成日常的科研和教学工作外(在中国科学院研究生院主讲固体力学、断裂力学、流变学等课程)，我集中精力思考：如何从力学角度，在地震预测问题上想出一条新路。加卸载响应比的想法就是在一个夜晚突然在脑海中浮现的，那是1983年去西德(当时东、西德还未合并)参加IUGG大会时的一个夜晚(这是我第一次出国参加国际学术会议，会上能听到各种学术观点，思想特别活跃)。塑性力学中，材料在加卸载条件下的不同响应比单调加载能更深刻地反映材料力学性质的想法一闪而过。我很兴奋，几乎一夜未眠，沿着这条思路，加卸载响应比的思路慢慢的清晰。

(2)加卸载响应比的第一个洋知音。

1984年我在美国圣路易斯大学做访问教授。我的合作导师Otto W. Nuttli教授，是一位德高望重的学者，曾担任过美国地震学会理事长，他为了献身科学而终身未娶。Otto待人谦和，热心助人。他知道我学力学出身，在谈及和断裂力学有关的地震问题时，总是讲：断裂力学我只学过一点点，皮毛而已。实际上，他对一些问题有很深刻的见解。我和他谈及加卸载响应比的想法时，他很敏锐，马上引起他的重视。他很郑重地对我说：这是一个很有见地的想法，很重要，一定要抓住不放。当年秋天，美国地震学会在圣路易斯召开一个学术会议，他要我在会上做一个发言。回国前，他再次叮嘱：加卸载响应比的工作要加强，并相约再去圣路易斯大学合作。未曾料到，分别竟成永诀，不久后他就因癌症而病逝，令人不胜唏嘘。

(3)加卸载响应比的第一篇论文。

回国后，将有关加卸载响应比的想法写成论文，投《中国地震》。虽然这篇文章中主要谈加卸载响应比的思路，当时还没有更多深入的工作。《中国地震》却将它发表在1997年第1期的第一篇。足见《中国地震》编辑部(主编丁国瑜)的慧眼和对新思想的关爱与支持。

(4)苏联纪行。

1991年中国和苏联签订了在地震领域的合作协定。先是苏联的代表团访问中国，随后中国也组团回访。由我任团长，地质所叶洪研究员任副团长，陕西地震局的李永善研究员为翻译兼顾问，成员有张培震(现为地质所所长，中国科学院院士)、汪素云、李大华、陈家超等。访问期间，苏联科学院大地物理研究所组织了一场学术报告会。我就

ГЕОФИЗИКА　　　　Природа, 1993, № 1　21

Новый подход к прогнозу землетрясений

Иин Ксянгчу

(尹祥础)

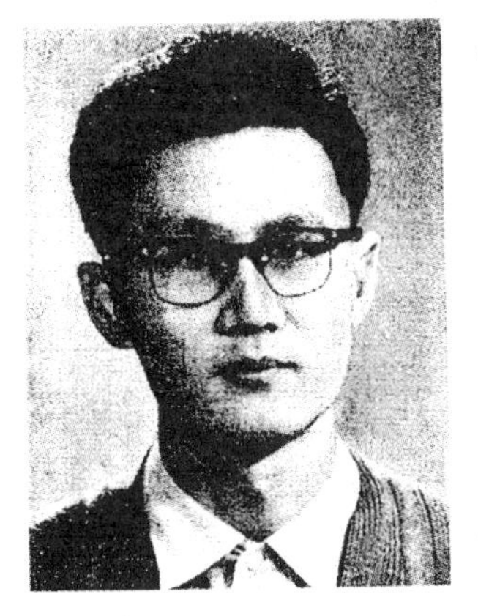

Иин Ксянгчу, профессор Института геофизики Национального сейсмологического бюро (Китайская Народная Республика), член Совета и вице-директор тектонофизического комитета Сейсмологического общества Китая. Редактор журналов «Earthquake Research in China» и «ACTA Seismologica Sinica». Научные интересы включают изучение механизма землетрясений и вертикальных подвижек в земной коре, прогноз землетрясений, геодинамику, нелинейную динамику, теорию сейсмических источников.

С ТЕХ ПОР как в глубокой древности был зарегистрирован первый сейсмический толчок, воззрения на природу землетрясений существенно изменились — от божьей кары до идеи высвобождения энергии земной коры. Однако проблема столь сложна, что и поныне мы все еще далеки от прогноза конкретных сейсмических событий.

Вот всего лишь один пример. В настоящее время нигде на земном шаре землетрясения не происходят с большей регулярностью, чем на разломе Сан-Андреас близ Паркфилда (штат Калифорния, США). На изучение этих землетрясений Геологической службой и другими научными учреждениями США затрачиваются огромные интеллектуальные и материальные ресурсы. И вот несколько лет назад ученые предсказали, что в 1990 г. здесь произойдет землетрясение с магнитудой $M \sim 6$. Но прогноз не подтвердился. И это неудивительно, поскольку экстраполяция в будущее даже таких относительно регулярных толчков ненадежна. В более сложных случаях детерминированный прогноз еще ненадежнее.

После того как в поведении неустойчивых нелинейных динамических систем были обнаружены явления фрактальности детерминистского хаоса, перенесение этих представлений на сейсмический процесс позволило рассматривать землетрясения с совершенно новых позиций. Если землетрясения воспринимать как одно из проявлений хаотического характера геофизической среды, то детерминированный прогноз этих событий на длительный срок оказывается несостоятельным. Дело в том, что чувствительность неустойчивых динамических систем (в нашем случае — реальной сложно деформируемой геофизической среды) к начальным условиям возрастает со временем по экспоненте. Таким образом, речь может идти только о статистическом прогнозе.

Однако независимо от того, считать ли землетрясение хаотическим явлением или

图 8.18　俄文的 *ПРИРОДА* 刊登加卸载响应比论文，并配发作者照片

加卸载响应比做了报告。报告会盛况空前，据苏联科学院力学所的尼克沁教授后来在北京告诉我，连科斯特洛夫这样的大家，很久没有参加所里的有关活动了，这次也来了。全所的高级科研人员几乎全部到场，这是后话。报告后不久，*ПРИРОДА* 杂志的编辑来约稿。*ПРИРОДА* 就是自然的意思，在当年，俄文的 *ПРИРОДА* 和英文 *Nature* 并驾齐驱，同为全球顶尖的杂志。*ПРИРОДА* 的编辑约稿时主动表示，如果论文用俄文写有困难，可以用英文，甚至用中文，他们会译成俄文。我后来用英文写了一篇寄给他们，他们很快就译成俄文登出来了，还配发了作者的照片。编辑部还委托大地物理所的一位科学家转告我：这是从 20 世纪 50 年代中苏关系恶化后 *ПРИРОДА* 第一次刊登中国科学家的论文(图 8.18)。

(5) 救“命”之恩。

我在 20 世纪末退休。按照中国地震局的制度，退休之后，不能带研究生，不能申请课题，不能……也就是说，从此再也没有经费、人员、设备等进行科研，差不多意味着“科学生命”的终结。

好在中国科学院在退休制度和退休人员的对待方面有更多的灵活性，更主要的是中国科学院力学研究所(尤其是 LNM)的多位领导和专家(如郑哲敏院士，白以龙院士，李家春院士，洪友士前所长，樊菁所长，梁乃刚、赵亚溥、何国威教授等)对我的研究工作的理解、厚爱和支持，聘任我为 LNM 的特邀研究员，从而能领衔申请国家自然科学基金委员会课题(包括重点课题)、LNM 的课题和带研究生。与此同时，中国科学院超级计算中心(主任迟学斌教授)、国家自然科学基金委员会和新疆地震局亦给予大力支持。当然，中国地震局领导的支持更是必不可少的。在这些条件下，我在退休后的近 20 年期间，仍然能够维持我的“科学生命”从事科研工作(虽然比较艰难)。所以我对以上的单位和人员怀着深深的感激，他们是我的救“命”恩人。这儿的“命”，不是肉体的生命，而是指科学事业的生命。

参考文献

白以龙．1993．无量纲和相似．见：地震科学联合基金会编．地震科学整体观研究．北京：地震出版社．17～28

白以龙．1997．非线性力学及其应用．科学中国人，11：45～47

白以龙，汪海英，夏蒙棼等．2006．固体的统计细观力学——连接多个耦合的时空尺度．力学进展，36：286～305

常克贵，高立新，张建业等．1999．加卸载响应比理论在包头西 M_s6．4地震预报中的应用．西北地震学报，21：350～355

陈建民，张昭栋，杨林章等．1994．地下水位固体潮响应比的地震异常．地震，1：73～78

陈建志，Rundle J B，Turcotte D L 等．2013．从临界转变的角度理解地震预测技术．物理，5：329～333

陈棋福，尹祥础，马丽．1996．加卸载响应比的自然概率分布．中国地震，12(3)：269～274

陈学忠．1995．加卸载响应比理论及其在地震预测中的应用研究．北京：国家地震局地球物理研究所博士学位论文

陈学忠，尹祥础．1995．水库地震主震前加卸载响应比的变化特征．中国地震，11(4)：361～367

陈颙．1998．地壳岩石的力学性能．北京：地震出版社

陈颙，朱日祥．2005．设立“地下明灯研究计划”的建议．地球科学进展，(05)：485～489

陈颙，王宝善，葛洪魁等．2007．建立地震发射台的建议．地球科学进展，22：41～46

傅承义．1976．地震十讲．北京：科学出版社

傅承义，陈运泰，祁贵仲．1985．地球物理学基础．北京：科学出版社

国家地震局震害防御司．1992．地震工作手册．北京：地震出版社

郝圣旺．2007．非均匀介质的变形局部化、灾变破坏及临界奇异性．北京：中国科学院力学研究所博士学位论文

贺可强，周敦云，王思敬．2004．降雨型堆积层滑坡的加卸载响应比特征及其预测作用与意义．岩石力学与工程学报，23：2665～2670

姜彤．2004．边坡在地震力作用下的加卸载响应比规律与非线性稳定分析．北京：中国地震局地质研究所博士学位论文

姜彤，马莎，许兵等．2004．边坡在地震作用下的加卸载响应规律研究．岩石力学与工程学报，23：3803～3807

李宣瑚．1994．“八五”地震预报理论及方法攻关新进展之一，加卸载响应比理论预测洛杉矶地震获得成功．国际地震动态，4(184)：24，25

李世愚，和泰名，尹祥础．2010．岩石断裂力学导论．合肥：中国科学技术大学出版社

梁乃刚，刘庆杰，李静等．1997．链网模型与 Si_3N_4 陶瓷材料宏细观力学行为模拟．力学学报，29：182～188

林晓．2008．固体应力波数值解法．北京：国防工业出版社

刘桂萍，马丽，尹祥础．1994．首都圈地区中等地震前加卸载响应比特征的研究．地震，14：34～39

刘建明，刘月，唐兰兰等．2014．加卸载响应比孕震积分在新疆地震预测中的综合应用研究．地震，34(2)：89～97

刘晓宇. 2001. 三维链网模型及短纤维增强复合材料行为预测. 北京：中国科学院力学研究所博士学位论文
刘月. 2014. 加卸载响应比在地震预测中若干问题研究. 北京：中国科学院大学研究生院博士学位论文
刘月，尹祥础. 2013. 地震导致的地壳块体损伤的平板模型和加卸载响应比新定义. 地学前缘，20：67～72
刘月，尹祥础，袁帅等. 2012. 量纲分析应用于地震预测的探索. 地球物理学报，55：3043～3050
马瑾. 1987. 构造物理学概论. 北京：地震出版社
彭克银. 2000. 加卸载响应比理论若干问题的深入研究及其三维数值模拟. 北京：中国地震局地球物理研究所博士学位论文
彭克银，尹祥础，和锐. 2003. 用临界点理论讨论应变能加速释放现象和孕震区尺度. 中国地震，19(4)：425～430
钱伟长. 1993. 应用数学. 合肥：安徽科学技术出版社
钱学森. 1962. 物理力学讲义. 北京：科学出版社
钱学森. 1980. “写在前面”. 见：中国力学学会《土岩爆破文集》编委会. 土岩爆破文集(全国土岩爆破经验交流会议论文选). 北京：冶金工业出版社
钱学森. 2007. 钱学森书信. 北京：国防工业出版社
钱学森. 2008. 钱学森书信选. 北京：国防工业出版社
任隽，陈运平，潘纪顺等. 2005. 海南岛及其近海中强地震前加卸载响应比的变化特征. 西北地震学报，27：71～74
邵宜莲. 2012. 利用 LURR 方法探讨台湾 1994 年后大地震之前兆现象. 台湾“中央大学”硕士学位论文
沈正康，王敏，甘卫军等. 2003. 中国大陆现今构造应变率场及其动力学成因研究. 地学前缘，10：93～100
勝山邦久. 1996. 声发射技术的应用（中译本). 北京：冶金工业出版社
宋治平. 1996. 加卸载响应比与其它地震前兆时空演化研究及其应用. 北京：中国地震局地球物理研究所博士学位论文
宋治平，尹祥础，王裕仓等. 2000. 美国加州地区地震前加卸载响应比的时空演化特征及预测意义. 地震学报，22：588
谈庆明. 2007. 量纲分析. 合肥：中国科学技术大学出版社
王海涛. 1999. 加卸载响应比理论在地震预报中的应用综合研究. 北京：中国地震局地球物理研究所博士学位论文
王海涛，彭克银，张永仙等. 1998. 新疆伽师强震群过程中加卸载响应比变化特征. 科学通报，43(10)：1109～1112
王海涛，彭克银，庄建仓等. 1999. 样本条件对加卸载响应比计算结果的影响分析. 地震，19(3)：223～229
王礼立. 2005. 应力波基础. 北京：国防工业出版社
王裕仓. 1998. 地震孕育过程的宏-细观力学模拟. 北京：国家地震局地球物理研究所博士学位论文
王裕仓. 2000. 地震过程的数值模拟及可预测性研究. 北京：中国科学院力学研究所博士后工作报告
王裕仓，宋治平，細野耕司等. 1998. 日本兵库南部地震和关东地区强震前正负地震的演变特征及其对地震预测的意义. 地震学报，20：30～36
吴忠良. 1993. 定性与半定量地震学. 山西地震，3：5～59
吴忠良，陈颙，王宝善. 2008. 用地震波给地球做 B 超. 防灾博览，03：66～67

夏蒙棼，韩闻生，柯孚久等. 1995. 统计细观损伤力学和损伤演化诱致突变(Ⅰ). 力学进展，25：1～40
夏蒙棼，柯孚久，白以龙. 1997. 固体破坏的损伤演化诱致突变现象. 物理，26：140 ～146
谢富仁，崔效锋，赵建涛等. 2004. 中国大陆及邻区现代构造应力场分区. 地球物理学报，2004，47(4)：654～ 662
徐和钦. 1999. 非均匀材料损伤破坏的数值模拟软件开发及强韧化机理研究. 北京：中国科学院力学研究所硕士学位论文
许强，黄润秋. 1995. 用加卸载响应比理论探讨斜坡失稳前兆. 中国地质灾害与防治学报，6：25～31
许向红. 2005. 岩石的细观非均匀性对其宏观变形、损伤和灾变的影响. 北京：中国科学院力学研究所博士学位论文
许昭永，杨润海，王彬等. 2002. 负坡段加卸载响应比的物理意义及预测效能. 地震学报，24：42～49
许忠淮. 2001. 东亚地区现今构造应力图的编制. 地震学报，23(5)：492～501
许忠淮. 2010. 地下绝对应力大小的测定. 见："10000 个科学难题"地球科学编委会编. 10000 个科学难题·地球科学卷. 北京：科学出版社：553～556
阎新华. 1994-12-16. 地震，难逃中国人的慧眼. 科技日报
杨卫. 1995. 宏微观断裂力学，北京：国防工业出版社
尹灿. 1990. 潮汐应力与地震预报. 北京：中国地震局地球物理研究所硕士学位论文
尹祥础. 2012a. 固体力学. 北京：地震出版社
尹祥础. 2012b. 在钱学森工程科学思想指引下，创建新的地震预测理论——加卸载响应比. 见：中国科学院院士工作局编. 钱学森先生诞辰 100 周年纪念文集. 北京：科学出版社. 157～160
尹祥础. 1987. 地震预测新途径的探索. 中国地震，3：1～7
尹祥础. 2004. 地震预报的新途径-从加卸载响应比理论. 力学与实践，26(6)：1～7
尹祥础 刘月. 2013. 加卸载响应比——地震预测与力学的交叉. 力学进展，43 (6)：555～580
尹祥础，郑天愉. 1982. 地震孕育过程的流变模式. 中国科学(B 辑)，(2)：922～930
尹祥础，郑天愉. 1993. 地震孕育过程的流变断裂模式. 应用数学和力学——钱伟长八十诞辰祝寿文集. 北京：科学出版社
尹祥础，陈学忠，宋治平等. 1994. 加卸载响应比理论：一种新的地震预报方法. 地球物理学报，37：767～775
尹祥础，陈学忠，宋志平等. 1996. 关东等地区加卸载响应比的时间变化及其预测意义. 中国地震，12(3)：31～335
尹祥础，尹迅飞，余怀忠等. 2004. 加卸载响应比理论用于矿震预测的初步研究. 地震，24：25～29
尹祥础，张浪平，张永仙等. 2006. 从加卸载响应比的时空演化预测我国大陆 2007 地震趋势的初步研究. 见：中国地震局地震预测研究所编. 中国大陆强震趋势预测研究(2007 年度). 北京：地震出版社：90～95
尹祥础，张浪平，张永仙等. 2008. 大地震前 LURR 的大时空异常——预测中国大陆未来大地震的探讨. 见：中国地震局地震预测研究所编. 中国大陆强震趋势预测研究(2009 年度). 北京：地震出版社. 144～150
尹祥础，张晖辉，余怀忠. 2003. 猛烈轰炸会诱发伊拉克地震吗？震情研究，2：96～99
尹祥础. 张晖辉，张浪平等. 2005. 从加卸载响应比的变化预测中国大陆地震趋势. 见：中国地震局地震预测研究所编. 中国大陆强震趋势预测研究(2006 年度). 北京：地震出版社. 92～96
余怀忠. 2004. 非均匀脆性介质破坏前兆与地震预测理论的实验研究. 北京：中国科学院力学研究所博士学位论文
余寿文，冯西桥. 1997. 损伤力学. 北京：清华大学出版社

宇津德治. 1990. 地震事典. 李裕彻，卢振业等译. 北京：地震出版社
袁帅. 2011. 加卸载响应比应用于短期地震预测的探索. 北京：中国科学院力学研究所硕士学位论文
曾小苹，续春荣. 1996. 地球磁场对太阳风的加卸载响应与地震. 地震地磁观测与研究，017(001)：49～53
张国民，马宏生，王辉等. 2005. 中国大陆活动地块边界带与强震活动关系. 地球物理学报，48(3)：138～146
张晖辉. 2006. 非均匀脆性介质的灾变预测——加卸载响应比理论的研究与实践. 北京：中国科学院力学研究所博士学位论文
张晖辉，尹祥础，梁乃刚等. 2005a. 美国西部地区加卸载响应比的时空扫描及其地震趋势研究. 地震，25(3)：20～26
张晖辉，尹祥础，梁乃刚. 2005b. 中国大陆地区中强地震前加卸载响应比异常时间尺度的统计研究. 中国地震，21：486～495
张浪平. 2009. 孕震条件下介质的损伤演化与地震预测研究. 北京：中国科学院力学研究所博士学位论文
张浪平，尹祥础，梁乃刚. 2008. 美国西部地区加卸载响应比的时空演化及地震活动性分析. 地震，28(4)：29～38
张浪平，尹祥础，张晓涛等. 2009. 汶川余震序列的加卸载响应比分析. 地震，29(1)：60～67
张浪平，余怀忠，尹祥础等. 2010. 加卸载响应比方法在结构灾变预测中的应用. 工程力学，27(3)：228～234
张培震，邓起东，张国民等. 2003. 中国大陆的强震活动与活动地块. 中国科学(D辑)，33(增刊)：12～20
张文杰，陈云敏，贺可强. 2005. 加卸载响应比理论应用于堆积层滑坡预报. 自然灾害学报，14：79～83
张永仙，彭克银，尹祥础等. 2004. 加卸载响应比方法在首都圈地区地震预测中的研究与应用. 地震，24：55～61
张昭栋，刘庆国. 1999. 1989年大同6.1级地震前后地下水位固体潮加卸载响应比的变化. 西北地震学报，21：356～362
郑天愉，尹祥础. 1983. 断层的亚临界扩展和地震的孕育过程. 科学通报，28(21)：1081～1085
郑哲敏. 1982. 连续介质力学与断裂. 力学进展，12(2)：133～140
郑哲敏. 1993. 非线性连续介质力学. 中国科学院院刊，4：283～289
郑哲敏. 1996. 中国机械工程手册，第2版，第3篇，相似理论与模化. 北京：机械工业出版社
中国地震局地震预测研究所. 2008. 震情研究汇总报告. 见：中国地震局地震预测研究所编. 中国大陆强震趋势预测研究(2009年度). 北京：地震出版社. 3～92
庄建仓. 1999. 几种随机模型下加卸载响应比的随机分布研究. 北京：中国地震局地震预测研究所硕士学位论文
庄建仓，尹祥础. 1999. Poisson模型下加卸载响应比的随机分布. 中国地震，15：128～138
Aki K. 2009. Seismology of Earthquake and Voleano Prediction. Beijing：Science Press
Aki K，Richards P G. 1980. Quantitative Seismology. W H Freeman and Company
Aikinson B K. 1987. Fracture Mechanics of Rock. London，New York，Sydney：Academic Press
Anthony P C. 2009. Numerical analysis of possible correlation between fracture and the effective stiffness in a brittle solid material. Boston：Tufts University [Mater thesis]
Bai Y L，Dobb B. 1992. Adiabatic Shear Localization. Oxford：Pergamum
Bai Y L，Lu C S，Ke F J，*et al*. 1994. Evolution induced catastrophe. Physics Letters A，185：196～200

Bai Y L, Xia M F, Ke F J, *et al*. 1993. Analysis and simulation of evolution induced catastrophe. Chinese Physics Letters, 10: 155～158

Bak P, Tang C. 1989. Earthquakes as a self-organized critical phenomena. J Geophys Res, 94(B1): 15635～15637

Bowman D D, Ouillon G, Sammis C G, *et al*. 1998. An observational test of the critical earthquake concept. Journal of Geophysical Research, 103(B10): 24, 359～ 372

Buckingham E. 1914. On physically similar system: illustrations of the use of dimensional analysis. Physical Review, 4(4): 345～376

Bufe C G, Varnes D J. 1993. Predictive modeling of seismic cycle of the greater San Francisco Bay region. J Geophys Res, 98: 9871～9883

Chen W G, He K Q, Zhang J. 2012. The theory of unload-load response ratio and its application in Debris Landslide Forecast. Applied Mechanics and Materials, 166～169: 2735～2739

Chen X F, Xu J K, Zhang H M. 2015. Rupture phase diagram of earthquake and in plication. 9th ACES International Workshop Chengdu, China

Donnellan A, Parker J, Ludwing, Rundle J, Pierce M, Wang J. 2015. Application of Geo Gateway to the study of earthquake fault processes in California. 9th ACES International Workshop, Chengdu, China. http://www. csi. ac. cn/Program/index, html

Dziewonski A M, Anderson D L. 1981. Preliminary reference earth model. Physics of the Earth and Planetary Interiors, 25: 297～356

Frank P, Benioff V H. 1973. Biographical Memoirs. Washington: National Academy of Sciences

Fung Y C. 1965. Foundations of Solid Mechanics. Prentice-Hall

Hosono K, Yin X C, Song Z P. 1996. Did the visitor (the 1995 Hyugoken -nambu Earthquake) come along with the ominous signs? Japans Seismological Annual Meeting (in Japanese)

Jaeger J C, Cook N G W. 1979. Fundamentals of Rock Mechanics, 3rd ed. London: Chapman and Hall

Jaume S C, Sykls L R. 1999. Evolution toward a critical point: a review of acceleratiog seismic moinent/energy release prior to large great earthquakes. Pure Appl Geophys, 155(2-4): 279～305

Kachanov L M. 1980. Continuum model of medium with cracks. Journal of the Engineering Mechanics Division, 106: 1039～1051

Kachanov L M. 1986. Introduction to Continuum Damage Mechanics. New York: Springer

Kanamori H. 2001. Energy budget of earthquakes and seismic efficiency. Earthquake Thermodynamics and Phase Transformation in the Earth's Interior, 76: 293～305

Kanamori H, Anderson D L. 1975. Theoretical basis of some empirical relation in seismology. Bulletin of the Seismological Society of America, 65: 1073～1096

Knopoff L, Levshina T, Keilis-Borok V I, *et al*. 1996. Increased long-range intermediate-magnitude earthquake activity prior to strong earthquakes in California. J Geophys Res, 101: 5779～5796

Krajcinovic D. 1996. Damage Mechanics. Online: Elsevier

Laws N, Brockenbrough J R. 1987. The effect of microcracks systems on the loss of stiffness of brittle solids. International Journal of Solids and Structures, 23: 1247～1268

Lui Y, Yin X C. 2015. New study of LURR-integrating with dimensiolnal method and its application. 9th ACES International Workshop, Chengdu, China. http://www. csi. ac. cn/ACES2015/Program/index. html

Lockner D A, Byerlee J D, Kuksenko V, *et al*. 1991. Quasi-static fault growth and shear fracture energy in granite. Nature, (350): 39～42

Lyakhovsky V, Ben-Zion Y, Agnon A. 1997a. Distributed damage, faulting, and friction. Journal of Geophysical Research, 102: 27635～27649

Lyakhovsky V, Reches Z, Weinberger R, *et al*. 1997b. Nonlinear elastic behavior of damaged rocks. Geophysical Journal International, 130: 157～166

Mark L. 2010. Earthquake fault scaling: self-consistent relating of rupture length, width, average displacement, and moment release. Bulletin of the Seismological Society of America, 100: 1971～1988

Maruyama Takuo. 1995. Earthquake prediction in China. Zisin, 19: 68～75(in Japanese)

Mora P, Wang Y C, Yin C, *et al*. 2002. Simulation of load-unload response ratio and critical sensitivity in the lattice solid model. Pure and Applied of Geophysics, 159: 2525～2536

Nishenko S P. 1991. Circum-pacific seismic potential, 1989—1999. Pure and Applied of Geophysics, 135(2-3):169～260

Oda M. 1983. A method for evaluating the effect of crack geometry on the mechanical behavior of cracked rock mass. Mechanics of Materials, 2: 163～171

Ohnaka M. 2000. A physical scaling relation between the size of an earthquake and its nucleation zone size. Pure and Applied Geophysics, (157): 2259～2282

Ohnaka M. 2004. A constitutive scaling law for shear rupture that is inherently scale-dependent, and physical scaling of nucleation time to critical point. Pure and Applied Geophysics, (161): 1915～1929

Pararas-Carayannis G. 2000. The Big One-the Next Great California Earthquake. Forbes Press

Peng K Y, Yin X C, Zhang L P. 2006. A statistical investigation of earthquake predictions using LURR. Pure and Applied of Geophysics, 163: 2353～2362

Rundle J B, Klein W, Tiampo K, et al. 2000a. Linear pattern dynamics in nonlinear threshold systems. Phys Rev, 61: 2418～2431

Rundle J B, Klein W, Tiampo K, et al. 2000b. Precursory seismic activation and oritical-point phenomena. Pure and Appl Geophs, 157: 3165～2182

Sedov L I. 1959. Similarity and Dimensional Methods in Mechanics. London: Academic Press

Tiampo K F, Rundle J B, Mcginnis S A, Klein W. 2002. Pattern dynamics and forecast methods in seismically active regions, Pure Appl Geophys, 159(10): 2429～2467

Trotta J E, Tullis T E. 2006. An independent assessment of the load/unload response ratio (LURR) proposed method of earthquake prediction. Pure and Applied Geophysics, 163: 2375～2388

USGS. 2009. Earthquakes and plate tectonics. USGS Earthquake Hazards Program, Retrieved June 03, 2010. http://earthquake. usgs. gov/ learn/ topics/plate tectonics/rift man. php

Walsh J B. 1965a. The effect of cracks on the compressibility of rock. Journal of Geophysical Research, 70: 381～389

Walsh J B. 1965b. The effect of cracks in the uniaxial elastic compression of rocks. Journal of Geophysical Research, 70: 399～411

Walsh J B. 1965c. The effect of cracks in rock on Poisson's ratio. Journal of Geophysical Research, 70: 5249～5257

Wang H T, Wang B S, Wang Q, Su J B, Ji Z B, Wei Y Y. 2015. The experment and application on the large volume airgun source in Hutubi, Xinjiang, China. 9th ACES International Workshop, Chengdu, China. http://www. csi. ac. cn/ACES2015/Program/index. html

Wang Y C, Yin X C, Ke F J, *et al*. 2000. Numerical simulation of rock failure and earthquake process on mesoscopic scale. Pure and Applied Geophysics, 157: 1905～1928

Wang Y C, Mora P, Yin C, *et al*. 2002. Statistical test of the load-unload response ratio(LURR) signals using the lattice solid model(LSM): implcation to tidal triggering and earthquake prediction. Pure Applied Geophysics

Weibull B. 1951. A statistical distribution function of wide applicability. Journal of Applied Mechanics, 18: 293～297

Wu Z L, Chen X Z, Yin X. 1995. Inducing of earthquakes by underground nuclear explosions: a new look in the perspective of Load. Unload Response Ratio, ISORIS, Beijing

Wu Z L, Team of the Lushan Earthquake Field Investigation. 2015. Multi-scale Multi-disciplinary data not yet assimilated. 9th ACES International Workshop, Chengdu China. http://www. csi. ac. cn/ACES2015/Program/index. html

Xia M F, Song Z Q, Xu J B, *et al*. 1996. Sample-specific behavior in failure models of disordered media. Commun Theor Phys, 25: 49～54

Yin C. 2005. Exploring the underlying mechanism of load/unload response ratio theory and its application to earthquake prediction. Australia: University of Queensland [PhD thesis]

Yin C, Mora P. 2004. Some preliminary thoughts about the LURR phenomenon. Proc. 4th ACES Workshop

Yin C, Mora P. 2006. Stress reorientation and LURR: implication for earthquake prediction using LURR. Pure and Applied Geophysics, 163: 2363～2375

Yin X C, Liu Y. 2015. A successful prediction for the great Nepal Earthquake. 9th ACES International Workshop, Chengdu, China. http://www. csi. ac. cn/ACES2015/Program/index. html

Yin X C, Chen X Z, Song Z P, *et al*. 1995. A new approach to earthquake prediction-the load/unload response ratio (LURR) theory. Pure and Applied Geophysics, 145: 701～715

Yin X C, Chen X Z, Song Z P, *et a*l. 1994a. The load-unload response ratio theory and its application to earthquake prediction. Journal of Earthquake Prediction Research, 3: 325～333

Yin X C, Liu Y, Mora P, *et al*. 2013. New progress in LURR-integrating with the dimensional method. Pure and Applied Geophysics, 170: 229～236

Yin X C, Mora P, Peng K Y, *et al*. 2002. Load-unload response ratio and accelerating moment/energy release, critical region scaling and earthquake prediction. Pure and Applied Geophysics, 159: 2511～2524

Yin X C, Wang Y C, Pang K Y, *et al*. 2000. Development of a new approach to earthquake prediction: load/unload response ratio (LURR) theory. Pure and Applied Geophysics, 157: 2365～2383

Yin X C, Yin C, Chen X Z. 1994b. The precursor of instability for nonlinear system and its application to earthquake prediction-the load-unload response ratio theory. Non-linear Dynamics and Predictability of Geophysical Phenomena. 55～60

Yin X C, Yu H Z, Kukshenko V, *et al*. 2004. Load-Unload response ratio (LURR), accelerating moment/energy release (AM/ER) and state vector as precursors to failure of rock specimens. Computational Earthquake Science Part Ⅱ. Springer: Birkhäuser Basel. 2405～2416

Yin X C, Zhang L P, Zhang H H, *et al*. 2006. LURR's twenty years and its perspective. Pure and Applied Geophysics, 163: 2317～2341

Yin X C, Zhang L P, Zhang Y X, *et al*. 2008. The newest developments of load-unload response ratio (LURR). Pure and Applied Geophysics, 165: 711～722

Yin X C, Zhang L P, Zhang Y X, *et al*. 2009. The peak point of LURR and its significance. Concurrency and Computation: Practice and Experience, 22: 1549～1558

Xu H Y, Lian W P, Lu M F, Xue J, Bai Y L. 2015. A possible earthquake precursor based on GPS measurements. 9th ACES International Workshop, Chengdu, China. http://www. csi. ac. ca/ACES2015/Program/index. html

Yu H Z, Shen Z K, Wan Y G, *et al*. 2006. Increasing critical sensitivity of the load/unload response ratio before large earthquakes with identified stress accumulation pattern. Tectonophysics, 428: 87～94

Yu H Z, Cheng J, Zhang X T, Zhang L P, Liu J, Zhang Y X. 2013. Multi-methods combined analysis of future earthquake potential. Pure Appl Geophys, 170(1-2): 173～183

Yu H Z, Zhou F R, Zhu Q Y, Zhang X Y, Zhang Y X. 2015a. Deveopment of a combination approach for seismic hazard evaluation. Pure Appl Geophys, 172(2): 273～284

Yu H Z, Zhou F R, Zhang X T, Zhang Y X, Liu Y, Yin X C. 2015b. Retrospective test of the synthesis approach on the seismic potential in Chinese mainland. 9th ACES International Workshop, Chengdu, China. http://www. csi. ac. cn/ACES2015/Program/index. html

Zhang H H, Yin X C, Liang N G, *et al*. 2006. Acoustic emission experiments of rock failure under load simulating the hypocenter condition. Pure and Applied Geophysics, 163: 2389～2406

Zhang J, He K Q, Wang S Q, *et al*. 2012. The application of LURR-rainfall coupled in forecast prediction on debris landslide. Advanced Materials Research, (446-449): 3023～3026

Zhang L P, Yin X C, Liang N G. 2007. Application of load/unload response ratio in study of seismicity in the region of Iran. Earthquake Research in China, 21(2): 147～155

Zhang L P, Yu H Z, Yin X C. 2012. Failure potential evaluation in engineering experiments using load/unload response ratio method. Pure and Applied Geophysics, 170(1-2): 237～245

Zhang W J, Chen Y M, Zhan L T. 2006. Loading/unloading response ratio (LURR) theory applied in predicting deep-seated landslides triggering. Engineering Geology, 82: 234～240

Zhang Y X, Liu Y, Yin XC, *et al*. 2013. Spatial and temporal variation of LURR before the Mexico *M*7.2,2010 earthquake and its implication to earthquake forecast. Asia Oceania Geosciences Society 10th Annual Meeting, Brisbane

Zhang Y X, Yin X C, Peng K Y, *et al*. 2006. LURR and the San Simeon *M* 6.5 earthquake in 2003 and the seismic tendency in CA. Pure and Applied Geophysics, 163(11-12): 2343～2351

Zhang Y X, Yin X C, Peng K Y. 2004. Spatial and temporal variation of LURR and its implication for the tendency of earthquake occurrence in southern California. Pure and Applied Geophysics, 161(11-12): 2359～2367

Zoback M D, Healy J H. 1992. In situ stress measurements to 3.5 km depth in the Cajon Pass scientific research borehole: implications for the mechanics of crustal faulting. J Geophys Res, 97(B4): 5039～5057

Zoback M D, Lachenbruch A H. 1992. Introduction to special section on the Cajon Scientific Drilling Project. J Geophys Res, 97(B4): 4991～4994

Zoback M D, Zoback M L, Mount V S, *et al*. 1987. New evidence on the state of stress of the San Andreas fault system. Science, 238(4830): 1105～1111

Иин Ксян-чу. 1993. Новый подход к прогногу Землетрясений. Прирола. 1: 20～27

Куксенко В С, Иин Ксян-чу. 2003. Влияние слабых механических воздействий наповедение очага разрушения. Известия Академии Наук Серия Физическая, 67(6): 877～881

附　录

A.1　钱学森先生等对加卸载响应比理论的鼓励与教导

在研究加卸载响应比几十年的时光里，始终得到学界许多老前辈的鼓励、教导与支持。这些老前辈中有钱学森、顾功叙、傅承义、郑哲敏、秦馨菱、王仁和国外的 Keiiti Aki、Leon Knopoff 等。为了让读者能和我们一起分享他们的教诲，在这里展示他们给我的部分信函。囿于篇幅，难以逐一列出，现仅将钱学森先生和顾功叙先生给我的部分信件呈现给读者。

A.1.1　钱学森先生的信

钱学森先生先后亲笔给我写了七封信(图 A.1)，对于这样一位世界级的科学大师，他睿智的大脑里装的是全世界科技风云的变幻，国家国防、科学、教育的大局，竟然还关切着我的工作，心中的感激难以言表。由此激发的信心和力量无法估量。

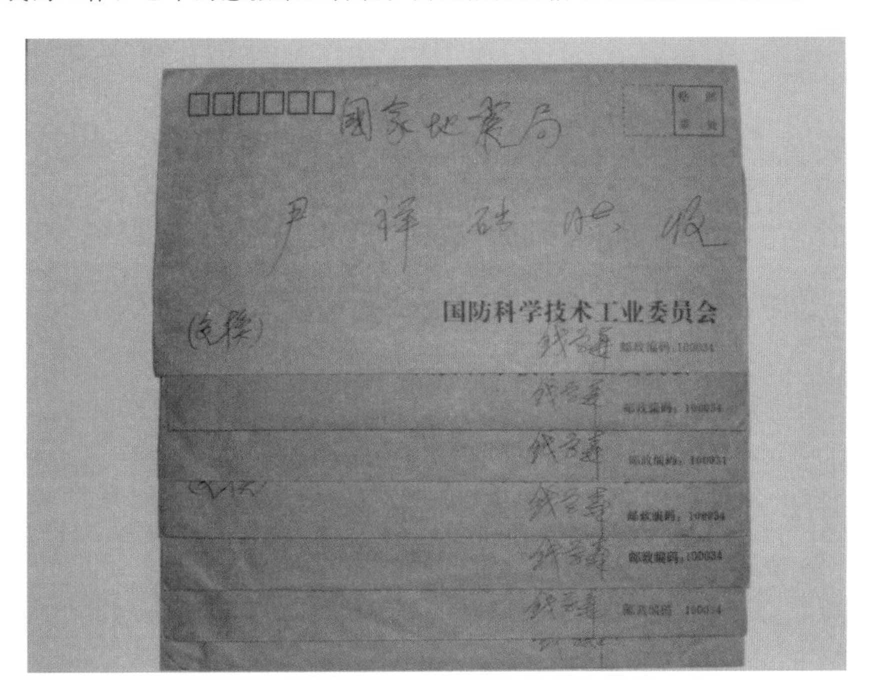

图 A.1　钱学森先生七封来信的信封

记得是 1995 年春天，我上班时发现我的办公桌上放着一个牛皮纸信封，信封的右下角是我熟悉的笔迹“钱学森”三个字。我赶紧拆开信。原来是钱先生看到《科技日报》关于我在地震预测方面的工作的报道(阎新华，1995)，而主动给我写的信，信中说：“我读了《科技日报》1995 年 2 月 21 日第 2 版的报道‘地震，难逃中国人的慧眼’，很受教育；我也要对您的成就表示祝贺！并对您的奉献精神表示敬意！”(图 A.2)。我赶紧回信告诉他，我是清华第一届工程力学研究班的学生，是他的学生；又在中国科学院力学研究所工作过多年，曾是他的下级，并寄去了几篇加卸载响应比方面的论文。

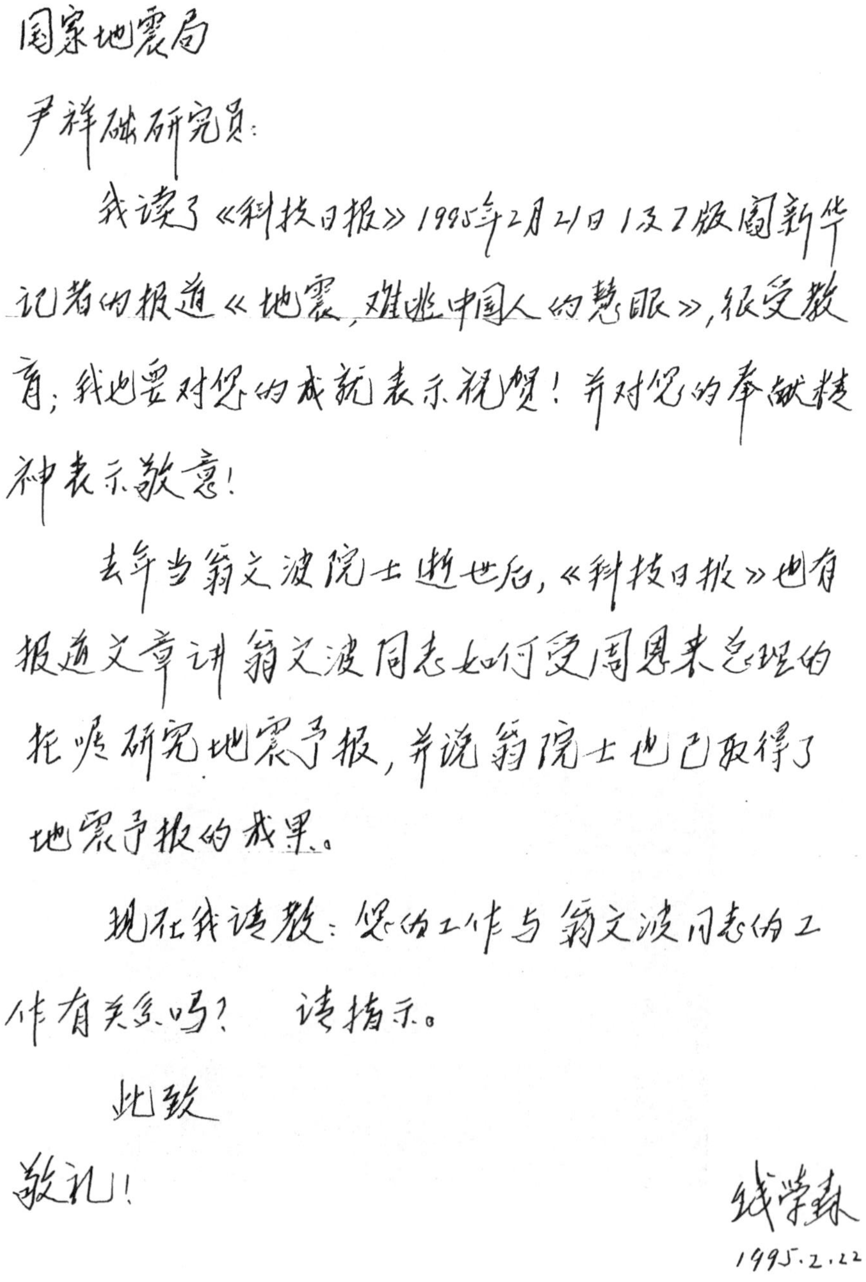

国家地震局

尹祥础研究员：

我读了《科技日报》1995年2月21日1及2版阎新华记者的报道《地震，难逃中国人的慧眼》，很受教育；我也要对您的成就表示祝贺！并对您的奉献精神表示敬意！

去年当翁文波院士逝世后，《科技日报》也有报道文章讲翁文波同志如何受周恩来总理的托嘱研究地震予报，并说翁院士也已取得了地震予报的成果。

现在我请教：您的工作与翁文波同志的工作有关系吗？请指示。

此致

敬礼！

钱学森

1995.2.22

图 A.2 钱学森先生的第一封来信

几天后就收到他的回信(图 A.3)，信中说“您的加卸载响应比方法对头……高兴的是工程力学研究班出了您这样一位有成就的学生”。钱老的信给了我们很大的鼓舞和

100036

北京　166信箱

尹祥础同志：

我收读您3月9日来信后，是又高兴又惭愧！高兴的是第一届工程力学研究班出了您这样一位有成就的学生，惭愧的是我竟不记得您了！

现在我已不在力学领域工作了，对地震学我实在没有发言权。但一直注意这个领域，因为我还记得1966年3月22日河北邢台地震后，我们敬爱的周恩来总理怎样忧思满面地交待我国科技工作者要下力气解决地震预报问题！我国是一个地震比较多的国家，建国以来有过7次7级以上的大地震。

我这个外行，对地震预报有以下几点意见，写下来供您参考，不对的请指正。

(一) 正确解决地震学的理论是个力学应用问题。

(二)即使地壳运动从地质纪年看是混沌(中文名词已规定用"混沌",不用"浑沌");但地震学是注意单个事件,有"微观"性质。所以地震学不是用混沌理论的。这也是好事,因为偏微分方程的混沌理论尚无头绪(如湍流理论)。

(三)您的"加卸载响应比"方法方向对头,已经过实践验证。但正如您说的,还需要进一步完善。怎样进一步完善?我建议参考前人及同代的地震学工作,把他们的工作纳入您的思路,切莫排他人于门外!如翁文波院士的工作,如美国已故G. Housner的工作;还有您知道而我不知道的地震工作。

(四)要用现代观测手段。如法国Toulouse的National Center for Space Studies及美国Pasadena的Jet Propulsion Laboratory就开始了雷达波干涉场,测定地壳运动,小

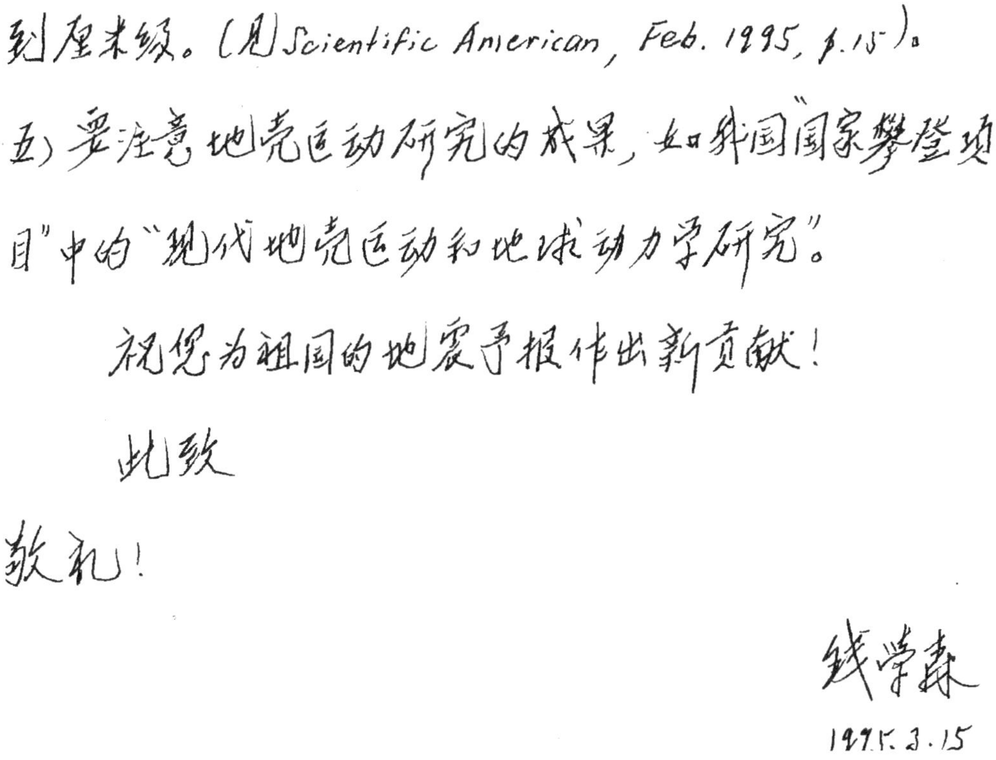

到厘米级。(见 Scientific American, Feb. 1995, p.15)。

五）要注意地壳运动研究的成果，如我国"国家攀登项目"中的"现代地壳运动和地球动力学研究"。

祝您为祖国的地震预报作出新贡献！

此致

敬礼！

钱学森

1995.3.15

图 A.3　钱学森先生的来信之二

力量。信中高瞻远瞩地谈了几个大问题：力学和地震学理论的关系，混沌理论的发展现状等；既肯定加卸载响应比方法对头，又鼓励我要进一步完善它，并且要用现代观测手段，注意地壳运动研究的成果；还教导我要"参考前人及当代的地震学工作，把他们的工作纳入你的思路，切莫排他人于门外"，从做学问到做人，循循教导，语重心长。

此后，钱老师一直关心着我：每当他在报章杂志上看到有关地震预测的文章时，就来信建议我阅读，还把报纸上的文章剪下来寄给我，重要的地方还画了下划线（图 A.4），还让他的秘书寄给我有关钱学森科学图书（如《开放的复杂巨系统》），这种对后辈的关爱之情，丝丝入心，令人鼓舞，使人振奋。对于我向他请教的问题也是高屋建瓴，给予指点和教诲。例如，加卸载响应比如何向短期预测发展，他在信中指出"短期预测所需观测资料可以用人造卫星收集，这在我国是完全有条件建立的"（图 A.5），（中国地震局正在进行有关项目）。

国防科工委便笺

00036

北京166信箱国家地震局地震分析预报中心

尹祥础同志：

奉上一复制件，供参阅。

此致

敬礼！

钱学森

1995.4.2

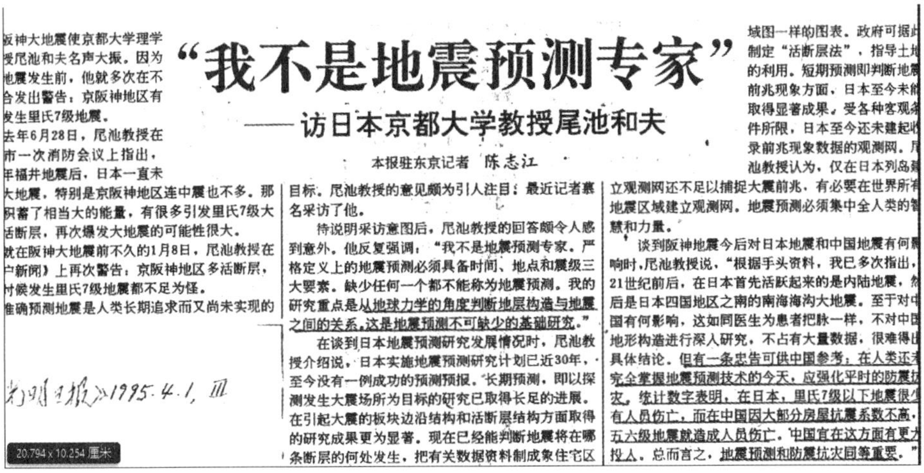

阪神大地震使京都大学理学
授尾池和夫名声大振。因为
地震发生前，他就多次在不
合发出警告：京阪神地区有
发生里氏7级地震。
去年6月28日，尾池教授在
市一次消防会议上指出，
年福井地震后，日本一直未
大地震，特别是京阪神地区连中震也不多。那
积蓄了相当大的能量，有很多引发里氏7级大
活断层，再次爆发大地震的可能性很大。
就在阪神大地震前不久的1月8日，尾池教授在
户新闻》上再次警告：京阪神地区多活断层，
时候发生里氏7级地震都不足为怪。
准确预测地震是人类长期追求而又尚未实现的

“我不是地震预测专家”

——访日本京都大学教授尾池和夫

本报驻东京记者　陈志江

目标。尾池教授的意见颇为引人注目：最近记者慕名采访了他。

待说明采访意图后，尾池教授的回答颇令人感到意外。他反复强调：“我不是地震预测专家。严格定义上的地震预测必须具备时间、地点和震级三大要素。缺少任何一个都不能称为地震预测。我的研究重点是从地球力学的角度判断地层构造与地震之间的关系，这是地震预测不可缺少的基础研究。”

在谈到日本地震预测研究发展情况时，尾池教授介绍说，日本实施地震预测研究计划已近30年，至今没有一例成功的预测预报。长期预测，即以探测发生大震场所为目标的研究已取得长足的进展。在引起大震的板块边沿结构和活断层结构方面取得的研究成果更为显著。现在已经能判断地震将在哪条断层的何处发生，把有关数据资料制成象住宅区

域图一样的图表。政府可据此
制定“活断层法”，指导土地
的利用。短期预测即判断地震
前兆现象方面，日本至今未能
取得显著成果。受各种客观条
件所限，日本至今还未建起收
录前兆现象数据的观测网。尾
池教授认为，仅在日本列岛建
立观测网还不足以捕捉大震前兆，有必要在世界所有
地震区域建立观测网。地震预测必须集中全人类的智
慧和力量。

谈到阪神地震今后对日本地震和中国地震有何影
响时，尾池教授说，“根据手头资料，我已多次指出，
21世纪前后，在日本首先活跃起来的是内陆地震，然
后是日本四国地区之南的南海海沟大地震。至于对中
国有何影响，这如同医生为患者把脉一样，不对中国
地形构造进行深入研究，不占有大量数据，很难得出
具体结论。但有一条忠告可供中国参考：在人类还未
完全掌握地震预测技术的今天，应强化平时的防震抗
灾。统计数字表明，在日本，里氏7级以下地震很少
有人员伤亡，而在中国因大部分房屋抗震系数不高，
五六级地震就造成人员伤亡。中国宜在这方面有更大
投入。总而言之，地震预测和防震抗灾同等重要。”

《光明日报》1995.4.1，Ⅲ

20.794 x 10.254 厘米

图 A.4　钱学森先生的来信之三

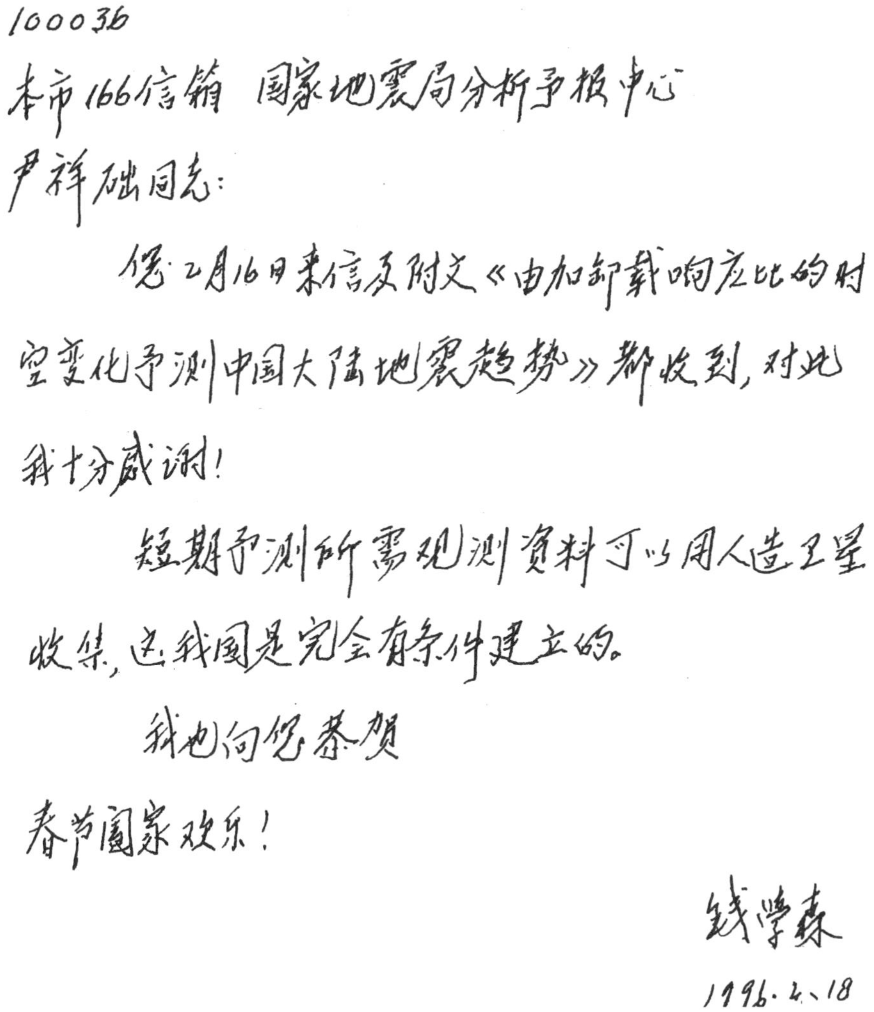

100036

本市166信箱　国家地震局分析予报中心

尹祥础同志：

您2月16日来信及附文《由加卸载响应比的时空变化予测中国大陆地震趋势》都收到，对此我十分感谢！

短期予测所需观测资料可以用人造卫星收集，这我国是完全有条件建立的。

我也向您恭贺

春节阖家欢乐！

钱学森

1996.2.18

图 A.5　钱学森先生的来信之四

A.1.2　顾功叙先生的信

顾功叙先生是中国地学界的老前辈，曾同时担任中国地球物理学会和中国地震学会的理事长，长期担任地质矿产部有关部门和中国科学院及中国地震局地球物理研究所的领导。他对加卸载响应比这一学术思想很赞赏，给予我很多鼓励和支持，多次写信或便笺给我，而且常常写得很长，满满当当，密密麻麻的好多页，语重心长，充满厚爱。下面只展示其中几封(图 A.6～图 A.8)。第二封信和第三封信的落款日期分别是 1991 年

(1)

尹祥础同志：

你的科学思路，我是觉得很有道理的，这就是我经常强调的地震研究要像对地球大自然做物理实验，迫使其提供人们所需要的有用信息，这就是一种物理力学实验的设计。

如何判断其可行性，当然只能通过实验来检验。另外，我认为这个想法，好在具有一般性(Generality)，不是许多假定条件的制约(例如不必假定弹性，或其他数值计算等)，任何介质，任何地块受力后，观测其加载影响 ΔR_i 和卸载影响 ΔR_u，就可定量计算其失稳程度，接触到了本质问题。所要观测的量可用地体固体潮的任意一种 ΔR_i，ΔR_u 的影响量。我的理解是否对呢？

用这种原理来估计一个地区的地震危险度，肯定要比过去单纯只依据一些定性经验准则，要科学得多，可信得多，定量得多，因为是有物理力学的理论根据的，是一种创新，应该是有前途的。当然我们可能还有很多要讨论的问题。

至于如何开展工作，我想可先就已有条件做一些尝试性的工作，摸索经验前进。目前国内已在进行的固体潮观测，主要是为固体潮研究的重力实验科学

→接反面

用的，大都是重力仪记录，过去国家地震局曾从国外进口，大批记录固体潮的重力仪，分发到各省地震局，现在不知下落，大概都仍在记录，企图"捕捉"地震，是24小时记录，长期以来积累的固体潮重力资料是不少的。京津唐张地区与美国合作设有重力固体潮记录台8处，且有多年来也已积累有大批重力随时间变化的资料（即三家重力组的工作）。我想钻地形变（主要是水准重复定期测量）有些测量资料，但不是24小时记录的，因此不包含固体潮资料；倾斜仪本身干扰很多，仪器毛病也多。虽是24小时记录但时断时续，地倾斜记录资料是不能显示可信的固体潮现象的。

因此与其利用已有的大量重力固体潮资料最为现实，要组织人力收集分析重力资料。需要一定经费（不致于太多）。

至于具体的用法，我想应该先计算各重力固体潮记录地点的ΔR_i，ΔR_u值，以此对比各该地区当前地震活动程度，就是说，先检验一下，那些地区ΔR_i，ΔR_u影响值是接近失稳状态，是否就是地震活动比较高的地区，如果能找到这种规律，就是重要苗头了

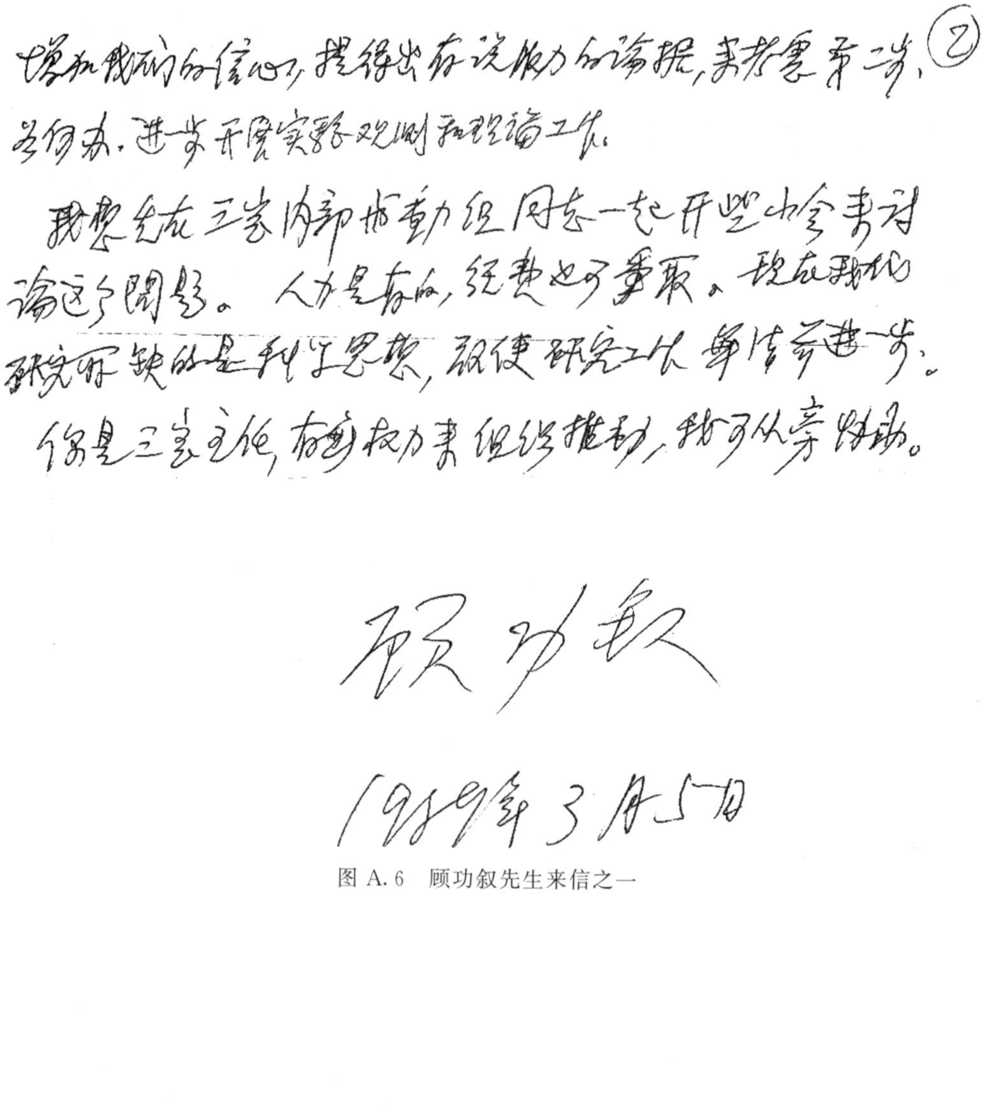

增加我们的信心，提得出有说服力的论据，并考虑第二步 ②
如何办，进一步开展实验观测和理论工作。

我想先在三家内部地震组同志一起开些小会来讨论这个问题。人力是有的，经费也可争取。现在我们研究所缺的是科学思想，促使研究工作再向前进一步。

你是三家主任，有些权力来组织推动，我可从旁协助。

顾功叙

1989年3月5日

图 A.6　顾功叙先生来信之一

①

尹祥础同志：

我已读过你的二篇文稿，有如下一些问题和想法。

(1). ~~加一卸载响应比的理论我一直认为是很有说服力的，但在其用法方面我有些想法。~~

(2). 加一卸载响应比(F)的观测与计算主要用的在于解决地震危险性区域划分的问题，不是短期地震预报的问题。所举1970—1988年9个地震实例中的手段总结用F值的增大为地震前兆来短期预报地震发生的规律。

(3). 使用中小地震资料有以下一些缺点：(震级定不准确)

① 中小地震的记载目录不够确实可靠，用贝尼奥夫公式计算应变量(ε)的假定太多，应适用。另外在前文中已提及的，"例为区域面积，N值如何选择……等问题都不好解决。因此我认为必须避开这些困难。

(4). 建议直接了当地就根据加一卸载响应比理论收集一批固体潮观测记录，主要以利用重力资料为好，从观测地区的固体潮峰谷计算F值。这样把全

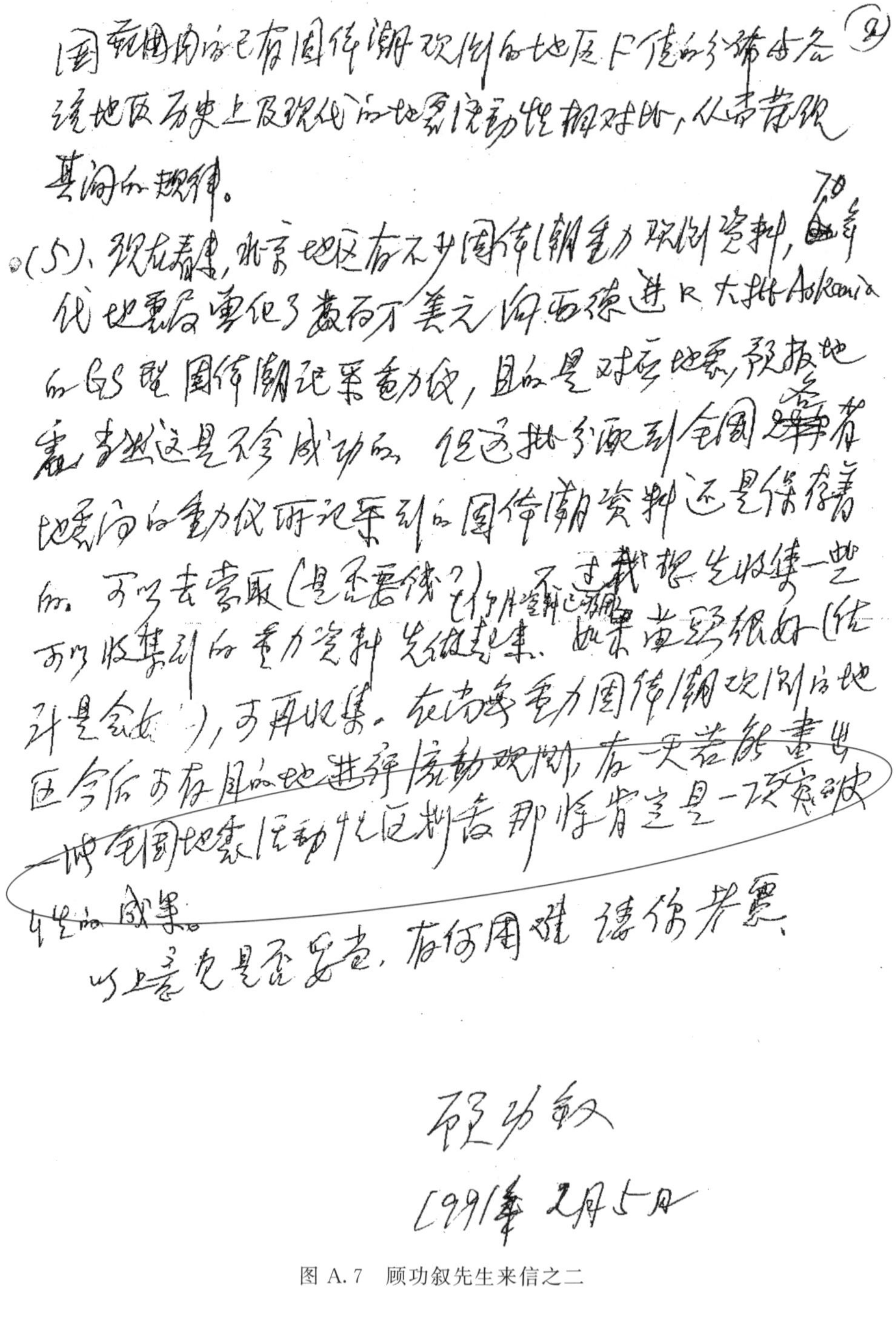

②

国范围内的已有固体潮观测台地区下候的分布与各该地区历史上及现代的地震活动性相对比，从中发现其间的规律。

(5)、现在看来，北京地区有不少固体潮重力观测资料，70年代地震局曾化了数百万美元向西德进口大批Askania的GS型固体潮记录重力仪，且分置对应地震，预报地震，当然这是不会成功的。但这批分配到全国各省地震局的重力仪所记录到的固体潮资料还是保存着的。可以去索取（是否要钱？）不过我想先收集一些可以收集到的重力资料先做起来。如果苗头很好（估计是会好的），可再收集。有了各重力固体潮观测台地区今后可在同地进行震活动观测，有一天若能画出一幅全国地震活动性区划图，那将肯定是一项突破性的成果。

以上意见是否妥当，有何困难，请你考虑。

顾功叙

1991年2月5日

图 A.7　顾功叙先生来信之二

中国地球物理学会

尹祥础同志：　　你2月8日的来信，我读后认为有以下两点想法：

(1). 你所谓的长期及中期地震预报是否意指了5年为中期，数十年以上为长期，即要求预报地震发生的年期范围？但我的想法是为全面解决现在地震活动性区域划分中的所谓"第一代"、"第二代"、"第三代"，主观臆断的问题。我想依据加—卸载响应比理论定量地测定各地块的Y值，从而走上物理化、定量化的科学道路，即只要求测定某一地块在加—卸载时地块接近失稳状态的程度就够了，不求其它。这是目的问题，我想现在如能做到我国今后地震活动性区(域)划分这样定量化、物理化就是重大突破，而且国际上都还没有做到的。

(2). 我担心的倒是观测仪器的精度能否满足要求，例如，若用重力固体潮差测，则究竟不同地块的地面由于日月引力潮的加卸而发生多大的固体潮变化，而使各地块的Y值有明显的差异，因此我觉得为此目的，应先

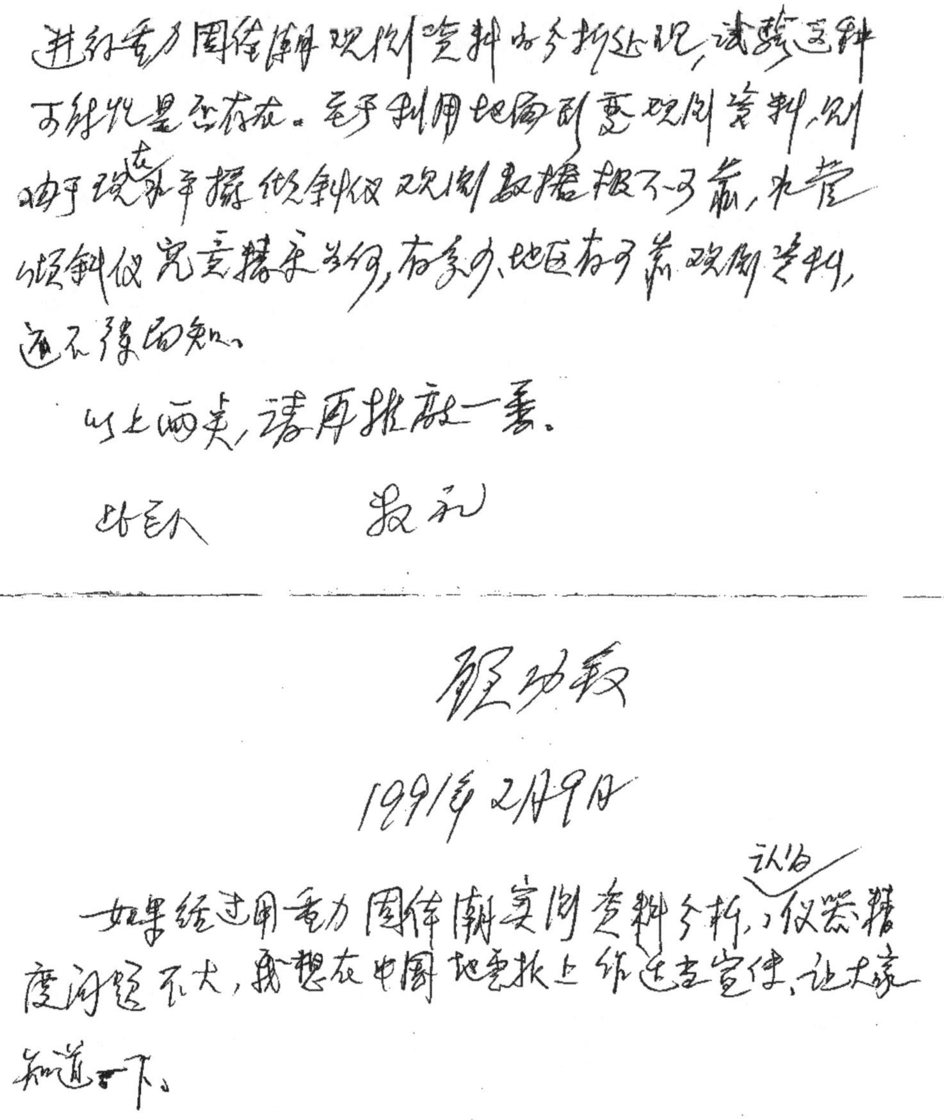

进行重力固体潮观测资料的分析处理，试验这种方法究竟是否存在。至于利用地面形变观测资料，则由于现在采用倾斜仪观测数据很不可靠，不管倾斜仪究竟精度如何，有多少地区有可靠观测资料，尚不得而知。

以上两点，请再推敲一番。

此致　　敬礼

顾功叙

1991年2月9日

如果经过用重力固体潮实测资料分析，认为仪器精度问题不大，我想在中国地震报上作些宣传，让大家知道一下。

图 A.8　顾功叙先生来信之三

2 月 5 日和 2 月 9 日，他是 1992 年 1 月离世的，去世前病了很长时间。也就是说，他是在病榻上接连写这两封信的。对祖国科学事业的责任心和对加卸载响应比的关切和厚爱跃然纸上。

顾老的意见可以归结为：物理学重在实验，地球物理学(地震学是地球物理学的一部分)也是物理学，也重在实验。但地球物理学的实验，主要不是室内实验，要以地球作为它的实验室。他认为加卸载响应比理论符合他的这个科学思路，所以很赞赏。他更具体建议：利用重力和其他固体潮资料作加卸载响应比，以及利用加卸载响应比方法研究地震区划。使我感到愧疚的是：到目前为止，由于各种原因，我一直没能开展这两方面的研究。而且，对于我这样一个退休的耄耋老人，今后也无力再去完成这项任务了。我只有祈求上苍：也许将来有一天，有位读者愿意接下这支接力棒……

A.2　有关加卸载响应比理论的学位论文目录

学位论文(这里指博士学位论文和硕士学位论文)是高等学校、科研机构的研究生为获得学位，在导师指导下对某一领域进行专题研究后所撰写的论文。学位论文通常选题新颖，理论性、系统性较强，阐述详细；而且，参考文献多、全面，有助于对相关文献进行追踪检索。为此，将有关加卸载响应比的学位论文列出。其中大多数是我自己指导的；也有我和其他老师合作指导的(如白一龙院士、洪友士教授、梁乃刚教授，和梁乃刚教授合作最多)；有些是邀请我参加答辩才知道的，甚少量是从网上查到的。

尹灿. 1990. 潮汐应力与地震预报. 北京：国家地震局地球物理研究所硕士学位论文

陈学忠. 1995 . 加卸载响应比理论及其在地震预测中的应用研究. 北京：国家地震局地球物理研究所博士学位论文

宋治平. 1996. 加卸载响应比与其他地震前兆时空演化研究及其应用. 北京：国家地震局地球物理研究所博士学位论文

王裕仓. 1998. 地震孕育过程的宏-细观力学模拟. 北京：国家地震局地球物理研究所博士学位论文

王海涛. 1999. 加卸载响应比理论在地震预报中的应用综合研究. 北京：国家地震局地球物理研究所博士学位论文

庄建仓. 1999. 加卸载响应比在随机模型下的随机分布. 北京：中国地震局分析预报中心硕士学位论文

彭克银. 2000. 加卸载响应比理论若干问题的深入研究及其三维数值模拟. 北京：中国地震局地球物理研究所博士学位论文

王裕仓. 2000. 地震过程的数值模拟及可预测性研究. 北京：中国科学院力学研究所博士后工作报告

贺可强. 2003. 堆积层滑坡位移信息分析与失稳趋势判据的研究. 北京：中国科学院地质与地球物理研究所博士学位论文

姜彤. 2004. 边坡在地震力作用下的加卸载响应比规律与非线性稳定分析. 北京：中国地震局地质研究所博士学位论文(导师：马瑾，许兵)

余怀忠. 2004. 非均匀脆性介质破坏前兆与地震预测理论的实验研究. 北京：中国科学院研究生院博士学位论文

Trotta J E. 2005. An independent assessment of the load/unload response ratio(LURR)proposed method of earthquake prediction. Master's Thesis of the Brown University

Yin C. 2005. Exploring the underlying mechanism of load/unload response ratio theory and its application to earthquake prediction. PhD Thesis of The University of Queensland, Australia

张晖辉. 2006. 非均匀脆性介质的灾变预测——加卸载响应比理论的研究与实践. 北京：中国科学院研究生院博士学位论文

王荣鲁. 2007. 水诱发型堆积层滑坡的加卸载响应比特征. 青岛：青岛理工大学硕士学位论文

刘建坡. 2008. 基于声发射技术岩石破坏前兆特征实验研究. 青岛：东北大学硕士学位论文

罗杰. 2008 . 赣粤闽交界地区中强地震之固体潮 LURR 特征研究. 合肥：中国科学技术大学硕士学位论文

冯利坡. 2009. 黄腊石滑坡加卸载响应比与稳定系数定量关系及其优化排水治理研究. 青岛：青岛理工大学硕士学位论文
张浪平. 2009. 孕震条件下介质的损伤演化与地震预测研究. 北京：中国科学院研究生院博士学位论文
刘晓霞. 2010. 燕山-渤海地震带构造变形与应变潮汐加卸载响应比的研究. 北京：中国地震局地震预测研究所硕士学位论文(导师：江在森)
袁帅. 2011. 加卸载响应比应用于短期地震预测的探索. 北京：中国科学院研究生院硕士学位论文
赵闯. 2011. 岩石黏弹性质的实验研究——衰减频散及加卸载响应比. 合肥：中国科学技术大学博士学位论文
邵宜莲 (ShaoY L). 2012. 利用LURR方法探讨台湾1994年后大地震之前兆现象. 台湾中央大学地球物理研究所硕士学位论文. http://ir. lib. ncu. edu. tw/handle/987654321/54025
刘月. 2014. 加卸载响应比在地震预测中若干问题研究. 北京：中国科学院大学研究生院博士学位论文

A.3　由加卸载响应比理论引领的研究论文目录

由于加卸载响应比物理概念清楚，科学基础扎实，而且便于应用，从而得到许多国内外同行的厚爱和支持。他们将加卸载响应比理论应用到自己的工作中，预测地震、滑坡、垮坝等多种灾害或研究各种科学、工程问题，取得很好的效果，然后写成论文在杂志上发表，极大地拓展了加卸载响应比的广度、深度及应用领域。我们进行了初步的收集(绝对是不完整的)，至今已达182篇。

一个由中国科学家提出的科学理论，竟然引起了这么大的动静：几百位互不相识的中外科学家聚集在这面旗帜下向着一个科学高地(这个科学高地是一个高耸入云的山峰——地震预测)冲锋，这种现象，并不多见。

现在的状况是，“声势浩大”，但却是“无序”的。如果能够适当地加以引导和支持，引领着这支队伍披荆斩棘，攀登高峰，很有可能为我国，甚至是全球的地震减灾事业做出大的贡献。

常克贵，高立新，张建业等. 1999. 加卸载响应比理论在张北-尚义 M_S6.2级地震预测中的应用. 华北地震科学，17(4)：32～38
常克贵，高立新，张建业等. 1999. 加卸载响应比理论在包头西 M_S6.4地震预报中的应用. 西北地震学报，21(1)：7～12
陈大庆，杨马陵. 2009. 阳江地区显著地震前小震引潮力触发异常的研究. 国际地震动态，364(04)：60，61
陈建民，张昭栋，杨林章等. 1994. 地下水位固体潮响应比的地震异常. 地震，1：73～78
陈玲，王道. 2000. 新疆04井水位固体湖加卸载响应比的研究. 内陆地震，014(001)：71～77
陈为公，贺可强，张娟. 2013. 基于系统动力学的卸加载响应比参数及其在堆积层滑坡稳定性评价中的应用. 工程地质学报，21(4)：570～576
陈为公，贺可强，张娟. 2013. 基于卸加载响应比的滑坡稳定状态评价与划分. 灾害学，28(3)：1～5
褚凯敏，马福恒，沈振中等. 2013. 基于加卸载响应比理论的大坝台风作用效应计算方法. 南水北调与水利科技，(3)：180～184

冯利坡. 2009. 黄腊石滑坡加卸载响应比与稳定系数定量关系及其优化排水治理研究. 青岛：青岛理工大学硕士学位论文

冯仰德，陈江，程强，等. 2005. 加卸载响应比的时空扫描并行运算. 工程运算：384～386

冯志生，范桂英，居海华，等. 2006. 江苏及周边地区中强震电磁异常综合特征分析. 华南地震，(03)：16～25

李育枢. 2006. 山岭隧道地震动力响应及减震措施研究. 上海：同济大学博士学位论文

冯志生，林云芳. 2000. 江苏地卸载响应比的异常标志体系. 地震，020(002)：61～68

符干. 2008. 8. 0 级地震大形势预测反思. 国际地震动态——中国地震学会第十二次学术大会

符干. 2009. 8. 0 级地震大形势预测反思. 国际地震动态——中国地震学会第十二次学术大会论文摘要专集

高振强，荆红亮，高跃雄等. 2006. 山西省及邻区洞体形变异常指标的研究. 山西地震，(02)：19～24

高振强，李艳，荆红亮等. 2005. 山西省及邻区洞体形变异常指标的研究. 山西地震，(S1)：12，13

贺可强，李相然，孙林娜等. 2008. 水诱发堆积层滑坡位移动力学参数及其在稳定性评价中的应用——以三峡库区黄腊石滑坡分析为例. 岩土力学，29(11)：2983～2988

贺可强，孙林娜，郭宗河. 2008. 堆积层滑坡加卸载响应比动力学参数及其应用. 青岛理工大学学报，29(06)：1～6

贺可强，王荣鲁，李新志等. 2008. 堆积层滑坡的地下水加卸载动力作用规律及其位移动力学预测. 岩石力学与工程学报，27(8)：1644～1651

贺可强，阳吉宝，王思敬. 2007. 堆积层滑坡位移动力学理论及其应用——三峡库区典型堆积层滑坡例析. 北京：科学出版社

贺可强，周敦云，王思敬. 2004. 降雨型堆积层滑坡的加卸载响应比特征及其预测作用与意义，岩石力学与工程学报，23(16)：2665～2670

贺可强. 2003. 堆积层滑坡位移信息分析与失稳趋势判据的研究. 北京：中国科学院地质与地球物理研究所博士学位论文

侯永骏，于政轩. 2000. 地磁加卸载响应比与大连地区地震. 东北地震研究，016(004)：40～43

胡军，刘兴宗，钟龙. 2012. 基于加卸载响应比理论的爆破动力露天矿边坡稳定性分析. 采矿与安全工程学报，29(6)：882～887

胡先明，朱航. 2009. 大桥水库 4. 6 级地震前后的库水加卸载响应比变化特征. 地震地质，31(04)：715～723

黄承中. 2011. 考虑地下水作用的滑坡时间预测研究. 工程地质学报，19(6)：816～822

黄润秋，许强. 1995. 工程地质广义系统科学分析原理及应用. 北京：地质出版社

姜彤. 2004. 边坡在地震作用下的加卸载响应规律. 北京：中国地震局地质研究所博士学位论文

贾圣君. 2010. 地震动力条件下水库型堆积层滑坡稳定性与位移响应规律及其防治研究. 青岛：青岛理工大学硕士学位论文

姜彤，马瑾，许兵. 2007. 基于加卸载响应比理论的边坡动力稳定分析方法. 岩石力学与工程学报，182(03)：626～631

姜彤，马莎，许兵等. 2004. 边坡在地震作用下的加卸载响应规律研究. 岩石力学与工程学报，23(22)：3803～3807

蒋延林，赵卫红，王福才等. 2005. 江苏高邮地磁台地磁异常与地震关系的研究. 山西地震，(2)：19～21

蒋延林，赵卫红，赵永红等. 2005. 高邮地震台地磁异常与江苏及邻区地震关系的研究. 华北地震科学，23(1)：32～36

兰双双，迟宝明. 2011. 汶川地震前地下水位固体潮的加卸载响应比异常分析. 地震研究，34：271～277
李飞，彭润禾. 2002. 新沂台地磁异常与地震关系的研究. 地震地磁观测与研究，023(005)：9～13
李飞，杨冯威. 2002. 苍山地震与新沂台前兆异常. 东北地震研究，018(002)：37～41
李飞，王福才，杨冯威等. 2004. 黄海 5.1 级地震异常特征. 地震地磁观测与研究，025(001)：41～47
李强，张绍治. 1997. 体应变加卸载响应比在江苏及邻区中强震预报中的应用. 华南地震，017(003)：30～33.
李铁，孙学会，吕毓国等. 2011. 基于岩体加卸载响应原理的强矿震危险性预测. 北京科技大学学报，11：1307～1311
李伟，龚耀，赵文舟等. 2014. 地磁加卸载响应比方法在上海及其邻区地震研究中的应用. 地震，34(1)：125～133
李新志. 2008. 降雨诱发堆积层滑坡加卸载响应比规律的物理模型试验及其破坏机理研究. 青岛：青岛理工大学硕士学位论文
李旭东. 1995. 倾斜固体潮的响应比研究. 地壳形变与地震，15(3)：67～73
李宣瑚. 1994. “八五”地震预报理论及方法攻关新进展之一，加卸载响应比理论预测洛杉矶地震获得成功. 国际地震动态，4 (184)：24，25
李佐唐. 1997. 门源 6.4 级地震前后加卸载响应比的异常变化. 西北地震学报，019(004)：47～50
李佐唐，何少林，王先等. 2002. 加卸载响应比在震后趋势估计和震前中短期预测中的应用. 西北地震学报，024(001)：49～55
李佐唐，何少林，许健生等. 2001. 祁连山地震带两次中强地震前的加卸载响应比异常. 地震研究，024(003)：197～201
李育枢. 2006. 山岭隧道地震动力响应及减震措施研究. 上海：同济大学博士学位论文
刘桂萍，马丽. 1994. 首都圈地区中等地震前响应比特征的研究. 地震，6：34～39
刘汉东，阮飞鹏，李国维. 2008. 粤赣高速公路 k2 边坡监测与稳定性研究. 岩土力学，29 (12)：3365～3369
刘建明，刘月，唐兰兰等. 2014. 加卸载响应比孕震积分在新疆地震预测中的综合应用研究. 地震，34(2)：89～97
刘建坡. 2008. 基于声发射技术岩石破坏前兆特征实验研究. 沈阳：东北大学硕士学位论文
刘力强，马胜利. 2006. 应变场对载荷变化的动态响应与失稳过程. 中国地震学会第 11 次学术大会
刘特培，秦乃岗. 2003. 加卸载响应比理论在华南地区中强震的应用. 地震，023(001)：90～94
刘特培，王莉娅，潘海生. 2002. 加卸载响应比理论在华南地区中强震预测中的应用. 华南地震，022(002)：38～42
刘晓红. 2013. 水库型滑坡库水位动力加载与位移响应特征及其稳定性演化规律研究. 青岛：青岛理工大学硕士学位论文
刘晓霞. 2010. 燕山-渤海地震带构造变形与应变潮汐加卸载响应比的研究. 北京：中国地震局地震预测研究所硕士学位论文
刘泽民. 2009. 地震地方平太阴时集中程度的时间和空间扫描参数研究. 合肥：中国科学技术大学硕士学位论文
鲁秀玲，张创军. 1999. 泾阳 M_s4.8 地震的磁效应研究. 地震，019(004)：419～422
鲁跃，张沃，王科英，等. 1999. 平谷台地磁加卸载比与地震. 地震地磁观测与究，020(030)：52～55
罗杰. 2008. 赣粤闽交界及邻区近年中强地震加卸载响应比特征研究. 华南地震，(01)：85～91
罗杰. 2008. 赣粤闽交界地区中强地震之固体潮 LURR 特征研究. 合肥：中国科学技术大学硕士学位

论文
马君钊，张磊：2010. 天津地区井水位固体潮观测的加卸载响应比变化与附近地震关系的研究. 地震与地磁观测与研究，31(2)：25～29
苗胜军，樊少武，蔡美峰等. 2009. 基于加卸载响应比的载荷岩石动力学特征试验研究. 煤炭学报，34(03)：329～333
缪鹏，王行舟，李玲利等. 2014. 郯庐断裂带南段的加卸载响应比变化特征分析. 地震，34(1)：118～124
庞群英，徐学恭，胡培元等. 2007. 静海地震台地磁加卸载响应比与邻区地震关系研究. 地震地磁观测与研究，162(01)：52～56
钱苗苗，贺可强，崔宪丽等. 2012. 含水率对降雨型滑坡稳定性影响的研究. 卷宗，(10)：159～160
乔子云，张建国，高登平等. 2007. 文安 5.1 级地震前的电磁异常. 华北地震科学，(04)：37～41
任隽，陈运平，潘纪顺等. 2005. 海南岛及其近海中强地震前加卸载响应比的变化特征. 西北地震学报，27 (1)：71～74
邵宜莲 (Shao Y L). 2012. 利用 LURR 方法探讨台湾 1994 年后大地震之前兆现象. 台湾中央大学地球物理研究所硕士学位论文. http://ir.lib.ncu.edu.tw/handle/987654321/54025
施行觉，许和明，万永中等. 1994. 模拟引潮力作用下的岩石破裂特征——加卸载响应比理论的实验研究之一. 地球物理学报，37(5)：633～637
施行觉，赵闯，李成波等. 2010. 岩石蠕变破裂过程及其响应比变化的实验研究. 地震学报，32(03)：332～339
石崇，徐正亚，周家文等. 2007. 动力时程响应的加卸载响应比描述研究. 岩土力学，28 (S1)：743～ 747
史丽艳. 2007. 地震网络科技环境与测震数据服务研究. 北京：中国地震局地震预测研究所博士学位论文
史勇军，孙燕萍，朱燕等. 2002. 伽师强震群活动过程中喀什台地磁加卸载响应比变化特征研究. 内陆地震，016(001)：84～88
孙珍玉，高芸. 2013. 基于加卸载响应比的煤样破坏前兆实验分析. 工矿自动化，(9)：58～62
汤罗圣，殷坤龙. 2012. 加卸载响应比理论在水库型滑坡时间预测预报中的应用研究. 水文地质工程地质，39(6)：93～96
汤罗圣，殷坤龙. 2012. 加卸载响应比理论在水库型滑坡时间预测预报中的应用研究，水文地质工程地质，39(6)：93～96，102
唐春龙. 2012. 加卸载响应比理论用于滑坡预测的机理分析. 地下空间与工程学报，8(3)：645～651
唐兰兰，刘月，刘建明等. 2014. 新疆地区 2000～2012 年
唐小勇，王新刚，杨欣. 2008. 和硕 5.0 级地震前乌鲁木齐基准地震台钻孔应变异常分析. 内陆地震，86(02)：155～161
丸山卓男. 1995. 中国の地震予知. 地震(日)，19：68～75
万永革. 2004. 关于加卸载响应比理论运用于地震预测的几点思考. 西北地震学报，026(002)：178～182
万永革. 2008. 权重加卸载响应比及其震例检验. 内陆地震，86(02)：97～103
万永芳，刘特培. 2004. 地下水位固体潮加卸载响应比分析及预测意义. 华南地震，024(001)：28～34
汪江田，陈军. 1999. 上海地区地磁场加卸载响应比与地震. 地震地磁观测与研究，020(003)：47～51
王琤，梅卫萍，王炜等. 2001. 加卸载响应比方法的空间扫描应用研究. 地震，021(003)：57～64
王亶文. 1995. 加卸载响应比理论在以磁报震中的应用探索. 地震地磁观测与研究，16：26～29

王建格，丹增，黎晓之等 2007. 肇庆台数字化地磁观测资料震磁关系的分析研究. 华南地震，(01)：60～69
王勤彩，杜锡武，马兴国等. 1997. 大同两次中强地震前应变、倾斜加卸载响应比异常研究. 华北地震科学，15(3)：67～72
王荣鲁. 2007. 水诱发型堆积层滑坡的加卸载响应比特征. 青岛：青岛理工大学硕士学位论文
王文. 1995. 加卸载响应比理论在以磁报震中的应用探索. 地震地磁观测与研究，3
王新刚，李晓东，冯英. 2010. 特克斯地震前温泉台地磁异常及其变化特征. 高原地震，22(01)：25～29
魏焕，张昭栋. 2003. 井水位气压加卸载响应比. 西北地震学报，025(001)：82～85
邬凯，盛谦，张勇慧. 2011. 基于加卸载响应比理论的降雨型滑坡预警研究. 防灾减灾工程学报，31(6)：632～636
吴小平. 2001. 四川地磁异常与1998年宁蒗地震. 四川地震，000(003)：26～28
吴小平，龚玉兰，黄雍等. 2000. 丽江地区7.0级震前地震序列随潮汐作用的变化特征. 云南大学学报(自然科学版)
向衍，马福恒，袁辉. 2007. 地震对英得尔水库溃坝的影响分析. 长江科学院院报，114(05)：31～33，43
邢西淳，毛娟. 2004. 泾阳台地磁资料的初步分析. 地震地磁观测与研究，025(001)：63～68
邢西淳，邵辉成，毛娟等. 三原井水位固体潮加卸载响应比的地震异常. 华北地震科学，020(004)：40～46
徐桂明，冯志生，唐振芳. 2002. 江苏地区地下水位固体潮加卸载响应比的时空演变特征及预测意义. 地震学刊，022(004)：26～35
徐平，薛艳. 2000. 1996年北京顺义 M_s4.0地震的前兆特征及解释. 中国地震，016(003)：273～282
许力生. 2002. 2001年11月14日新疆-青海交界8.1级地震. 国际地震动态，000(003)：1～4
许强，黄润秋. 1995. 用加卸载响应比理论探讨斜坡失稳前兆. 中国地质灾害与防治学报，6(2)：25～31
许昭永，杨润海，王彬等. 2002. 负坡段加卸载响应比的物理意义及预测效能. 地震学报，024(001)：42～49
续春荣，林云芳，吕桂芳等. 1999. 地球磁场对太阳风的加卸载响应比与川滇中强地震. 中国地震，020(030)：47～51
薛丁. 2005. 基于活动地块边界带的加卸载响应比参数对海城地震中短期预测的应用. 东北地震研究，21(4)：10～14
杨锋，阮飞鹏. 2011. 加卸载响应比理论在隧道结构抗震稳定性评价中的应用. 华北水利水电学院学报，5：113～115
杨继华，盛谦，朱泽奇等. 2012. 地下岩体洞室群地震响应的加、卸载响应比分析. 岩土力学，7：2127～2132
许强，黄润秋，王来贵. 2002. 外界扰动诱发地质灾害的机理分析. 岩石力学与工程学报，2：280～284
许强，黄润秋，向喜琼. 2000. 地质灾害发生时间和空间的预测预报. 山地学报，S1
杨林章，何世海. 1994. 用潮汐体应变加卸载响应比研究岩石弹性性质的变化. 中国地震，000(A00)：90～94
杨涛，刘庆生，付媛媛等. 2005. 泾阳 M_S4.8地震磁效应的高阶统计量方法研究. 地震，25(1)：97～102
杨宇江，李艳，刘建坡等. 2001. 爆破作用下露天矿边坡动态稳定性. 东北大学学报(自然科学版)，10
于洪池，温洪涛，吴江星等. 2008. 长春地磁台地磁场加卸载响应比异常分析. 防灾科技学院学报，

(03)：68，69，103
于龙伟，王舜谦. 1996. 地震非线性动力学系统的演化过程. 东北地震研究，012(002)：1～11
于伟. 2012. 宁晋井水位潮汐因子响应比异常特征分析. 华北地震科学，2：40～43
余怀忠. 2006. 地震前兆物理模型与地震预测初步研究. 北京：中国地震局地质研究所博士学位论文
喻节林，王晓权，张新林等. 2007. 从中国大陆重力潮汐观测看印尼 M_s8. 7 地震的重力效应. 大地测量与地球动力学，(S1)：67～69，128
曾小平，林云芳，汪江田，等. 1994. 华北和华东地区地磁转换函数对地霞的动态响应. 地震，(增刊)：50～57
曾小苹，续春荣. 1996. 地球磁场对太阳风的加卸载响应与地震. 地震地磁观测与研究，017(001)：49～53
张继红. 1996. 响应比法的地磁异常分析. 地震地磁观测与研究，017(005)：61～63
张继红，周萍. 1999. 马陵山台地磁异常与地震关系的研究. 地震，019(003)：303～308
张建国，乔子云，曹轶等. 2007. 广平地震台地磁加卸载响应比与地震关系初探. 华北地震科学，(01)：56～60
张建国，闫俊岗，王静等. 2008. 地磁加卸载响应比方法在地震预报中的应用. 大地测量与地球动力(02)：45～50
张建国，曹轶，吕风章等. 2007. 广平地震台地磁异常与地震关系的研究. 华北地震科学，(03)：20～27
张娟，贺可强，陈为公. 2012. 堆积层边坡卸加载响应比基本原理及其应用. 青岛理工大学学报，33(2)：22～25
张亮娥，殷志刚，陈常俊等. 2007. 太原郝庄 5. 0 级地震前后地磁异常研究. 地震地磁观测与研究，166(06)：24～31
张美仙，阎计明，郭宝娥. 2001. 加卸载响应比理论在山西及邻近地区以磁报震中的应用. 山西地震，000(001)：17～22
张淑亮，焯永清. 1999. 中强地震前承压井水位固体潮和地震活动响应比的变化. 山西地震，2：22～26
张文杰，陈云敏，贺可强. 2005. 加卸载响应比理论应用于堆积层滑坡预报. 自然灾害学报，(05)：83～87
张颖，查楠，候万凯. 2010. 数字化地磁加卸载响应比异常特征与地震关系研究. 防灾减灾学报，26 (4)：1～5
张昭栋，刘庆国. 1999. 1989 年大同 6. 1 级地震前后地下水位固体潮加卸载响应比的变化. 西北地震学报，021(004)：356～362
张昭栋，刘庆国. 1999. 1998 年张北 6. 2 级地震前地下水位固体潮加卸载响应比的变化. 地壳形变与地震，019(004)：56～61
张昭栋，刘庆国. 1999. 苍山 5. 2 级地震前后井水位固体潮加卸载响应比的短临异常变化. 地震学刊，000(001)：17～22
张昭栋，刘章增. 1999. 唐山两次中级地震前后地下水位固体潮加卸载响应比的变化. 东北地震研究，015(002)：6～16
张昭栋，王秀芹，董守德. 1999. 加卸载响应比在体应变固体潮中的应用. 地震，019(003)：217～222.
赵闯. 2011. 岩石粘弹性质的实验研究——衰减频散及加卸载响应比. 合肥：中国科学技术大学博士学位论文
赵卫红，蒋延林，赵永红等. 2002. 高邮地磁台加卸载响应比与江苏及邻近地区的地震预测. 地震学刊，022(004)：54～57

郑在壮. 2001. 琼中台地磁加卸载响应比与地震. 地震地磁观测与研究，022(001)：44～46

中国科技信息. 2005. 中科院专家成功预测南亚大地震. 中国科技信息，(21)：6

周焕鹏，徐文华. 1997. 苍山 5. 2 级地震前测震学参数的异常分析. 地震学刊，000(003)：24～29

朱燕，史勇军，巴克. 2002. 新疆地区地磁加卸载响应比方法应用研究. 中国地震，018(004)：409～416

朱燕，史勇军，巴克等 2001. 地磁加卸载响应比方法应用初探. 内陆地震，015(003)：232～239

Chen W G，He K Q，Zhang J . 2012，The theory of unload-load response ratio and its application in debris landslide forecast. Applied Mechanics and Materials，(166-169)：2735～2739

Chen W G，He K Q，Zhang J. 2013. System dynamics based unload-load response ratio parameter and its application to evaluaing debris landdlide stability. Journal of Engineering Geology，21(4)：570～576

Huang R Q 2012. Principle of Engineering Geology and Its Application (in Chinese). Geological Press

Li W，Gong Y. 2013. Data analysis of geomagnatic load-unload response ratio and earthquake research in Shanghai. South China Journal of Seismology，4

Ma S P，Xu X H，Zhao Y H. 2004. The Geo-DSCM system and its application to the deformation measurement of rock materials. Int J Rock Mech Mining Sci，41(3)：411，412

Maruyama T. 2004. LURR and seismic quiescence. ACES Workshop，Beijing，China

Tang C L. 2012. Mechanism analysis about LURR theory in prediction of landslide. Chinese Journal of Underground Space and Engineering，3：645～651

Trotta J E. 2004. An independent assessment of the load/unload response ratio (LURR) proposed method of earthquake prediction. Master Thesis of the Brown University(Director：Terry E. Tullis)

Trotta J E，Tullis T E. 2006. An independent assessment of the load/unload response ratio (LURR) preposed method of earthquake prediction. Pure and Applied Geophysics，163(11-12)：2375～2388

Wang Y，Mora P，Yin C，*et al*. 2004. Statistic tests of load-unload response ratio signals by lattice solid model：implication to tidal triggering and earthquake prediction. Pure and Applied Geophysics，161：1829～1839

Wu K，Sheng Q，Zhang Y H. 2011. Research on early warning of rainfall-induced landslides based on load-unload response ratio theory. Journal of Disaster Prevention and Mitigation Engineering，6

XiaM F，Wei Y J，Ke F J，et al. 2002. Critical sensitivity and trans-scale fluctuations in catastrophe rupture、Pure Appl、Geophys，159(10)：2491～2509

Xu Q，Huang R Q. 1995. Investigation on precursor of slope instability in term of LURR. Chinese Journal of Geological disasters，6(2)

Xu Q，Huang R Q 1995. A theoretical study of the slope instability using the theory of load/unload response ratio (LURR). The Chinese Journal of Geological Hazard and Control，6：22～31

Xu X H，Xia M F，Ke F J，et al. 2004. Experimental evidence of critical sensitivity in catastrophe. Proceedings of 4th ACES Workshop，Beijing，China

Xu Z Y. 2002. Physical meaning and predietion effieiency of the load-unload response ratio of rock strain-weakening phase before failure. Earthquake Science，21

Yang L Z，He S H，Xi Q W. 1994. Study on the variation of the property of rock elasticity by loading/unloading response ratio of tidal volume strain. Earthquake Research in China，10 (Sepplement)：90～94

Yin C. 2005. Exploring the underlying mechanism of load/unload response ratio (LURR) theory and its application to earthquake prediction. PhD Thesis of The University of Queensland，Australia

Yin C, Mora P. 2004. Some preliminary thoughts about the LURR Phenomenon. ACES Workshop, Beijing, China

Yin C, Mora P. 2006. Stress reorientation and LURR: implication for earthquake prediction using LURR. Pure and Applied Geophysics, 163(11-12): 2363～2375

Yu H Z, Cheng J, Wan Y G. 2010. Load/unload response ratio and stress accumulation model before large earthquakes. Acta Seismologica Sinica, 5: 517～528

Yu H Z, Shen Z K, Wan Y G, et al. 2006. Increasing critical sensitivity of the load/unload response ratio before large earthquakes with identified stress accumulation pattern. Tectonophysics, 428: 87～94

Zhang J, He K Q, Wang S Q, et al. 2012. The application of ULRR-rainfall coupled in forecast prediction on debris landslide. Advanced Materials Research, (446-449): 3023～3026

Zhang W J, Chen Y M, Zhan L T. 2006. Loading/unloading response ratio (LURR) theory applied in predicting deep-seated landslides triggering. Engineering Geology, 82: 234～240

Zhang X H, Xu X H, Xia M F, et al. 2004. Critical sensitivity in driven nonlinear threshold systems. Pure Appl Geophys, 161: 1931～1944

Zhang Y X, Liu G P, Chen Q F, et al. 1998. Characteristics of precursory evolution before Shunyi Earthquake with M_s4. 0 and the judgement of tendencies before and after the shock by using the load/unload response ratio E, 18 (1): 49～56

A. 4　不便纳入正文的一些 Excel, PPT 文件

A. 4. 1　第 6 章中进行量纲分析的震例数据表(Excel 文件)

如图 A. 9 所示，这是实际工作中的 Excel 表的截图。

A. 4. 2　岳卫平博士在中国地震局报告的 PPT

2008 年 8 月 25 日，汶川大地震后不久，美国 Thomson Reuters 科技信息集团北京代表处岳卫平博士来到中国地震台网中心做报告。Thomson Reuters 科技信息集团，可能有些读者不够熟悉。但是只要提到他们的一个产品——SCI 检索，绝大多数中国的科技人员都耳熟能详。岳卫平博士就是利用汶川地震的机会来中国地震局宣传、推广他们的产品。他在报告中介绍了如何利用他们的软件来检索文献库中自己所需要的文献。岳卫平博士的 PPT 共有 60 张幻灯片。囿于篇幅，下面只截取了几张。岳卫平博士着重讲解如何从“快速锁定本课题相关的高影响力的论文”“密切关注在该研究领域的顶尖的研究小组所发表的论文，发现中国在该领域的引领机构、高产出的作者”……作为示范，在图 A. 14，岳卫平博士锁定本课题相关的高影响力的论文是我们 1995 年发表在 Pure and Applied Geophysics 的论文 *A new approach to earthquake prediction*: *The Load-Unload Response Ratio*(*LURR*) *theory*。接下来，在下一张幻灯片(图 A. 15)中他还把这篇文章的标题、第一作者及其工作单位译成中文，并醒目地标示在幻灯片中。在另一张幻灯片(图 A. 16)中，岳卫平博士又列出了按 SCI 资料库中的引用次数排序的我国在该领域的前十名作者名单。第 2 名开始是：CHEN. YT, XU. XW, LI. J, CHEN. Y,

SUM =T27*S27

	B	C	D	E	F	G	H	I	J	K	L	M	N	O	P	Q	R	S	T	U
2	1	唐山??	1976.7.28	118.18	39.63	7.8	1.77E+07	1.66E+05	1.94E+06	1973.8.31	1062	7.9	57.9	10.00	3.54E+23	7.8	3.16E+16	8.93E-08	2.91E-08	2.60E-15
3	2	c巴音木仁	1976.9.23	106.35	40.08	6.2		3.69E+05	4.65E+06		428	6.4	72.6	5.00	2.13E+24	6.2	1.26E+14	5.92E-11	5.86E-09	3.47E-19
4	4	新疆库车	1977.7.23	83.50	42.10	5.4	1.31E+07	4.50E+05	1.25E+06		510	5.7	38.1	11.82	1.27E+23	5.4	7.94E+12	6.23E-11	1.65E-08	1.03E-18
5	5	道孚	1981.1.24	101.17	31.00	6.9	1.74E+07	4.09E+05	6.65E+06	1978.6.30	939	7.2	150.0	31.41	1.00E+24	6.9	1.41E+15	1.41E-09	8.08E-08	1.14E-16
6	8	昆仑山	1985.8.12	95.88	36.93	5.3	1.76E+07	2.36E+05	1.18E+06		346	5.6	82.2	12.82	2.39E+23	5.3	5.62E+12	2.35E-11	1.21E-08	2.86E-19
7	11	青海共和	1990.4.26	100.13	36.12	6.9	1.67E+07	2.76E+05	6.06E+06	1987.6.30	1031	7.1	129.6	24.02	1.03E+24	6.9	1.41E+15	1.37E-09	6.78E-08	9.28E-17
8	13	新疆拜城	1995.9.26	81.57	41.77	5.1	214304.46	3.44E+05	1.80E+06	1994.3.31	541	5.5	37.2	10.15	2.08E+23	5.1	2.82E+12	1.36E-11	1.50E-08	2.03E-19
9	14	c阿图什	1996.3.19	76.63	40.13	6.9	4.66E+05	6.21E+05	1.41E+07	1994.3.31	719	7.1	112.5	21.06	2.38E+24	6.9	1.41E+15	5.93E-10	4.15E-08	2.46E-17
10	15	包头??	1996.5.3	109.68	40.78	6.4	1.69E+07	2.37E+05	6.14E+06		369	6.6	44.1	11.64	7.34E+23	6.4	2.51E+14	3.42E-10	1.18E-08	4.03E-18
11	16	内蒙古n	1996.7.17	120.42	42.07	4.6	1.41E+07	1.15E+05	8.73E+05	1995.4.30	444	5.0	18.2	5.12	9.76E+22	4.6	5.01E+11	5.13E-12	6.23E-09	3.20E-20
12	17	山西05	1998.7.11	110.63	34.95	4.6	1.65E+07	1.46E+05	2.28E+06	1996.8.31	679	5.0	50.1	9.58	3.76E+23	4.6	5.01E+11	1.33E-12	1.78E-08	2.37E-20
13		昆仑山口	2001.11.14	90.53	35.93	8.1	2.77E+05	2.96E+05	7.05E+05	1999.6.30	868	8.1	120.0	15.00	1.78E+23	8.1	8.91E+16	5.01E-07	3.57E-08	1.79E-14
14	20	喀什	2003.2.24	77.27	39.62	6.8	1.72E+07	6.25E+05	4.00E+06	2001.10.31	481	7.0	112.5	18.72	7.59E+23	6.8	1.00E+15	1.32E-09	2.47E-08	3.25E-17
15	21	德令哈	2003.4.17	96.57	37.65	6.6	1.72E+07	4.44E+05	5.54E+06	2001.3.31	727	6.8	76.2	15.16	8.79E+23	6.6	5.01E+14	5.70E-10	3.02E-08	1.72E-17
16	23	福建	2007.3.13	117.73	26.72	4.7	1.62E+05	1.03E+05	1.50E+06	2006.4.30	317	5.1	31.7	7.78	1.93E+23	4.7	7.08E+11	3.67E-12	6.76E-09	2.48E-20
17	24	c新疆	2008.1.17	84.27	43.65	4.7	1.66E+05	4.01E+05	8.24E+05		413	5.1	43.2	13.49	8.33E+22	4.7	7.08E+11	8.50E-12	1.53E-08	1.30E-19
18	27	?汶川地震?'	2008.5.12	103.40	31.00	8.0	3.37E+05	3.65E+05	7.91E+06	2005.10.31	925	8.0	181.5	18.95	2.39E+24	8.0	6.31E+16	2.64E-08	4.80E-08	1.27E-15
19	28	c阿勒泰	2008.8.6	93.12	45.10	4.9	1.20E+05	1.23E+05	1.42E+06	2007.8.31	372	5.3	32.7	5.10	2.87E+23	4.9	1.41E+12	4.93E-12	5.20E-09	2.56E-20
20	29	察布查尔锡	2009.1.25	80.90	43.30	5.0	1.43E+05	2.52E+05	1.50E+06	2.01E+03	300	5.4	27.7	9.37	1.40E+23	5.0	2.00E+12	1.43E-11	7.70E-09	1.10E-19
21	30	柯坪县	2009.2.20	78.70	40.70	5.2	1.43E+05	3.18E+06	1.50E+06		326	5.6	61.5	14.53	2.00E+23	5.2	3.98E+12	1.99E-11	1.30E-08	2.58E-19
22	31	阿图什新	2009.4.22	77.40	40.10	5.0	1.43E+05	3.18E+06	1.50E+06		387	5.4	103.8	17.29	2.84E+23	5.0	2.00E+12	7.02E-12	1.83E-08	1.29E-19
23	25	西藏自治区	2008.10.6	90.30	29.80	6.6	2.77E+05	1.81E+05	4.64E+06		524	6.6	120.9	25.26	7.00E+23	6.6	5.01E+14	7.16E-10	3.63E-08	2.60E-17
24	26	青海省海西	2008.11.10	95.90	37.60	6.3	4.51E+05	4.36E+05	7.50E+06		284	6.3	76.8	12.23	1.48E+24	6.3	1.78E+14	1.20E-10	9.52E-09	1.14E-18
25	32	c云南省楚	2009.7.9	101.10	25.60	6.0	6.38E+05	5.77E+05	9.17E+06		375	6.3	120.9	22.85	1.53E+24	6.0	6.31E+13	4.13E-11	2.35E-08	9.68E-19
26	33	青海省海西	2009.8.28	95.80	37.60	6.4	3.86E+05	4.57E+05	7.04E+06		210	6.6	72.6	12.22	1.32E+24	6.4	2.51E+14	1.91E-10	7.03E-09	1.34E-18
27	6	四川甘孜	1982.6.16	99.85	31.83	6.0	2.69E+05	2.78E+05	6.46E+06	1980.12.31	532	6.3	190.2	25.01	1.55E+24	6.0	6.31E+13	4.07E-11	3.65E-08	=T27*S27
28	7	云南禄劝	1985.4.18	102.85	25.87	6.3	6.65E+05	7.66E+05	1.17E+07		353	6.5	85.5	22.26	1.42E+24	6.3	1.78E+14	1.25E-10	2.15E-08	2.70E-18
29	9	青海门源	1986.8.26	101.57	37.70	6.4	3.79E+05	4.36E+05	8.47E+06	1984.7.31	756	6.4	120.9	9.29	3.48E+24	6.4	2.51E+14	7.23E-11	1.92E-08	1.39E-18
30	10	云南澜沧	1988.11.6	99.72	22.83	7.6	5.27E+05	5.39E+05	1.15E+07		604	7.6	129.6	27.10	1.73E+24	7.6	1.58E+16	9.14E-09	4.48E-08	4.10E-16
31	12	甘肃	1990.10.20	103.60	37.12	6.2	3.65E+05	4.55E+05	8.06E+06		477	6.2	138.3	11.37	3.09E+24	6.2	1.26E+14	4.07E-11	1.49E-08	6.05E-19
32	3	青海格尔木	1977.1.19	95.8	37.1	6.3	2.34E+05	4.09E+05	3.12E+06	1976.4.30	364	6.5	82.2	13.59	5.96E+23	6.3	1.576E+14	2.64E-10	1.36E-08	3.58E-18
33	18	西藏芒康	1999.6.1	98.5	29	5.0	1.13E+05	1.64E+05	2.67E+06	1998.12.31	152	5.4	155.7	17.25	7.60E+23	5.0	2.153E+12	2.83E-12	7.18E-09	2.03E-20
34	19	甘肃玉门	2002.12.14	97.33	39.82	5.9	3.38E+05	9.27E+04	6.07E+06	2001.3.31	623	5.8	53.7	5.6	1.84E+24	5.9	1.026E+13	5.59E-12	9.56E-09	5.34E-20
35	22	甘肃玛曲	2004.3.4	100.97	34.08	4.8	2.24E+05	2.49E+05	4.92E+06	2003.9.30	156	5.2	164.1	20	1.27E+24	4.8	9.863E+11	7.74E-13	8.55E-09	6.62E-21

图 A.9　利用 LURR 和量纲分析进行地震预测时的 Excel 表

WU. ZL……这本在意料之中，这几位都是本领域的精英，有的是院士，有的是中央级研究所的正副所长……出乎人们意料的是：第一名竟然是本书作者，一个退休了近 20 年的耄耋老人……

下面是岳卫平博士 PPT 的幻灯片的几张截图(图 A.10～图 A.16)。

激励发现、推动创新 - SCI的检索与利用

岳卫平 博士

Thomson Reuters 科技信息集团北京代表处

2008年 8 月

图 A.10　岳卫平博士 PPT 封面的截图

演讲提纲

- ISI Web of Knowledge平台简介
- Web of Science
    - 权威的引文数据库，收录高质量的学术期刊论文
- Web of Science的功能
    - 检索
    - 分析
    - 管理
    - 写作
- ISI Web of Knowledge在工作中

图 A.11　岳卫平博士报告的提纲

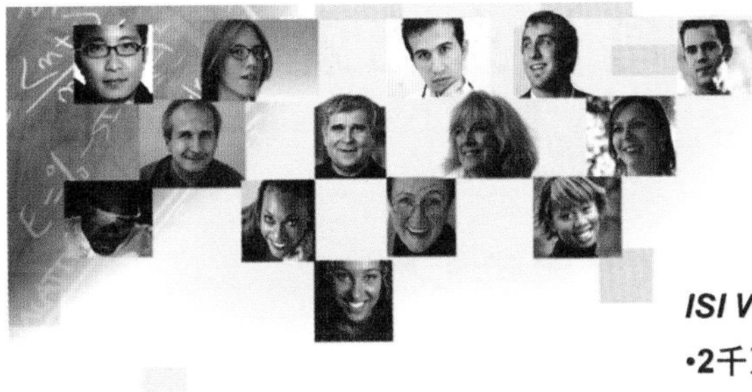

为全球研究人员
提供信息服务

ISI Web of Knowledge 服务于:

•2千万使用者，81个国家

•超过3,000家用户

•每天15万使用者

ISI Web of Knowledge 覆盖:

- 22,000+ 期刊, 3,100百万件专利, 6万个会议录,
  5,500 专业网站, 5,000本学术专著, 2 百万化学结构

ISI Web of Knowledge 提供:

- 一个世纪的科学发展 - 100 年的科学引文

ISI Web of Knowledge 包含:

- 250多个学科 深度的主题索引

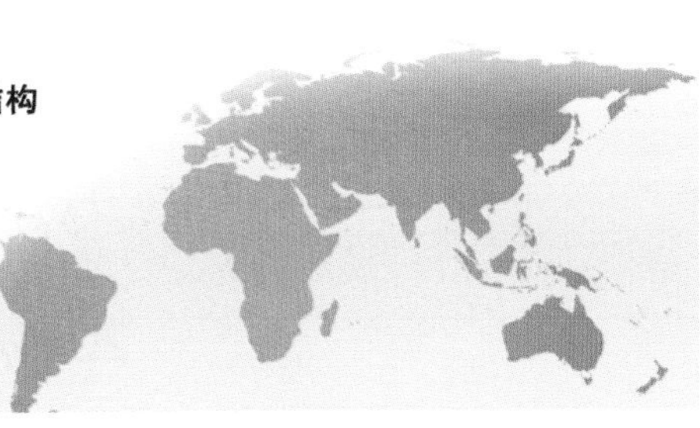

图 A.12　岳卫平博士 PPT 幻灯片之一

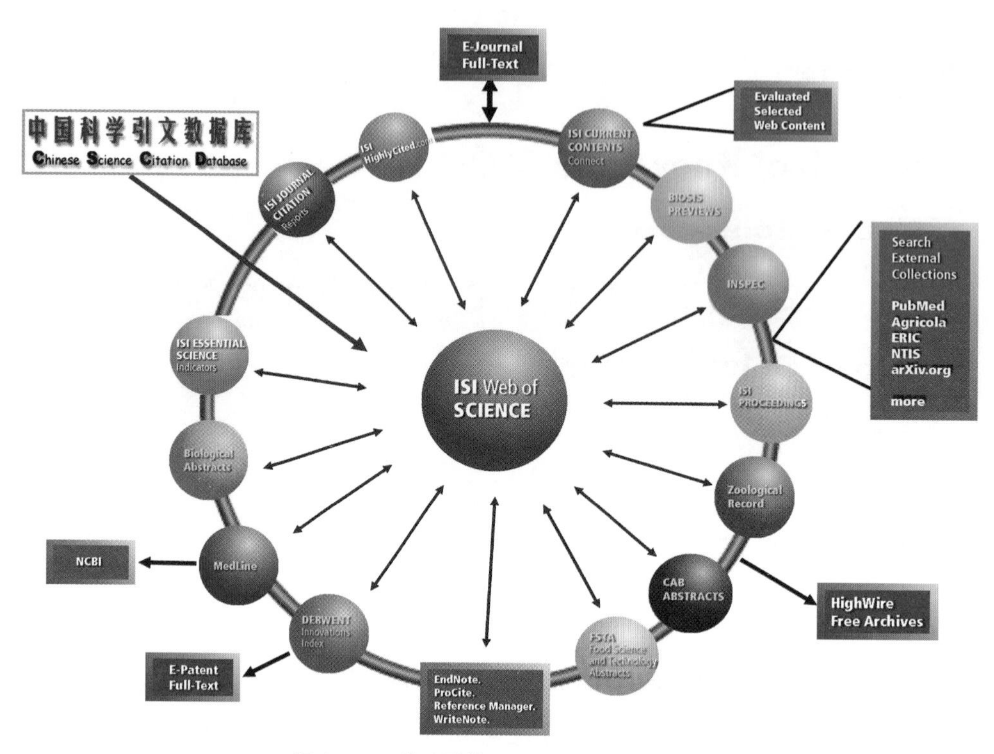

图 A.13　岳卫平博士 PPT 的幻灯片之二

下一个（中国）大地震

尹祥础　刘月　聂宁明

中国地震局地震预测研究所

中科院力学所非线性力学国家重点实验室

中科院计算机网络信息中心超级计算中心

中国地震局地球物理研究所

STA　2014

2014/8/21-25

青海，西宁

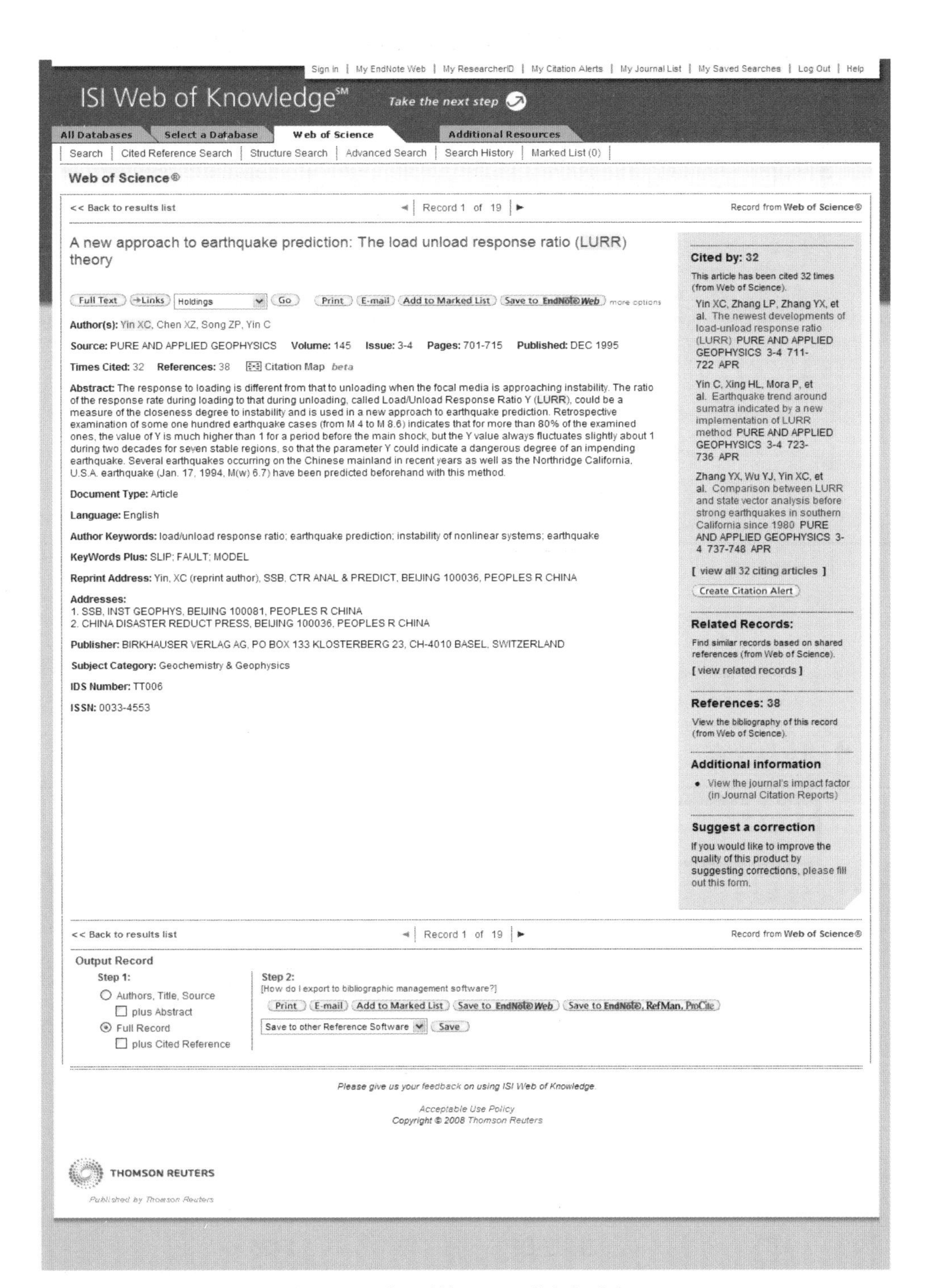

图 A.14　岳卫平博士 PPT 的幻灯片之三

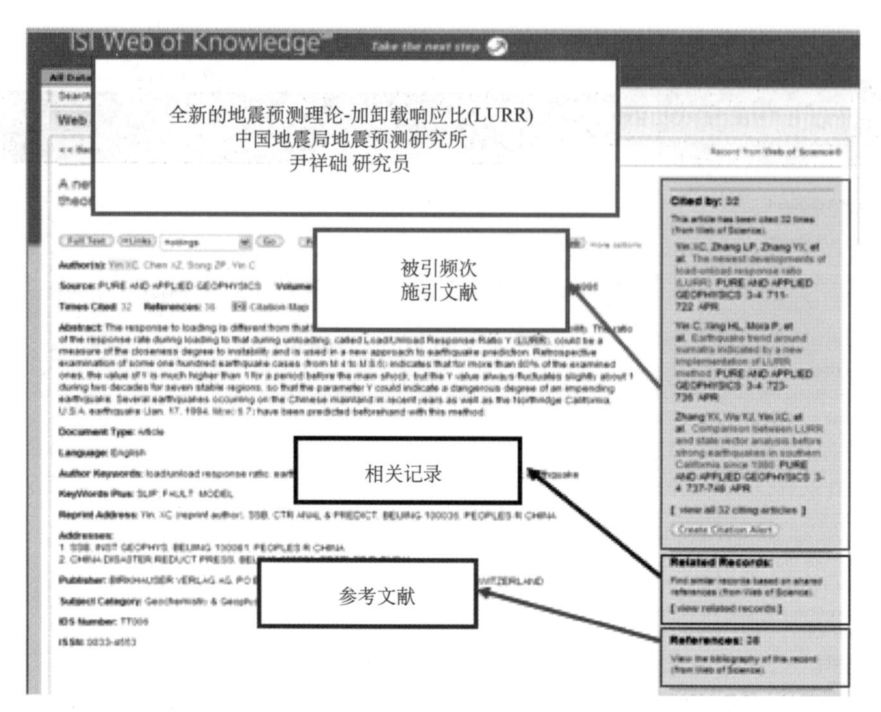

图 A.15　岳卫平博士 PPT 的幻灯片之四

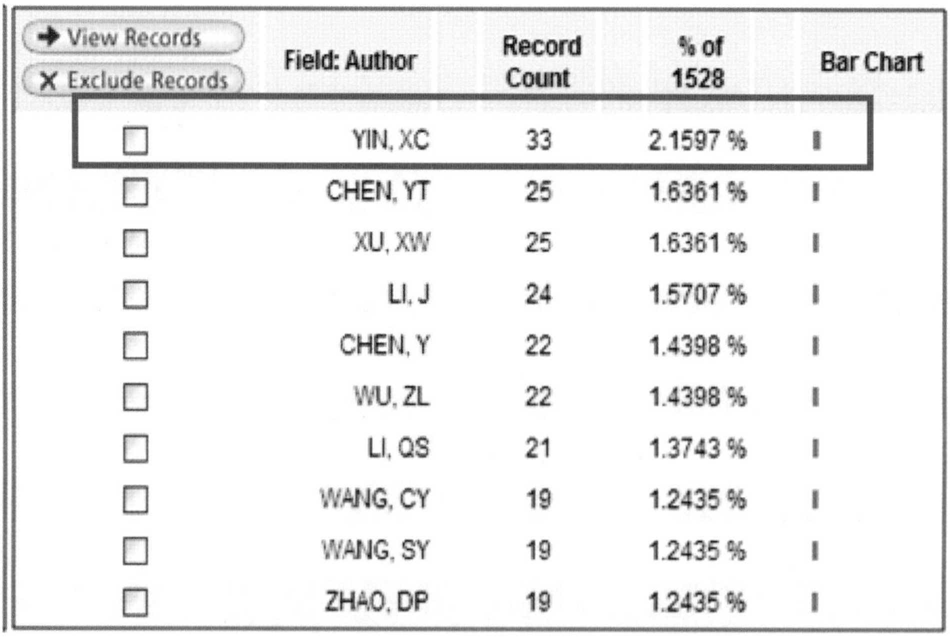

View Records / Exclude Records	Field: Author	Record Count	% of 1528	Bar Chart
☐	YIN, XC	33	2.1597 %	I
☐	CHEN, YT	25	1.6361 %	I
☐	XU, XW	25	1.6361 %	I
☐	LI, J	24	1.5707 %	I
☐	CHEN, Y	22	1.4398 %	I
☐	WU, ZL	22	1.4398 %	I
☐	LI, QS	21	1.3743 %	I
☐	WANG, CY	19	1.2435 %	I
☐	WANG, SY	19	1.2435 %	I
☐	ZHAO, DP	19	1.2435 %	I

图 A.16　岳卫平博士 PPT 的幻灯片之五

A.4.3　在 SCA2014 报告的 PPT 的 RTF 格式

PPT 的 RTF 格式又称缩印版，特点是文件的大小(size)很小，因为把图件删掉，而只保留文字。下面是作者在 SCA2014 报告的 RTF 版：

1. 引言

地震是一种复杂的自然现象。从力学角度看，地震就是震源区介质的突发失稳(剪切断裂)，并快速释放能量。能量以应力波的方式向外传播，引起地面震动—地震。

材料的断裂常常是突然发生的，但是断裂之前有一个漫长的损伤过程。

地震孕育过程的实质：震源区介质的损伤演化过程。

20 世纪中叶，一门新的力学分支——损伤力学(damage mechanics)开始出现和迅速发展，并在工程中开始得到应用，但至今还很不完善。现有的结果更难以直接用到地震问题。只能另辟蹊径。

应力-应变曲线从宏观上刻画了材料受力全过程中的基本特性．如果使材料的受力单调增加，材料将分别经历弹性变形、损伤、失稳（破坏）等过程。弹性变形的最本质特征为可逆性，即加载过程和卸载过程是可逆的，因而其加载响应率（模量）和卸载响应率（模量）相同。损伤过程的本质特征与弹性过程相反，具有不可逆性．反映在应力-应变曲线上，其加载时的变形模量小于卸载时的变形模量，这种差异反映了材料的损伤或力学性质劣化的程度。

到目前为止，人类能测量到的只是地壳中某些物理量当前的变化。如何从这些物理量当前的变化来判定某一地块的损伤演化，从而表征该地块的地震孕育过程，就成为解决地震预测的新课题。根据这一思路我们提出了一个定量地表征地震的孕育过程的参数——加卸载响应比（Load-Unload Response Ratio，LURR)。

2. 重要进展——峰值点

A. 实验研究；

B. 数值模拟；

C. 损伤力学理论分析；

D. 实际地震震例分析。

对于一个确定的区域，LURR 的峰值点出现以后，地震就“指月可待”。

3. LURR 时空扫描和超算应用

地震预测意味着，事先不知道地震在何时何地发生。这就需要 LURR 时空扫描

加卸载响应比(LURR)的时空扫描：

(1）固定时间窗在空间扫描；

(2）不同时间窗在空间扫描。

这样可以研究一定空间内(例如，中国大陆)，LURR 的时空演化。

需要不同的时间域、空间域、步长和不同参数进行扫描，所以计算量很大。只能靠超算

解决。感谢中科院超算中心的支持。

4. LURR 与量纲分析相结合

问题：A. 震级 M 未定量化

B. 未考虑当地条件

基本单位：时间$[T]$，长度$[L]$，力$[F]$

引入的参数：E_s，E_a，J_{pp}，γ_r

$[E_s]=[E_J]^{\alpha_1}\cdot[J_{pp}]^{\alpha_2}\cdot[\gamma_r]^{\alpha_3}$

$[E_s]=[F\cdot L]$

$[E_J]=[F\cdot L/(L^2\cdot T)]=[F\cdot L^{-1}\cdot T^{-1}]$

$[\gamma_r]=[T^{-1}]$

$[F\cdot L]=[F\cdot L^{-1}\cdot T^{-1}]^{\alpha_1}\cdot[L^2]^{\alpha_2}\cdot[L]^{\alpha_3}\cdot[T^{-1}]^{\alpha_4}$

F：$1=\alpha_1\alpha_1=1$

T：$0=-\alpha_1-\alpha_4\alpha_4=-\alpha_1=-1$

L：$1=-\alpha_1+2\alpha_2$

$\alpha_3=-1$

$E_s=\beta\cdot E_w\cdot J_{pp}/\gamma_r$

$\pi_1=E_s\cdot\gamma_r/(E_a\cdot J_{pp})$

$\pi_2=T_2\cdot\gamma_r$

$\pi_3=\pi_1\cdot\pi_2$

5. 一个重要预测——超大地震(西部超大地震)

从 20 世纪末开始，我国大西南出现大尺度(达 3000km)的 LURR 异常区(东起广东西，经广西、云南，西至西藏；向北包括青海、四川和贵州以及新疆南部，南达缅甸、印度、不丹和尼泊尔等国与中国的接壤地区)。这意味着：一个超大地震正在区内孕育。超大地震指 $M>8$，但也可能发生多次强震、大震(总能量等价)。

我们在 2008 年年底正式提出这一预测。中国地震局地震预测所的年度总报告正式采用。2012 年，中国地震局主管地震预测的副局长，召集过专门会议(参会者：地震预测司和在京单位的领导、专家)，听取汇报。

A.5 媒体有关加卸载响应比理论的报道选辑

可能是因为地震预报问题太敏感，加卸载响应比有了一点成绩后，媒体蜂拥而至。当时我接受过几家由国家地震局、中国科学院力学研究所和超级计算中心有关领导推荐和介绍来的媒体的采访。我实事求是地介绍了有关的情况。他们的报道见诸报端后，引起了“连锁反应”。其他国内外报刊杂志纷纷转载，有些在转载时，进行了“再创作”，有时就不免“添油加醋”。下面选了一篇《科技日报》的报道，一篇《中国日报》的报道(英文)，另一篇是我自己为《瞭望》的“百科前沿”写的，用非专业的通俗语言介绍加卸载响应比的文章。此外，还列了一个各种报刊登载的有关加卸载响应比的文章目录。其中有几篇是我的学生在国外或境外看到有关加卸载响应比的文章，写信告诉我，但事后又找不到那份报纸，日期也记不清楚了。

A.5.1 《科技日报》记者阎新华的报道“地震，难逃中国人的慧眼”

全文如下：

地震，难逃中国人的慧眼

本报记者　阎新华

今年1月17日，日本大地震后，路透社电文评论地震预报，认为现代科学已很发达，可是预报地震尚不可能。电文称，中国对辽宁海城大地震预报成功，无疑是中国人对地震科学的贡献，可是1976年发生在唐山的大地震却逃过了中国人的眼睛。

1976年的唐山大地震的确逃过了中国人的眼睛，可是那是发生在1976年的事，如果唐山大地震发生在今天的话，它可能就决然逃不过中国人的慧眼。

地震预报的历史掀开了新的一页。

中国国家地震局研究员尹祥础公布的资料证明，他已研究出预报地震的有效理论和方法——加卸载响应比。

根据这一全新的方法，通过对唐山地震前的地震资料进行处理，所获得的测报结果与唐山地震实际发生时的情况吻合。这就是说，唐山地震前，如果能采用尹祥础的加卸载响应比进行预测的话，预报唐山地震是完全可能的。唐山地震验证加卸载响应比理论并非孤证。1972年—1992年间，中国大陆共发生了13次里氏7级以上的大地震，除青海和西藏三次地震因震前资料不完整而被排除以外，尹祥础和他的学生们计算了其余10次地震震前的加卸载响应比变化，结果测算出其中9次地震主震前在2—5年之间均有能量孕积的异常反映，即有可能发生7级以上地震。

尹祥础等还对70年代以来发生在华北地区的11次里氏6至7级地震的震前资料进行处理，结果发现其中10次地震震前有明显的异常，时间在半年至两年间。

作为对照组，他还选择了中国大陆7个地壳稳定、地震活动性低的地域，用其加卸载响应比理论进行研究，处理出来的数据结果显示无异常情况，这更有力地说明了加卸载响应比理论确有预报地震的能力。

(提要一)1994年1月17日，美国洛杉矶发生里氏6.6级大地震，损失达200亿美元；1995年1月17日，日本兵库县发生里氏7.2级大地震，死伤逾3万人。时隔一年，发生于同一天的这两次大地震都曾与一个中国人发生过联系。这个中国人尝试救助那些濒于危难中的人们，可是他的努力却被忽略了，因此—— 美国人和日本人付出了血的代价

1995年1月17日，日本兵库县发生里氏7.2级的强烈地震。尹祥础对此次地震深有感触，如果最初他可以获得日本此次地震的震前资料的话，他认为很有可能“对日本人民做出贡献”。尹祥础讲这番话是意味深长的。

1994 年，日本著名地震学家丸山卓男在中国访问研究。为了学术交流及学习汉语，他结识了温文谦和的尹祥础。当他了解到尹祥础在地震预报研究方面卓有建树时，他建议用尹祥础的加卸载响应比理论对日本的地震进行预报。但尽管丸山卓男出面努力争取，最后也未能从其日本同行手中索要到有关资料。日本同行对资料保密之执著令丸山卓男也无可奈何，用加卸载响应比对日本地震进行预报的尝试只得作罢。

然而就在丸山卓男结束研究离开中国后不久，日本兵库大地震在未有任何预报的情况下爆发了。

日本是个多震的国家，又是个经济高度发达的国家，地震对日本造成的灾害损失无可估量。此次大震之后，很难说地下蓄积的能量就已经释放完毕，近期内不会有更大的地震发生，这令尹祥础放心不下，万般牵挂，可是他却只能望“震”兴叹，“爱”莫能助。

早在 1993 年，美国人也曾经历过类似的情况。1992 年，为了尝试加卸载响应比对国外地震的预报能力，尹祥础向美国地调局索取美国的地震资料。美国的同行表现得很合作，1993 年春天，他们把美国加利福尼亚州从 70 年代至 1992 年 7 月的详细地震目录寄给了尹祥础。在进行了大量的研究之后，1993 年 10 月 28 日，尹祥础将结果寄回美国，可是他并没有立即得到回信，他所预报的结果也未能受到美国同行的重视。

1994 年 1 月 17 日，也即在尹祥础发出预报结果不到三个月，里氏 6.6 级的大地震震撼了洛杉矶。地震发生时，正值国际地震联合会在新西兰举行年会，尹祥础通过电话与曾经给他寄资料的美国同行重新取得联系。此时，这位美国同行才记起这位未曾谋面的中国人曾预报过此次大地震。在尹祥础寄给他的信中清清楚楚地写着：“从现在起，在未来一年内，在 SA6(洛杉矶附近)等区域内发生中强(里氏 6—7 级)地震的可能性很大”。

1994 年 2 月 8 日美国同行回复尹祥础的信中说：“我相信你对此次成功的预报一定欣喜万分!”尹祥础对此谈了自己的感触。预报成功的确令人欣喜，不过此次地震造成 200 亿美元损失，而他的预报却未能事先受到美国方面的重视，想到这些，他又觉得非常遗憾。他说，“我们不能期望任何一种新的理论，一经创立就能够引起全社会的高度重视，必须留给人们一定的时间去认识它，不过，对于认识加卸载响应比理论，人们付出的代价可以说已经太大了。”

(提要二)处于不稳定状态的系统，对来自外在的最微小干扰也会表现出异常的敏感。地块尽管硕大无比，在它处于不稳定状态时，也反映出同样的特征。加卸载响应比理论就是通过观察固体潮对地块施以外在干扰后，地块反应是否敏感来判断地块的稳定性的。尹祥础是用一个民谚来概括他的理论的：一根稻草也可以压垮一头骆驼

自然科学正在经历着一场革命，以非线性动力学为代表的一系列新的学科分支的创立和飞跃发展的同时，人类对自然的看法也正经历着一个根本性的转变，我们所知的物理世界已不再以稳定的周期性行星运动为象征，代之呈现出的是一个非稳定性的和涨落的世界。

非线性动力学是研究非稳定系统的有力武器，尹祥础对于加卸载响应比理论的研究正是从这里起步的。

研究地震预报就必须了解地震活动的物理本质。尹祥础认为地震的物理本质就在于它是震源区介质的失稳，并伴随以机械能的快速释放。这是地震这一特殊运动形式与其他一般的构造运动(如造山运动、板块运动及断层蠕滑等)的最本质区别。要有效地预报地震，就要对这一失稳过程进行分析。对于不同物理系统(尤其是力学系统及工程结构)的稳定问题，已有大量研究，但这些研究大多致力于线性系统的失稳条件，而研究非线性系统的失稳过程或者失稳前兆的工作则很少。而地震现象正是非线性系统的失稳。因此，要在地震预报上有所突破，就必须对非线性系统的失稳前兆加以研究。

尹祥础认为，判定一个系统是否稳定，只需观察一下这个系统对微小干扰的反应就行了。一根稻草压垮一头骆驼是尹祥础用来描述非线性系统失稳过程最常用的例子。

一头骆驼足以负载很多捆稻草，正常情况下，也即在骆驼处于稳定状态时，在骆驼背上增加负荷量的话，骆驼吃力的感觉是相应负载的增加逐渐增加的，可是当骆驼承担的负载已经接近临界值时，也即骆驼在疲劳状态下，骆驼吃力的感觉就不再是与负荷量成对应地逐渐增加了，而是成倍，成几十倍，成几百倍地增加。这时，骆驼对负荷的增加表现出异常的敏感，结果在突破极限的刹那间，即使是添加一根稻草的力量也会使骆驼不堪重负而最终崩溃。地震如骆驼，有一个由量变到质变的过程，在非孕震期或孕震初期，孕震区介质处于稳定状态，在这种条件下，如果其受力状态增高一点点(加载)，与其相应的各种物理量(响应)也相应只增加一点点；反之，其受力状态减少一点点(卸载)，其“响应”也减少一点点。但当地震发生前夕，即地块处于不稳定状态时，其加载或卸载的响应变化就不再是按照以上的线性规律运动，而是按照非线性规律运动，即加入一个微小的外力(加载)时，地块的反应(响应)可能是巨大的，而撤去这个外力(卸载)时，地块的反应可能是微弱的。这种非稳定状态下加卸载所引起的响应的变化规律为预报地震提供了直接的依据。判定某一地块是否有可能发生地震，只要能获取这一地块对加载和卸载时的响应情况就可以了，即如果加载时的响应大于卸载时的响应就说明这一地块处于不稳定状态，有出现地震的可能；如果加载时的响应大于卸载时的响应很多，就说明这一地块已经迫近地震。

这是解决地震预报问题很有价值的、很理想的理论，但是如何解决对地块的加载和卸载呢？一个地块小则几十公里，大则几百公里，对它加载或卸载，人工的力量是难以实现的。好在有固体潮以及人类对固体潮的研究已有许多成果可以借鉴尹祥础的研究才得以顺利进行。由于月球围绕地球作周期性运动，月球对地球所形成的引潮力也在不断地，周期性地变化。这个引潮力就成为最理想的用来加载和卸载的外力，而地震活动性、地下水位、重力、地形变、地倾斜和地电等则可以被用来作为响应量。

非线性动力学的全新思路导引着尹祥础率先成功地创立了用物理方法对地震进行预报的方法，这标志着地震预报正在实现从经验预报到物理预报的飞跃。

(提要三)地震预报关系重大，尽管加卸载响应比理论已经得到验证，并成功地预测了多次地震，但他的发明人仍然不敢夸下海口打保票。但有一点不容置疑，只要手段再先进一点，预报的精度会大幅度提高：北部湾预报令人开眼

尹祥础是从1988年开始其加卸载响应比研究的，正式实测是1990年对北京地区地震形势的预测。由于是初试身手，缺乏经验，尹祥础感到信心不足。恰好此时又正碰上亚运会快要举行，他更是提心吊胆。

尹祥础回忆说："那是1990年9月16日，又刮风又下雨，我突然接到我的学生来的电话，说北京地区的测试结果有异常。我知道亚运会快要开了，好紧张。我让他别大意，再算一遍，结果出来，异常还很高！我急忙找地球物理所党委书记张维希汇报，我觉得她也拿不定主意，最后考虑再三，还是把这事悄悄地压了下来。9月22日上午9点零3分，地震发生了，震级是里氏4.5级"。

尹祥础说："幸亏地震很快就发生了，不然就得整天提心吊胆过日子了。"

这次地震虽然没有正式测报，尹祥础却充满了信心。牛刀初试就得到了验证，他从中看到了加卸载响应比预报地震的曙光。

如果说1990年对亚运会期间地震预报时的尹祥础还是一位新手的话，如今的尹祥础已变得比较成熟了。对1994年12月31日和1995年1月10日连续发生在北部湾地区地震的预报可以说是尹祥础的得意之作。

1993年11月，国家地震局分析预报中心就1994年全国地震趋势预报召开会商会。会上，尹祥础把北部湾地区划入危险区，并预报1994年这个地区可能发生强烈地震。

北部湾一直是个比较稳定的区域，历史上，很少发生地震，因此，有些行家对尹祥础的预报深感疑惑。时隔一年以后，1994年11月，国家地震局分析预报中心就1995年全国地震趋势预报又一次召开会商会。会上，尹祥础仍把北部湾地区划入危险区。有人问："老尹，去年你把这里划了一块，现在还划这一块，可是一年都快过完了，怎么没见地震呀?"尹祥础回答："大家别着急，1994年还没过完呢，今天是11月15日，到12月31日还有一个半月呢!"

听完尹祥础的话，大家哈哈一笑，谁会相信这预报了一年的地震这么长时间都没有一点动静，偏偏会在最后这几十天里发生！

大家以为尹祥础是戏言，尹祥础也不认真，因为谁都明白向地震学家提出苛刻的要求本身就不严肃。

可是事情奇就奇在这里，一年365天，北部湾都风平浪静，单单在1994年的最后一天，12月31日，尹祥础的预言应验了。

"绝啦!"有人这样惊叹着，尹祥础自己也喜出望外。

1995年1月9日，全国地震趋势会商会在北京召开，会上，来自北部湾周围等省份的地震工作者认为北部湾地震是一个孤立性的地震，主震能量占总震能量的99.9%，主震后不会再发生大震。可尹祥础不这么想，他在会上明确提出北部湾的地震不仅没有完，而且发生大震的可能性仍然存在。他有两个依据：首先，根据他原来测算的结果，北部湾是一个很大的异常区，仅凭一次地震把所有能量释放完毕的可能性不大；其次，根据当地提供上来的27次余震的资料测算的结果看，异常还是比较高。

1月10日下午，广西把100多个地震目录交给尹祥础，尹祥础当即电话通知助手们留下来加班对数据进行计算。傍晚，数据出来了，响应比仍然很高。为了进一步证实有大震的存在，他动用了以前从未采用过的最新测算方法进行验证。他试着加上一个里氏 6.2 级的“负地震”，看响应比能否降下来。这样做后，响应比果然降至正常值。尹祥础对他的学生说：“咱们关起门来说，近期内北部湾很有可能再次发生一次里氏 6 级以上的地震。”

说完这话不久，国家地震局分析预报中心的预报处处长申裕同志打来电话，询问计算的结果。尹祥础说：“我告诉他异常还很高，看来还得震呀！我话音刚落，对方就告诉我已经震了。时间是 18 时，震级里氏 6.2 级”。

“6.2 级，你说绝不绝！”尹祥础冲着记者呵呵地开怀笑起来。显然，从他的表情上可以看出至今他仍然为自己出色的工作感到惊喜。

记者问尹祥础，用加卸载响应比预报地震能准确到什么程度。尹祥础回答说，这要看所提供的资料精确到什么程度，如果设备的条件再改善一些，监测的参数再多一点，相信精度会大幅度地提高。记者从尹祥础提供的一张北京市地震预报的图上看到，尹祥础对北京市的地震预报是以月为时间单位的。在时间尺度上，他们一般掌握在预报里氏 6 级以上地震，一般以年为尺度单位；预报里氏 6 级以下地震，一般以月为尺度单位。这是因为里氏 6 级以上地震的能量孕积要比里氏 6 级以下地震的能量孕积时间长。目前，他们的预报还达不到能精确到某日，但通过增加监测的参数，提高监测的质量，时间上可以进一步趋近。

(提要四)尹祥础地震预报的新理论在世界范围令人瞩目，这是令每一位中国人感到骄傲和自豪的事，然而，对于科学家来说，这不是目的，他真正关心的是人类能否从地震的蹂躏之中解脱出来，他的研究是否能在现有的基础上向更深入更广泛的领域扩展。如今的尹祥础不像是一位功勋卓著、英姿飒爽的英雄，倒像是一个渺小可怜的弃儿，出于百般无奈，他向社会伸出了求助的手：向科学奉献一点爱心

1958 年，科学家 C. F. 瑞特说：“目前，地震预报是不可能实现的……以(地震)预报为目的的一些尝试，对我们关于地震的知识和了解的实际发展，都没有什么重要意义。”30 年前，日本、美国和中国的科学家们以对这一传统名言离经叛道的胆识，提出了大规模地研究地震的计划。许多科学家为此作出了艰辛的努力。科学家们试图通过对地震前兆，如地震波速的时间变化、地壳隆起、倾斜和应变资料、地震活动性图像的时间性变化、电磁异常、井水位变化、地下水中同位素成分的时间变化，乃至动物行为异常的观察和分析来预报地震，结果，虽然有成功的例子，但更多的是惨痛的失败。

地震，究竟能不能预报，在开展了大规模积极地努力之后，又成为世界地震学家们重新争论的热点。

对于这个问题，科学家们刚刚得出的结论是至少“经验性的地震预报似乎已走入了一条死胡同”。

当科学家们刚刚认识到解决地震预报这一科学难题的根本出路在于从经验性预报转变为物理性预报，并开始着手进行这一转变的尝试时，中国的地震学家们却腾身而起，横空出世，尹及其同事们不仅开拓了地震预报的物理研究，而且以其全新的思维为地震预报的物理研究展示了广阔的空间和辉煌的前景。他们仅仅通过三、四年的研究便取得了突破性的进展，建立了全新的理论，这不能说不是一个划时代的创举。他们的成功是中国人对世界地震研究的贡献，每一个中国人都不会不为此感到自豪和骄傲。

尹祥础等成功的意义恐怕不仅仅局限于此，更重要的是这标志着人类在同自然灾害的斗争中，又前进了一大步。

千百年来，人类对于地震无能为力，地震给人类造成的损失和痛苦之巨大，远的不说，仅本世纪70年代，发生于中国华北的唐山大地震就一次埋葬了24.2万中国同胞，它使无数的人遭受了失去亲人的痛苦。此次发生在日本兵库的大地震，又悲剧重演，死伤人数逾3万。每次地震发生，人类都会重复着一个叹息，如果地震可以预报就好了。

如今，这千百年来，人类祖祖辈辈的宿愿终于正在变成现实，这难道不是值得普天同庆的大喜事；为此做出努力的科学家难道不是值得举世敬仰的大英雄么！还有谁能比这些默默无闻，毕生奋斗的科学工作者令我们爱戴！

然而，当社会上这样那样形形色色、五彩缤纷的万元、几十万元、几百万元的大奖的票子纷纷扬扬，铺天盖地般如雪花漫天飞舞的时候，却没有一张票子飘进我们这些科学家简陋的办公室。更糟糕的是这些给人类带来希望和曙光的“先知”们却正在为如何节省每一张纸、节省每一笔电话费而费尽心机。

为了节省开支，所有的纸张都不随便轻易丢弃，每一张纸都必须是正反两面全用干净；为了节省开支，长途电话的使用降至最低限度，有机会就让对方付费；……尹祥础和他的研究小组一共只有5个人，而其中只有尹祥础一个是正式的在职研究人员，其余的都是他带领的博士生。这些博士生为尹祥础开展的研究做了大量的工作，用尹祥础的话来说“没有他们的支持，取得今天的结果简直不可能。大量的事务性工作和实际的测算都交给他们完成，他们不知加了多少班，可是这些加班却全无额外的报酬。这些博士生大都有妻室、有儿女，可他们每月的收入仅仅是刚刚被提高到200元一月的助学金。200元，在北京糊饱一个人的肚子都比较困难!”

尹祥础说，“有时我很难过，觉得对不住这些年轻人，和我相比，他们还是孩子，我总觉得有责任对他们负责。我苦点，可不能让他们跟我一起受苦。我想从课题中抠出一点补助他们，可是心有余而力不足，经费就那么一点点。他们为我工作都是无偿的，义务的，因为他们的主要时间应该用来完成他们自己的学业和学位论文。”

说起那“一点点”经费，尹祥础还很满足，这倒不是因为资金充裕而满足，而是和地震界其他课题组相比，“我得到了几个基金的资助，在地震局系统算很不错的。领导很重视我，处处给我照顾，不然可就惨啦。”80年代以来，尹祥础一直使用着一台老掉牙的PC机，这两年狠狠心买了两台新微机，一下5万元没影了。报成果出论文版面费等每年要花去2000多元，通讯一年近2000元，5年就得扔进2万。把这些钱都刨去，尹祥础剩下的也就只有不足7万元了。

如果按照课题来分解这7万元经费，4个课题，每个可以摊到1万多。“每个课题1万多元够用么?”记者问。

“够什么！这点钱也就能作少量震例，要系统地研究简直不可能。”尹祥础说。

由于经费的拮据，尹祥础不敢多用一个在职人员，他怕抽“人头税”。因此，他把大量的工作交给没有义务承担这些具体任务的博士生来做。有些博士生早该毕业了，可是由于论文的时间被挤用而无法按时毕业，仍在为他“超期服役”。尹祥础说“有些工作，如录入、不应由他们来做，可是我没有人呀，只好让他们这些博士生干初中生的活。”

陈学忠告诉记者，国外经常通过电子邮件寄资料过来，资料数据一般有时在5兆左右，而高能物理所提供给每个用户的空间只有0.5兆，资料来了以后就必须马上转存，否则超时占用空间0.5兆以外就得加罚款。为了不被罚款，有时资料来了，尹祥础就不得不连夜干，一干就是夜里两三点钟。

由于尹祥础在地震领域知名度越来越高，报名考他的博士生也越来越多，报的人越多，越让他为难：“钱就这么一点点，他们不明真相，来了就没有‘钱途’了，只好认‘苦孩子’的命。”

尹祥础对这些“苦孩子”的感情是深厚的，至今在尹祥础发表的每篇关于加卸载响应比理论的论文的署名里，都可以看到一个叫尹灿的名字，尽管叫这个名字的现在已实际上不承担研究了。这个名字的出现代表了一种情感、一种怀恋。

尹灿是尹祥础早期研究生。在开展加卸载响应比之初，他就追随尹祥础，编制计算机程序，做了大量的基础工作。可是毕业以后，尹祥础想留但没能把他留在自己身边。尹灿一时没有着落，在舞蹈学院当过计算机推销员、在公司里打过杂，后来去中国减灾报当了编辑。在尹灿漂泊期间，尹祥础又把他招来当了一年的临时工。

记者问尹祥础：“如果有一天，有了充裕的资金，你最想做的事情是什么?”“让离去的孩子们归队，让未来的孩子们入队!”这就是这位年近60的老师最大的心愿。

经费的问题正在把一筹莫展的尹祥础逼向千仞崖头，可他要做的事情还有许多：“我可以扩大对参数的监测范围，还可以在全国建台站。现在预报地震，我只使用了最简单的资料———地震目录，可还有更多的参数如波速、地球介质品质因素、重力等等，等等的参数应该监测，有了这些参数，地震预报的精度会更高!”

“我还可以对水库地震、水库诱发地震、矿山地震、火山地震的预报进行研究，就我所知，我国有那么多水闸，水闸下游多为人口密集地区，而我们这些水闸的地震预报还是不很理想；矿山的情况也一样，如果能事先对这些地区进行地震预报，对人民生命安全和减少经济损失都是很有价值的。

我国地震研究发展到这样一个水平很不容易，为了他，许多科学家献出了毕生的精力。成就一项事业很难，而毁掉一项事业则很容易，对尹祥础的事业来说也进入到一个关键时期，推进一步，对中国乃至世界都是福祺，松一把劲，人类便重新回到对地震无限恐惧的黑暗中去，而在这一进一退之间，起作用的仅仅是钱，而这钱数也仅仅是一年数十万、数百万，对于有钱者来说，它不过是一年的饭钱，可对尹祥础来说，它是雪中之炭；对人类来说，它是救生灵于水火的福根。

说实在的，国家在给尹祥础所开展的研究的投入，也不算多，但是尹祥础不愿再向国家伸手要钱了，他说，对国家给予的资助我已经非常感激了，我们应该理解国家的钱本身就很有限，就那么一点，多分我一口，别人就得少吃一口，如果我再从别人口中再耙一点过来，无疑等于给他们雪上加霜。

地震，仍然在让人流血流泪!

我们的科学家，依然在呕心沥血！

也许是我们应该认真地思考一下的时候了。科学家给我们的是平安、幸福和发展，我们回报给科学家的又是什么！

原载于 1995 年 2 月 21 日《科技日报》

A. 5. 2　《中国日报》1994 年 9 月 21 日“*Predicting earthquakes is a science*”(by Shao Ning)的复印件(图 A. 17)

CHINA DAILY　　SCIENCE ENTERTAINMENT　Wednesday December 21 1994　9

Predicting earthquakes is a science

by Shao Ning

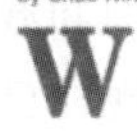

HEN a butterfly flaps its wings in Brazil, it may cause a hurricane in Texas.

Seismologists never expected the old saying would help them predict earthquakes.

But a group of Chinese scientists, after decades of research, have worked out a new way to predict earthquakes based on the research of damage mechanics and the non-linear system.

They call the new theory Loading and Unloading Response Ratio (LURR).

"China suffers frequently from earthquakes, and so research to learn ways to predict the calamities has been continuing for decades," said Yin Xiangchu, professor of geophysics.

Yin Xiangchu, professor with the National Centre for Analysis and Prediction, has led a group of scientists to look into the deformation of rock materials under high stress and high temperature.

Under the force, they find the misshapeness of the materials is regular.

But when the stress is more than the materials can bear, the materials will become unstable and will crack at any time.

That means when a little stress is put onto the rock materials, it may cause very large changes; the sustained pressure eventually may cause the materials to break apart.

But of course, this conclusion is not only the result for the material mechanics.

When scientists take the large area of the earth into account, they discover more significant results.

If research is widened to a larger and deeper area of rock materials, scientists may find out the signals for earthquakes in certain areas of the earth.

Although the seismological process is an extremely complex one which includes a variety of physical, chemical and even biological process, the main cause of earthquakes always has been the failure or instability of the geologi-

And there has always been a focal medium, like the weak link of the chain, in the geological structure that cause earthquakes to happen.

From the viewpoint of damage mechanics, the seismic process is just the damage process of the focal medium, which can be measured quantitatively by the damage.

Scientists call the effects of adding a force or stress to materials "loading response," the "unloading response" means the effects of decreasing the force.

They can calculate the response ratio for loading and unloading conditions respectively.

The response to loading should be different from the response to unload when the materials, or the large area of the earth, are approaching instability.

The ratio of the response rate during loading to unloading can be called Loading-Unloading Response Ratio (LURR). It could serve as a measurement for the instability.

Based on this idea the newly developed LURR theory could open up a new approach to earthquake prediction.

If the ratio shows the effects of loading are the same as the effects of unloading; that means the earth is in its normal condition.

However, when the ratio grows extremely higher, even though the stress or the force is only a little more than the focal medium can bear, it gives off an alarm that an earthquake may be coming.

In actuality, this is a universal phenomenon.

The so-called "butterfly effect", which means when a butterfly flaps its wings in Brazil, it may cause a hurricane in Texas, and other phenomena before instability, such as fluctuation sharpening, symmetry breaking and bifurcation.

Such kinds of phenomena were well known by people in daily life long ago. As the saying goes: "The last drop makes the cup run over."

Encouraged by their results, Yin's research group began to predict earthquakes in 1990.

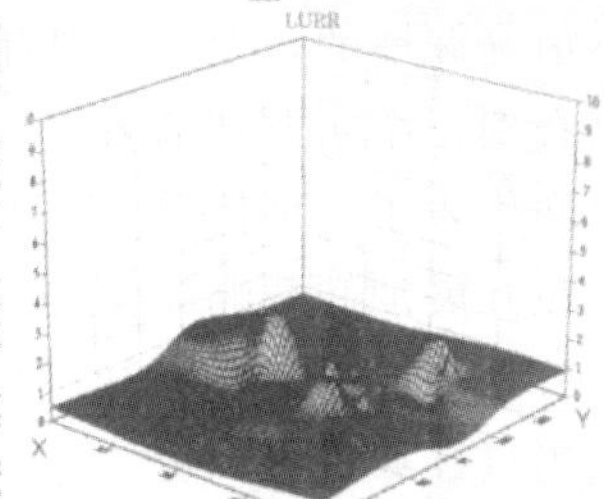

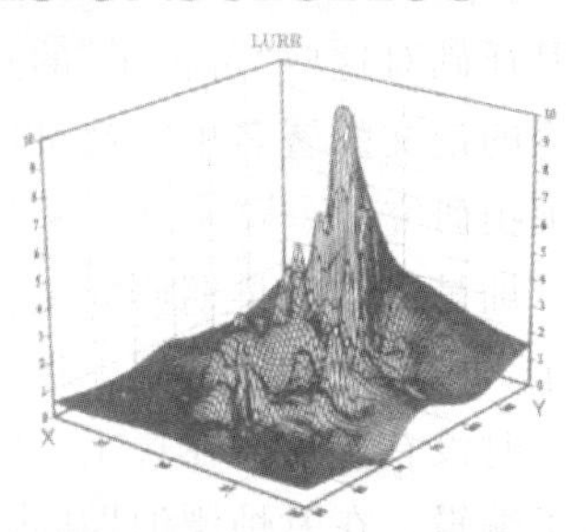

Scientists calculate the LURR of every point in a certain area. When the LURR of some points went extremely high, the possibility of an earthquake also increased. The two charts show the change of LURR before the Chayu Earthquake in Southwest China's Tibet Autonomous Region (August 15, 1950, M8.6).

what kind of stress or force can be found that adds to the earth's crust.

Scientists often divide the surface of the earth to seismic volumes, which may reach down hundreds, even thousands, of kilometres. It is not feasible at present to load and unload such a big "specimen" artificially.

"Fortunately, nature gives us such means," said Professor Yin. "That is the tides on earth."

Although human beings cannot feel that, tides do cause little deformation to the earth's crust, the same as the surface of the sea.

"The tide-generating force varies periodically, hence the stress in the crust induced by tide also changes periodically.

"In other words, it loads and unloads every point of the earth monthly."

Another problem is how to determine the parameter to calculate the response ratio.

Chinese seismologists began collecting information on earthquakes in the 1960s, so a lot of geophysical parameters, such as crust deformation, water level of wells and other seismic parameters, can be chosen as re-

"We are carrying out a gigantic co-operation project with some excellent Chinese geophysicists in various parameter calculations. Commonly we used the seismic energy as the basic one to calculate the response ratio."

When the theory is applied in actual research, the major work is to calculate.

Yin's group have used the abundant seismic data from inside and outside China to examine the LURR theory over the past 10 years. Several earthquakes occurred in recent years that have been predicted with the method.

The group calculated all the seismic data they can get in China from 1970 to 1992; they found their results quite exciting.

They found before nine of 10 big earthquakes' main shock (Magnitude above 7.0 on the Richter scale), the LURR increased obviously.

Also the results of LURR fit for most of the smaller earthquakes from M=4.0 to M=7.0.

Since 1990, they have successfully predicted earthquakes bigger than M=6.0 four times. This includes the Datong earthquake (M=6.1) in Shanxi Province in March 1991.

In 1993, Yin's group received

catalogue from the National Earthquake Information Centre, US Geological Survey, in California.

"After calculation we found an abnormal increase of response ratio along San Andreas Fault, that means a moderate earthquake will occur near Los Angeles," said Professor Yin. "In October 28, 1993, I sent a letter to the scientist who offered the data to us about our results, and in three months the North Ridge earthquake occurred near Los Angeles."

Seismologists find the damage of an earthquake always relates to the developing level of the economy of the shaking area.

For instance, the earthquake in Los Angeles (M=6.6) early this year caused about $20 billion in economic loss while the earthquake in San Francisco (M=8.3) in 1906 only did about $500 million damage.

Thus earthquake prediction is a concern to more and ... scientists for people can decrease their losses if they know when and where an earthquake may occur.

But there is still a lot more research to do to more accurately predict earthquakes.

new one on earthquake prediction for the world. But it can only predict medium and short term earthquakes and still has problems.

"After the calculation we do know there will be an earthquake if the LURR is growing higher," said Professor Yin Xiangchu. "But we cannot say exactly when and where it will happen."

Because scientists still lack of effective techniques to detect situations deeper in the crust, they can analyze the historical seismic data set.

"It is rather complex to find out the weak chain — the source of the coming earthquake, for we had to work on large areas exceeding thousand of kilometres and there are so many factors effective there," said Yin. "It is difficult to narrow the object."

But the best part of the LURR theory is that it has very clear physics meanings, and has brighter prospects to be researched.

Since earthquakes and many other geological disasters such as land slide, rock burst and volcanic eruption are instability of rocks with different sizes, the LURR theory has opened a new way to predict such kinds of geo-

图 A. 17　《中国日报》文章复印科

A. 5. 3　“地震预报的新曙光”，载于《瞭望》的“百科前沿”专栏（1994 年 No 5，26，27）

全文如下：

地震是一种极其惨烈的自然灾害。1906 年的美国旧金山大地震及 1923 年的东京大地震都几乎将这两座城市顷刻间夷为平地，1978 年唐山地震将一座百年间辛勤建成的华北工业重镇瞬间变为废墟。

地震灾害的程度与经济发展的程度同步增长．这是我国地震界近年来在广泛调查研究的基础上得出的重要结论。例如，1994 年 1 月 17 日美国洛杉矶地震仅为里氏(下同)6.6 级，其经济损失竟高达 200 多亿美元，是 1906 年旧金山大地震（8.3 级，经济损失 5 亿美元）的几十倍。再如 1990 年 2 月 10 日江苏常熟地震仅 5.1 级，经济损失超过亿元，比四天后在经济相对不发达的云南六库县震级相同的地震经济损失要高出一百多倍。

地震灾害猝不及防，因而容易引起群众的恐慌感，影响社会稳定。1993 年在江西抚州发生一次非常小的有感地震(3.0 级)，地震本身本未造成直接损害，但由于震区群众心理承受能力差，惊慌万分，大批外逃，使社会秩序，经济秩序受到严重影响，从而引起不小的间接经济损失。随着改革开放的深入，我国的经济建设取得了举世瞩目的辉煌成就，在这样的情况下，加强地震预报工作，减轻地震灾害的要求就更加紧迫。

地震引起的灾害如此巨大，因此预报地震自然成为人类的长期夙愿．但是，由于地震这种自然现象的特殊性，要预报它是极其困难的．首先，地震发生在地下深处(几公里至几百公里)，人们至今无法对震源深处作任何直接的观测研究。地震学家深感“上天有路，入地无门”之苦。其次，大地震是小概率事件，某一地区的大地震常常是几百年甚至几千年才发生一次。人类能够用仪器测量地震参数在最发达的国家也只有几十年历史，因而难以积累较完整的资料。世界上许多国家耗巨资建起一系列地震预报实验场，工作了几年甚至几十年，往往在场内没有发生较大的地震，因此收效不大。

中、美、日、苏联是世界上的多震国家，也是在地震预报总体水平上比较先进国家。由于国情的不同，美国的许多地震学家不大热衷于地震预报。因此美国的地震学基础研及观测技术在国际上是领先的，但在地震预报方面未必如此。尤其是近几年，美国国内发生的几次重大地震，美国的地震学家都没有作出预报，这更使地震预报悲观论占据上风。苏联也具有雄厚的科技实力，但是他们一向将地震预报作为科研课题，地震学家并不承担地震预报的具体任务。近年来，由于苏联解体，使这方面的进展受到影响。日本是震害最严重的国家之一。从 1964 年起，由政府批准开始执行地震的长期计划。通过长期的大量投资与系统研究，日本在地震预报方面取得不少成果，尤其是在地震前兆方面。即使如此，1991 年，在日本工作的美国地震学家盖勒在著名的《自然》杂志上撰文，称”日本的计划没有取得重要的进展，就是时至今日，地震预测能否实现也尚未达成共识”。盖勒的批评虽然过于苛刻，但由此可以看出地震预报的水平，相对于社会对地震预报的期望之间的巨大差距。

我国是地震多发国，具有地震频度高(20 世纪以来，全球 7 级以上大陆地震发生在我国的约占 35%，居世界之首)，强度大(20 世纪以来全球两次造成死亡 20 万人以上的地震全部都在我国)，分布广(45%的大，中城市处于地震烈度七度或七度以上的区域内)及震源浅等特点，因此震害特别严重，本世纪以来，我国因地震造成的人员死亡高 57 万人，约占全球各种自然灾害死亡总人数的 1/3。因此，地震灾害居我国各种自然灾害之首。我国一向重视地震预报工作，早在 1956 年傅承义教授率先提出在我国开展地震预报研究工作的规划，并列入了我国科技远景规划中。这比世界上先进国家早了近十年。1966 年邢台地震后，周恩来总理多次视察现场，并对我国的地震预报工作作出了一系列英明果断的指示。1971 年 8 月成立了国家地震局，统一领导全国的地震预报、预防及减灾工作。1966～1976 年中国大陆发生多次巨大地震，为地震预报积累了珍贵的资料。1976 年后中国大陆进入地震平静期。国家地震局抓住时机在地震预报方面实施了几项重大的系统工程。第一项为“清理攻关”，组织了 2000 多名科技人员，历时 3 年，对以往的资料、方法、成果等进行了系统的清理；第二项为“实用化攻关”，在上述工作基础上，拟出各种方法的指标数据，形成专用的计算程序，减少任意性，使综合预报逐渐走向定量化，使我国的地震预报在总体上达到先进水平。1981 年开始的“八 . 五”攻关中，强调创新，力争在继承与发扬过去科研成果的基础上，提出新思路、新观点、新理论。并由此踏踏实实地提高我国的地震预报水平。

正是在这种历史背景下，我们在八十年代中期开始形成的一种地震预报新思路——加卸载响应比理论，在九十年代得到了较迅速的发展。

加卸载响应比理论是在我们过去对震源物理长期系统研究的基础上，吸收国际上最新科学成就(非线性科学，系统科学等)，并结合我国丰富的地震预报经验而逐步形成的。地震的孕育过程虽然极其复杂，但最主要的物理实质在于震源区介质逐步受到损伤，从而最终导致大规模的突然失稳(破坏)。这是一个从量变到质变的过程。在非孕震期或孕震初期，孕震区处于稳定状态，在这种条件下，如果其受力状态增高一点(力学上称之为“加载”)，与之相应的各种物理量(如变形、位移、能量密度等，统称为“响应”)也只增高一点点；反之，其受力状态减少一点点(力学上称之为“卸载”)，其“响应”也减少一点点。但当地震发生前夕，即由量变到质变时，哪怕是极其微小的加载，也会引起巨大的“响应”。因此用加载时的响应率与卸载时的响应率之比就可以定量地描述地震孕育过程。这一思路既符合现代系统科学的思路，又源于中西方古代的哲理，并可从人们日常生活的经验中受到启发。例如，民间谚语“一根稻草可以压垮骆驼”就生动地说明了这个道理。对于骆驼这样的庞然大物，足以承载许多捆稻草，一根稻草又岂在话下！但对骆驼背上不断增加负荷量，它就会逐渐感到吃力。到最后关头，哪怕是再加上像一根稻草这样小的负荷量也会导致骆驼的整体崩溃。

《维纳全集》中引用过一首民谣，民谣中唱道：

钉子缺，蹄铁卸；蹄铁卸，战马蹶；战马蹶，骑士绝；骑士绝，战事折；战士折，国家灭。

它晓谕我们：“钉子缺”这样的小事，可能引起“国家灭”这样的大灾难。当然，这决不意味着“钉子缺”一定会“国家灭”。但是如果这个国家很贫弱，其主要矛盾尖锐到一触即发时，一个小至象“钉子缺”的小事情，就可能会演变为“国家灭”的大悲剧。

这说明，观察一个系统对微小干扰(加载与卸载)的响应，的确是判断该系统所处状态(稳定性)的有效方法，这正是加卸载响应比理论的精髓所在。一旦抓住了地震的物理实质，就找到了解决问题的钥匙。

之后，我们用了几年时间解决如何加载，卸载及计算响应比等一系列科学问题。接着，又用了几年时间运用这种理论对逾百个中外震例进行了“后验性”预报，从 4 级左右的有感地震到 8.6 级的特大地震，绝大多数(80%以上)均取得满意的结果。进而，我们将这种新方法尝试于地震预测实践。近年来已在震前所功预测了山西大同地震(1991 年

3 月 26 日 6.1 级)，云南普洱地震(1993 年 1 月 27 日 6.3 级)等 4 次 6 级以上国内地震及 1994 年 1 月 17 日的美国洛杉矶地震。

去年年初，美国地质调查所的 E．A．Bergman (伯格曼)博士寄给我们美国加利福尼亚比较完整的地震资料。我们用加卸载响应比理论对这些资料进行了分析，计算，研究后，发现洛杉矶附近以及其他两处地区有较明显的异常，于去年 10 月 28 日将计算结果(加卸载响应比随时间的变化曲线)寄给伯格曼博士，并指出上述地区在未来一年内发生中强地震(6～7 级)的可能性很大，在信件寄出不到 3 个月就发生了洛杉矶地震，该地震因引起了高达 200 亿美元的经济损失而震惊全世界。据我们所知，美国的同行们震前无任何预报意见，因而对我们的研究结果很感兴趣，他们现正在研究与评估这一方法，最近又寄来了该地震的余震目录供我们研究。其他两处异常地区我们还在等待观测之中。此外格鲁儿亚等国的地震机构也供给我们有关资料，希望用我们的理论进行研究。

加卸载响应比理论的研究与应用才刚刚起步，但已得到了国内外许多同行的支持与赞许，国内有许多单位已在其地震预报实践中采用此法。今年一月在惠灵顿召开的国际地震学与地球内部物理学大会(这是国际地震学界最高层次的会议)，我们带去的论文预印稿被索取一空，此外，还有二十多位各国的地震学家(其中包括会议主席尼古拉也夫院士)要求继续寄给他们有关论文与资料。

需要强调说明的是加卸载响应比理论的研究与应用还刚刚开始。它还有许多领域有待开拓，许多问题有待深入，例如，上十种地球物理参数可以作为“响应”用来计算加卸载响应比(而现在才仅用了地震能量一种参数)，如能做到这一步之后，预测地震能力肯定会提高一大步。此外，无论是从加卸载响应比理论的基本概念与内涵，还是我们近年来的实践，都预示着它不仅仅能够预测天然地震，不可能预测水库地震、矿山地震、岩爆、火山喷发等其他自然灾害。

加卸载响应比理论的研究与应用得到国家地震局及其职能部门以及分析预报中心的领导在不同方面给予了有力的支持，以及国家自然基金会及地震学基金会对这一课题的长期全额资助。另外要衷心地感谢地震界的老前辈的热情支持以及我的学生们 (尹灿、陈学忠、宋治平等)多年来的辛勤工作。

A. 5. 4　各种报刊登载的有关加卸载响应比的文章目录

如下：

光明日报	1994 年 11 月 6 日 2 版
科技日报	1995 年 2 月 21 日 1，7 版
科技日报	1997 年 3 月 17 日 2 版
中国青年报	1995 年 2 月 9 日 1 版
北京青年报	1995 年 2 月 24 日
安徽日报	1994 年 10 月 31 日
安徽日报	1995 年 3 月 6 日 2 版
信息日报	1995 年 10 月 31 日

信息日报	1995年11月1日
信息日报	1995年11月2日
信息日报	1995年11月3日
信息日报	1995年11月4日
信息日报	1995年11月11日6版
羊城晚报	1995年
中国减灾报	1995年3月1日1版
中国减灾报	1995年3月31日2版
世界日报(美)	1995年?
中文导报(日)	1995年6月15日
留学生新闻(日)	1995年11月15日9版
在日中国科学技术者联盟(ACSEJ)	1997年12月3日
中央日报(台)	1995年2月27日7版
香港文汇报	1995年
瞭望周刊	1994年No 5. PP26-27　地震预报的新曙光
El Popola Cinio	1994 No 9，PP8-9(世界语)
国际地震动态	1994年No 4，PP24-25
文摘周刊	1995年3月12日
服务导报	1995年2月25日
大千世界	1995年No4
江西画报	1996年No 3 PP 32-33
竞报	1997年3月17日2版

各种网络上的报道(略)

A.6 补　　遗

本书初稿交付科学出版社排印后，ACES 9th Workshop在成都召开(2015年8月)。

ACES是“APEC Cooperation on Earthquake Simulation”的简称。20世纪由澳大利亚昆士兰大学的Peter Mora教授倡议，由Peter Mora、日本东京大学的Mitsuhiro Matsu'ura教授、美国的Bernard Minster教授和我共同发起创建的。1997年中、澳、日3国代表在APEC (the Asia Pacific Economic Cooperation) 的新加坡会议上投票支持后，正式成立。此后，美国、加拿大、中华台北相继加入。经过近20年的努力，ACES已经成为国际地震界的重要交流平台。ACES Workshop (基本上两年一次) 的Proceedings已列入ISTP检索。

在ACES 9th Workshop会议上，有不少关于LURR的新进展(Yin and Liu，2015；Liu and Yin，2015；Yu et al.，2015b；Wang et al.，2015；Xu et al.，2015)。有几项很重要，令人刮目，不忍割爱。但是，如果将这些内容插入正文，必将打乱原来的体系(例如，图表、公式的编号)，给出版社增添太大的工作量。考虑再三，采取现在的办法：加进一个“补遗”。从 LURR 的角度，选择几个最值得推荐的工作，予以简介。有兴趣的读者，请参阅原文（http：//www.csi.ac.cn/ ACES2015 /Program /index.html）。

A.6.1 LURR 和其他地震预测方法的结合

经过本团队和有关科学家几十年的艰苦努力，进行了大量基础研究，对 LURR 的各个方面的认识逐步深化；对中国大陆从 20 世纪 70 年代以来的 LURR 时空扫描，做了多尺度的连续跟踪；在此基础上，通过长期的 LURR 地震预测实践，加上量纲分析方法的应用，使 LURR 的地震预测效果不断提高，成功地预测了多次地震，包括 2015 年 4 月 25 日的尼泊尔 8.1 级(M_s)地震(Yin and Liu，2015)。形成了预测地震空、强、时的比较完整的地震预测“路线图”。

虽然我们成功地预测了多次地震，但终究震例数目不够多，有待在未来的实践中接受检验。而且新的科学问题又随之产生：主要问题在于：

在我们的预测地震空、强、时的地震预测“路线图”中，“空”(预测地震发生地点)是第一步。因为在应用量纲分析方法时，必须首先确定未来地震发生的地点。在预测中强地震时，根据 LURR 的异常区来确定未来地震发生的地点，基本上可以满足要求。但是，对于大地震(如 8 级地震)，其 LURR 的异常区尺度长达上千 km，甚至更大。选取异常区内的不同点，其参数的差别可能很大。随之而来的预测地震强度和发震时间的不确定性也很大。

余怀忠等(Yu et al.，2013，2015a，2015b)的探索非常有意义。他们的思路是将 PI(Pattern Informatics)(Rundle et al.，2000a，2000b；Tiampo et al.，2002)、LURR、SV (State Vector)(Yin et al.，2004；Yu et al.，2006b)和 AMR (Accelerating Moment Release)(Jaume and Sykes，1999) 结合起来。其中 PI 方法的优势在于对未来地震的地点提供较为可靠的信息。未来地震往往发生在 PI 方法的热点(hotspots)处(Yu et al.，2013，2015a，2015b)，这恰恰是 LURR 所需要的。所以，PI 和 LURR 相结合，刚好优势互补。

A.6.2 临界幂律奇异性

在第 4 章 4.3 曾提及白以龙课题组用统计细观损伤力学研究介质灾变(地震)方面的工作(Bai et al.，1993，1994，2005；Xia et al.，1996；夏蒙棼等，1995，1997；白以龙等，2006)。他们在实验中发现，试件在灾变破坏发生前，响应量 R 呈现[−1/2，−1) 幂律奇异性(PS)

$$R \approx (U_{CR} - U)^{\beta} \tag{A6.1}$$

式中，

$$\beta \approx -1/2$$

U 表示试件的位移，U_{CR} 是破坏时的位移(图 A6.1)。

这是一个非常重要的结果，有可能成为重要的地震前兆。而徐海元(白以龙的在读

Results of Lab-scale rock experiments

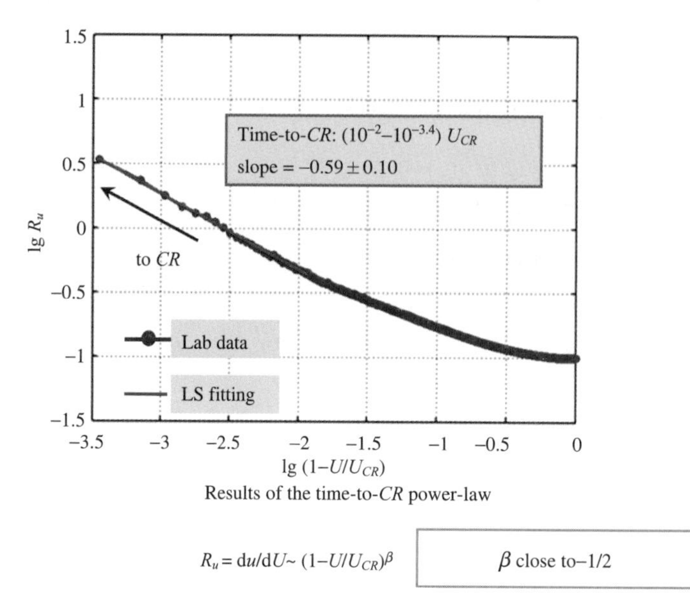

图 A6.1 室内实验试件在灾变破坏发生前，响应量 R 呈现[−1/2，−1) 幂律奇异性

博士生)在会上的报告(Xu et al.，2015)，就将这一结果发展成地震前兆，将 GPS 资料用于汶川地震，展示了良好的前景(图 A6.2)。

Results of Wenchuan earthquake

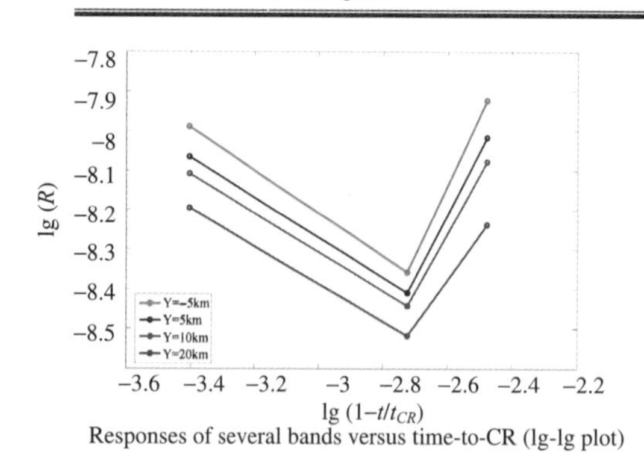

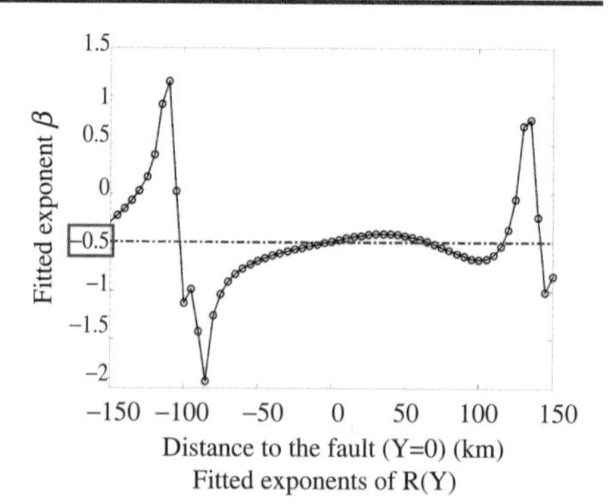

Fitted exponents for responses located near rupture plane

	Year 01-07	Year 04-07
Y = −5km	−0.06	−0.54
Y = 5km	−0.07	−0.50
Y = 10km	−0.08	−0.49
Y = 20km	−0.14	−0.47

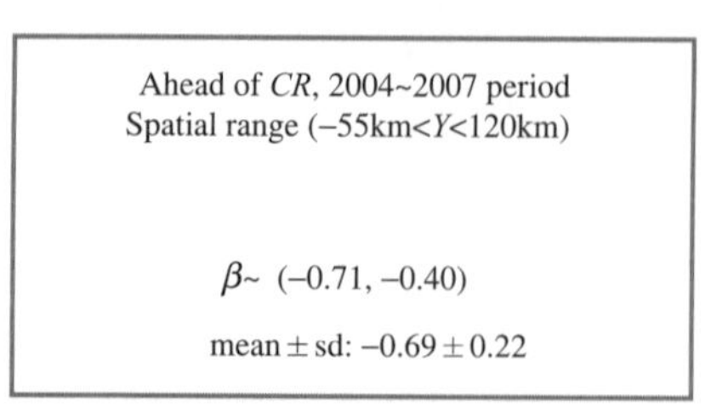

图 A6.2 汶川地震前，GPS 测量的地面表现的结果幂律奇异性

在一系列基础研究和震例研究的基础上，白以龙最近提出“基于 GPS 测量的地震预测路线图”(私人通信)。在改善 GPS 的设备和处理方法后，有可能全面地预测未来地震的时间，位置和强度，为地震预测开辟一条新路。

LURR 在达到峰值点后，如果和幂律奇异性(PS)相结合，二者可能相得益彰。

A. 6. 3　呼图壁项目的新进展

“地震是一盏照亮地球内部的明灯，迄今为止，关于地球深部的结构、组成、过程和状态等知识几乎全部来自天然地震所产生的地震波的信息。

天然地震产生的地震波信号能量强，是研究整个地球内部的有力工具。但是，利用天然地震照亮地下结构还存在不少问题。天然大地震发生的次数很少，研究工作需要长时间的资料积累。天然地震，特别是大地震震源位置确定存在着几十甚至几百公里的较大误差，震源位置的误差必然影响地震波成像的结果，这严重制约了利用天然地震研究地球内部的精度和分辨率。

目前，寻找能够照亮整个地球内部的人工震源还是比较遥远的事情，但随着技术的发展，建立能够照亮局部地区的人工震源已经具备了可能性(吴忠良等，2008)。”

气枪是一种绿色环保人工震源，具有一系列优点，得到广泛的应用。新疆地震局建立的呼图壁主动震源实验场，就采用气枪作为人工震源。试验场的气枪激发水池直径 100m，深 18m(相当于 6 层宿舍楼的高度)。工程浩大，设备精良，现在已经完工，并开始实验(图 A6. 3)。在 9th ACES Workshop 上，王琼的报告(Wang et al.，2015)介绍了呼图壁主动震源实验场的概况和第一批实验的基本情况。

实验场的浮动平台和控制室见图 A6. 3 的左上图；气枪的激发过程见图 A6. 3 的右下图。呼图壁主动震源实验场的基本技术参数，列于表 A6. 1。

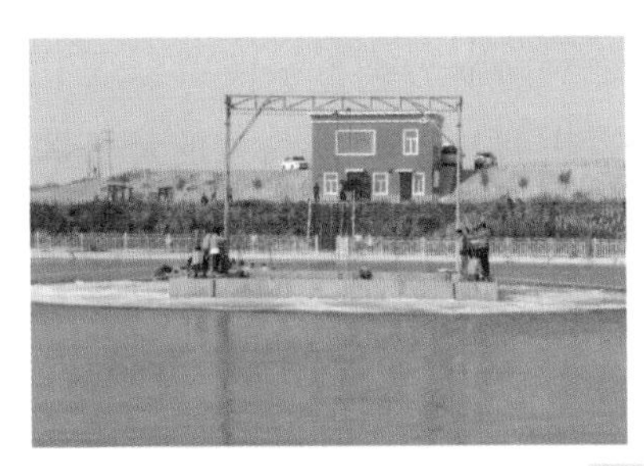

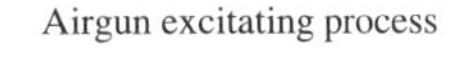

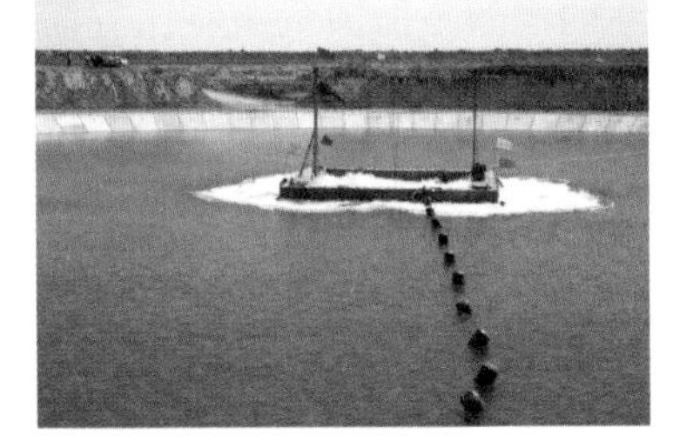

图 A6. 3　呼图壁主动震源实验场的浮动平台，控制室和气枪的激发过程

表 A6.1 呼图壁主动震源实验场的基本技术参数

The basic situation and parameters of Hutubi experimental field of active source excitation

Water environment	Artificial water body , approximately cone-shaped pool ; Upper diameter :100m; capacity : 45,000 m^3
Test time	May 2013
Optimum depth	Excitation point water depth : 13m; airgun sink depth : 10±1m
Excitation mode	GPS automatic excitation : once every 20 minutes
Work pressure	15Mpa
Airgun type	Bolt 1500 LL
Airgun capacity（in^3）	6×2000
Energy release(×10^6J)	13.36
Release time(s)	0.5
Magnitude estimates(M_L)	0.9
Dominant frequency（Hz）	2~6
Detection distance（km）	~380 (70 stack)

通过第一批实验摸清了有关基本情况：气枪激发的能量约为 13×10^6J，激发的地震震级约为 M 0.9，激发的地震波的频率为几个 Hz。令人高兴的是各次激发的波形的相关系数高达 0.97，说明可重复性很好。离激发点 200kM 台站可以收到清晰的信号，这意味着包括乌鲁木齐在内的至少 10 万 km^2 区域内的地下构造被"照亮"，而且是可以按照人们的意愿，随时被"照亮"。

以上的成果说明呼图壁主动震源实验场真正"建成"，具备了开展科学实验的条件。

我们最关注的当然是加卸载响应比方面的进展。以地震波走时为"响应"，利用 3 个流动台的资料，实测了这段时期的加卸载响应比。3 个台的结果，加卸载响应比都在 1 附近，只有很微小的涨落。这段时期，该区域没有发生较大的地震，这和加卸载响应比的结果是互相温和的。如果以后发生中强地震，地震前的加卸载响应比如何变化？有待实践的检验(图 A6.4)。

呼图壁实验场选择以"走时"为"响应"，是很睿智的。在传播路线固定的前提下，走时与地震波的传播速度相关。而地震波的传播速度与介质的变形模量相关，介质的变形模量又与介质的损伤相关。所以，走时的变化最终和地震的孕育挂上了钩。

当然，走时的变化，是整条传播路径介质损伤的积分效应。一旦走时发生了显著变

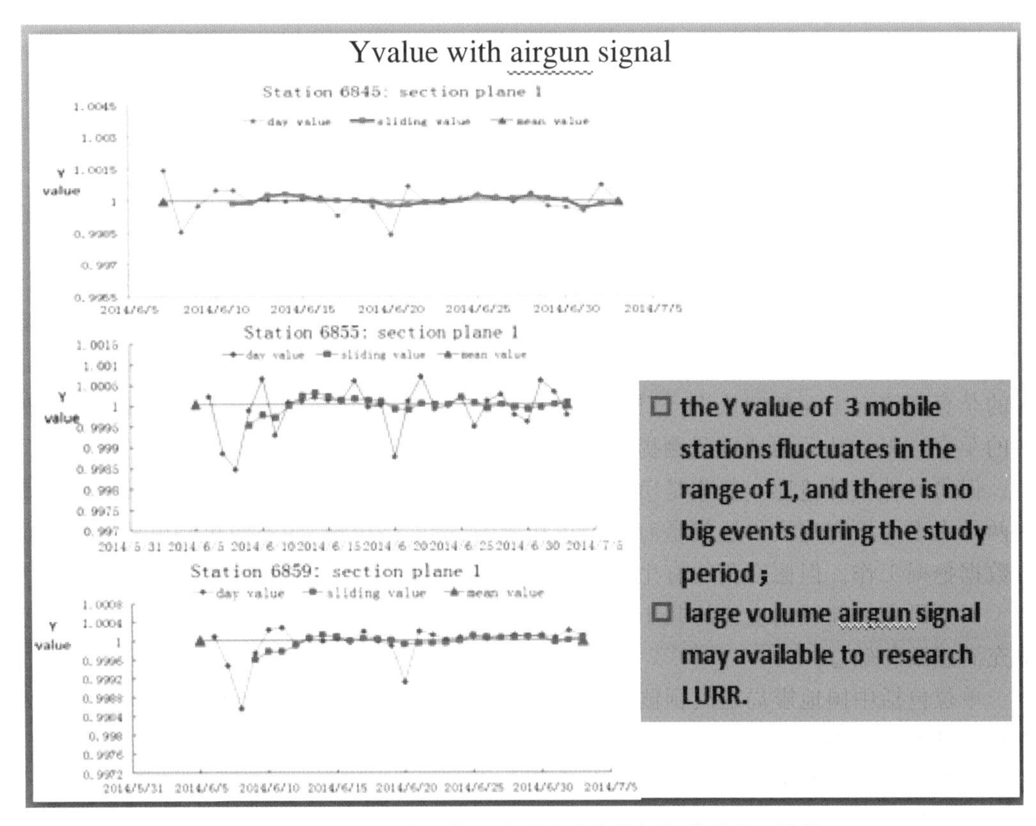

图 A6.4　呼图壁实验场以走时为响应的加卸载响应比结果

化，到底是哪个部分的介质的损伤，走时的变化和介质损伤(或地震孕育)的定量关系如何，还有一系列课题有待解决。

后　记

当我写完本书的最后一个句子时，一种如释重负的感觉油然而生。经过我们整个团队30多年的努力，有关加卸载响应比的一些比较主要的问题，大都涉猎了，有些问题有了较深入的认识。尤其是经过汶川地震和尼泊尔地震，不少认识得到证实，对于大地震的孕育规律有更深刻的认识。看来，加卸载响应比的确在一定程度上能够反映一个地区的孕育过程，从而为地震预测提供新的思路。

但是另外一种遗憾，甚或是负疚的心情又同时升起，因为和加卸载响应比密切相关的两件大事，没有完成，这就是海潮校正和全国(最好是全球)的震源机制解资料的收集与数据挖掘工作。但愿在我的有生之年能够完成，补充到本书的新版里。

回顾研究加卸载响应比的几十年历程，对于那些曾经给予我帮助的单位和人们，心里充满感激和敬意。

单位包括中国地震局地震预测研究所、中国科学院力学研究所非线性力学国家重点实验室(LNM)、中国科学院超级计算中心、中国地震局地球物理研究所、新疆地震局、国家自然科学基金委员会和地震学基金委员会。

给过我帮助的人，包括我的师长、老前辈、同事、同学、朋友等。挂一漏万，主要有钱学森、傅承义、顾功叙、杜庆华(他是我走上力学道路的引路人)、秦馨菱、郑哲敏、白以龙、陈建民、林庭煌、陈章立、李家春、洪友士、樊菁、吴忠良、迟学斌、王善恩、蔡晋安、赵亚浦、何国威、戴兰宏、宋凡、梁乃刚、夏蒙棼、柯孚久、魏悦广、魏宇杰、陆忠华、沈梦培、沈正康、汤毅、许昭永、王乾盈、陈建志、黄凯珠、郦永刚以及国外的Otto W. Nuttli、Keiiti Aki、L. Knoppoff 、Takuo Maruyama (丸山卓男)、Peter Mora、B. Minster、D. D. Jackson、Bertram Broberg、B. C. Куксенко 等。

我还要特别感谢我的学生李世愚、朱建刚、武孔春、余建中、尹灿、陈学忠、宋治平、张永仙、王海涛、王裕仓、彭克银、庄建仓、余怀忠、张辉晖、张浪平、袁帅、刘月。他们是我的科研团队的主力。本书中的大部分内容都是我和他们共同完成的，有少部分内容还直接引自他们的学位论文。

最后，要感谢我的家人：我的父母，我的子女(尹迅飞、陈平、尹虹、周文旭)，尤其是我的妻子尹琳玉，在半个多世纪的时光里，她用全部的爱，无微不至地关怀我，支持我。没有她的帮助，也不可能有这本书。